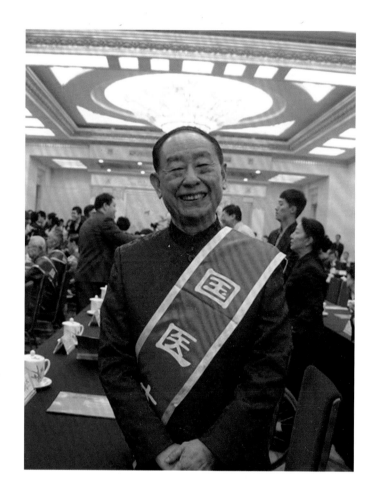

　　唐祖宣是我国第二届国医大师、著名中医专家、主任医师。历任全国第七届、九届、十届、十一届、十二届人大代表，河南省第八届人大代表。第一、二批全国老中医药专家学术经验继承工作指导老师，享受国务院政府特殊津贴。曾获河南省劳动模范称号，两次荣获全国卫生文明先进工作者称号，2010年被国务院授予全国先进工作者称号。2014年获中华中医药学会中医药学术发展终身成就奖。

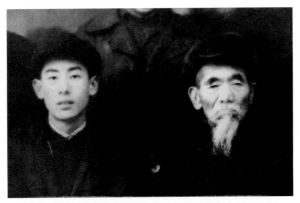

1963 年元宵节与老师周连三先生在一起

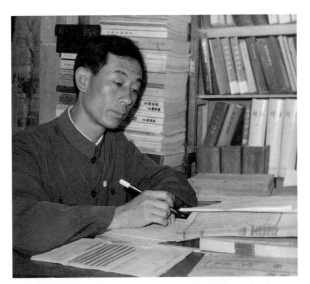

年轻时的唐祖宣在临床工作之余查阅大量资料

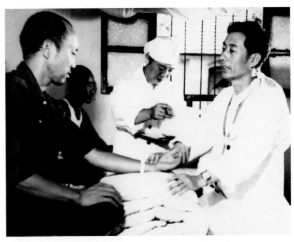

20 世纪 70 年代在门诊为患者诊病

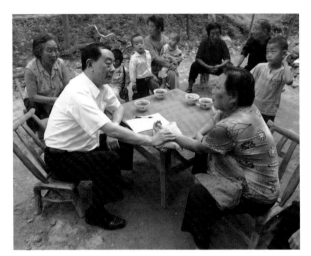

2009 年在农村为患者诊病

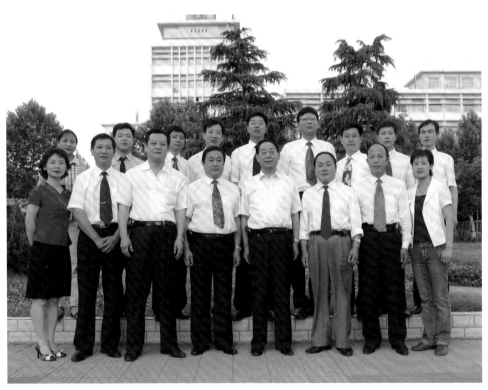

2006 年 5 月 30 日与学生们在一起（前排左起：唐晓燕、彭杰先、
唐文生、许保华、唐祖宣、李华安、桂明忠、唐丽；
后排左起：董云英、武圣奇、郑卫平、彭建华、崔松涛、
王振江、杨新建、王光涛、赵海波）

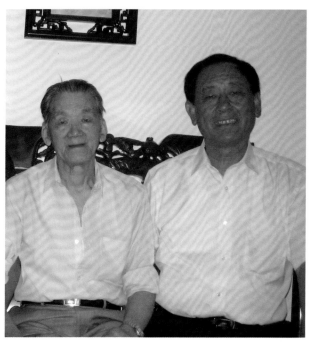

与国医大师路志正合影

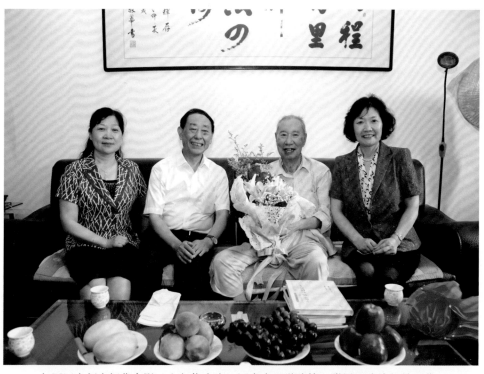

与国医大师李振华合影（左起依次为：河南中医学院第二附属医院院长韩丽华、
唐祖宣、李振华、河南中医学院院长郑玉玲）

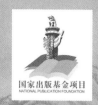

"十二五"国家重点图书出版规划项目

中华中医药学会 组织编写

国医大师临床研究

唐祖宣温病解读

唐祖宣
医学丛书

王振江
唐静雯 主编

科学出版社
北京

内 容 简 介

本书系国医大师唐祖宣教授 50 余年来诊治温病的临床经验集成，全书从温病的性质、发展、研究等方面，详细地论述了温病的发展演变，对温病病因学说、温疫学说、温毒学说等有详尽论述，在温病的辨证、治法及预防等方面有其独到见解。书中所列的现代疾病证治是唐祖宣在不同时期的诊治病案，理论与实践相结合，从理、法、方、药不同角度剖析了老中医的诊治经验，临床上有较强的实用性。

本书可供广大中医临床医生尤其是从事传染病的临床工作者阅读，具有较高的临床参考价值及学术研究价值。

图书在版编目 (CIP) 数据

唐祖宣温病解读 / 王振江，唐静雯主编 . —北京：科学出版社，2015.8

（国医大师临床研究·唐祖宣医学丛书）

国家出版基金项目·"十二五"国家重点图书出版规划项目

ISBN 978-7-03-045588-8

Ⅰ. 唐⋯ Ⅱ. ①王⋯ ②唐⋯ Ⅲ. 温病学说–研究 Ⅳ. R254.2

中国版本图书馆 CIP 数据核字（2015）第 209934 号

责任编辑：刘 亚 / 责任校对：张怡君
责任印制：肖 兴 / 封面设计：黄华斌 陈 敬

科学出版社 出版
北京东黄城根北街 16 号
邮政编码：100717
http://www.sciencep.com

北京盛源印刷有限公司 印刷
科学出版社发行 各地新华书店经销

*

2016 年 1 月第 一 版 开本：787×1092 1/16
2016 年 1 月第一次印刷 印张：19 1/4 插页：2
字数：522 000

定价：**108.00** 元
（如有印装质量问题，我社负责调换）

《国医大师临床研究》丛书编辑委员会

《唐祖宣温病解读》编委会

主　　编　王振江　唐静雯

副 主 编　梁李宏　段　旭　薛鹏飞

编　　委　（按姓氏笔画排序）

马秀娟　王　涛　刘鹏祥　李　霞

李　晓　杨钦河　张清旺　宋春慧

胡培英　唐清霞　黄永奇　薛文明

《国医大师临床研究》丛书序

2009年6月19日，人力资源和社会保障部、卫生部和国家中医药管理局在京联合举办了首届"国医大师"表彰暨座谈会。30位从事中医临床工作（包括民族医药）的老专家获得了"国医大师"荣誉称号。这是新中国成立以来，中国政府部门第一次在全国范围内评选国家级中医大师。国医大师是我国中医药事业发展宝贵的智力资源和知识财富，在中医药的继承创新中发挥着不可替代的重要作用。将他们的学术思想、临床经验、医德医风传承下来，并不断加以发展创新，发扬光大，是继承发展中医药学，培养造就高层次中医药人才，提升中医药软实力与核心竞争力的重要途径。

为了弘扬中华民族文化，广泛传播和充分利用中医药文化资源，满足中医药人才队伍建设的需要；进一步完善中医药传承制度，将国医大师的学术思想、经验、技能更好地发扬光大。科学出版社精心组织策划了"国医大师临床研究"丛书的选题项目，这个选题首先被新闻出版总署批准为"十二五"国家重点图书出版规划项目，后经科学出版社遴选后申报国家出版基金项目，并在2012年获得了基金的支持。这是国家重视中医药事业发展的重要体现，同时也为中医药学术传承提供良好契机。国家出版基金是国家重大常设基金，是继国家自然科学基金、国家社会科学基金之后的第三大基金，旨在资助"突出体现国家意志，着力打造传世精品"的重大出版工程，在"弘扬中华文化，建设中华民族共有精神家园"方面与中医药事业有着本质和天然的相通性。国家出版基金设立六年以来，对中医药事业给予了持续的关注和支持。

作为我国成立最早、规模最大的中医药学术团体，中华中医药学会长期以来为弘扬优秀民族医药文化、促进中医药科学技术的繁荣、发展、普及推广发挥了重要作用。本丛书编辑出版工作得到了中华中医药学会大力支持。国家卫生和计划生育委员会副主任、国家中医药管理局局长、中华中医药学会会长王国强亲自出任丛书主编。

作为中国最大的综合性科技出版机构，60年来科学出版社为中国科技优秀成果的传播发挥了重要作用。科学出版社为本丛书的策划立项、稿件组织、编辑出版倾注了大量心血，为丛书高水平出版起到重要保障作用。

本丛书同时还得到了各位国医大师及国医大师传承工作室和所在单位的大力支持，并得到各位中医药界院士的支持。在此，一并表示感谢！

本丛书从重要论著、临床经验等方面对国医大师临床经验发掘整理，涵盖了中医原创思维与个性诊疗经验两个方面。并专设《国医大师临床研究概览》分册，总括国医大师临床研究成果，从成才之路、治学方法、学术思想、技术经验、科研成果、学术传承等方面疏理国医大师临床经验和传承研究情况。这既是对国医大师临床研究成果的概览，又是研究国医大师临床经验的文献通鉴，具有永久的收藏和使用价值。

　　文以载道，以道育人。丛书将带您走进"国医大师"的学术殿堂，领略他们深邃的理论造诣，卓越的学术成就，精湛的临床经验；丛书愿带您开启中医药文化传承创新的智慧之门。

《国医大师临床研究》丛书编辑委员会

2013 年 5 月

《唐祖宣医学丛书》总前言

唐祖宣是我国第二届国医大师、著名中医专家、主任医师。历任全国第七届、九届、十届、十一届、十二届人大代表，河南省第八届人大代表。第一、二批全国老中医药专家学术经验继承工作指导老师，享受国务院政府特殊津贴。曾获河南省劳动模范称号，两次荣获全国卫生文明先进工作者称号，2010年被国务院授予全国先进工作者称号。2014年获中华中医药学会中医药学术发展终身成就奖。

唐祖宣师从河南省名中医周连三先生，得其真传。他按照老师的教诲，刻苦学习，勤求古训，博采众长，以治疗四肢血管病闻名，在中医界享有盛誉。他对仲景学说情有独钟，有深入研究，颇有心得。将四肢血管病按照中医特点分型，并确立治则治法。治疗血栓闭塞性脉管炎、静脉血栓形成、动脉硬化闭塞症等疾病，疗效显著。他研制的治疗血栓病的国家三类新药"脉络疏通颗粒"在临床广泛应用。1965年至今，发表学术论文106篇，出版发行了《四肢血管病的研究与治疗》、《唐祖宣医学文集》、《唐祖宣医学六书》等学术著作14部。

学有师承，唐祖宣一直不忘师恩，重视中医人才培养和学术经验继承。20世纪70年代，他承担河南省西医离职学习中医班的教学任务，培训300多位西学中人才；90年代开始，筹办农村中医培训班，为基层培训中医人才。作为全国老中医药专家学术经验继承工作指导老师，他言传身教、启迪后学，先后带徒46人，均已成为学科骨干。在2015年全国人大十二届三次会议上，他还建议要挖掘、保护、传承国医大师宝贵的学术思想和经验。他身体力行，把自己的学术思想和经验毫无保留地传授给弟子，国家为他组建了"唐祖宣学术研究室"，开展人才培养项目及教育工作。

为了进一步传承发扬唐祖宣学术经验，积极促进仲景学说发展，我们在日常的医、教、研之余，对唐祖宣教授的学术思想和临床经验进行了系统搜集、整理，历时多年，几经修改，编著了《唐祖宣医学丛书》，该丛书包括《唐祖宣四肢血管病论治精选》、《唐祖宣论老年病与益寿》、《唐祖宣温病解读》、《唐祖宣伤寒论解读》、《唐祖宣金匮要略解读》、《唐祖宣医话医案集》、《唐祖宣经方发挥》，共7册，约350万字。本丛书体现了唐祖宣教授对中医理论和实践的独到见解，是唐教授多年经验之结晶，实践之升华，智慧之集成，体现了唐教授在学术上师古不泥古，博采众长，融会贯通，临证胆大心细，高屋建瓴的特点，仔细研究，必有收获。

同时，我们也期盼本丛书的出版，能够使国医大师唐祖宣的学术经验造福人民健康，能够为振兴中医、发扬祖国医学做出积极的贡献。疏漏之处敬请读者斧正。

《国医大师临床研究·唐祖宣医学丛书》编委会
2015 年 5 月

目　录

上篇　温病学的理论基础

下篇　四时温病

上篇　温病学的理论基础

第一章 绪 论

温病学是研究温病发生发展规律及其诊治和预防方法的一门临床学科。温病学属于中医学主干学科之一，在中医学中占有极为重要的地位。现一般称温病学为经典学科，其中《温热论》或《温病条辩》与《黄帝内经》（简称《内经》）、《伤寒论》、《金匮要略》并称为四大经典著作。温病学的基础理论，例如，卫气营血学说、三焦学说及其独特的治疗方法是其他临床学科的基础。因此，历来医家都将温病作为学习中医学的必修课程。

温病是由外感温热病邪引起，以热象偏重为主要特征并具有季节性和不同程度传染性的一类疾病。它包括了多种急性传染病及某些传染性小而不被严格规定隔离的感染性发热疾病。这类疾病虽然发病季节不尽相同，病原各异，但它们在发展过程中的病理变化和临床表现，都具有"温热"性质的特点，所以总称为"温病"或"温热病"。温病四季均可发生，是临床上的常见病、多发病；并因其具有一定的传染性，易在人群中传播、蔓延，甚至造成大的流行，因此温病学有着广泛的临床预防、治疗等实用性。

目前全球范围围气候变暖、大气污染（如废气、放射性尘埃等）、人口迁徙流动、工作及精神过度紧张等，导致人体免疫功能下降，感染机会增多及传染病的发生与流行。感染已成为当今临床医学一大棘手问题。虽然抗生素研制成功，拯救了难以计数的生命，功不可没，但是，抗生素应用越来越泛滥，细菌因而产生了耐药性，给临床提出了极大的挑战。目前许多感染性疾病应用抗生素治疗效果不佳，甚至失去作用，正是滥用抗生素的结果。国际上有不少医学权威警告：细菌耐药性的获得及增强，正与抗生素的研制、生产相竞争。现在观察及研究表明，细菌耐药性的获得、产生超过了抗生素的研制与生产，再过若干年有可能回到抗生素问世前的那种困境。因此，应从现在起向世人敲响警钟，避免全球人类的灾难。

由于温病学历经了近两千年的漫长过程，逐渐发展起来，因此说温病学的产生和形成是中医学发展历史上光辉的一页，也是中医学理论水平和诊疗技术发展的一个重要标志。特别在明清时期，因疫病不断流行，沿袭千余年的《伤寒论》治法远远不能满足对多种外感热病的临证诊治需求，温病学因此而崛起，它不仅把中医学对外感热病的诊治水平发展到一个崭新阶段，而且在理论上也有了很多充实和发展，对中医理论体系的完善和发展起了举足轻重的作用。1949 年中华人民共和国成立后，经过数代中医药工作者的艰苦努力，中医温病学有了突飞猛进的发展。在理论上，更加系统、规范，而且有所创新；在临床上，大大地提高了对外感热病的诊疗水平，丰富了治疗手段；在实验研究上，借助现代科学手段进行了多方面的探索，有了新的发现。由于现代疾病谱和医疗市场的变化，对温病的性质、地位和发展等方面出现了不同的认识，这是直接关系到温病学是否需要发展和如何发展的重大问题。在 21 世纪，中医工作者对中医学所面临的机遇和挑战，有必要进行认真的探讨，只有这样，方能有助于温病学科的进一步发展。

一、温病学的性质

长期以来，对温病学的学科性质一直有不同的认识，甚至在一些高等中医药院校中从事温病学教学的人员中，也有不同的看法，而在历版的《温病学》教材中，对温病学的学科性质也有不同的陈述。从近几十年来的各家观点来看，对温病学的学科性质主要有以下几种不同的看法：有的认为，温病学只是中医外感热病学中的一种学说，而不能作为一门独立的学科。但实际上，温病学有严格的内涵和研究对象、研究内容，形成了一套完整的基础理论，具备了一整套有关温病的病因、病机、诊断、辨证、治疗的理论，而且对各种温病有具体的辨证论治体系，因而它是一门独立的学科。有的认为温病与《内经》、《伤寒论》、《金匮要略》相同，是中医四大经典之一，属古典医籍范畴，因而在教学中，侧重于对叶天士的《温热论》、薛生白的《湿热病篇》等原著的解析，有的把《温病条辨》作为温病学的主要学习内容，有的医药院校自编《温病学》教材，完全是温病学原著的内容，因而其重点着力于纯粹的文献整理。然而，这并不符合温病学科实际，温病学应是讨论各种外感热病具体诊治的现状，更扩大了温病学与临床的差距，这样，温病学将成为一门单纯的文献学科，而逐渐脱离临床的实际，将会使该学科成为无本之木，从而更趋萎缩。有的学者则认为温病学是一门研究四时温病的发展规律及其诊治方法的临床学科，故在教学临床中只注重临床诊疗技能和方法的训练，为了切合临床的实际应用，也有以现代医学病名代替传统温病病名的自编教材。笔者认为，温病学无疑能够直接解决临床外感热病的辨治问题，但其学科内涵决非局限于此，它有临床学科的内容，即讨论具体疾病的证治，而更重要的是它又具有基础学科的属性，成为中医基础理论的重要组成部分。若忽视了这一点，那么就会阻碍温病学科的正常发展。

由此可以看出，温病学是在总结前人防治温病的理论和经验，并吸取近代科研成果的基础上所形成的一门以研究温病发生发展规律和诊治方法为主要内容的学科。其学科性质既有基础学科的特点，又具有临床学科的属性。温病学有着独特的理论体系和丰富的治疗学内容，其理论原则和诊治方法不仅是治疗温热病证的依据和手段，而且也是临床各学科诊疗学的重要基础，所以它被视为中医四大经典学科之一，为学习和研究中医的必修课程。同时，温病学具有很强的实践性和实用价值。它的理论和方法，长期以来一直有效地指导着诊治多种急性外感热病的临床实践，直到现在仍是防治多种急性传染病和感染性疾病的有效手段。其中不少治疗学内容还广泛运用于内、外、妇、儿等科疾病的治疗，并取得了良好的效果。因此，它又具有临床学科的属性。正因为目前温病学的学科性质具有二重性，所以就引起了医家的不同认识。

二、温病学科的地位和作用

温病学在其学科内容体系上具有理法方药俱全、理论与实践紧密结合和能在中医基础学科与临床学科之间起到承上启下作用的特点，它既体现了对中医理、法、方、药各基础学科内容的综合运用，又体现了对温病诊疗实践和其他临床学科的指导意义。因而，温病学不仅是中医基础学科和临床学科之间起到过渡和联结作用的一门学科，而且又是对理、法、方、药综合运用的辨治思路和方法进行训练，从而提高各科临床实践能力的一门学科。所以，温病学在中医专业课程体系中的地位既是一门桥梁课，或称为临床基础课，也是一门深化基础理论的提高课，同时，又是承担了传授中医学防治四时外感热病理论知识和技能任务的临床课。其具体的地位和作用表现在以下几个方面。

（一）延伸基础

通过温病学以卫气营血和三焦辨证为核心的辨证施治理论体系的学习和理解，不仅能够牢固地掌握外感热病的辨治理论与方法，正确地运用于临床实践，同时还能藉以开拓辨治思路，加深对辨证论治理论的理解，进一步提高对中医学理、法、方、药综合运用能力。另外，通过对明清时代有代表性温病学原著的学习，及对主要温病学家学术思想、诊疗经验的了解，可以进一步提高学习者继承传统中医药诊疗精华及阅读古代医学原著的能力。实践证明，仅仅学习《中医诊断学》中卫气营血和三焦辨证的内容，难以真正掌握这两种辨证施治体系和方法。叶天士《温热论》、吴鞠通《温病条辨》、薛生白《湿热病篇》等温病学原著通篇贯串着辨证论治的精神和思路，只有认真学习温病学理论及原著内容，并在临床上不断体验，才有可能把握卫气营血和三焦辨治体系，才能真正领悟中医辨证论治的真谛所在。所以，通过温病学的学习，可以对中医基础理论学、中医诊断学、方剂学、中药学等基础理论和知识进行深化和延伸。

（二）贴近临床

温病学及温病学经典著作中蕴藏着丰富的辨证论治的思路和方法，不仅对拓展和深化中医内、外、妇、儿各科的辨治思路具有指导性作用，而且也是加强各中医临床学科立法处方用药基本功的基础理论。

温病学既有与《伤寒论》辛温解表法、温阳法、和解法相应的辛凉疏透法、滋阴法、宣透膜原和分消上下法，更有温病学独有的清营法、凉血法、开窍法、息风法、祛湿法等治法。这些治法含有丰富的理论，是临床各科必须掌握的基础知识。温病方的来源有化裁《伤寒论》经方而成的变通方，如新加黄龙汤、小陷胸加枳实汤、香附旋覆花汤等；有自创新方，如三石汤、三香汤、黄芩滑石汤等。这些方剂不仅疗效好而且组方严谨，现行的《方剂学》又较少介绍，因此，只有通过温病学的学习才能真正掌握。叶天士、吴鞠通等温病学家在临床用药方面有很多独特的经验。如吴鞠通《温病条辨》认为枳实"苦辛通降，开幽门而引水下行"，根据吴氏"开幽门"的经验，以枳实治疗胃痛有卓效。叶天士用虫类药搜剔络脉、用血肉有情之品补奇经的心得均十分可贵，已广泛应用于临床各科。可见温病学家辨证选药的经验，对于临床辨证用药基本功的训练是不可多得的财富。明清及民国时期和现代的许多著名中医学家在温病学方面具有很深的造诣，同时也在治疗内科杂病方面多有建树，都能把温病学的理法方药灵活用于内科和其他临床各科的诊疗中，也说明掌握温病学对于提高中医学术水平的重要性。

（三）指导实践

温病学同时又是一门实践性非常强的学科，其理论和方法长期以来一直有效地直接指导着诊治多种急性外感热病的临床实践，同时也广泛运用于临床各科疾病的诊疗之中，为中华民族的繁衍昌盛建立了不可磨灭的历史功绩，直至今日依然在临床上得到了普遍的应用。近年来温病学又取得了突飞猛进的发展，不仅大大提高了临床外感热病的诊疗水平，而且丰富了临床的治疗手段，在常见感染性疾病和传染病的防治中得到广泛的运用，并取得了可喜成果，而且温病学的理论和治法得到深入地研究，特别是对清热解毒、活血化瘀、益气养阴等法的研究，在理论和临床应用方面都有很大的发展，从而推动了中医学术整体水平的提高。诚然，随着现代科学技术的发展，抗生素等药物的不断涌现，有些感染病或传染病能够得到迅速控制，但中医温病学的治疗优势依然存在。尤其如流行性感冒、病毒性肝炎、流行性出血热、流行性乙型脑炎等病毒性疾病，现代医学尚缺乏可靠的抗病毒药物，温病学的治法和方药仍为治疗此类疾病的主要手段和方法。此外，近年发现的引起世人恐惧的获得性免疫缺陷综合征，在对其治疗无可奈何之际，不少有识之士已将目光转向中医温病学，从而显示了温病学对临床实践的直接指导作用，以及在感染病、传染病防治中的重要地位和广阔前景。

综上可见，温病学科在中医理论体系中具有重要地位，其既是中医基础理论的深化和延伸，又对拓展中医临床各科的辨治思路具有指导性作用，同时承担了中医药防治外感热病的临床重任。在 21 世纪中医发展的进程中，温病学科上述几方面的作用应得到足够的重视和加强。

三、温病学科发展的思路与方向

近期国务院学位委员会对中医研究生学科目录进行了较大修订，将温病学与伤寒、金匮要略三门课程归属于中医临床基础学。的确，温病学与伤寒论、金匮要略有许多共性，均是中医基础理论的深化和延伸，理法方药俱全，起到承上启下、为临床各科奠基础的作用。但由于温病学具有基础学科和临床学科双重性质，既体现了对中医理、法、方、药各基础学科内容的综合运用，又体现了对温病诊疗及其他临床学科的指导意义，所以用临床基础之名尚不能全面概括温病学的学科性质。鉴于温病学科这一特殊性，在学科融合的新形势下，温病学的功能只能加强，不能削弱。这种强化，则是建立在温病学自身发展的基础之上。

（一）基本思路

温病学科的发展要遵循"继承不泥古，发扬不离宗"的基本宗旨，主要可体现有以下几方面。

1. 善于继承

温病学理论体系的形成有着几千年历史的积累，凝结着历代劳动人民智慧的结晶，在大量温病学古籍中，蕴藏着丰富的宝藏，而这些文献除了有大量的温病学专著外，还有更多的内容散在于其他中医古代书籍里，同时还有不计其数的温病医案。在今后相当长的时间内，对古代文献的整理、发掘和继承，都将是温病学理论研究工作的重要环节。只有善于继承前人的理论精华和丰富经验，才能为温病学今后的发展和创新打下坚实的根基。

2. 敢于否定

辩证法认为，"否定之否定"是事物发展的必然规律，在中医温病学理论的研究中对传统理论中的不合理部分进行否定和修正，恰恰是开拓新理论的生长点和前提。在古代许多温病学医著中，往往有一些论而不详、述而不确、言而欠周之处，在学习和研究过程中就不能书云亦云。而在以往的研究中，不敢大胆否定，应该说是影响温病学理论发展的重要原因之一。当然，这种否定应有充分的根据，特别是临床实践的依据，不能轻率地进行否定，更不能一切以现代医学的认识作为取舍的标准和依据。

3. 勇于创新

科学的发展唯有创新才有生机。中医学发展完善的过程，就是不断否定、不断创新的结果。温病学自身即导源于《内经》，并在《伤寒论》的基础之上通过历代医家的不断总结、充实而逐步发展起来的。在唐代以前的医学文献中，虽然有了一些温病证因脉治的记载，但与伤寒没有明确划分界限。宋元时代有的医家提出了热性病治疗不能墨守《伤寒论》经方的革新主张，提出了伤寒与温病的区别，并制订了一些新的治法和方剂，促进了温病学的发展。到明清时代，则完全脱却了伤寒六经辨证体系，创立了以卫气营血理论和三焦理论为核心的温病辨治纲领，从而使温病学形成了较为系统、完整的独立体系。可见，温病学的形成是不断创新的结果，而在今后，温病学也必须不断创新才有发展，才能适应不断变化的社会需求，才能更有效地指导临床实践，促进温病学术的发展。

（二）发展方向

基于上述基本思路，温病学科的发展，应在以下几方面有所突破和创新。

1. 深化固有理论

学科发展的重要标志在于理论体系的突破，《伤寒论》对《内经》的发展在于形成了六经辨证论治体系，温病学对于《伤寒论》的发展，则在于卫气营血和三焦体系的确立。因此，发展温病学的着眼点，应放在对温病学卫气营血和三焦辨证论治理论的深化和突破上。近年来，随着临床治疗经验的积累，在对温病理论的深化方面取得了一定进展。如对叶天士提出的"在卫汗之可也"、"到气才可清气"、"入营犹可透热转气"、"入血犹恐耗血动血，直须凉血散血"的这一温病治则，有人提出异议，认为对特殊病原体的重症温病，由于其来势凶猛，逆变也速，就不能按部就班，见症施治，因循等待，尾随其后，必须要有预见性地先发制病，药先于证，这样不但不会引邪入里，反能主动迎头痛击，顿挫病邪，阻断截止疾病的恶化，称之为"截断扭转"。"截断"学说虽尚有其不完善之处，但针对急性传染病这一独特对象，这种积极的治疗思想是可取的，是对温病传统治则理论的深化，并有其较高的临床指导价值。又如，现代对许多温病的治疗强调了辨病与辨证相结合，这不仅适合现代临床工作的需要，而且也可以加强临床规范，提高诊疗水平。放眼 21 世纪，温病学的发展应在对固有理论体系的深化方面有所发展和突破。

2. 揭示运用规律

温病学有自身独特的理法方药运用规律，并随着温病学体系的形成而逐渐积累和完善。从目前的情况而言，虽对温病学代表性医家叶天士、吴鞠通、薛生白、王孟英等的处方用药经验有所研究，但距真正揭示温病学的理法方药规律尚有相当差距。因此，在今后的研究中，还应一方面加大文献研究力度，另一方面不断总结临床治疗经验，力求在揭示温病理法方药运用规律方面有所突破。特别是可以按现代医学病名逐一进行中医药治疗规律的总结，不仅重视辨证论治方法的运用，也要重视对许多单味药和验方的研究和总结，甚至进而进行中药有效成分的提取，有可能寻找到某些特效治疗药物。从而在温病的治疗上形成辨证论治和特效治疗相结合的特色。

3. 指导各科运用

要充分重视和发挥温病学理论对其他临床各科疾病的普遍指导价值。众所周知，历史上的温病学家，如叶天士、吴鞠通、薛生白、王孟英等，在内科杂病、儿科、妇科等其他各科的证治方面均有许多建树，后世及近几十年来运用温病学理论治法治疗临床各科疾病也取得了很好的效果，特别是温病学中常用治则治法的研究成果更是广泛应用于各科临床。这不仅说明掌握好温病学知识和技能对于提高中医师临床诊疗水平的重要性，而且也提示温病学的理论证治内容与临床其他各科有许多相互沟通之处。因此，加强温病学理论和方法指导临床各科运用的研究，将成为温病学发展的重要领域之一。

4. 研究新方新药

随着时代的发展，"疾病谱"也随之发生变化，原来对广大群众危害最大、最常见的各种急性传染病，由于卫生条件的改善、防疫措施的广泛实施，其多数发病率和死亡率有了极为显著的下降，个别传染病如天花甚至已经绝迹。与此同时，又出现了许多中医古籍中尚无记载的严重危害人类健康的疾病，如获得性免疫缺陷综合征、埃博拉病毒感染等。此外，随着社会的进步，广大人民群众对防病治病的要求亦不断提高，对医疗的需求也有了新的更高要求。如在药物的使用上，不仅要求治愈率高，而且要疗效迅速、服用方便、少毒副作用。因此，一向以"创新论，立新法，订新方"见长的温病学，必须适应"疾病谱"及群众需求的改变，在新方新药及其新剂型的研究方面作出更大贡献，研制出更多的"高效、长效、速效、小量、无毒或低毒"的新药。

四、温病学研究与现代医学发展

科学的发展是循着综合分析再综合的模式进行的，这第二次的综合是以科学分析的成就为基础的，分析的重要手段便是实验。中医理论企图不通过分析阶段而一步跨入第二个综合是不现实的。传统的中医理论虽然是经过大量临床实践归纳出来的，并有一定的规律可循，但这个理论框架毕竟较为原始，缺乏包容性（指对其他科学的成果），研究手段较为单一，其内容也较为粗糙。因此，欲使温病学的研究进一步深入，除了文献和临床研究外，必须借助于研究手段的丰富和更新。

由于中医学与现代医学在研究对象和研究目的方面的一致性，温病学研究可充分借助现代医学的方法和成果，并应跟上现代医学的发展的步伐，与其同步进行，这是更新研究手段最为捷径的选择。在具体运用的思路和方法方面，应注意以下几点。

（一）以中西医理论的综合应用为前提

利用现代医学的方法和成果丰富温病学研究的手段，必须以中医温病学理论为指导，参照现代医学及现代科学理论，糅合两者之长，既体现温病学理论特色，又不悖现代医学的基本原理。因此，温病学研究与现代医学发展的同步进行，必须以中西医理论的综合运用为前提。如在实验用动物模型的选择上，即应根据实验目的、在中西医理论指导下进行确定。目前已研制的温病证候的动物模型及复合模式，主要适用于卫气营血证候本质的研究，中药（包括方剂）对某些温病证候的实验性治疗及疗效验证，以及该药物的作用机理研究，而且还可用于针对卫气营血证候治疗的新药物及新剂型的开发和研究等。直接借鉴现代医学的动物模型，显然不适合用于温病证候本质及治疗方药的研究，但可用于温病方药对某疾病疗效的实验观察及药理作用的观察等。

（二）以温病证候本质的研究为中心

"证"贯穿于中医基本理论，它是疾病过程中病因、病机及机体形态、功能、代谢等变化的总体反映，因此许多中西医结合专家一致认为研究中医理论要从"证"入手，在温病学的研究上，同样也可以把温病的"证"作为一个核心内容。如近年来随着中医药治疗急症工作的深入开展，借助现代科学手段，从多方面揭示卫气营血证候不同阶段机体所发生的相应变化，在探明其实质方面取得了可喜进展。已初步阐明：卫分证为感染性疾病的初期阶段，机体对致病因子处于防御反应状态，尚未发生功能或代谢的明显障碍；气分证为感染性疾病的中期或极期阶段，机体对致病因子呈亢进性反应，造成功能和代谢发生较为明显的障碍；邪入营血为感染性疾病之危重阶段，不仅机体代偿不足，抗损伤作用衰退，而且多系统如心、肝、肾、肺等脏器功能严重障碍，尤其是神经系统、微循环系统和凝血机制的障碍更为突出。这些研究都为丰富温病理论、揭示其证候实质内涵提供了科学依据。

从目前的研究现状分析，探讨证候本质，似应以临床患者为主要研究对象。因为中医证候本身来源于患者的临床表现，患者所表现出的证候，避免了人和动物在各方面的差异，避免了造模型过程中的操作误差，是天然的原型；临床资料完整，可填补动物模型许多症状的缺如；临床证候所包含的病种广泛，有利于大范围提炼共性指标。因此，必须借助临床阵地，不断引入现代医学的新方法和新成果来开展温病证本质的研究。只有卫气营血、三焦证候本质的不断揭示、不断阐明，才有可能研制出更多既符合临床证候特点，又能反映证本质特征或与证本质有较多接触点的中医温病证候动物模型，促进中医基础理论研究的健康发展。

（三）以先进技术与方法的运用为手段

"工欲善其事，必先利其器"。要使温病学实验研究具有较高的科学性，其研究结果能够被世界医学界所接受，就必须不断引入现代医学及现代科学的先进技术和方法，与现代医学和世界科技发展同步。如对温病清热药物的作用机理的研究，若仅仅停留在抑菌实验及对病原微生物接种后的病死率的观察上则远远不够，而应运用现代药理学、免疫学、分子生物学等方法，从细胞、分子，以至基因水平揭示其疗效机理。所以笔者在温病学重点学科的建设中，先后建立了活血化瘀实验室、抗病毒实验室、免疫实验室、分子生物学实验室，购置了先进的现代实验设备，对温病学的理论、诊治方法及其原理进行了研究。

（四）以开拓新的理论和治法为目的

温病学在长期的临床实践中积累了宝贵的治疗经验。为数众多的方药尚需要借助动物实验进行药效研究及深入的机理研究。近年来，运用现代科学手段研究温病证候及具有代表性的方药，取得了较为可喜的成果，从而揭示了部分温病证候的本质及古方和中药的疗效机理，向中医药的现代化及与世界科技接轨方面迈出了可喜一步。

但是，目前温病学的基础性研究，多以证实某种传统理论的科学性或者合乎有关西医理论为目的，此种验证模式陈陈相因，多为低水平的重复研究，鲜有新理论和新发现。对温病学理论进行现代研究的目的决不应该仅仅单纯停留在"验证疗效"、"阐明原理"上，而应利用动物实验研究探索温病新的理论和新的治疗手段。1985 年诺贝尔生理学或医学奖获得者美国 Brown 和 Goldestein 教授就是主要通过体外细胞培养研究受体途径对细胞内胆固醇代谢的调节机理。在温病基础理论研究中，人们也可以通过实验手段，进行创造性的研究，即使是在"验证疗效"、"阐明机理"的实验中，其研究的新发现必须引起人们新的思考，从而在理论上有所突破、有所发展。

第二章 温病概念

第一节 温病的概念、演变及特点

一、温病的概念

所谓温病的概念，就是回答什么是温病。温病是由温邪引起的，以发热为主证，具有热象偏重、易化燥伤阴等特点的一类急性外感热病。怎样理解上述概念？任何一个概念都是由其内涵与外延两部分组成，温病的概念也不例外。温病概念的内涵是：病因为温邪；证候及病机特点是发热、热象偏重、易化燥伤阴。以上两点决定了这类疾病的属性为温热性质，而有别于伤寒或其他属性的疾病。温病概念的外延是（范围）：一类急性外感热病。温邪属于温热性质的六淫外邪，所致疾病为外感类急性热病，这就排除了温病不属于内伤类疾病。

二、温病的演变

温病之名首见于《内经》。但从《内经》开始历经两千多年到现代所说的温病，其概念是并不完全相同的，其中有一个温病概念的演变过程。

现代温病学中所说的温病，是一个含义较为广泛的概念，包括了感受温邪而发病，热象较显著，在病变过程中易化燥伤阴的许多急性外感热病在内。奠定这一认识基础的是《温病条辨》。在该书中提出了温病有九：风温、温热、温疫、温毒、暑温、湿温、秋燥、冬温、温疟。而实际上，该书中还讨论了伏暑等其他的热病。而在《内经》中所说的温病（又称温），有的是指感受时令温热之气而发生的一种具有流行性质的疾病，如《素问·六元正纪大论》说："太阳司天之政……初之气，地气迁，气乃大温，草乃大荣，民乃厉，温病乃作。"其中温病就是一种感受时令之气而发生的流行病。《内经》中有时则把冬季感受寒邪，到春夏时而发病的一类温热病称为温病，如《素问·热论》中所说的："凡病伤寒而成温者，先夏至日者为病温，后夏至日者为病暑。"显然，该句前面的"温"包括了春季发生的温病和夏季发生的暑病，而两者都是感受冬季寒邪而发病的。

自《内经》之后的许多医家，对温病的概念有许多不同的说法。如《伤寒论》中把起病即"发热而渴，不恶寒者"称为温病，以与伤寒相对，其所指的温病也包括了许多非伤寒性质的外感热病。在《难经》中，则把温病与湿温、热病等温热病并列，都隶属于伤寒的范围，如《难经·五十八难》中所说："伤寒有五：有中风，有伤寒，有湿温，有热病，有温病。"其所说的温病范围较为狭窄，显然不包括湿温、热病等在内。后世多数医家都把温病限定于某一类或某一种外感热病。如郭雍在《伤寒补亡论·春温》中说："医家论温病多误，盖以温为别一种病。不思冬伤于寒，至春发者，谓之温；冬不伤寒，而春自感风寒温气而病者，亦谓之温；及春有非节之气中人为疫者，亦谓之温。三者之温自不同也。"则是把春季发生的各种温热病，包括发于春季的伏气温病、新感温病、温疫，都称为温病。

历代医家有把温病作为伏气温病者，如王叔和在《伤寒序例》中提出，温病是冬受寒邪不即病，"寒邪藏于肌肤，至春变为温病"，即是冬伤于寒而发生于春季的一种温热病，也就是现代温病学中所说的春温。在雷少逸《时病论》中所说的温病，其所指的范围更为狭窄，其所说的温病是冬季感受微寒化热，至春不由外邪引发，而自内而外发的一种温热病，实际是现代温病学中所说的春温中"伏邪自发"一类。以上，对温病的认识都建立在感受冬寒伏而后发的基础上，实际上，即属于"伏气温病"范畴。

也有的医家认为温病是一种新感温病，如《古今医案按》中所说："如至春分节后，天令温暖，感之而病者为温病。"认为温病是发生于春季的一种新感温病。当然，自吴又可提出邪自口鼻而入和叶天士提出"温邪上受"的论点后，温病属感邪即发病的观点已被普遍接受。

另外，也有把感受天地杂气而发生的一类特殊温热病称为温病。如《伤寒温疫条辨》中说："温病得天地之杂气，邪毒入内，由血分而发出气分"，"风温、暑温、湿温、秋温、冬温……天地之常气为病也，于温病何相干涉"。但其所说的温病实际上主要指温疫病，即所谓"温"即"瘟"。这是温病学中的温疫学派医家所普遍持有的观点。

现代温病概念是在充分分析温病特点的基础上，将病因病机、证候特点诸方面予以概括。虽然不同温病致病原因不同，发生季节有差异，临床表现有区别，但他们具有温病的共同特性，故统称为温病。

综上所述，温病的概念自《内经》之后有许多变化，而到现代，温病所包括的范围较为广泛，其中有属于新感温病者，也有属于伏气温病者。也可以说，在外感热病中，除了初起以表寒证为主要特征，或在传变过程中以损伤阳气为主要病理变化的寒性外感病外，几乎所有的外感热病都属于温病的范围，因而温病学所讨论的病种范围是很大的，而且有逐步扩大的趋势。

三、温病的特点

温病在发生、发展及临床表现等方面具有共同特点，这些特点是确立温病概念，鉴别温病与非温病的依据。因此，有必要对温病特点作一讨论。

温病主要具有以下几方面特点。

1. 有特异的致病因素

温邪是温病的致病因素。温邪概念首先由叶天士提出，始见于《温热论》，其开卷即云"温邪"上受，首先犯肺。温邪是温病致病因素的总称，它包括了风热病邪、暑热病邪、湿热病邪、燥热病邪、伏寒化温的温热病邪、疠气、温毒病邪等。

温邪具有哪些特异性（特殊性）。一是从外界侵袭人体而致病，与内伤杂病发病有本质差别。二是温热性质显著，致病即引起发热，出现热象偏重、化燥伤阴等证候，与寒邪致病有本质区别。三是不同温邪大多具有特定侵犯部位，如风热病邪首犯手太阴肺，暑热病邪多径犯阳明，湿热病邪多困阻太阴脾，燥热病邪多犯肺经等。

总之，温病不同于风寒类外感疾病及内伤杂病，根本原因在于致病因素为特异的温邪。

不同温邪的性质及致病特点，将在"病因与发病"章讨论。

2. 传染性、流行性、季节性、地域性

（1）传染性：传染性指温病是由感染温邪引起，并可通过各种途径而传播。大多数温病具有这一特性。古代医家有称传染为"染易"者，如《素问·刺法论》最早就称："五疫之致皆相染易。"易，即移的意思，染易即指温邪在易感人群中移易传播。正如巢元方在《诸病源候论·时气病诸候·时气病后阴阳易候》云："其毒度著于人，如换易也。"其后刘完素在《伤寒标本心法类萃》称疫疠为"传染"，并列有传染专节。吴有性《温疫论》称：邪之所着，有天受，有传染。吴氏把传染的概念限定在直接接触感染；而把通过空气感染叫作"天受"，实际上天受也属于传染，只是感邪途径不同而已。可见当时医家已经认识到温邪可通过呼吸道或直接接触等途径传染给其他人，引起人群中病邪的传播。不同温病传染途径不尽相同，例如，烂喉痧（疫喉痧）主要通过呼吸道传染，清代医家陈耕道说：家有疫痧人，吸受患者之毒而发者，为传染。现代医学的急性传染病多属于温病范围，故温病大多数具有传染的特性。需要说明的是，不是所有的传染病都可称为温病，例如，现代医学所称的狂犬病、破伤风、大多数寄生虫病等，虽然它们具有传染性，但是不具备温病的重要特性，故不可将其归属温病范围。此外，现代医学所称的大叶性肺炎、中暑等疾病，虽然不具备传染性，但是他们具有温病主要特点，故可划归温病范围。由此可见温病中尚有不具有传染性的少数疾病。

（2）流行性：流行性是指温病能在较短时间内在人群中连续传播，引起程度不等的蔓延、扩散。古代称流行为"天行"或"时行"。如晋代医家王叔和在《伤寒序例》中说："是以一岁之中，长幼之病多相似者，此则时行之气也。"大多数温病具有这一特性。温病流行过程必须具备传染源、传播途径、易感人群三方面条件。温病流行程度不等，其流行范围极广，甚至超过国界，蔓延到世界各地，称为大流行。在短时间内集中多数病例发生，称为暴发，例如，属于暑温或暑湿范围的自然疫源性急性传染病——钩端螺旋体病可有这种类型的流行，因为岭南沼泽，水源被病原污染（称为疫水），时逢山洪暴发，疫水蔓延，人群在防洪抢险中，接触疫水而感染发病，发病短时集中。由于自然地理条件的差别，某些温病只在一定地区流行，则称其为地方性。温病亦可散在发生。古代医家通过观察，准确叙述了温病有程度不等的流行，如宋代医家庞安常在《伤寒总病论》中说道：天行之病，大则流毒天下，次则一方，次则一乡，次则偏着一家。所谓"流毒天下"与大流行概念基本一致。流行局限于某一方域或某一乡里则为地方性，其"偏着一家"者，则为散发。明代医家吴有性《温疫论》载有"盛行之年"、"衰少之年"、"不行之年"等，盛行之年，可理解为在较大范围内流行，衰少之年则为较小范围内流行，不行之年是指当年没有温病流行，但有散在发生。吴氏还指出，同一种温病在散发与流行时临床表现、治疗方法诸方面没有什么差异，他说："其时村落中偶有一二人所患者虽不与众人等，然考其证，甚合某年某处众人所患之病纤悉相同，治法无异，此即当年之杂气，但目今所钟不厚，所患者稀少耳。"由此可见，对不同类型流行的温病要尽早作出明确诊断，以便早期治疗，切断流行环节，控制其蔓延发展。

决定、影响温病流行程度大小及范围的因素是多方面的，有病原本身因素，例如，某些温病传染性强，容易引起传染与流行，这是因为其病原体致病力强。社会因素、自然因素与温病发生与流行也密切相关，这将在温病"病因与发病"章中讨论。

（3）季节性：温病在特定季节、气候条件下发生与流行称为季节性，大多数温病具有这一特性。由于温病具有季节性特性，故又称温病为"四时温病"。一年四季气候及其变化不同，形成的温邪各具特性（详见"病因与发病"章），致病发病季节不同。春季温暖多风，故多风热病邪为患，而发生风温流行（如属于风温范围的流行性感冒，发病季节多在春季）。并且春季阳气升发，容易引动体内伏邪而发病，例如，春温（流行性脑脊髓膜炎属春温范畴）发生于春季，即为春季阳气升发所致。夏季暑热炎蒸，又兼气候潮湿，故多暑热、暑湿为患，容易发生暑温、暑湿等病（包括流行性乙型脑炎、钩端螺旋体病等）流行。长夏季节，天气炎热，湿气尤重，易导致湿热致病，故多湿温病流行。还应该看到，不同季节，不同气候条件，也会影响人体反应性及抗病能力。冬春季节肺卫功能易于失职，为风热病邪入侵提供了条件。例如，冬应寒而反暖，或春季温风过暖，而致人体腠理开疏，风热病邪则可乘虚而入，侵袭肺卫，而发生风温。夏季，或夏秋之交的季节，湿热、暑湿较重，脾胃功能呆滞，运化能力减弱，水谷停聚而产生内湿，内湿郁积化热，此时如又摄入秽浊不洁食物，再损脾胃，内外合邪，则导致湿温、暑湿等病的发生。

（4）地域性：温病发生与流行常表现出一定的地域性。我国疆域辽阔，地形复杂，南北跨温、热二大气候带。黑龙江省北部全年无夏，海南岛长夏无冬，淮河流域四季分明，青藏高原西部终年积雪，云贵高原南部四季如春，西北内陆日温差极大等，多种地形不同的影响，形成了全国气候复杂多样的特点，而气候条件不同对温邪的形成与致病产生直接影响。同时，不同地域的人，体质类型、生活习惯、卫生条件等均有差异，必然对病原的感受性、传播、流行等产生影响。这就是导致温病发生与流行具有地域性特点的主要原因。温病的地域性，表现为一些温病在某一地域较易发生，甚至流行，而在其他地域则不易发生，少有流行。例如，江南地势低平，河网稠密，湖泊众多，气候湿润，多湿邪为病，正如《史记·货殖列传》说：江南卑湿，丈夫早夭。清代医家叶天士在《温热论》中说："吾吴湿邪害人最广。"陈平伯在《外感温病篇》也说："东南地卑水湿，湿热之伤人独甚。"四川盆地湿气不易通畅散发，湿度大，雾日多，日照时间短，气温高，这样的亚热带湿热气候，构成了湿热病的重要发病条件。南方诸省夏季炎热多雨，故暑温、湿温病较多发生。古代称岭南地区（现两广、云南、贵州一带）多"瘴气"，因气候炎热潮湿，蚊虫孳生，容易导致疟邪传播，故多疟疾发病。又如某些地区经济滞后，卫生条件较差，虱子、跳蚤较多，为疫疹的发生与流行提供了条件。

3. 病程具有阶段性

温病病程具有明显的阶段性，一般初期多有恶寒发热表证；继则邪热传里，恶寒消失，热势转甚，症见壮热烦渴，甚或出现神志异常及出血倾向，标志病程进入了极期；后期多见低热不退，邪少虚多，肝肾阴伤证，或邪退而留下后遗症。上述过程为一般内伤杂病所不具备，因而是温病区别于内伤杂病的主要依据。温病病程的阶段性，是在温邪作用下，卫气营血及三焦所属脏腑产生功能失调及实质损伤具有规律性变化所决定的，故上述病程阶段性变化，可用卫分、气分、营分、血分，或上焦、中焦、下焦来概括。温病初期，为温邪初袭人体而病变多在卫分阶段；病程极期，包括气分、营血分病变。温邪由表入里，热转壮盛，恶寒消失，而见汗出口渴，苔黄为病邪已进入气分，若继而出现舌绛脉数、斑点隐隐、神志异常，为病邪已进入营分，再若出现急性多部位、多脏腑、多窍道出血，并有严重神志异常，则为病邪深入了血分；后期为温病伤阴阶段。若以三焦作为病程分期，病在上焦者，多系温邪初袭，为温病初起，病在手太阴肺；病入中焦者，为温病中期或称为极期，多呈现阳明胃肠或太阴脾的病机变化；病邪久羁，则深入下焦，为温病后期，多表现肝肾阴伤病机变化。进入恢复期，正气渐复，机体逐渐康复。

湿热性质温病，其卫气营血病程阶段变化，有湿热化燥化火过程，即病在卫气分阶段，往往需要经过湿邪燥化方可逐渐进入营血分阶段。

温病病程阶段性变化，也是邪正斗争过程的反映。邪正相争而正不胜邪，则温邪由表及里，由浅入深，病情因而由轻加重，证候则由实转虚，甚至阴精、元气被耗竭，最后导致患者死亡；若在邪正相争过程中，病邪渐退，正气渐复，则症状逐渐减轻，患者精神、体力，及饮食恢复，最后痊愈。少数在恢复期留有后遗症。需要说明的是，只有典型温病病例病程才有比较明显的阶段性变化，而非典型病例，其分期往往不十分明确，例如，感邪轻的患者，或在治疗过程中病邪受到顿挫，病变发展可终止于某一阶段。感邪重的病例，或患者正气素虚，病变发展可出现越期，或有重叠穿插，如有卫气同病者，卫营（血）同病者，气血（营）两燔者，甚至卫气营血俱病者。

总的来讲，温病病程的阶段性，其前期阶段，多以机体功能失常为主，后期阶段，则以实质损害为主要变化。

4. 临床表现具有共同性

温病临床表现的共同性可用16字概括，即：起病急速，发热为主，症状险恶，阴伤居多。分析讨论如下。

（1）起病急速：起病急速即发病急骤，传变迅速。所谓起病急骤，是指患者有较确切的近期发病时日。温病起病急骤是区别于内科杂病中许多慢性疾病的主要依据之一。例如，同样具有发热的两例患者，其中发热、恶寒、口渴、头痛、咳嗽三天者，为急起发病，则属温病范围；而另一患者，其低热不退，伴有五心烦热，失眠，多汗，病程已逾半年以上，患者不能确切回答具体发病时日，则应考虑为内伤发热，而不属温病范围。温病一旦发生，即有传变趋势存在。传变是指温邪在体内的传播变化，并有相应的证候反映。温病传变速度较快，即叶天士所说热变最速。温病中也有起病较缓者，例如，湿温传变即较缓慢，这是湿热病邪特性及其致病特点所决定的。湿温起病较缓，传变较慢，是与温病中其他疾病相比较而言，而不能与内科杂病中慢性疾病发展变化缓慢相等同。

（2）发热为主证：发热为温病所必具，是温病最基本、最主要的临床表现。不发热的疾病，则不属温病。不同性质的温病，在不同病程阶段，有其特殊的发热类型，熟悉、掌握不同发热类型的特点，对于确定某种温病的诊断，辨别不同类型证候的病变性质，都是十分重要的。温病患者除具有发热以外，还常有热象偏重症状并存，如口渴、心烦、溲赤、舌红、脉数等。在温病诊断、辨证中要重视发热与热证并见的特点，对它必须进行认真仔细辨别、分析。

（3）易出现险恶证候：温病属于急性热病，病情及证候变化疾速，病程中容易出现急重、险恶证候。常见者有动血、动风、闭窍等。所谓动血，指血为热迫而妄行，而见斑疹，急性多部位、多脏腑、多窍道出血，如鼻衄、咯血、呕血、便血、尿血、阴道出血等。其中斑疹既是某些温病必有表现（如疫疹），也是温邪进入血分及病情急重的重要标志。注意观察斑疹形态、色泽、分布、发出时间、发出顺序、持续时间、消退情况等，对四时温病诊断的确立，不同证候类型的辨证，都具有重要意义（详见温病常用诊法章）。严重出血可导致气随血脱而危及患者生命。闭窍与动风常在同一时间出现，即神昏、痉厥兼见，多为热闭心包引动肝风所致。此证若不积极救治，可因内闭外脱而导致患者死亡。故应重视温病中闭、脱、痉、厥、出血等危重、险恶证候的诊治。

（4）容易耗伤阴津：温邪属阳热亢盛之邪，亢阳伤阴是温病的基本病理变化之一，正如吴瑭说："温热，阳邪也，阳盛伤人之阴也。"病程中出现阴伤证是温病病机演变之必然。病在上焦多伤肺阴，症见口鼻、咽喉干燥，干咳无痰，或少痰；病在中焦多伤胃阴，症见口渴欲饮，食少，舌绛光亮如镜等；病邪深入下焦，多伤肝肾之阴，症见低热，神疲，颧赤，手足心热甚于手足背，甚而手足瘛疭，舌干绛而萎等。上焦、中焦、下焦阴津耗伤不是截然分割的，它们可能交叉出现，如肺胃阴伤，或胃阴已耗而肾精复伤等。阴津是抗御温邪的精微物质，也是温邪损伤的主要对象，故应重视温邪伤阴这一临床特点。湿热性质温病只有在湿热化燥化火时，才能导致阴津的逐渐耗伤。湿热化燥化火呈渐进性经过，故在病程中可能出现湿热未尽而阴津已伤的复杂变化，即阴虚夹湿证。要注意辨别伤阴程度与湿热存在多少的比例。若在病程中湿热反从寒化（与体质及治疗有关），则可转变为寒湿病邪而耗损人体阳气，出现一系列寒湿证候，这是湿热类温病的特点。

以上四个方面是四时温病共同具有的特点，但就某一温病而言，这些特点可能显示出程度上的差别，而自己固有的特性则较突出，因此，不同的温病各具个性，以区别于其他温病。

四、温病的范围、命名与分类

1. 温病的范围

从温病的概念可知，温病包括了多种急性外感热病，而外感热病既可由于温邪引起，也可因感受寒邪导致。外感热病中温病范围的确定主要依据温病特点，其中首要的是温病病因的特异性，据此可以确定外感热病中除外风寒性质的所有急性外感热病都归属于温病范围。属于风寒性质的外感热病毕竟是少数，而多数表现为温热性质的温病，故温病包括范围广泛。

历代中医文献对温病概念解释不同，对温病范围划定不一，开始把温病范围规定得比较狭窄，随着认识的深化，温病范围逐渐扩大。《内经》把温病范围只限定于发生在春季的一种外感热病，如《素问·热论》说："凡病伤寒而成温者，先夏至日者为病温，后夏至日者为病暑。"《难经·五十八难》认为温病是广义伤寒之一，与湿温、热病、中风、伤寒等并列，如云："伤寒有五：有中风，有伤寒，有湿温，有热病，有温病。"可见所指温病范围仍然狭小。对温病范围认识的狭隘性及其长时间的延续，原于《内经》对温病涵义及其范围的经典界定。时代不断演进，对温病的认识不断深化，温病病种逐渐分化，温病包容的疾病种类累积增多，温病范围自然扩大，特别是到了明清时期温病学说形成之后，温病范围已扩展到相当广泛，例如，《温病条辨》所论述的温病就有：风温、温热、温疫、温毒、暑温、湿温、伏暑、秋燥、冬温，并附有痢疾、黄疸、湿热痹等。全国统编教材《温病学》（五版）论述的温病包括：风温、春温、暑温、湿温、伏暑、秋燥、大头瘟、烂喉痧等，而国家规划教材《温病学》又将温病范围进一步扩大，包括风温、春温、暑温、湿温、伏暑、暑湿、秋燥、大头瘟、烂喉痧、疫疹、霍乱、疟疾等。该书还在此基础上增加疫痢、疫黄、中暑等。原属于温病范围的麻疹、白喉等疾病因沿袭传统习惯而仍旧归属于儿科或喉科范围。

临床上常常联系现代医学疾病而考虑温病的范围，也就是说，有哪些西医疾病可划归为温病范围。一般说来，以下几类疾病可以认定属于温病范围：一是具有温病特点的急性传染病，如常见的病毒性疾病有流行性感冒、流行性腮腺炎、流行性乙型脑炎、流行性出血热、麻疹、风疹、传染性单核细胞增多症、登革热和登革出血热等；常见细菌性疾病有伤寒、副伤寒、沙门氏菌属感染、霍乱、猩红热、流行性脑脊髓膜炎等；立克次病有流行性斑疹伤寒、地方性斑疹伤寒等；螺旋体病有自然疫源性传染病钩端螺旋体病；原虫病中的疟疾。二是具有温病特点的某些非传染性的急性感染性疾病及常见综合征，如大叶性肺炎、败血症、感染性休克、成人呼吸窘迫综合征等。三是具有温病特点的其他发热性疾病，如中暑、亚急性变应性败血症、急性白血病、急性风湿热等。

2. 温病的命名

这里所讨论的温病的命名，是介绍古代医家有哪些关于温病的命名方法。从分析中医古代文献可知，古代医家对温病的命名方法不统一，归纳起来大致有以下几种。

（1）依据发病季节命名，例如，春温、冬温就是因为他们分别发生在春、冬季节。

（2）根据四时主气并联系致病因素而命名，例如，风温、暑温、湿温就是因为春天的主气是风，风温的致病因素是风热病邪，故命名为风温；夏季的主气是暑，暑温的致病因素是暑热病邪，故命名为暑温；长夏主气是湿，而湿热病邪是湿温的致病因素，故命名为湿温。

（3）根据季节与四时主气结合命名，例如，发病季节在秋天，而秋季的主气属燥，故命名为秋燥。

（4）根据特殊的临床症状命名，例如，大头瘟是依据头面肿大，灼热疼痛而命名；烂喉痧是根据咽喉红肿疼痛、甚至糜烂，肌肤丹痧密布而命名。

（5）突出传染性流行并结合主要临床特点命名，如疫黄的命名，其"疫"是指具有较强的传染性，可引起程度不等流行；其"黄"是指双目巩膜、皮肤黄染，故称为"疫黄"或"瘟黄"。又如疫疹，其"疫"指具有较强的传染性，能引起程度不等流行；其"疹"是指临床表现以发疹为主，故命名为"疫疹"。

（6）根据严重临床症状及其对人体特殊危害而命名的，如疟疾、霍乱即是。需要说明的是，上述是介绍古代医家有关温病命名方法，而不是古代医家有关温病的定义。

3. 温病的分类

这里所称温病分类是指临床分类，目的在于指导温病辨证与治疗能执简驭繁。温病包括范围广泛，对温病进行科学分类，还有利于对温病学的学习、研究。

常见的分类方法有以下两种。

（1）根据病证性质分类：温病临床证候虽然多样复杂，但是，依据其是否兼有湿邪，可将温病分为单热无湿的温热类温病及有热有湿的湿热类温病两大类。《温病条辨》就是采用这种方法进行分类的，如汪廷珍在《温病条辨·中焦篇》的按语说："温热、湿热为本书两大纲。"

温热类温病包括了由风热病邪、暑热病邪、燥热病邪、温毒病邪、疠气等所导致的各种温病。这类温病起病急，初起病邪多犯肺卫，发热及热证突出，伤阴明显，传变较快，容易内陷生变，病程较短。常见病种有风温、春温、暑温、秋燥、大头瘟、烂喉痧、中暑、疫疹、疟疾等。温热类温病的治疗，以清热祛邪为主，时时顾护阴津。

湿热类温病是由湿热病邪、暑湿病邪所导致。这类温病病邪多从口鼻而入，侵犯中焦脾胃，临床症状具有湿与热两个方面，除有热邪所引起的发热、热象证候以外，还具有湿邪困阻中焦脾胃、郁滞气机、阻遏清阳等证候，如身热不扬，脘腹痞满，呕恶，苔腻等。在病程中，湿与热随着病机演变发生偏盛偏衰转化，转变为热重湿轻者，热为矛盾主要方面，临床症状以热证及阴伤为主；转化为湿重热轻者，则以湿邪为矛盾主要方面。湿重热轻者，其湿邪进一步聚积加重，人身阳气因而受到损伤，则可转化为寒湿。无论湿重热轻，或是寒湿，皆以湿邪耗伤阳气为主要临床表现。吴瑭说：（湿热）伤脾胃之阳者十常八九，伤脾胃之阴者，十之一二。可见湿热类温病临床表现比温热类温病复杂。湿热类温病传变较缓慢，病程较长，缠绵难愈。常见病种有湿温、暑湿、伏暑、霍乱、疫黄等。湿热类温病的治疗，以清热祛湿为主，根据湿热转变，或兼顾阴津，或顾护阳气。

需要说明的是，古代医家有认为暑邪之中固有湿邪，而将暑温归类于湿热类，如吴瑭在《温病条辨·原病篇》第4条自注云："热盛则湿动，热与湿搏而为暑也。"又在《温病条辨·上焦篇》42条说："伏暑、暑温、湿温，证本一源，前后互参，不可偏执。"可见吴氏将暑温列入湿热类温病。实际上暑热病邪本身无湿，只是在致病过程中，可兼夹湿邪为患，但其兼夹非病程始终，常限于某一阶段，好比风温或其他温热类温病一样，在病程中可能兼夹湿邪或其他病邪，故不能因为病程某一阶段兼夹其他病邪，而改变原有疾病属性。因此，暑温应属于温热类温病。

（2）根据发病迟早及病变表里病位不同分类：感邪即发，病发即以表热证为主，一般无明显里热证候者，属于病发于表的新感类温病，这类温病主要有风温、暑温、秋燥、大头瘟、烂喉痧、中暑、疫疹、疫痢等。感邪后不立即发病，邪气伏藏，过时而发，病发即以里热证候为主者，属于病发于里的伏邪温病，这类温病主要有春温、伏暑。暑温虽然起病即见阳明里热证候，但临床表现与当令主气的致病特点一致，故仍属感邪即病的新感温病。这种分类方法，从宏观着眼，集中温病初起表里两大类证候，对温病辨证和指导治疗也有执简驭繁作用。病发于表的新感温病，以解表祛邪为主要治则，病发于里的伏邪温病，则以直清里热为主要治则。

（3）根据发病部位分类：不同温病虽然病因不同，但其中有些病种却有着相同的病变部位，故可根据病变部位的区别，对温病进行分类。一是肺系温病，主要有风温、秋燥、大头瘟、烂喉痧等，这类温病，其邪多从鼻窍吸入，首犯肺卫，初起多共见肺卫表证。二是脾胃肠道温病，这类温病病邪直犯脾胃肠道，或始虽在表而终归脾胃，其病种主要有以脾胃为基本病变部位的湿温、暑湿，以及病变始发于阳明的暑温，病变集中于肠道的霍乱等。不能单一归属于某一类的温病有春温、伏暑、疫疹、疟疾等。

第二节　温病与伤寒、温疫、温毒的概念

一、温病与伤寒

1. 温病与伤寒是性质不同的两类外感热病

由温邪引起的温病与因外感寒邪导致的伤寒，是性质不同的两类外感热病，其临床表现、病机传变、治疗原则都不尽相同，必须加以鉴别。

2. 古代医家关于伤寒与温病关系的认识

在古代中医文献中，长期存在有关温病与伤寒在概念及关系上的认识分歧，主要有以下内容。

（1）伤寒与温病名虽有异而所指相同：这种观点认为，伤寒与温病基本上是同一类疾病，只是称呼不同罢了，即伤寒系雅称，而温病为俗名，也就是说伤寒是雅士之词，温病为田舍间号耳，正如《肘后备急方·卷二》说：“伤寒、时行、温疫三名同一种耳，而源本小异；其冬月伤寒，或疾行力作，汗出得风冷，至夏发，名为伤寒；其冬月不甚寒，多暖气及西风，使人骨节缓堕，受病至春发，名为时行；其年岁中，有疠气兼夹鬼毒相注，名为温病。如此诊候并相似，又贵胜雅言总名伤寒，世俗因号时行。”但其所说的温病实是指后世所说的瘟病，即疫病。

（2）温病从属于广义伤寒，认为广义伤寒是一切外感热病的总称，包括属性为风寒的狭义伤寒和属性为温热性质的温病。这一论说，源于《内经》，即寒邪是引起外感热病的主要原因，故把外感热病统称伤寒，如《素问·热论》说：“今夫热病者，皆伤寒之类也。”由此可见，广义伤寒中既有风寒性质者，又有温热性质者。又提出：“凡病伤寒而成温者，先夏至日者为病温，后夏至日者为病暑。”将“病温”、“病暑”统统归属于伤寒。《难经·五十八难》具体指明了广义伤寒所包涵的病种，如云：“伤寒有五：有中风，有伤寒，有湿温，有热病，有温病。”论中所称“伤寒有五”之伤寒，是广义伤寒，包括了属性为风寒的中风与伤寒（合称为狭义伤寒），以及属性为温热的湿温、热病与温病（皆属于今天所称温病范围）。

由此可见，温病隶属于广义伤寒之中。温病从属伤寒的认识，延续时间很长。在这种观点指导下，多以《伤寒论》方法治疗温病。甚至到清代温病学派形成，仍有部分医家持有这种观点，他们中以陆九芝为代表，他们认为温病属于伤寒阳明病，应按《伤寒论》阳明病理论与方法论治。随着对温病认识不断发展和深化，开始出现变革伤寒与温病关系的主张，宋以后已提出寒温分治，明清时期，因为温病学说形成，而使温病脱离伤寒藩篱，改变了温病与伤寒关系的认识（详见温病发展简史）。近现代由于温病病种不断扩充和分化，温病受到广泛重视，而广义伤寒的概念逐渐被淡化，运用明显减少，坚持温病从属伤寒观点者也逐渐减少。综上所述，温病形成之前，温病的概念上隶属于伤寒，温病学形成之后与伤寒在概念上是并列关系。这种概念上的转化正深刻反映了在中医学发展过程中，人们在外感热病认识的不断深化和提高。

（3）温病为类伤寒，或为伤寒兼证，证治各不相同。持这种观点的医家认为：伤寒是感受寒邪引起，属于正伤寒，而温病则因感受六淫邪气中的暑、湿、燥、风等引起，属于类伤寒，两者发热虽然相同，但是病因各异，除发热以外的其他证候则不尽相同，因此，不可概用伤寒法治疗温病。正如清代医家吴贞《伤寒指掌·卷一》说：“凡感四时六淫之邪而病身热者，今人悉以伤寒名之，是伤寒者，热病之总名也。其因于寒者，自是正病；若夫因暑、因湿、因燥、因风、因六淫之兼气或非时之戾气，发为风温、湿温、温病、寒疫等症，皆类伤寒耳。病热虽同所因各异，不可概以伤寒法治之。且伤寒正病绝少，类病尤多，苟不辨明，未免有毫厘千里之差。”清代医

家俞根初认为伤寒是外感百病总名，而温病则为伤寒之兼证，他在《通俗伤寒论·伤寒兼证》中称："兹言兼证者，或寒邪兼他邪，或他邪兼寒邪，二邪兼发者也。"他根据兼夹邪气不同，而有风温伤寒、春温伤寒、暑湿伤寒、秋燥伤寒、大头伤寒、湿温伤寒、热证伤寒、伏暑伤寒、冬温伤寒、发斑伤寒、伤寒兼疟、伤寒兼疫、伤寒兼痧等命名。这些疾病，实际上皆是今天所指温病。

吴氏与俞氏观点近似，即温病是伤寒的类证或为伤寒之兼证。他们虽然在温病命名上皆冠以伤寒字样，而论述的实质内容则为温病。

（4）温病与狭义伤寒是并列的关系：古代有的医家立足广义伤寒角度，对温病的概念、范围不断扩充认识不足，故提出温病不应另立门户，自成体系。温病学说形成以后，则针对伤寒学派上述观点，强调温病不得混称伤寒，认为温病与伤寒是性质不同的两类外感热病，在因证脉治诸方面均有明显区别。可见温病与伤寒的关系是并列的关系。应该看到，温病学说形成以后，一部分医家在强调温病学说的同时，而对古代伤寒的广义性认识不足，忽略对广义伤寒的研究也是片面的。

以上是从疾病概念的角度讨论温病与伤寒的关系，此外，还存在温病学说与《伤寒论》的关系问题。温病学说是在《伤寒论》基础上发展起来的，形成了具有自身特色的学术体系，成为一门独立的学科。《伤寒论》虽然是外感热病专著，但成书年代久远，内容详于寒而略于温，长期的实践证明，应用《伤寒论》方法指导一切外感热病的辨证论治是有局限的，在这种情况下，以防治温病为主体内容的温病学说就应运而生。由此可见，温病学说与《伤寒论》的关系是继承与发展的关系。

二、温病与温疫

温疫在古代文献中记载很早，《论语·乡党》有"乡人傩（nuó），朝服而立于阼阶。"孔子注：傩，驱逐疫鬼。即指腊月驱除疫鬼的仪式。由此可见，温疫之由来甚久远。汉代曹植《说疫气》就记载建安二十二年（公元218年）疠气流行，家家有僵尸之痛，室室有号泣之哀，或阖门而殪，或覆族而伤。温疫的危害，由此可见一斑。

1. 温疫的概念

温疫指温病中具有强烈传染性，并能引起流行的一类疾病。温疫之"温"，指温病而言；温疫之"疫"，指疾病流行而言，即《说文解字》所称："疫，民皆疾也。"由此可见温疫是温病中具有传染性和能引起流行的疾病。当今有关温疫的概念是在明确了温病包括许多现代医学所称的急性传染病这一前提下而确定的。也就是说，温病概念中所指的具有强烈传染性，并能引起流行的疾病，正是西医所说的急性传染病。但是不能将温病与西医所称的急性传染病相等同，因为温病尚包括以发热为主要表现，但不具有传染性和引起流行的其他疾病，故不能将这些疾病称为温疫。

此外，中医文献中尚有瘟疫名称。按《辞源》："瘟，疫病。人或牲畜家禽所生的急性传染病。"瘟，即疫也，故又称瘟疫为疫病。由于瘟疫具有传染性和流行性，故瘟疫即传染病，民间常俗称传染病为瘟疫，如称获得性免疫缺陷综合征为"超级瘟疫"。瘟疫包括了寒、温两大类属性不同的传染病，属于温热性质者为温疫，属于寒凉性质者为寒疫。寒疫不属于温病范围。另外，也有一些医家称瘟疫为温疫。

2. 关于温疫概念的分歧

在中医文献中，关于温疫概念及其与温病关系的认识颇多分歧，主要有以下几种。

（1）温疫是温病在流行时的一种称谓：这种观点认为温病在具备一定条件时就能引起流行，这些条件包括传染源（如"病气"、"尸气"等）及易感人群的存在，加上饥馑兵凶，或气候反常等因素，则可酿成温病流行，温病一旦流行，则称其为温疫。如清代医家喻昌在《尚论后篇·会讲温证正名辨脉之要》云："讵知湿温包疫证在内，湿疫至盛，长幼相似则疫矣，疫亦暑湿之正法也。"王士雄也说："湿温一证，即藏疫疠在内，一人受之则为湿温，一方受之则为疫疠。"可见，湿温在散在发生时仍称之为湿温，一旦引起大范围流行，则可笼统称之为温疫，或根据其病邪性质，而称之为湿热疫。清代医家王学权在《重庆堂随笔》中说："温病、热病、湿温病，治不得法，皆易致死，流行不已，而成疫疠。"说明温病在"流行不已"时即称之为温疫。看来古人将温病流行时称为温疫，其目的在于警示人们注意其危害，并加强防疫工作。这些论说，似与现代流行病学的观点类同，而实际上这种观点也有局限性，因为温病中尚有一部分疾病不具传染性，也不可能引起流行，故不能概称温病在流行时为温疫。

（2）温疫与温病是同一类疾病的不同称谓：持这种观点的医家认为，温病与温疫名称虽然不同，而所指则一，即温病、温疫是同一类疾病，病名可以互称。其代表医家是明末医家吴有性，他的著作《温疫论》即以温疫命名。吴氏在《温疫论·下卷》说："《伤寒论》曰：发热而渴，不恶寒者为温病，后人省氵加广为瘟，即温也。如病证之证，后人省文作证，嗣后省言加广为症。又如滞下，古人为下利脓血，盖以泻为下利，后人加广为痢。要之古无瘟、痢、症三字，盖后人之自为变易耳，不可因易其文，以温瘟而两病，各指受病之原，乃指冬之伏寒至春夏发为温热，又以非时之气为瘟疫。果尔，又当异证异脉，不然临治之际，何以知受病之不同也！设使脉病不同，病原各异，又当另立方论治法，然则脉证治法，又何立哉？枝节愈繁，而正意愈乱，学者未免有多歧之感。夫温者热之始，热者温之终，温热首尾一体，故又为热病即温病也。又名疫者，以其延门合户，又如徭役之役，众人均等之谓也。今省文作㾦加广为疫。又为时疫时气者，因其感时行戾气所发也，因其恶厉，又谓之疫疠，终于得汗而解，故燕冀名为汗病。此外又有风温、湿温，即温病夹外感之兼证，各各不同，究其病则一。然近世称疫者众，书以温疫名者，弗遗其言也。"可见，吴又可认为温病、热病、疫病等都是一个概念，这在温疫学派来说，是具有代表性的，应与通常所说的温病与温疫概念相区别。其后杨璇、戴天章等医家均宗吴氏观点。上述医家认为温疫即温病，是基于温病必具传染性、流行性的认识而确认的。这可能是这些医家在临床实践中所防治的温病主要是急性传染病，并在一定范围内蔓延流行，因而认为所有温病具有传染性、流行性，得出温疫即温病的结论。例如，吴有性适逢崇祯辛巳年，冀、鲁、浙诸省大疫，一巷百余家，无一家幸免，甚至一门数十口，无一口仅存，危害严重。吴氏根据临床实际，"格其所感之气，所入之门，所受之处，及其传变之体，平时所用历验方法"著成《温疫论》一书。杨璇经历了乾隆己亥（公元1755年）、丙子（公元1756年）、丁丑（公元1757年）、戊寅（公元1758年）等年温病流行，认为凡是凶恶大病，尽数温疫，故有《伤寒温疫条辨》之著。因此，上述医家提出温疫即是温病的观点是可以理解的。

持温疫即是温病的医家，其著作均以温疫立论，如吴有性《温疫论》、戴麟郊《广温疫论》、刘松峰《松峰说疫》、余霖《疫疹一得》等。他们临床实践主要针对急性传染病，故关于温疫的认识，在病因、病机、治法、预防、调护诸方面都有新见解、新理论、新经验、新治法，而理论系统自成体系，故当今多称他们的学说为"温疫学说"。温疫学说是温病学的重要组成部分，在防治传染病方面具有重要的理论意义及临床实践意义，颇有参考价值，故至今仍甚受珍视。

（3）传染者为温疫，不传染者为温病：持这种观点的医家认为，温疫与温病不相同，两者区别在于是否有传染性，传染的为温疫，不传染的为温病，代表医家是清代陆九芝，他在《世补斋医书·卷六》说："温热之病为阳明证，证在《伤寒论》中，方亦不在《伤寒论》外，本不难辨。自夫人以论外之瘟疫作论中之温热，惟恐瘟疫与伤寒混，适将温热与瘟疫混，反将温热与伤寒混，伤寒、温热、瘟疫三者愈辨愈不清矣。是故欲得温热之真，必先严瘟疫之界，乃能知伤寒之论本自有温热之方。凡病之里巷相传，长幼相似，其小者如目赤颐肿，咽痛咳嗽之类，常常有之，属温者多，其大者变起仓猝，一发莫制，有不定其病之为寒为温者。众人传染如徭役然，因其传染乃名疫。若病只一身，即在同室侍疾之人亦不传染，则温为温病，热为热病。其初传与伤寒之太阳异，其中传与伤寒之阳明同，即不传染，即不得以疫名。……所以欲明温热者，必与伤寒辨，而尤必先与温疫辨。与瘟疫辨者无他，盖即辨其传染不传染耳。明乎传染之有寒有热者为瘟疫，即知不传染而有热无寒者为温病，其所以异于瘟疫者，只在此不传染之三字。其以异于伤寒者，亦只在不同麻、桂、青龙之三方，此外则与伤寒病寒既成温而后无少异，方亦无不同。"由此可见，陆氏以传染不传染作为标准，而将温病与瘟疫对立而成为两类不同的疾病。实际上具有传染性的温病，在不具备传染及流行条件时，可能呈散在发病，不一定引起传染和流行，但若按陆氏的标准，在散发情况下的急性传染病，就不能称为温疫了。显然陆氏观点有一定的片面性。

以上有关温病与温疫关系的见解，是在当时历史条件下，还不能分别温病中哪些属于急性传染病，并能引起流行，哪些不属于传染性疾病而形成的，今天对于温病中哪些疾病能传染，哪些疾病不具备传染性，已经非常清楚，故对不同医家有关温病与温疫的认识分歧不难理解。

此外，晋代医家王叔和在他的著作《伤寒序例》中甚早对温疫的概念做了解释，他说："阳脉濡弱，阴脉弦紧者，更遇温气变为温疫。"王氏观点是，冬伤于寒，寒邪伏藏，不立即发病，其过时而遇不同"异气"激发为不同疾病，温疫即为更遇"温气"激发所致，其脉象是"阳脉濡弱，阴脉弦紧"。喻昌在《尚论篇·驳正王叔和序例》时评论道："叔和每序伤寒，必插入异气，欲鸣己意。"看来王氏有关温疫的特殊见解，对临床少有实际指导意义，故未被传袭。吴有性在《温疫论》中说："其年疫气盛行，所患者重，最能传染，即童辈皆知言其为疫，至于微疫，反觉无有，盖毒气所钟有厚薄也。其年疫气衰少，闾里所患者不过几人，且不能传染，时师皆以伤寒为名，不知者固不言疫，知者亦不便言疫。然则何以知其为疫？盖脉证与盛行之年所患之证纤悉相同，至于用药取效，毫无差别。是以知温疫四时皆有，常年不断，但有多寡轻重耳。"较为正确地分析了同一种疾病其传染性可大可小，可发生流行，也可呈散发。对于疾病是否属传染病，按照目前西医传染病学的认识较为确切，可供参考。

三、温病与温毒

在中医文献中尚有温毒病名，有必要明确其概念及其与温病的关系。下面就有关问题讨论如下。

1. 温毒的概念

具有肿毒特征的温病称为温毒。温毒概念的内涵是肿毒特征，所谓肿毒特征，指局部红肿疼痛，甚至破溃糜烂，可出现于咽喉、头面、项下、颌下等。温毒概念的外延（范围）为温病，即温毒属于温病范围。温毒既属温病范围，故温毒必具温病基本特点多如由温邪引起，具有发热和热象偏重临床证候，有卫气营血传变过程等。温毒包括了具肿毒特征的多种急性外感热病，如大头瘟、烂喉痧、痄腮等。

温病与温毒的关系是：温毒属于温病范围内的一大类疾病，不是独立于温病以外的其他疾病。

2. 古代医家有关温毒的论述

古代医家对温毒的认识很早，见解不统一，现叙述如下。

汉·张仲景在《金匮要略·百合狐惑阴阳毒病脉证治》中提出阳毒之为病，症见面赤发斑，咽喉痛，唾脓血等，与当今所称温毒肿毒特征类似。温毒作为温病病名，在晋·王叔和《伤寒序例》早有论述，如云："阳脉洪数，阴脉实大者，更遇温热，变为温毒。温毒为病最重也。"指出冬季感受寒邪，未即发病，邪气伏藏，过时而复感"温热"之邪而发病者，称为温毒，但未指出其他表现。《肘后方》载有温毒发斑病名，临床特征是肌肤发出斑疹。宋代医家郭雍指出温毒是伤寒、温病以外的另一疾病，他在《伤寒补亡论·春温》中说："惟温毒一病，既非伤寒，又非温病，乃在冬时，表尝感寒，先感冬温不正之毒，后复为寒所折，肤腠闭密，其毒进不得入，退不得泄，必假天气暄热去其外寒而后温气得通，郁积既久，毒伤肌肤，故斑如锦纹，或烂为疮而后可出。"清代医家熊立品在《瘟疫传症汇编·治疫全书·卷四》（公元 1776 年）中指出了温毒的形成及其表现，他说："温毒：凡伤寒、瘟疫并各种温病，初感外邪未得解散，留滞经络、肌肉二脏腑，杳无出路，常于颈、项、胸、胁、腰、膝、胯、胫中忽然掀肿，或小如李实，或大而覆杯，坚硬红晕，痛如锥刺，畏寒作热，脑闷头昏。"清代医家吴瑭在《温病条辨·上焦篇》第 1条自注中提出了温毒概念，他说："温毒者，诸温夹毒，秽浊太甚也。"又在《温病条辨·上焦篇》第 18 条叙述了温毒肿毒特征及其证治，如云："温毒咽痛喉肿，耳前耳后肿；颊肿，面正赤，或喉不痛，但外肿，甚则耳聋，俗名大头瘟、蛤蟆温者，普济消毒饮去柴胡、升麻主之。"后世论述温毒，多以《温病条辨》为依据。如石芾南在《温病合编·卷一》中说："温毒即温疫之秽浊最重者也，中物物死，中人人伤。尝见饥馑兵荒之岁，疫气盛行，大率春夏之交为甚。盖温热暑湿之气交结互蒸，人在其中，无隙可避，举凡露雾之区，蛇龙之窘，监狱之内，乱冢之旁，燔柴掩席，委壑投崖，病气尸气，种种恶秽，上涸苍天清净之气，下败水土物产之气，人受之者，亲上亲下，病人从其类。如世俗所称大头瘟者，头面腮颐肿如瓜瓠是也；所称蛤蟆温者，喉痹失音，颈筋肿痛是也；所谓瓜瓤温者，胸胁高起，呕汁如血是也；所称疙瘩温者，遍身红肿，发块如瘤是也；所称绞肠温者，腹痛干呕，水泄不通是也；所谓软脚温者，便清泄白，足重难移是也。"可见，不同的医家对温毒所指的范围及其临床表现的描述是不完全一样的。

第三章 温病的病因学说

温病病因学说是温病学理论的重要组成部分之一，也是温病学辨证论治体系中的一个重要环节。中医辨治所强调的"因证脉治"中以"因"为首，即明确病因是进行辨证论治的第一步，是确立诊断和治法的依据。温病的致病原因总体而言概称为温邪，具体地讲是指外界致病之邪中具有温热性质的一类病邪。这类病邪主要包括"六淫"外邪中的风热病邪、暑热病邪、湿热病邪、燥热病邪及"伏寒化温"的温热病邪、温毒病邪、疠气等。人体感染温邪是否发病，取决于正气与邪气双方力量的对比，如正气虚弱，抗病力低下，温邪则易侵袭人体。正如《灵枢·百病始生》说："风雨寒热，不得虚，邪不能独伤人。卒然逢疾风暴雨而不病者，盖无虚，故邪不能独伤人。此必因虚邪之风，与其身形，两虚相得，乃客其形。"在温邪作用下，人体卫气营血与三焦所属脏腑功能发生失调，实质受到不同程度损伤，生理自稳平衡功能被破坏而发病。温病病因学说是前人长期与外感热病作斗争的过程中，对各种各样的病因学说进行不断总结、升华而逐渐发展和形成的。但目前的温病病因学说仍有一些不足之处，对其进行深入研究，不仅能够深化中医基础理论、进一步完善温病病因学说，更好地指导临床实践，而且有助于促进温病的病原学防治工作的开拓和发展。

第一节 温病病因学说的基本特点

温病病因学说与现代病原微生物学有着本质的差异，因而就不能完全从现代病原微生物学的观点来认识中医温病学的病因学说，把握好温病病因学说的基本特点，对于理解温病病因学说的内涵并正确运用于临床实际具有十分重要的意义。温病病因学说的基本特点至少包括以下两方面。

一、以"辨证求因"为立论基础和认识方法

"辨证求因"的是中医病因学说的主要特点，其实质就是通过现象的分析来探求内在的本质，也就是从临床表现来推求疾病发生的原因，这既是探索温病致病原因并建立温病病因学说的基础，同时也是临床辨证推求病因并进而指导治疗的基本方法。可见，前人建立温病病因学说主要是以临床证候为依据的，即根据温病初起临床表现的不同，结合气候等其他因素来推断其病因的差异。换言之，临床上对不同温病病因的认识，也只能是主要根据发病初起的证候差异来推论。钱天来的"受本难知，发则可辨，因发知受"之论，可谓对中医温病病因学说的立论基础和认识方法的精辟归纳。"受本难知"是指感受外邪，尚未发病时，无论医生或患者本人都无法知晓所感受的是何种病邪，只有当外邪与人体正气相互作用，并导致人体的生理功能障碍和器质性病变，出现相应的临床症状时，才能根据临床表现进行"辨证求因"，才有了辨识患者究竟感受了何种邪气的客观依据，即所谓"发则可辨"，"因发知受"则是强调中医对感受病邪的判断，必须通过分析临床所出现的证候表现才能确立。这与现代的"黑箱理论"有着惊人的一致性。总而言之，"辨证求因"既是建立中医病因理论上，也是温病病因学说的基础，又是临床认识病因的方法，它与

现代医学诊断感染性疾病必须明确病原微生物的种类，而病原生物学是以实验观察为立论基础和认识方法截然有别。

二、从"天人相应"观念出发

根据四时气候变化来推求病因，中医学的"天人相应"观念贯穿于病因学说的各个方面，对温病病因学说也有深刻影响。"天人相应"的基本精神是人与自然环境相统一，自然界的各种因素，如四时的气候变化等无不时刻对人体发生影响，而人体又有适应这种影响的能力，从而保持着内外环境的动态平衡。如《内经》所云："正气存内，邪不可干。"一旦这种平衡遭到破坏，或是外界的影响超过了机体的适应能力，或是机体适应外界的能力下降，均可导致疾病的发生。如《内经》云："邪之所凑，其气必虚。"鉴于温病属于外感热病的范畴，其发病必然要感受外邪，同时还与相关的季节有关，因此前人在阐述其病因时，除了以"辨证求因"为基础外，还联系自然界一年四季的不同气候变化来加以论证，从而形成了"四时六气"的病因理论。《灵枢·百病始生》说："夫百病之始也，皆生于风雨寒暑，清湿喜怒。……风雨则伤上，清湿则伤下。"这是关于四时六气致病的早期论述。后世温病学家陈平伯说："外感不外六淫，民病当分四气。"实即渊源于此。

但须指出，对于外感六淫的概念，在今天来看，不能把它仅看成一种物理性的气象致病因素，而应该认为它包括了致病的微生物在内。只是由于当时的条件限制，不可能明确地认识到病原微生物的存在，只能把当时能明显感觉到的气候因素作为致病的主因而加以论证，并把温病所表现的临床症状，按六淫的性质分类，推断出其病因属六淫中的某种病邪，并针对病邪的性质，确定治疗的原则和大法，选择适当的方药，从而在长期的实践中形成了辨证施治的完整体系而能够有效地指导临床。

第二节　温病病因学说的临床意义

通过以上讨论可以看出，温病病因学说是在实践中产生，以临床为主要依据，反过来又用以指导临床实践。它的临床意义已远远不限于阐述温病的发生原因，更重要的是指导临床辨证论治。从一定意义上说，温病病因学说可看成是中医辨证论治体系中的一个组成部分。温病病因学说在临床上的运用，其意义大致可归纳为以下几方面。

一、揭示发病特点

不同病邪所导致的各种温病，不仅临床表现不同，而且其发病也各具特点，如风热病邪致病以春季为多，起病较急骤，传变甚速，易化燥伤阴，初起病位多在肺卫，但为时短暂，很快即可内传入里，除可顺传阳明外，还可"逆传心包"而致病情发生急剧的变化。叶天士"温邪上受，首先犯肺，逆传心包"之论，即是对风热病邪致病特点的精辟概括。暑属火热之邪，其炎热之性较一般温热之邪为甚，其致病有严格的季节性，仅限于炎夏盛暑之季，其侵入人体也与一般温病初起病发于表的规律有所不同，初起时邪即入阳明气分而很少有卫分过程，传变极速，易耗气伤津，闭窍动风，兼夹湿邪，正如邵根仙所说："暑之伤人也，不拘表里，不以渐次，不论脏腑。"湿热病邪是具有湿和热两重性质的外感病邪。湿为阴邪，热为阳邪，两者相合，既有湿的特点，又有热的属性，所以湿热病邪引起的湿温病具有与一般温热性质疾病所不同的特点。湿热病邪虽一年四季均可产生，但发病以长夏季节为多，病位以中焦脾胃为中心，起病较缓，传变较慢，病势缠绵，病程较长。如薛生白说："湿热之邪从表伤者十之一二，由口鼻入者十之八九。阳明为水谷之海，太阴为湿土之脏，故多阳明、太阴受病。"又如叶天士在《三时伏气外感篇》说："长夏湿令，暑必兼湿。暑伤气分，湿亦伤气。"燥热病邪的致病特点与风热病邪相近，而不同之处在于干燥之性尤为突出。其致病主要限于秋季，病位以肺为主，发病初起即有明显的津液受伤表现，即如《素问·阴阳应象大论》所说"燥胜则干"。又如《素问·举痛论》说："炅则气泄"，"炅则腠理开，荣卫通，汗大泄，故气泄。"温热病邪是一种致病后即以里热偏盛为主要特点的外感病邪，它是导致春季春温病发生的主要原因。温热病邪致病不仅里热甚，阴伤著，而且病情复杂，变化多而快。王孟英形容其病情变化犹如"抽蕉剥茧，层出不穷"，充分体现了其邪热深重、复杂多变的特点。可见，温病病因学说揭示了各种病邪的发病季节、邪犯的途径和病位、起病缓急、演变趋势等，掌握了病因学说就可以对这些不同的特点从理论上予以分析，藉以揭示其本质。

二、区分证候类型

临床辨证的关键是在于确立证候类型，而不同病邪所导致的温病，其区别的主要依据是初起的证候类型所具有的特点。所以，病因学说的意义不仅是解释不同温病的致病原因，更重要的是区分证候类型。"六淫"温邪致病不但有明显的季节性及病位的差异，而且还相应地有着特定的临床表现。如风热病邪侵袭肺卫后，肺卫郁郁，肺气失宣，正气抗邪，邪正相战。临床多见发热、微恶风寒、头痛、少汗、咳嗽、口微渴、苔薄白、舌边尖红、脉浮数等肺卫风热证候。暑热病邪所引起的暑温病初起邪正剧争，里热蒸迫，热炽津伤，即见壮热、大汗、头晕面赤、心烦口渴、脉象洪大等热盛阳明气分的证候。湿热病邪致病初起除见邪从外受，热为湿遏，困遏肌表的恶寒、身重、身热不扬等症状外，并伴有湿困脾胃的脘痞腹胀、恶心、便溏，以及头重如裹、神情呆顿等湿阻清阳的症状。这种内外合邪、卫气同病的证候表现是湿热病邪所致湿温病的重要特点。燥热病邪致病除有发热、微恶寒等卫表类风热表证外，同时还伴有干咳少痰、鼻干咽燥等燥热在肺见症，这是该证的特点，也是与风温初起风热袭于肺卫证的主要区别点。温热病邪发病初起即表现出热邪在里的症象，病位较深，且呈郁伏难透之势。其中有热在气分者，可见高热、烦渴、口苦、溲赤、苔黄等症；热在营分者，可见身灼热、躁扰、时或谵语、斑疹隐隐、脉细数等症。这些不同的证候类型主要见于四时温病发病初起，是临床上进行辨病的主要依据。从现代医学角度而言，风热、燥热病邪所致温病，多属呼吸系统疾患；湿热病邪所致温病，多为消化系统疾患；而暑热、温热病邪所致温病，则多属中枢神经系统的感染性疾患。可见，温病病因学说对于区分温病的证候类型有着积极的临床指导意义。

三、指导立法制方

明确病因，病证类型，证候性质，邪正消长程度，本证与兼证关系，以及患者体质属性等的根本目的是为了确定治疗的原则和大法，也就是在病因学说指导下进行"审因论治"，区分证型，不仅是为了辨别四时温病的各种证候类型，更重要的是作为治疗方面立法制方的根据所在。叶天士在《温热论》所云"挟风则加入薄荷、牛蒡之属，挟湿加芦根、滑石之流"、"如从风热陷入者，用犀角、竹叶之属；如从湿热陷入者，犀角、花露之品，参入凉血清热方中"，即是"审因论治"的范例。从临床角度而言，不同的温邪，在侵入人体后，其所导致的证候表现不同，因此相应的治法处方也就各异。如叶天士根据卫气营血病机演变具有阶段性变化，提出了不同阶段主要证候类型的治则，如"在卫汗汗可之可也，到气才可清气，入营犹可透热转气……入血就恐耗血动血，直须凉血散血"。如风热病邪犯于卫表，肺卫失于宣肃之证，当用辛散凉泄之剂，以疏散卫表之风热，可选桑菊饮或银翘散。对暑热燔炽阳明、蒸腾内外、表里俱热之证，当用辛寒之剂，以清热保津、透热外达，代表方为白虎汤。对湿热困遏肌表，郁遏卫阳之证，当用芳香宣透之品，以疏化肌表之湿邪，可用三仁汤或藿朴夏苓汤。对燥热病邪犯于肺卫证，治当用辛凉清润之品疏解肺卫燥热之邪，代表方可选桑杏汤。可见，"六淫"温邪中的风热、暑热、湿热、燥热等邪，不仅各有其特定的证候表现，而且在治疗上也相应地有疏散风热、清涤暑热、透化湿热、凉润燥热等一套大法和主方。所以病因学说既是辨证上"辨证求因"区分证候的理论基础，又是治疗上"审因论治"立法制方的指导原则。

综上可见，温病病因学说的临床意义，决非仅仅在于揭示温热病所感受的邪气种类及其性质，更重要的在于揭示发病特点、区分证候类型及指导立法制方。

第三节　温病病因学说剖析温邪与六淫学说

中医外感病的病因学说是建立在六淫为病的理论基础上的。所谓六淫是指风、寒、暑、湿、燥、火这六类致病外邪，自叶天士提出"温邪"致病之说后，温邪就作为温病的病因概括，其含义与单纯气候因素、传统六淫概念有所不同，但仍然对温邪赋予了六淫性质，其目的是为了使病因学说能与诊治理论相联系。这种具有六淫性质的温邪又称为"六淫温邪"，体现了温邪学说与六淫学说的有机结合。当前较常用的六淫温邪有风热病邪、暑热病邪、暑湿病邪、湿热病邪、燥热病邪及"伏寒化温"的温热病邪等多种。掌握了这些病邪的性质特点和致病规律，对于正确指导临床的辨证求因、审因论治有重要的作用。

一、风热病邪及其致病特点

1. 风热病邪的产生

风热病邪是发生于冬春季节，具有风热性质的一种外感病邪。春季阳气升发，气候温暖多风，易产生风热病邪，由风热病邪引起的温病为风温。又如叶天士在《三时伏气外感篇》说："风温者，春月受风，其气已温。"吴鞠通在《温病条辨》中所说："风温者，初春阳气始升，厥阴行令，风夹温也。"但在冬季时，如气候反常，应寒反暖，也可产生风热病邪。如王孟英在《三时伏气外感篇》中所说："冬月天暖，所感亦是风温。"陈平伯对风热病邪的致病季节作了说明，他说："春月风邪用事，冬初气暖多风，故风温之病多见于此。"（《温热经纬·陈平伯外感温病篇》自注）

2. 风热病邪引起的温病

由风热病邪引起的温病称为风温。冬令气候异常，应寒而反暖，亦有风热病邪产生，人体也易感受其邪而发病。由冬季风热病邪导致的温病称为冬温。实际上，冬温也可以看作是冬季风温的别称。

3. 风热病邪主要的致病特点

（1）首犯肺卫：首先犯肺风热病邪在侵袭人体时，多先犯于上焦肺卫。风为天之阳气，具轻扬、升散、疏泄属性，而人身肺位最高，通过呼吸与天气相通，故风热病邪可通过口鼻呼吸入侵，手太阴肺首当其冲。正如叶天士《三时伏气外感篇》说："肺位最高，邪必先伤。"而肺主卫表，所以在风温初起时，风热病邪多先袭上焦肺卫，引起肺卫失宣，出现发热，微恶风寒，头痛，少汗，咳嗽，口微渴，苔薄白，舌边尖红，脉浮数等肺卫表证。上述症状是临床上"审证求因"识别风热病邪的主要依据。针对病因治疗则当辛散凉泄肺卫风热病邪，这就是"审因论治"。

（2）化燥伤阴：风与热都属阳邪，其中风性升散，胜湿而化燥；邪热亢盛，则易耗伤阴津，风热相搏，最易耗损阴津，即叶天士所说的"两阳相劫"。由于该病的主要病位在肺，同时又涉及胃，如陈平伯《外感温病篇》中所说："人身之中，肺主卫，又胃为卫之本，是以风温外薄，肺胃内应，风温内袭，肺胃受病。"因而在风温病变过程中，风热病邪甚易损伤肺胃阴津，症见口鼻唇咽干燥，干咳不已，或痰少而黏，口渴，舌红少苔等。故针对风热病邪伤阴特性，应遵邵新甫所提出的治禁，即："大忌辛温消散，劫烁清津。"

（3）易退易变：因风邪"善行数变"，温邪又具有"热变最速"的特性，故风热病邪入侵人体，变化较快，如在初起时侵袭肺卫，来势较急，传变较快，但若正气未至大虚，抗邪有力，并处治得当，病邪不能逆传内陷，则消退也较快。同时，正因为风热病邪具有上述特点，所以其中少数病例也会发生风热病邪犯于肺卫时，病邪迅速直接侵犯心包，即所谓"逆传心包"，又称"逆传"，从而出现神昏等险恶之证。"逆传"是与风热病邪在肺卫时顺传阳明而发生阳明热盛或阳明腑实的病证相对而言的，逆传与顺传在证候表现上不同，病情的轻重与预后好坏也各异。正如陆子贤在《六因条辨·风温辨论》中说："倘治失宜，传变最速，较诸温热，则尤险也。"

二、暑热病邪及其致病特点

1. 暑热病邪的产生

暑热病邪是在炎夏盛暑的高温条件下形成的，具有强烈的火热性质的一种致病温邪。《说文解字》称：暑，热也；又称：暍，伤暑也。由此可见，夏季火热之气有暑、热、暍等不同名称。对暑邪的认识，历代都强调其属一种火热之邪，如《素问·五运气大论》中说："其在天为热，在地为火，其性为暑。"王孟英在《温热经纬》中又进一步论述："暑为日气，日炎暑，日酷暑，皆指烈日之气而言也。"暑邪又称"暍"，可知暑、热、暍三者的含义有相通之处。当然，不发生于暑季的火热之邪一般不能称为暑邪。故暑热病邪的形成无疑与夏季炎热气候条件密切相关，故暑热病邪伤人具有严格的季节性，换句话说，暑热病邪的致病季节主要在炎热的夏季。由暑热病邪引起的外感热病有暑温、中暑等。

2. 暑热病邪引起的温病

由暑热病邪引起的温病有暑温、中暑，但伏暑也是由暑热病邪或暑湿病邪所引起的。

3. 暑热病邪主要的致病特点

（1）伤人急速，径犯阳明：暑热病邪侵犯人体往往可以直犯阳明气分，伤人急迫，亦犹矢之中人，猝不及防，而发病于顷刻，如《三时伏气外感篇》中叶氏说"夏暑发自阳明"，又如王士雄在《温热经纬·内经伏气温热篇》的按语所说："说文云：暍，伤暑也。汉书·武帝纪云：夏大旱，民多暍死。故暑也、热也、暍也，皆夏令一气之名也。"其传变甚至不分表里渐次，或气营血分证并见。在暑温病之初起，可不见明显的卫分证，或停留卫分阶段短暂，很快出现暑热内炽的证候，如壮热，大汗出，头晕，面赤，心烦，口渴，脉洪大等，即叶天士所说的："夏暑发自阳明。"故暑热病邪感人发病较之其他温邪尤急且速，为预防暑热伤人，必须采取防暑降温措施。

（2）暑性酷烈，耗气伤津：暑热病邪属亢盛的火热之气，既能逼津为汗，又可使气随汗泄，所以既易伤津，又易耗气，如《素问·举痛论》中指出"炅则气泄"，"炅则腠理开，荣卫通，汗大泄，故气泄"。暑邪致病在病程中易见身热，汗出，口渴，燥齿，神倦，脉虚等症状。甚则导致津气两脱而危及患者生命。因此暑邪易逼津外泄，气随津耗，或津随气脱。

（3）易犯心包，闭窍动风：暑热属火，与心气相通，如《素问·六节脏象论》提出心为："阳中之阳，通于夏气。"王士雄也说"暑是火邪，心为火脏，邪易入之"（《温热经纬·三时伏气外感篇》)。而暑邪具有伤人急速的特点，故暑热病邪可直中心包，闭塞机窍，或在病程中易邪闭心包或引动肝风。不仅在病变之初即可见神志昏迷、肢体抽搐等，而且在病变过程中，更易闭窍动风而发生神昏、痉厥。

(4) 易夹湿邪，郁阻气分：由于夏季炎热，天暑下迫，地湿上腾，暑热既盛，湿气亦重，所以暑热病邪易兼夹湿邪，暑湿相搏，土润溽暑，易于郁阻气分，故叶天士说："长夏湿令，暑必兼湿。暑伤气分，湿亦伤气。"暑热如明显兼夹湿邪，又称为暑湿病邪。暑湿病邪虽然兼具暑热和湿双重性质，但仍以暑热性质显著为特点。由暑湿病邪引起的温病有暑湿和伏暑，感而即病的为暑湿，伏至秋冬发病的名伏暑。暑湿病邪的致病特点与暑热病邪有所不同，主要表现在：初起时有明显的湿象，如头身困重，胸脘痞满，苔腻，脉濡等；病程中易困阻脾胃，弥漫三焦。但当暑湿病邪化燥后，其致病特点与暑热病邪相似。此外暑湿病邪还可兼夹寒邪致病，这是因为因暑贪凉，恣食生冷，甚至露宿纳凉，而兼感寒邪，形成暑湿内蕴，寒搏肌表的病理变化。

古代医家对暑邪性质是否兼湿曾有过不同的认识。湿与热搏而为暑，多为名家定论。如叶天士提出"暑必兼湿"，吴鞠通也进而提出"热与湿搏而为暑"。章虚谷定义暑的概念是"湿土与相火合气，乃名为暑"(《医门棒喝·温暑提纲》)。这些观点都是认为凡是暑邪中必兼有湿。但也有医家提出，暑虽易兼湿，但不是必然兼湿，如王孟英在《温热经纬》中指出："暑即热也，并非二气，虽易兼感，实非暑中必定有湿也……若谓热与湿合始名为暑，然则寒与风合又将何称？"究之临床，暑病虽多兼湿，但也有不兼湿者，所以暑必兼湿之说较为绝对化。

此外，在炎暑之时，因贪凉露宿或长期处于吹风、空调状态下，恣食生冷，暑邪亦可兼夹寒湿为患，以暑湿内蕴，寒邪束表为多见。古人有阴暑、阳暑之说，如《景岳全书》中提出："阴暑者，因暑而受寒者也。凡人之畏暑贪凉，不避寒气，则或于深堂大厦，或于风地树阴，或以乍热乍寒之时，不谨衣被，以致寒邪袭于肌表，而病为发热头痛，无汗恶寒，身形拘急，肢体酸痛等证。此以暑月受寒，故名阴暑，即伤寒也。……阳暑者，乃因暑而受热者也，在仲景即谓之中。凡以盛暑烈日之时，或于长途，或于田野，不辞劳苦，以致热毒伤阴，而病为头痛，烦躁，肌体大热，大渴，大汗，脉浮，气喘，或无气以动等证，此以暑月受热，故名阳暑。"可见，在夏暑之时也有感受寒邪之病，张氏称之为暑月伤寒。但王孟英《温热经纬》中认为其病既属伤寒，就不应以暑名之，他说："因畏贪凉而生寒湿之病，乃夏月之伤寒也。虽在夏令，实非暑证，昔人以阴暑名之，谬矣。譬如避火而溺于水，拯者但可云出之于水，不可云出之于阴火也。"但在临床上，夏月感寒与冬月受寒毕竟有所区别，暑令感寒之证，多伴内蕴暑湿，故虽表有寒而往往见心烦、尿赤等暑湿在里之象。当然，也不排除仅表现为表寒证者。证诸临床，夏月因暑贪凉而病伤寒者确多，治疗以外散风寒为主。可见王氏之论甚合实际。

三、湿热病邪及其致病特点

1. 湿热病邪的产生

湿热病邪是兼具湿与热两重特性的一种外感病邪。湿属阴邪，弥漫于天地之间，流布于四时之内，故湿热病邪四时均有，但长夏季节因气候炎热，湿易蒸动，雨水较多，湿气较重，故湿热病邪更易形成，并在当时的气候条件下特别容易侵犯人体而致病，所以湿热病邪致病以长夏为多见且伤人优胜。

2. 湿热病邪引起的温病

由湿热病邪引起的主要温病是湿温。另外，痢疾、黄疸等病也是具有湿热性质的病邪所引起的，有时也称为湿热病邪，但与引起湿温的病邪不能视为同一种病邪。王士雄将湿、热合邪能增强致病作用做了阐释，他说："热得湿则郁遏而不宣，故愈炽；湿得热则蒸腾而上熏，故愈横。两邪相合，为病最多。丹溪有云：湿热为病十居八九，故病之繁且苛者，莫如夏月为最。以无形之热，蒸动有形之湿，素有湿热之人，易患湿温。"（《温热经纬·薛生白湿热病篇》雄按）由此可见，湿热病邪与其他温邪相比较有其独特的致病作用。

3. 湿热病邪主要的致病特点

湿与热，一属阴邪，一属阳邪，在合而为病后，其致病特点往往兼具湿与热两者的特性，病情也更为复杂。正如王孟英在《温热经纬》中所说："热得湿则郁遏而不宣，故愈炽；湿得热则蒸腾而上熏，故愈横。两邪相合，为病最多。"

（1）传变较慢，病势缠绵：因湿属阴邪，黏腻胶滞，与阳热之邪相搏，则胶着难解，人在不知不觉中即受其感染而发病。湿热致病发病缓慢，不似风热病邪、暑热病邪等致病发病那样急骤，阴柔湿邪与亢盛阳热交合，如"油入面"，难分难解，不易迅速祛除。故湿热为病，不似伤寒之一汗能解，也不像热邪一清即愈，正如汪廷珍称其"半阴半阳"、"氤氲黏腻"。湿热病邪致病徐缓，病程较长，缠绵难愈，瘥后易于复发。所以古代医家形容湿热病邪"如油入面"，难分难解。同时，正由于湿热病邪具有上述的特性，所以在瘥后往往还可因余邪滞留不尽而易于复发，即所谓"炉灰复燃"。这些都是湿热病邪黏腻缠绵性质在其发病和病变过程中的体现。这与有热无湿的其他温邪（如风热病邪、暑热病邪等）的传变相比，则多了湿邪化燥、化热环节及经过，故其传变较缓慢。

（2）病位以脾胃为主：湿热病邪从外感受，多与饮食有关，阳明为水谷之海，太阴为湿土之脏，脾胃同属中土，而湿为土之气，所以其病邪易直接犯于脾胃。如薛生白《湿热病篇》中指出："湿热之邪从表伤者，十之一二，从口鼻入者，十之八九。"章虚谷云：胃为戊土属阳，脾为己土属阴，湿土之气，同类相召，故湿热之邪，始虽外受，终归脾胃。一旦湿热病邪犯于脾胃，脾失升运，胃失和降，就出现脘痞、腹胀、呕恶、便溏、苔腻等症状。而平素脾胃湿盛者，更易感受湿热病邪而发病，这种发病特点，又称为里湿与外湿"内外合邪"。

（3）易困阻清阳，闭郁气机：因湿为重浊阴邪，所以具有闭阻清阳、阻遏气机运行之性。当初袭人体时，其邪多郁遏于卫、气，既有身热不扬、恶寒、头身困重、神情呆顿等清阳受困的表现，又有湿郁气机的胸闷、脘满、腹胀等症状。由于湿热病邪主要侵犯脾胃，所以对中焦脾胃气机的遏伤尤为明显，在病变过程中，湿邪阻遏气机而引起的腹胀脘痞等症状甚为常见，也可引起小便不利、大便不爽等症状。正如吴鞠通在《温病条辨·上焦篇》云："湿为黏腻胶滞之邪，湿热气蒸，三焦弥漫，郁滞气机，气行不畅，甚者湿郁气结，闭塞不通。"

此外，湿热病邪除了可化燥化火外，还有部分可出现另一种转归，如当湿邪久困时，有的可损伤阳气，甚至发生湿盛阳微的病理变化，症见畏寒、肢冷、便溏、心悸、面浮、肢肿、舌淡、苔白滑等。这与一般温病在后期以阴伤为主的特征有所不同。这类病证多发生于湿重于热的病证，或过用寒凉而损伤阳气，从患者的体质而言，如素体中气不足，或脾阳亏虚者，较易引起湿邪转为寒湿，而形成阳虚寒湿之证。正如王士雄说："或湿热证治不如法，但与清热，失于化湿，亦有此变。"（《温热经纬·薛生白湿热病篇》雄按）

四、燥热病邪及其致病特点

1. 燥热病邪的产生

燥热病邪是发生于秋季，既具有干燥之性，又具有温热之性的一种致病温邪。燥为秋令主气，每逢久晴无雨，气候干燥之时，容易发生燥邪为患。关于燥邪的涵义费晋卿做了详细解释，如何廉臣引费氏语云："燥者干也，对湿言之也。立秋以后，湿气去而燥气来，初秋尚热，则燥而热。深秋既凉，则燥而凉。以燥为全体，而以热与凉为之用，兼此二义，方见燥字圆活。"燥邪有寒热两种不同属性：一般晚秋初凉，多为凉燥，其性质近于风寒；早秋季节，如秋阳以曝，则易形成燥热病邪，其性质近于风热。如《通俗伤寒论》中所说："若秋深初凉，西风肃杀，感之者，多病风燥，此属燥凉，较严冬风寒为轻。若久晴无雨，秋阳以曝，感之者，多病温燥。此属燥热，较暮春风温为重。"可见燥热病邪的产生与致病与季节及气候有密切的关系。这里只讨论属于温病范围的燥热病。

2. 燥热病邪引起的温病

由燥热病邪引起的温病是温燥。

3. 燥热病邪主要的致病特点

燥热病邪的致病特点与风热病邪有相似之处，但其致病更具有燥性的表现。

（1）病位以肺经为主：四时主气内应五脏，燥为秋令主气，而肺属燥金，两者相应相从，故燥热病邪亦从口鼻而入，所以先犯于肺。正如《三时伏气外感篇》中所说："温邪上受，燥自上伤，理亦相等，均是肺气受病。"又如何秀山引张石顽语云："燥在上，必乘肺经。"（引《重订通俗伤寒论·秋燥伤寒》何秀山按）古人认为，燥为秋令主气，肺属燥金，同气相从，所以燥热病邪易先侵犯肺经。燥热病邪致病，初起以肺卫见症为主，症见发热、微恶风寒、口鼻干燥、咳嗽少痰等，继则肺之热势渐盛，导致肺燥阴伤，症见热甚、咳嗽气急、胸满胁痛、咽干口燥等。病之后期则表现为肺胃阴伤之证，可见干咳少痰、口燥、舌光红等。可见其病的发展过程主要病位在肺。

（2）易伤津液：燥热病邪具干燥之性，即《素问·阴阳应象大论》说"燥盛则干"。加上热盛则伤津，所以燥热病邪易燥伤人体阴津。由于其病位在肺且燥伤津液有一定规律，所以初起时特别容易耗伤肺津，出现鼻咽干燥、呛咳无痰、口干唇燥等症状，继则耗伤肺胃之阴，或伤及肠液，症见口渴欲饮、口鼻、唇咽及皮肤干燥、咳嗽无痰或少痰、大便干结、舌苔少津等。少数严重者，亦可损及肝肾之阴，出现真阴耗伤的病理变化。所以燥热病邪引起的津液耗伤有初伤肺津，继伤肺胃，终伤肝肾的规律。

（3）易从火化：当燥热病邪热势亢盛时，可从火化，燥热化火，上干清窍，症见耳鸣、目赤、龈肿、咽痛等。如叶天士说："燥火上郁，龈胀、咽痛，当辛凉清上。"（《临证指南医案·燥》）

五、伏寒化温病邪及其致病特点

1. 伏寒化温病邪的形成

伏寒化温病邪是一种能引起在春季发病，病初即以里热炽盛为主要特点温病的病邪。也是近年来温病学界在整理温病学理论中对伏寒化温论的新概括。《素问·生气通天论》说："冬伤于寒，春必病温。"即认为冬季感受寒邪，当时未发病，寒邪内郁日久化热，到春季再发病，称之为伏寒化温。这种病邪称为伏寒化温病邪，在全国中医院校统一教材《温病学》第五版中把这一病邪又称为温热病邪。而对于为何冬受寒邪而当时不发病，当春季之时，又能化热内发，古人的认识是，与感受寒邪者的体质有关，而且特别强调人体"精"的充沛与否的重要性。如《素问·金匮真言论》中提出"藏于精者，春不病温"，即认为，不能藏精者，多属阴虚内热的体质，在感受寒邪后，每不立即发病，而到春季时，能促使寒邪化热而发为温病。所以柳宝诒在《温热逢源》中指出："冬伤于寒，春月病温之由；而冬不藏精，又冬时受寒之由也。"由此可见，温热病邪是寒邪化热，发病于春季的一种致病因素。由温热病邪引起的温病是春温。

2. 伏寒化温病邪引起的温病

由伏寒化温病邪引起的温病是春温。

3. 伏寒化温病邪主要的致病特点

（1）温热内伏，病自里发：伏寒化温病邪引起的温病多急起发病，初病即见里热炽盛证候，或见灼热、烦渴、尿赤、舌红苔黄等气分证；或见斑疹、身热、神昏、或有出血倾向、舌绛等营

（血）分证。如有新感引发则可见恶寒、无汗、骨节疼痛等表证，若无外邪引发但见里热燔灼证候则无表证。如属阴虚火旺之体，热势每易成燎原之势，病邪迅速充斥气血表里，表现为卫气营血同病，病情较为严重。

（2）里热内迫，动风动血：郁热内炽，里热蒸迫，易内闭心窍或引动肝风，或损伤血络，迫血妄行。如邪热闭窍则神昏谵语，如肝风内动则肢体抽搐、口噤，甚至角弓反张，如迫血妄行，则皮肤透发斑疹，或出现广泛性多部位、多脏器、多窍道的出血等。

（3）耗损阴津，多肝肾阴虚：阳热燔灼，易劫夺阴津，病程后期，多耗伤肝肾之阴，出现身热、颧赤、口燥咽干、脉虚、神倦，或手足蠕动，舌干绛而萎等。

需要说明的是，统编《温病学》（五版）教材以前的教材、专著，将温热病邪作为温病致病因素总称，即相当于今天所称的温邪。因此，应注意将温热病邪与温邪区别开来。现在所称的温热病邪是春季温病致病因素，而温邪则是温病病因总称。

第四节　温热与湿热学说

在温病学中，把温病分为温热与湿热两大类，这对于认识不同温病的特性，进而区别治疗有重要的作用。湿邪为六淫之一，在温病的发生、发展中起着重要的作用，不仅可与热邪相兼，形成湿热性病邪而引起湿温、伏暑等病，而且在其他各种温病，如风温、春温、暑温、冬温等病中，也每有兼夹湿邪为病者。因而，研究温病学必须重视对湿邪致病机理、临床表现及诊治方法的探讨。根据温病的临床证候表现是否兼夹湿邪，将温病大体分为温热和湿热两大类：温热类温病包括风温、春温、暑温、秋燥、大头瘟、烂喉痧等；湿热类温病包括湿温、暑湿、伏暑等，其他如瘟黄、疫毒痢、霍乱等也多属湿热性温病。但前人所说的某些温病，其中有的可归属于温热类，而有的则可归属于湿热类，如《温病条辨》中的暑温病，其中既有初起以暑热表现为主的，即叶天士提出"夏暑发自阳明"之类，也有初起时昏以暑湿表现为主的，所以《温病条辨》中有"伏暑、暑温、温湿，证本一源"之说。实际上，暑温包括了两种温病，一是不夹湿的暑温本病，二是兼夹湿邪的暑湿病，前者属于温热类，后者归属湿热类，所以有的教材把暑温、暑湿分作两个病。温热类温病和湿热类温病在临床上证候表现有所不同：温热类温病起病较急，热象显著，易伤阴津，传变较快，病程较短。治法以清热祛邪、养阴生津为主；湿热类温病起病较缓，临床表现兼具湿热两方面的特点，初起时热象可以不十分显著，当湿邪偏盛或转化为寒湿时，易伤阳气，湿热化燥化火，可耗伤阴津，其病程一般较长，缠绵难愈，治疗以清热祛湿为主。

一、温热和湿热性温病的主要特点

温病按其是否兼湿可分为温热与湿热两大类是一种较常用、简便易行的分类方法。温热类的温病有风温、春温、暑温、秋燥、大头瘟、烂喉痧等；湿热类温病有湿温、伏暑及暑温中的夹湿病证。区别温热类和湿热类温病，应从病邪性质、初起病位、起病特点、传变情况、病程、转归等方面甄别。

二、区别温热类和湿热类温病的意义

1. 辨别温病的基本性质

凡温热性质的温病起病尤为急骤，更易化燥伤阴和内陷生变，但一般病程较短；凡湿热性质的温病，起病可以较缓，化燥伤阴亦较慢，但病势缠绵，病程较长，以脾胃为中心，并易复发。

2. 指导临床辨证施治

对温热性温病的治疗以清热为主，药用寒凉，用药较为单纯；湿热性温病则初起以化湿为主，继则主以清热化湿，化燥后亦以清热为主，因此治疗时必须随时掌握好化湿的温热药物与清热的寒凉药物的比例，用药相对较为复杂。

可见，按病证性质是否兼湿将温病分为温热和湿热两大类，并非仅仅人为的划分，对于区别温病的基本性质，指导临床辨证施治有重要的实际意义。

三、叶天士对湿邪致病的论述

1. 湿邪的产生

叶氏将湿邪区分外湿与内湿两大类，两者对湿热性温病的发生都有一定作用。

外湿的产生一般与以下因素有关：一是与季节、气候条件有关，如叶氏指出"长夏湿热交迫"、"长夏阴雨潮湿"、"夏秋间暑湿热气内郁"等，都说明了夏秋季节，特别是长夏季节，以及气候久雨潮湿之时易产生外湿，容易发生湿热性温病。二是与所居住的地理环境有关，如叶氏说"吾吴湿邪害人最广"，"粤地潮湿，长夏涉水，外受之湿下起"，"安身处江南湿热之乡"，"淮海水咸土潮"，"濒海潮湿"等，均指出了江南及沿海地区因地势卑下，地处水域或临海，气候潮湿，亦每易致湿邪为患，同时也谈到了与起居不慎、淋雨涉水等因素有关。然而在理解叶氏所说的外湿时，不能仅仅把外湿作为单纯的物理性因素，实际上，叶氏也往往把其视作一种特殊的致病因素，所以提出了"湿热之气"、"暑湿热气"、"秽湿"等概念，这在一定的程度上是继承了吴又可的"杂气（戾气）说"的病因学说。然而，叶氏所说的外湿代表了某一类外感病邪的属性及其致病条件。叶氏对于内湿的产生，特别强调与脾胃功能及饮食的关系。他提出："酒客里湿素盛"，"酒肉之湿助热，内蒸酿痰"，又指出"脾胃不主运通，水湿横渍于脉膜之间"，均阐述了嗜食酒肉及脾胃运化功能的失常均可导致内湿的产生。内湿的产生是湿热性温病发生的重要内在因素，在讨论内湿时，应把各种温病过程中由于水湿运化功能因脏腑受湿邪影响而发生障碍，从而产生的病理产物的湿邪区别开来。

此外，外湿按其属性又可分为寒湿与湿热两类。若湿与寒相合，即成为寒湿之邪，而在阳虚之体或久病阳衰者，湿邪亦易从寒化。在温病中以湿热为患为主。湿热之邪的形成亦与季节、气候有关，正如吴鞠通所说："热湿者，在天时长夏之际，盛热蒸动，湿气流行也，在人身湿郁本身阳气，久而生热也。"此外，湿热之邪初犯人身时，其热象可不著，待其邪郁而化热，则其热象显露，如叶氏指出的"湿阻气分，郁而为热"，"秽湿内著，气机不宣，如久酿蒸，必化热气"。

2. 湿邪的性质及其致病特点

对于湿邪的性质，叶氏指出了湿属阴邪，性重浊，在致病后易伤阳气。他说"湿属阴晦，必伤阳气"，又说暑湿之性"氤氲蒙昧，有形无质"。同时，叶氏又指出湿邪易阻滞人体气机的运行，他说"湿著阻气"，"秽湿内著，气机不宣"。叶氏还强调湿邪易伤气分，尤其是湿热及暑湿更易伤其气分。他说"暑伤气分，湿亦伤气"，"湿与热皆伤气分"，"暑湿热必先伤气分"。对于湿与热相合的性质，叶氏说"湿乃重浊之邪，热为熏蒸之气"，并指出两者的关系为"热处湿中"、"热从湿下蒸逼"。叶氏的这些论述对于了解湿邪的性质并进而了解湿邪在温病发生发展中的作用有相当重要的意义。

叶氏又指出，在温病的发生中，外在湿邪是致病的主要因素，而湿邪侵犯人体的途径多自口鼻而入，叶氏说"时令湿热之气，触自口鼻"，"暑热必挟湿，吸气而受"，"秽湿邪吸受"等。这与薛生白所说"湿热之邪从表伤者十之一二，由口鼻入者十之八九"是一致的。

在湿邪的致病特性方面，叶氏强调湿邪为病多是内外合邪，即素有内湿者易感受外湿，外湿入侵人体后又必与内湿相合，正如叶氏所说"外邪入里，里湿为合"，"长夏外受暑湿，与水谷之气相并"。这说明湿邪发病多有特定的体内因素，外湿入里后又会进一步影响脾运而助内湿，正如叶氏所说："湿邪内伏，足太阴之气不运。"外湿与内湿又可以互相影响。关于内外湿相合，实质是外湿为致病的主因，内湿为发病的内在条件。

湿邪致病在发病形式上的主要特点是来势较缓，即叶氏所说"氤氲蒙昧"之性。吴鞠通进而指出："湿为阴邪，自长夏而来，其来也渐，且其性氤氲黏腻，非若寒邪之一汗即解，温热之一凉即退，故难速已。"说明了湿邪致病起病缓而难速愈的特点。

湿邪犯于人体，多犯于脾胃，即叶氏所说"湿伤脾胃"，"时令潮湿气蒸，内应脾胃"。此与薛生白所说"湿热证属阳明太阴经者居多"也是一致的。湿邪侵犯人体还随人体素质不同而有不同的传化，正如叶氏说"在阳旺之躯，胃湿恒多；在阴盛之体，脾湿亦不少"，脾胃所生之湿，因阳旺、阴盛之体质不同而可侧重于胃或脾，更重要的是指出了阳旺体质者，湿邪多从热化，病位偏于阳明胃；阴盛体质者，邪多从湿化，病位偏于太阴脾，从而有热重于湿及湿重于热的不同证候表现，这也就是薛生白所说的："中气实则病在阳明、中气虚则病在太阴。"

3. 湿邪为病的诊断

叶氏对湿邪为病，尤其是湿热类温病的诊断提出了许多方法。叶氏的著作及医案中，对湿邪为病的诊断注重从季节、气候、住所、饮食嗜好来发现容易产生湿邪的因素。如在长夏季节，多雨潮湿气候条件下，或地处东南沿海，或平素嗜食酒肉，每易有湿邪为病。但最主要的还是从患者的临床表现来判断湿邪的存在及湿邪的性质和部位。

（1）湿邪犯上：湿邪犯于上部，主要病位在头面清窍、咽喉及上焦肺及心包。叶氏说："湿与温合，蒸郁而蒙蔽于上，清窍为之壅塞，浊邪害清也。"指出了湿邪壅塞头面清窍的致病特点。此外，还有湿邪犯于上焦气分而见身热、头胀、身痛、肢痛、胸闷不饥者；湿与温合阻于咽喉引起咽痛或咽喉欲闭者；湿热或暑湿犯肺，肺气失宣而致寒热、咳嗽、喉痛、烦喘者；亦有因上焦气化不宣而致二便失常、包括"溺阻"、"便闭"、"二便不通"者，还有因湿热伤肺，湿郁卫分，汗出不彻而发白痦者。

湿邪亦可蒙蔽清窍而出现神识昏蒙，但湿邪性质有所不同，临床之证亦各异。有的为湿浊引起，症见四肢乍冷、自利、神倦不语或神呆、语言欲塞；有的为阳虚而湿热内陷、蒙蔽心包；有的为暑湿内犯、内蒙清窍而出现发热、目瞑、息短、神迷。如临床见舌绛赤、齿板燥裂、鼻咽裂血、口疮、耳聋、神识不慧、喉间痰鸣，则为湿热或暑湿之邪化燥入营，内犯心包络，与一般的湿蒙清窍者有所不同。

（2）湿阻中焦：湿邪的主要发病部位是在中焦脾胃。叶氏在诊断中尤其重视从舌苔来区别各类不同的证候表现。如叶氏所提出的"白厚而干者"为胃燥气伤；白苔绛底为湿遏热伏；白苔不燥而闷极为脾湿盛；白苔黏腻，吐出浊厚涎沫，口必甜味者，为湿热气聚与谷气相搏，困于脾土；白苔白如碱者，为胃中宿滞夹浊秽郁伏；舌苔黄浊为有形湿热或痰热互结中焦；舌苔黑如烟煤隐隐而口渴烦热者，为胃中燥热；苔黑燥而中厚者为土燥水竭等。此外，叶氏还提出了湿邪在中焦可见脘痞、呕恶、便溏等症状，湿热互结于中焦可见汗出热解，继而复热，或发黄疸等。

（3）湿在下焦：湿邪在下焦主要指湿邪阻于肠道或膀胱。湿邪在肠道可致大便溏，或溏而不爽；湿邪在膀胱可出现小便不利、涩痛或溺闭等症状。

湿邪亦可弥漫上、中、下三焦，引起水道不利，气机郁滞，其主要临床表现为胸闷、脘腹痞胀、呕恶、小便不利或短少、大便溏泄或不爽。

当湿热或暑湿之邪完全化燥而进入营血后，其临床表现与一般营血分病证相似，也可有舌绛、发斑、出血、化风痉厥等症状。但有的时候，病虽已入营血，而湿浊之邪未尽，则其临床表现略有不同，主要表现为舌上有腻苔，如叶氏说："舌色绛而上有黏腻似苔非苔者，中挟秽浊之气。"章虚谷也提出："热入于营，舌色必绛，风热无湿者舌无苔，或有苔亦薄也；热兼湿者，必有浊苔而多痰也。"

从以上讨论可知，叶氏对湿邪为病的诊断极重视舌苔的变化，同时也结合患者的全身表现，以综合分析来判断湿邪的性质、部位。

4. 湿邪为病的治疗

叶氏对于湿邪为病的治疗提出了许多精辟的见解，并有相当丰富的治疗内容，其中多数内容为吴鞠通收于《温病条辨》之中，下面就叶氏关于湿与热相合致病，即湿热性病邪致病的治疗作一归纳和分析。

（1）治湿原则

1）湿热相夹，当主祛湿：对于湿热的患者，叶氏强调应使湿不与热相搏，使热势孤立，则其热易祛。如叶氏说："在表初用辛凉轻剂……挟湿加芦根、滑石之流，或透风于热外，或渗湿于热下，不与热相搏，势必孤矣。"对于湿热已入里者，叶氏指出"热自湿中而来，徒进清热不应"，"热从湿中而起，湿不去则热不除也"，"热自湿中而出，当以湿为本治"等，都可看出叶氏对湿热为患强调祛湿。

后世有的医家在此基础上进而提出湿热兼而致病者，可先予辛温之剂化其湿，俟其化燥后再转手清热。此种见解虽有一定道理，但不无片面之处，在临床上可以化湿与清热并施，究叶氏之原意亦并非先置热邪于不顾而单祛其湿，而是在清热之同时重视祛湿。

2）治湿重佐理气：叶氏治湿注重调理气机，因气机流畅则水湿不易聚而为患，如叶氏对三焦湿邪的治疗提出："先论上焦，莫如治肺，以肺主一身之气化也。"叶氏常用药物有杏仁、瓜蒌皮、白蔻、川朴、陈皮等，均属理气化湿之品。

如湿邪兼其秽浊之性，叶氏多用芳香理气化湿之品，如藿香、白蔻、郁金等，即叶氏所说："清热开郁，要佐芳香，以逐秽为法。"

在湿邪为病时，湿阻和气滞亦是相互影响的，湿邪内阻可影响气机流通，气机郁滞亦可致湿阻。因而湿邪得去，也有利于气机的流畅，故叶氏说："湿走气自和。"

3）治湿应分三焦：叶氏对湿邪的治疗要详细地区分湿邪所在的上、中、下部位，用药法度井然。叶氏所说的邪留三焦而用杏、朴、苓等类，正是提示了湿邪在上、中、下焦时分别采用的开上、宣中、导下之法。具体来看，湿邪在上焦者，主以宣化，治肺为主；湿在中焦者，主以运化，治脾为主；湿在下焦者，主以淡渗，治肾、膀胱为主。若湿邪遍布三焦，则以上各法可结合运用。此外，不论湿在上下，淡渗之法均可运用，如滑石、通草、茯苓等皆为叶氏所习用，此即"治湿之法，不利小便非其治也"。

4）治湿须顾阳气：湿属阴浊之邪，易损人体阳气，加上在温病过程中每多用苦寒之品，致阳气更受损伤，因而叶氏强调治湿须顾护阳气。他说："如面色白者，须要顾其阳气，湿胜则阳微也。法应清凉，然到十分之六七，即不可过于寒凉，恐成功反弃，何以故耶？湿热一去，阳亦衰微也。"在医案中也提出："药必从喉入胃，然后四布，病所未得药益，清阳先已受伤。"说明用药不当极易损伤人体阳气，在治疗中就不应滥用寒凉。且湿邪之化亦多宜忌凉，过用寒凉，湿邪难祛，即吴鞠通所说"湿为阴邪，非温不解"。故叶氏治湿温病案多为寒温并用，既为清热化湿所需，又可保护人体阳气，不致寒遏伤阳。

（2）不同部位的治疗方法

1）湿邪在表，主以宣表化湿：叶氏对于风邪夹湿，或暑湿之邪犯于肌表而致寒热头痛、脘闷、身重、苔白腻者，常在淡豆豉、杏仁、桔梗、苏梗等宣散外邪解表药中加入化湿之药。常用者除了藿香、蔻仁等芳化之品外，还常用通草、芦根、滑石、薏苡仁等渗湿之品。如属感受暑湿于内而表有寒邪者，叶氏推崇香薷，认为其不仅辛温发汗，且能泄宿水。

2）湿在上焦，主以宣气化湿：对于湿邪偏于上焦者，叶氏多用杏仁、薏苡仁、通草、蔻仁、滑石等宣化利湿之品，吴鞠通创三仁汤亦本于此。若属暑湿之邪犯于上焦，多用西瓜翠衣、丝瓜叶、荷叶、绿豆、益元散、六一散、大豆黄卷等消暑化湿之品。

对于湿邪犯于上焦而引起的各种病证，叶氏列有具体的治法。如湿阻于上面致胸闷、头胀者，多加用瓜蒌皮、蔻仁、陈皮等理气化湿之品；暑湿犯肺而头重咳嗽者，叶氏提出"时令暑湿之气，轻则治上，大忌发散"，常加用丝瓜叶、桑叶、桑皮、马兜铃、薄荷、瓜蒌皮、象贝等；若湿热抑郁肺气而致呃逆、面冷者，治以轻宣肺脾，投以枇杷叶、炒川贝、郁金、射干、白通草、香豉。《温病条辨》上焦篇宣痹汤即为上述诸药去川贝而成。其实，川贝亦有宣开肺痹、化痰湿之功，并非必定去之。若湿热在上而热势较甚，还可加入连翘、竹叶、黄芩、天花粉等以清热生津；热势更甚者则可加入石膏、知母、竹沥、秋露水、活水芦根等，但一般不用苦寒沉降之品。若湿热或暑湿之邪上阻于咽喉而致咽疼或咽喉欲闭者，可加桔梗、甘草、射干、连翘、马勃、牛蒡子等。吴鞠通之银翘马勃散治湿温喉阻咽痛即本于此。

3）湿蒙清窍，主以宣窍化湿：对于湿邪或湿热之邪蒙蔽清窍而致神明失慧、语塞者，叶氏多用芳香之品以宣窍化痰湿，如石菖蒲、远志、郁金、降香之类。但由于其病位偏上，故常配合质轻宣透的瓜蒌皮、枳壳、香豉、桔梗等以助理气化湿宣窍之力。若湿热之邪化燥而入犯心包络，则可配合芳香辟秽开窍的牛黄丸、至宝丹之类，并加用清热凉营的犀角、玄参、连翘、金银花等。

4）湿阻中焦，主以清热化湿：湿邪阻于中焦，叶氏强调恢复脾运，使升降有常，水湿得化。其治疗大法以清热化湿为主，并据湿与热之孰轻孰重而确定各种不同的治法。

如湿热互结中焦，治以苦辛开降，以厚朴之苦温与黄芩、川连、枳实等苦寒，配合陈皮、半夏等辛温以升降中焦气机，清热化湿，同时还佐以蔻仁、通草、茯苓皮、滑石、大腹皮等化湿理气之品。《温病条辨》之黄芩滑石汤即取材于叶氏医案，其用药即以黄芩之苦寒，配合蔻仁等辛温，并加用滑石、茯苓皮、大腹皮、通草、猪苓等利湿之品。如湿热或暑湿在中而热盛、烦渴、喜冷饮者，叶氏多配合石膏、知母，热盛化火时用川连等。

如素属中阳不足而湿阻中焦，见脘中痞痛，苔白不燥，或黄白相兼，或灰白不渴者，叶氏予以轻苦微辛、开泄宣气之品，如杏仁、蔻仁、橘皮、桔梗等。如湿邪郁脾而脾阳不展，致腹胀、小便不利者，予以茅术、厚朴、茯苓、泽泻、猪苓，秦皮等理气健脾化湿之品。如感受秽湿，致脾胃升降失司而致脘腹胀闷、大便不爽者，叶氏主用藿香正气散法加减，吴鞠通在此基础上又增设五加减正气散法。对于热象不著而气滞较甚，脘闷，腹痛者，叶氏多加枳壳、香附、大腹皮、陈皮等理气药，气滞湿盛甚者还可用草果等。

如湿热郁于中焦而发黄疸，叶氏多取清利湿热的茵陈、茯苓皮、野赤小豆皮、泽泻、滑石等。若热重则加入栀子、连翘、黄柏、石膏等，吴鞠通之杏仁石膏汤即本于此。若气滞较甚者，多加入蔻仁、枳实皮、桔梗、杏仁、厚朴、新会皮、木香汁等理气药。若兼有脾虚而食滞不化者可加保和丸。若湿重者可用茵陈五苓散，唯其中桂枝易以桂枝木。若兼有水湿外泛而肿胀者投以鸡内金、海金沙、猪苓、通草、腹皮、厚朴，此即《温病条辨》之二金汤。但叶天士原案中尚用浚川丸（《证治准绳》方，主治水肿，单腹胀满，气促食减），吴氏略而不用，有失叶氏本意。且此法为治胀而设，肿退后即需随证转手，并非治疸之法。

5）湿阻经络，主以化湿通络：湿邪阻于经络，每致骨节肌肉疼痛而成痹证。但湿可与风寒相合，亦可与风热相合，风湿相合而致病者属热痹，此处仅就热痹分析一下叶氏用药之法。

对于风湿热合邪致病而骨节、肌肉疼痛者，叶氏多用疏风祛湿之品与清热化湿之品相配合，常用药如防己、杏仁、滑石、苡仁、桑枝、蚕砂等。此即《温病条辨》中焦篇宣痹汤之来源。但叶氏用药随证加减颇为灵活。如邪痹较甚，或见肿者，加川桂枝、姜黄等以活血络；如热势较甚者，加石膏、黄柏、寒水石之类以挫势；如病久伤阴者，加入生地、川石斛等以养阴；血虚者加入当归、丹皮、川芎之类；病久而痹痛较甚者尚可用全蝎、地龙、穿山甲、蜂房等"搜剔动药"。

6）湿阻下焦，主以通利导下：湿阻下焦，不论在膀胱还是在肠道，叶氏均用因势利导之法。在膀胱者以渗利为主，在肠道者则以清化、通下为主。

如湿热阻于膀胱而致小便不利者，叶氏常用薏苡仁、茯苓皮、泽泻、猪苓、通草、大腹皮、竹叶等渗湿清热利气之品。吴鞠通茯苓皮汤即源于此。然此方之运用可作为湿邪在下焦的治疗代表方，不必拘于必见神识昏迷者。如属秋暑秽浊吸入、蕴于下焦而小便不利者，可加芳香辟秽的藿香、厚朴、檀香汁、广陈皮等。

如湿热阻于肠道主以清化，叶氏多用黄连、黄芩、枳实等配合木香汁、厚朴等理气药。若湿滞较著，见渴不多饮、不饥、恶心、小溲不利、下利红白者，则用药以化湿为主，用滑石、川通草、猪苓、茯苓皮、藿香梗、厚朴、白蔻仁、新会皮等，此即吴鞠通之滑石藿香汤。如湿阻肠道而大便不爽者，以淡渗佐以理气化湿，药用薏苡仁、半夏、茯苓、橘红、郁金、姜汁等。如暑湿之邪阻塞下焦，小腹硬满，大便不下，系湿热气滞肠道而致，叶氏用猪苓、浙茯苓、寒水石、晚蚕砂、皂荚子，此即《温病条辨》宣清导浊汤。如湿热与肠道积滞相结，叶氏提出"亦须用下法"，但又指出："此多湿邪内搏，下之宜轻……湿温病大便溏为邪未尽，必大便硬，慎不可再攻也，以粪燥为无湿矣。"此即轻法频下之法。叶氏病案中亦有对湿久生热，气阻不爽者予以酒煨大黄配合清化之品。

7）邪入营血，主以清凉，兼祛湿邪：湿热之邪化燥化火，深入营血分，其治法与一般温病营血分证相同，以清营凉血为主，入心者配合清心开窍之法，但亦有湿热之邪犹在者，仍需兼顾祛湿。叶氏说："如从湿热陷入者，犀角、花露之品参入凉血清热方中。"即强调须用清泄芳化湿邪之品。又如对湿温湿中热气横冲心胞络而致神昏、肢厥者，叶氏以犀角、连翘、玄参、石菖蒲、金银花等凉营清热开窍药，配合野赤小豆皮、至宝丹，因其有湿热之气，故不用生地等滋腻助湿之品而加入野赤小豆皮以分利湿热，可见叶氏辨证遣药颇具匠心。

以上分析了叶天士对湿邪为患的理论和治法。其内容足以补充薛生白《湿热病篇》所论之不足。但叶氏所论亦有略而不详之处，所以对于湿热为患，叶薛二氏所论可以取长补短。关于薛生白《湿热病篇》的内容因有专节讨论，可参见医家介绍的薛生白和原著《湿热病篇》，因而在本章中不作详细讨论。

第四章 温疫学说

温疫学说是温病学学术体系中一个重要组成部分，在中医学发展历史上，温疫学说的产生不仅是温病学形成和成熟的重要基础，而且其中的许多学术观点也为温病学所继承。但温疫学说有些观点与温病学主体理论有某些不完全相同之处，从这点来看，温疫学说也丰富了温病学的内容。因而讨论温疫学说对于全面、深入掌握温病学理论体系和进一步发展提高温病学学术水平具有重要的意义。

第一节 温疫学说的主要内容

温疫学说有其自身的相对独立体系，与温病学的一般理论有联系，但也有所区别。总的来说，在病因上认为有别于一般的六淫之邪；在发病上有明显的传染性和流行性；在病机传变上与伤寒六经、温病卫气营血、三焦传变不尽相同；在治疗上强调专方、攻邪与辨证论治相结合。以下把温疫学说的主要内容作一归纳。

一、温疫概念

在历代医学著作中，对温疫的概念表述不尽一致，所以引起了一些争议。总的来说，对温疫概念的认识有两大类：一是认为温疫是疫病中的一类，一是认为疫病就是温疫。同时，在讨论温疫概念时，应明确温疫与疫病、温疫与温病概念之间的区别。

所谓"疫"，是指一类具有较强的传染性，发生后能引起较大范围流行的疾病。正如《说文解字》中所说："疫，民皆病也。"而温疫，有认为是指温热性质的疫病，因疫病中还有寒疫、燥疫、湿疫等，所以凡是温热性质的疫病就是温疫。但也有把温疫的范围限得较小，如刘松峰《治疫全书》中所说："三四五月天时晴暖，人被暴热所伤，发为温病，名曰温疫。此皆时行不正之气，即各书指为热病、热疫者也。"这就是认为温疫仅是发于三四五月间的一种温热性质的疫病。目前在温病学中提出，温疫是属于温病的一类疾病，即指温病中传染性强而能引起流行的一部分。

然而，也有人提出，"温"与"瘟"是相通的，所以温疫就是瘟疫。而瘟实际上是疫的互词，如《辞源》中说："瘟，疫病，人或牲畜家禽所生的急性传染病。"可见瘟就是疫，温疫不是专指温热性质的疫病。基于同样的原因，温病在一些文献中实际上也是指的瘟病，即疫病。以温疫学说的开创者吴又可来说，即提出温病即疫病，也即是瘟病。《温疫论》中说："古无瘟、痢、症三字，皆后人之自为变易耳，不可因易其文，以温、瘟为两病，各指受病之原，乃指冬之伏寒至春至夏发为温热，又以非节之暖为瘟疫。果尔，又当异证异脉，不然临治之际，何以知受病之原不同也？设使脉病不同，病原各异，又当另立方论治法，然则脉证治法又何立哉？"可见吴氏认为温病即是温疫。然而，吴氏还是强调指出，疫病中以温热性质者为最多见，所以他所说的疫病实质上是指温热性质的疫病。如《温疫论》中说："夫温者，热之始；热者，温之终。温热首尾一体，故又为热病即温病也。又名疫者，以其延门合户，如徭役之役，众人均等之谓也。"喻嘉言指出："湿温包疫证在内，湿温至盛，长幼相似则疫矣。"也就是王孟英所说的："湿温一证，即藏疫疠在内，一人受之则为湿温，一方受之则为疫疠。"这一认识揭示了温病与温疫在本质上的一致性，具有积极的意义。但也有医家如陆九芝提出以传染和不传染来区别温疫和温病，实际上陆氏所谓的传染是已观察到的明显传染和流行，并不能代表温病就不能发生传染。事实上，温病在散在发生时，往往不能明显表现出传染性，而只有在发生较明显流行时，才能观察到其传染性。所以以传染和不传染来区分温疫和温病是不确切的。至于温疫与通常所说的温病概念，虽然以吴又可为代表的部分医家提出了热病、温病又可名疫的观点，但把一般温病与温疫进行适当区别还是有必要的。

对于"什么是温疫"这一基本概念问题，正因为历史上存在不同的看法，所以用一个概念来作硬性的规定较为困难。为了有一个统一的定义，在现代温病学讲义中提出温疫是属于温病中具有强烈传染性，并能引起流行的一类疾病。这样定义既可使温疫的范围较为明确，不致与温病完全等同，又可使温疫的证治能与温病学融为一体。但在阅读古代文献时，应注意到温疫的概念可能与此有所不同。

二、温疫的病因

在《内经》中对外感病的发生原因已有多种记载，如有从气候因素立论的，即所谓六淫致病；也有从感受自然界的特异性致病因子如"毒气"、"疫气"立论的。温疫学说的病因认识则主要继承了后者的论点，强调了引起温疫的原因是自然界内存在的一种特异性的致病因子，称之为"戾气"、"乖戾之气"、"疫气"、"疠气"等。对温疫病因的性质和致病特点在《温疫论》中有明确而系统的论述。吴氏提出了"杂气说"，指出了杂气（又称异气、戾气、厉气、疫气）是存在于自然界中的一种特异性致病物质，断然否定了王叔和等医家提出的引起疫病的"时行之气"。是"非其时有其气"的理论。吴氏说："春温、夏热、秋凉、冬寒，乃四时之常，因风雨阴晴稍为损益。假令春应暖而反多寒，其时必多雨；秋应凉而热不去者，此际必多晴。夫阴晴旱潦之不测，寒暑损益安可以为拘？此天地四时之常事，未必为疫。夫疫者，感天地之戾气也。"吴氏明确提出，所谓杂气与气候的变化是截然不同的，即所谓："夫温疫之为病，非风，非寒，非暑，非湿，乃天地间别有一种异气所感。"杨栗山提出，这种杂气又可称为"毒气"，即《伤寒温疫条辨》所谓："杂者，非风，非寒，另为一种毒气。"对于古人为何会错把气候的变化作为疫病发生的主要原因，杨氏也进行了精辟的分析："盖因来而不知，着而不觉，人惟向风、寒、暑、湿、燥、火所见六气求之，而不索之于无声、无形、不睹、不闻之中。"正因为杂气难知，而气候变化易感觉，而人们又观察到气候因素与疫病发生存在某些联系，所以就把气候的变化作为疫病发生的原因。应该说，温疫学说提出的"杂气致病"说比传统的"六淫致病说"更接近温疫病因的本质，有其先进性。

对于杂气的性质，在温疫病因学中做了较为详细的论述。以下做一初步的归纳。

（1）杂气是一种极微小的东西，用人的感官不能直接发现，即《温疫论》中所说："气无所可求，无象可见，况无声复无臭……其来无时，其着无方。"杂气虽不可见，但并非不可知，《温疫论》中指出："物者，气之化也；气者，物之变也。气即是物，物即是气。"也就是通过杂气引起疫病的发生而知杂气的存在。

（2）杂气的种类极多，不同的杂气可以分别引起不同的温疫，即吴氏所说"各随其气而为病"，"为病种种，是知气之不一也"。

（3）不同的杂气对不同的物种致病有一定的选择性，即吴氏所说："牛病而羊不病，鸡病而鸭不病，人病而禽兽不病，究其所伤不同，因其气各异也。"

（4）杂气所引起的疾病极多，除了温疫之外，内科中的疟疾、痢疾，外科中的疔疮、丹毒等也是由杂气引起的，疫病只是其中能造成流行的一类病。

（5）杂气致病的毒力有强弱，所以引起疾病的病情有轻重，流行有大小。如《温疫论》中所说："其年疫气盛行，所患者重，最能传染，即童辈皆知言其疫。至于微疫，反觉无有，盖毒气所钟有厚薄也。"所以吴氏把杂气中致病力较强、毒力较大者称为"厉气"。

（6）杂气毒力在一年内不同季节、不同年份、不同地域不是一成不变的，可呈一定的变化。即《温疫论》中所说："在岁有多寡，在方隅有厚薄，在四时有盛衰。"

（7）杂气侵犯人体有其特定的定位性，即《温疫论》中所说："某气专人某脏腑经络，专发为某病。"因而如感受的杂气相同，在发病后所影响的脏腑经络也相同，出现的症状就大致相同，即"众人之病相同"。

从以上温疫学说对温疫病因性质及其致病特点的论述来看，虽然限于当时的历史条件，主要是建立在推论的基础上，尚缺乏实验的证实，但与现代医学对病原微生物的认识有许多吻合之处，是极为宝贵的。

对疫病的病因，除了吴又可所论外，余师愚提出了"疫既曰毒，其为火也明矣"，提示其病因性质属火毒疫气。但刘松峰在《说疫》中提出疫有温疫、寒疫、杂疫等区别，所以病因的性质也各别，此时，对疫病病因的认识更为深入。

但杂气学说对引起温疫病的杂气属性与辨证论治的关系未能阐明，而中医学"审因论治"是诊治疾病的基本方法，如对病因属性的认识不能指导辨证立法用药，也就失去了其临床的实际价值。显然，温疫学说中对杂气许多性质的认识对于临床的立法用药尚不能直接起到指导作用。所以在实际应用中，仍然要辨明杂气的"六淫"性质，据此才能进行治疗。无疑，对温疫病因的性质，主要是根据温疫发病后临床表现，再根据六淫性质进行分析而得来的。例如，在《温疫论》中所论及的疫病，初起表现为湿热秽浊之邪伏于膜原的症状，所以确定其病因为湿热秽浊；在《疫疹一得》中所论及疾病的症状表现符合暑邪的致病特点，所以确定其病因是暑热。可见，在临床上，辨别杂气的六淫性质仍是不可缺少的一环。

三、温疫的发病

与中医发病学强调正气不足是外邪侵入人体致病的内在条件的基本观点一致，温疫学说在肯定杂气是引起温疫原因的同时，对温疫的发生，也强调了人体正气强弱所起的关键作用。也就是当人体正气亏虚之时，外在的杂气之类致病因子才易入侵而发病。如《诸病源候论》中说："恶毒之气，人体虚者受之。"而且往往是人体所虚的部位脏器也就是外邪入侵的所在。在《温疫论》中也述及"本气充满，邪不易入；本气适逢亏欠，呼吸之间外邪因而乘之"。但同时又指出，当疫邪毒力过强时，即使正气较强，也能感受病邪而致病，如《温疫论》中所说："若其年气来盛厉，不论强弱，正气稍衰者触之即病，则又不拘于此矣！"这一认识是完全符合临床实际的。

对于杂气发病时初犯的部位，吴氏明确提出了"邪自口鼻而入"，就是认为杂气是通过呼吸道或消化道而侵犯人体的。这一观点亦突破了传统认为外邪都是通过皮毛而入的理论，不仅更符合实际，而且也更便于运用这一理论解释许多温疫病在初起时出现肺或胃肠症状的机理。这一论点也为其后叶天士《温热论》中提出"温邪上受，首先犯肺"打下了基础。由于疫病的病因性质不同，所以其初发的部位也各有差异。除了吴又可提出了邪伏膜原之说外，杨墙认为疫气直行中道，分布上下而引起清浊相干、气滞血凝，病变以中焦为中心。而丁甘仁提出烂喉痧邪从口鼻而入，犯于肺胃。这些对病变部位及相应症状的不同论述，主要是他们所论述的病种各不相同的缘故。

与此同时，吴氏还认识到人体感受杂气后可以并不立即发病，而要经过一段时间，在一定的条件下才发病。如吴氏所说："邪不胜正，未能顿发，或遇饥饱劳碌，忧思气怒，正气被伤，邪气始得张溢，营卫运行之机乃为之阻，吾身之阳气因而屈曲，故为病热。"即所谓"时疫感久而后发"。但这一认识又不同于伏气学说，因吴氏是反对伏气理论的，伏气理论是指感受六淫之气后当时未发病，过时而发，与吴氏所指者并不相同，而与现代所说的疾病潜伏期概念较为接近。

四、温疫病机

由于温疫的种类较多，不同的温疫各有其病机特点，所以下面只举两种温疫病，概述其病机特点。

1. 湿热疫

湿热疫即《温疫论》中主要讨论的温疫病。其病机特点是初起邪由口鼻入侵后，首犯于膜原，从而出现湿热秽浊阻于膜原的见证。此时虽也可出现三阳表证，但属膜原之邪浮越于表而致。而膜原则是属于邪在半表半里的一种病机概念，即《温疫论》中所说："内不在脏腑，外不在经络，舍于夹脊之内，去表不远，附近于胃，乃表里之分界，是为半表半里，即《针经》所谓横连膜原是也。"继则膜原之邪向内传，多表现为阳明病，其中有阳明经证，邪热浮盛内外者，也有阳明腑实证，有形热结于肠道者。进一步又可因久留气分而战汗，或内陷血分而发斑，或有蓄血、发黄等变，而在病之后期，则多表现为阴液耗伤。但在病变过程中，因感邪有轻重、体质有强弱、病情有浅深、治疗有不同，所以传变情况较为复杂多端，为此吴氏又立了"疫有九传"之论。所谓"九传"是指病邪传变的九种情况：即但表不里，但里不表，表而再表，里而再里，表里分传，表里分传而再分传，表胜于里，里胜于表，先表而后里，先里而后表等。实际上，所谓九传正如吴氏自己所说的，主要在于区分表里，即"不出乎表里之间而已矣"。

2. 暑热疫

暑热疫即《疫疹一得》中主要讨论的温疫病。其病机特点是病起即见淫热火毒燔炽阳明，同时可伴见太阳表证见症，所以表现为表里同病。由于所感受的病邪属暑热性质，继则很快地外窜经络，内攻脏腑，出现热毒之邪炽盛，充斥表里上下内外的症状。在病变过程中，热毒极易传入营血而出现斑疹，也能内陷厥阴而表现为昏谵痉厥，或引起发疮、肿毒等，即所谓"恶证蜂起"。在病之后期，可以出现阴液耗伤、脾胃虚弱、心神失常、热流经络而腰膝疼痛等表现。

五、温疫证治

温疫学说在对温疫的诊断和治疗方面，较传统的以《伤寒论》为指导的诊治方法有了很大的突破，这对温病学的形成起了重要的作用，并充实丰富了温病学的证治内容。

1. 明辨温疫与伤寒

自《素问·热论》中提出"今夫热病者，皆伤寒之类也"，外感热病都被看作是伤寒。而《伤寒论》一书问世后，其中所论述的病证就被认为是外感热病的典型表现，而其治法在长达千余年之内一直作为治疗外感热性病的准绳。对温疫的论述都是混杂于伤寒书中。这样，导致一般医生都用治伤寒之法治温疫，其中辨证用药发生错误者不可胜数。到宋、元、明代，有医家对此提出了异议，特别是王安道在《医经溯洄集》中提出不能把"温热病混称伤寒"，而自吴又可创立温疫学说，提出"温疫多于伤寒百倍"，对温疫与伤寒之区别进行了较系统的分析。如《温疫论》中提出，在发病上，伤寒多有起居不慎感寒史，且不会传染；温疫则常无明显的触发原因，具有传染性，甚至可以引起大流行。在病情发展上，伤寒在感邪后发病较快，在病变过程中如见发斑为转危之象；温疫则起病时多淹滞不著，在病变过程中如见发斑为邪有出路，病多可随之而解。在治疗上，伤寒初起表现为太阳表证，属风寒在表，治以发汗解表，可一汗而解；温疫初起为邪在膜原，须疏利透达，往往要通过战汗方始得解。与此同时，吴氏提出，伤寒与温疫两者也不是完全不同的，主要区别仅是在起病之初，其后的发展大体是相同的，所谓"伤寒时疫始异而终同"，因而，吴氏在《温疫论》中治疗温疫的方剂有许多仍来源于《伤寒论》。其后，温疫学派许多医家对伤寒与温疫的区别都作了进一步的论述。如戴天章《广瘟疫论》中提出对感风寒者，初起时主以温散；温疫则宜凉解。风寒从表入里，故汗不厌早，下不厌迟，必待入里化热后才能攻下凉解；温疫之邪由里出表，见表证亦多有里邪，故下不厌早而汗不厌迟，不能误用温散。然而，对于伤寒与温病所用汗、下之宜迟宜早，还取决于临床上的具体情况，不可一概而论。

温疫学派各医家对伤寒与温疫的辨别，实际上也是温病与伤寒的辨别，所以为温病学的自成体系打下了基础。叶天士《温热论》中有许多关于温病与伤寒区别的论述即源于温疫学派之说。

2. 温疫的辨证更趋精细

温疫学家对温疫的辨证在《伤寒论》的基础上又有了新的提高。如在《温疫论》中，对温疫病舌苔的变化观察甚细，提出应以舌苔舌质的情况作为使用攻下法的依据。如指出，舌苔有白、黄、黑之异，舌质有润、干、裂、芒刺之别，列举了白砂苔、苔如积粉满布舌上、舌短、舌硬、舌卷等表现。这为《温热论》舌诊的确立打下了基础，并进而形成了富有特色的温病学舌诊体系。而对温疫病过程中汗的辨证，也提出了战汗、自汗、狂汗、盗汗等不同。在其他方面对温疫的辨证还有许多重要的发展。再如《疫疹一得》中，对疫病中出现斑疹如何辨别其顺逆轻重有精辟的论述，指出斑疹小而疏者热毒较轻，大而密者热毒较重；色红者较轻，紫者较重；斑出松浮为热毒向外透泄之象，如斑出而紧束有根，为热毒锢结难解等。温疫学说中的这些论述都充实了温病学的诊断学内容。

3. 确立治疫原则和大法

温疫学说在强调温疫不同于伤寒的基础上，提出了治温疫的大法。首先，温疫学说主张温疫的治疗以逐邪为第一要义，如《温疫论》中提出："大凡客邪贵乎早治，乘人气血未乱，肌肉未消，津液未耗，病人不至危殆，投剂不至掣肘，愈后亦易平复。欲为万全之策者，不过知邪之所在，早拔去病根为要耳。"在具体的治法上，各医家对祛邪之法的运用都有独到之处。如《温疫论》中对下法的运用有精辟的论述和发展。吴氏特别强调攻逐胃家结邪的重要性，提出了"勿拘下不厌迟"之说，主张"急证急攻"。并认为邪、热、结粪三者的关系，"邪为本，热为标，结粪又其标也"，所以攻下的目的"勿拘结粪"。对于攻下的作用，指出可以疏通表里三焦气机，即所谓"一窍通诸窍皆通，大关通而百关尽通"。而攻下的运用应逐邪务尽，可反复攻下。在所用的攻下方剂上，也较《伤寒论》的三承气汤有了很大的发展，特别是创立了攻补兼施之剂，如滋阴攻下的承气养荣汤、扶正攻邪的黄龙汤等。同时，也特别重视温疫病过程中的阴液耗伤。在《温疫论》中提出："疫乃热病，邪气内郁，阳气不得宣布，积阳为火，阴血每为热搏。"因而强调在治疗温疫时应顾护津液，在该病的后期要重视养阴，明确提出了"解后宜养阴"的观点。而对温疫初起邪在膜原时，主用疏利透达的方法，这也是吴氏在治法上的一个创新。再如《疫疹一得》中，对治疗暑热疫病所用的清热解毒法认识和具体用法有独到之处。余氏提出热疫为病，是因感受火毒之邪，认为该病的病机是"毒火盘踞于内"，所以治疗主以清热解毒、清营救阴，创立清瘟败毒饮。对于初起见六脉沉伏，面色青惨，昏瞀如迷，四肢逆冷，头汗如雨，其痛如劈，腹内搅肠，欲吐不吐，欲泄不泄者，主张用大剂清瘟败毒饮。提出对该病的治疗忌用发汗表散和攻下之法，以免徒伤正气而邪热愈炽。如果说吴氏《温疫论》的用药是以大黄为主，那么余氏《疫疹一得》的用药则是以石膏为主，意在用石膏"直入肺胃，先捣其窝巢之害，而十二经之患自易平矣"。还有在《伤寒温疫条辨》中对温病三焦大热者，立有升降散使内外通和、温毒消解。以上都是对热病治疗方法的发展。

4. 提出病原治疗的设想

温疫学说在提出杂气（戾气、疫气、毒气）致病和治疗当主以祛邪见解的同时，提出了针对病原进行治疗的设想。如在《温疫论》中提出，用传统的各种治法并不是针对病因的，应寻求能针对病因的药物，如书中所说："惟其不知何物之能制，故勉用汗、吐、下三法以决之。嗟乎！即三法且不能尽善，况乃知物乎？能知以物制气，一病只有一药之到病已，不烦君、臣、佐、使品味加减之劳矣！"就是明确指出了传统治疗的局限性，而希望能针对引起温疫的杂气用一味药即可治疗。只是因为历史条件的限制，这一设想在当时未能完全实现。但在这一思想的指导下，温疫学派较为重视使用专方治疗疫病，如吴又可之用承气汤、余师愚之用清瘟败毒饮、杨栗山之用升降散等。此外，也应看到，中医传统所用的汗、吐、下等治法，对于病原也并不是完全没有作用的，中医温病学的辨证论治虽强调针对患者当时出现的病证进行治疗，但也往往包含有治疗病原的作用，然而，温疫学派更强调针对病原的治疗，这是有其积极意义的。

温疫学说除了以上所论及的内容外，在其他方面还涉及许多，限于篇幅不作详细介绍。

第二节　温疫学说的意义

温疫学说虽可看作是温病学中一个学派，但其建立对于温病学的形成起了重要的作用。首先，温疫学说从伤寒体系中独立出来，不仅在《伤寒论》的基础上进一步丰富了对外感热病的认识，而且在对外感热病的治疗上有了新的突破，使得疗效有了明显的提高，从而为建立温病学打下了理法方药各方面的基础。同时，温疫学说所强调的诸如及时逐邪、大剂急攻、专病专方等观点，在现代中医急诊学中有重要的指导意义。此外，温疫学说中所创立的许多方剂在现代临床上用于治疗急性感染性疾病和传染病都有较好的疗效，是值得重视的一份宝贵财富。温疫学说对于强调传染病的隔离和预防，较之以六淫立论的外感热病学更有积极的意义。因而温疫学说在中医学理论中有着重要的地位。

第五章 温毒学说

温毒在中医学中有的作为病机概念，而有的则是病名概念。当然，这些不同概念之间是有一定联系的。而温毒学说又是温病学说中的一种重要学说，是前人根据某些温热性外感病所具有的肿毒性质而提出来的，其目的是在于从理论上阐述这类温病的发生原因和证治方面的特殊性，对于全面了解温病学的发展历史和温病学的内容是不可或缺的。

第一节　温毒的概念

温毒的概念，主要有两种不同的含义：一是作为病名概念，即代表了一类特殊的疾病，这类疾病属于温病的范畴，但其具有局部红肿热痛，甚至溃烂，或发斑疹等临床特点；二是作为一种病因概念，即是能引起具有上述临床特点温病的致病因素。这两种不同的概念当然有其内在的联系，但所指有所不同，在本节所讨论的温毒主要是病名的概念，即指因感受了温毒之邪而引起的具有独特临床表现的一类急性热病，除了有一般温病的共同表现外，还有局部红肿热痛，甚至溃烂，或发斑疹等临床特点，这类疾病包括大头瘟、烂喉痧等。温毒与温病的概念之间有一定的联系，温毒是温病中具有肿毒表现的一类特殊病种，一般的温病如见到肿毒表现，也可称之为温毒，如《温毒病论》所说："冬温、春温、温疫、湿温，四症盛行之时，每夹杂温毒一症。"但温毒与温病的概念又是不同的，温毒是温病中的一部分，即温病之中具有局部红肿热痛，甚至溃烂，或发斑疹等临床特点的一类疾病。温毒不是一个独立的病，而是包括了一类疾病，如通常把大头瘟、烂喉痧等归属于温毒之范围，但又不限于这两种疾病，其他温病如出现了明显的肿毒表现，亦可称之为温毒。

温毒的另一个含义是指某些具有特殊性质的病邪，即指温毒病邪，其含义是：六淫邪气蕴蓄不解而形成的属性为温热性质的一类致病因素。温毒病邪包括风热毒邪、暑热毒邪、湿热毒邪（暑湿毒邪）、燥热毒邪、温热毒邪等。如风热时毒引起的温病是大头瘟，由温热时毒引起的温病是烂喉痧等，都属于温毒病邪范围。可见，作为病因概念的温毒和病名概念的温毒有内在的联系。

第二节　温毒的特性

根据前人所述和临床表现，温毒作为一类疾病，除了具有一般温病所具有的热象偏重、易化燥伤阴的特点外，还伴有热毒或肿毒征象，具体表现在以下方面。

1. 攻窜流走

温毒之病邪可内攻脏腑，外窜经络、肌腠，上冲头面，下注宗筋、阴器，其病变部位的差异与温毒之邪的性质及感邪轻重有关。如温毒攻肺，可使肺失清肃，或肺气壅滞，甚则化源速绝。其证候轻则咳喘，重则呼吸急促困难。温毒攻心，闭塞机窍，则神昏谵语，甚则引动肝风，而痉厥兼臻。温毒窜扰肌腠、血络，而致丹痧、斑疹密布等。

2. 蕴结壅滞

温毒之邪客于脉络，可致局部血脉阻滞，毒瘀互结，而形成肿毒特征，局部出现红肿疼痛，甚则破溃糜烂等，病变多见于咽喉部位。温毒结于阴器，可致睾丸肿胀疼痛等。温毒引起的肌肤斑疹或皮下结节也与其蕴结壅滞的致病特点有关。

"毒"在温病病机学中的概念，由于场合不同也有所区别。其一，是将火热炽盛者称为"毒"，也就是"热毒"、"火毒"之类。其临床表现有身热炽盛、口苦而渴、心烦、尿红赤、苔黄燥、舌红赤、脉滑数或弦数等，并多呈火热内郁之势，可进一步深入营血分而发生斑疹、出血等症状。其二，是将火热壅聚者称为"毒"，亦可称为"热毒"、"火毒"。其临床表现有局部红肿热痛，甚至破溃、糜烂，如咽喉肿痛、头面红肿、睾丸肿痛等，这些症状多见于温毒之类疾病中。

第三节　温毒的证治

由于温毒可指温病中的大头瘟、烂喉痧，所以一般的温毒证治可以参见上述温病。但古代医家对温毒证治有较系统的论述，特别是邵登瀛的《温毒病论》中对温毒为病论述较多。特介绍如下。

对温毒的治疗重视祛邪，特别主以逐解而不仅用清热，如邵登瀛所说："治疫毒以逐解为功，不可以清热为能。"对温毒疫病的治疗，推崇刘河间所立的通圣散、凉膈散二方，认为可以通治表里三焦俱实之证。通圣散方中的防风、荆芥可解表，如疫邪浮越于经者，得之可由汗而解；薄荷、连翘可清上，疫邪之上蒸高颠者，得之可由鼻而泄；大黄、芒硝可通利逐邪，疫毒在肠胃者，可得之从后而泄；滑石、栀子为水道药，疫毒之在决渎者，可得之由小便而泄；石膏、桔梗可清肺胃之热。佐以连翘、黄芩以清诸经之游火。另一个凉膈散中则有薄荷、黄芩由上从肺而散解热邪；连翘、栀子由中从心营清而解之；芒硝、大黄由下从胃及大肠解之。两方之用，正符合"驱而逐之，由窍出也"的治疗原则，所以作为治疗温毒疫病的主方，可使无汗者得汗，或发斑疹，使邪从外解，不致内陷。这一治疗思想虽来源于吴又可《温疫论》，但具体选方用药并不相同，这是因为病证的性质各异之故。

现代有的学者提出，凡是邪中都蕴毒，无毒不能致病。这在理论上作为一种认识也未尝不可，但把所有的病邪都与毒联系，就难以对临床病证是否有"毒"进行病机分析，也不能指导对解毒法的临床应用，与传统的因证脉治体系不易吻合，所以有进一步探讨的必要。

第六章　温病辨证理论

第一节　卫气营血证治理论

卫气营血学说作为温病学的理论核心，既是指导临床辨别证候、确立治法的大纲，亦是分析温病过程病机变化的理论基础，因此对温病诊疗实践具有纲领性的指导意义，同时，也被运用于多种内科杂病及其他临床各科疾病的辨治，是中医辨证学和治则治法学的一项重要内容。深入探讨"卫气营血"的学术渊源和特点，研究其运用规律，掌握其现代发展概况，对推动温病学及整个中医学术的发展，促进临床水平提高，具有十分重要的意义。

一、卫气营血理论的学术渊源

卫气营血理论作为温病的辨证体系是随着温病学的发展在清代建立起来的。它是由清代著名温热大师叶天士所创立，并经以后的一些温病学家如吴鞠通、王孟英等加以充实和完善，从而形成了具有独特证治内容的辨治体系。

清代温病学家叶天士不仅临床诊疗经验丰富，而且在学术上具有独创精神。他善于汲取前人学术经验和运用传统理论来分析、解决实践中的诊治问题，并在实践中不断总结、不断探索，从而提出了新的思维，创建了新的学说，因此在温病的理论和实践方面获得了卓著成就。他所创立的"卫气营血"辨证施治体系，就是在运用传统"营卫气血"理论基础上，结合自己的临床实践观察所得而创造性地提出来的。

"卫气营血"辨证虽创立于叶氏，但其学术则源远流长。《内经》、《伤寒论》等古典著作中有关"营卫气血"生理、病理等方面的论述是温病卫气营血辨证的立论基础，而叶氏丰富的临床经验则是创立卫气营血辨证的实践依据。为全面了解卫气营血辨证理论的发展过程，兹根据文献记载，对其学术源流作一简明回溯。

众所周知，有关"卫气营血"的论述最早见载于《内经》。但其内容大多侧重于生理学方面的阐述，认为卫气营血（亦称营卫气血）作为人体生理物质结构不可缺少的一个组成部分，是维持人体正常生命活动的基本物质，它们来源于先天而充养于后天。在生理上四者虽然是有机联系的一个整体，但其活动范围和具体作用则有所不同，因此在层次上便有着浅深之分，功能上亦各自分工。其中卫新编温病学气作为阳气的一个部分，"其气剽疾滑利"而运行于脉外，主要活动于人体的肌腠部分，《内经》中指出卫的主要作用是"温分肉，充皮肤，肥腠理，司开合……卫气和则分肉解利，皮肤调柔，腠理致密"，其分布运行的部位为"循皮肤之中，分肉之间，薰于肓膜，散于胸腹"，说明卫的主要功能是温养皮肤，保卫肌表，而且布于全身内外，抗御外邪，且有"温分肉，充皮肤，肥腠理，司开合"和防御外邪侵袭等作用，故有卫气职司卫外之说。气的活动范围广泛，表里上下、脏腑经络无所不在，因此在概念上气的含义甚广，但一般主要是指原气和宗气。原气亦称真气，是推动人体脏腑功能活动的动力和物质基础；宗气聚于胸中，上出喉咙而行呼吸，内贯心脉而行气血。对于气，《内经》中认为它是人体生命活动的重要物质基础，又是人体生理活动的主要表现。其作用是"薰肤，充身，泽毛，若雾露之溉"，又可"内溉脏腑，外濡腠理"。还可"贯心脉而行呼吸"。说明气对人体的营养、呼吸及血液运行等有主要作用。营气行于脉中是化生血液的主要物质，亦是血液中具有营养作用的主要成分，它营运全身，营养脏腑器官，所以《内经》中提出营的功能是"和调于五脏，洒陈于六府"。血是运行于血脉中的红色液体，它由营气和津液化生而成，是滋养脏腑器官、维持人体生命活动的重要物质。所以《灵枢·决气》篇中说："上焦开发，宣五谷味，薰肤，充身，泽毛，若雾露之溉，是谓气……。中焦受气取汁，变化而赤，是谓血。"血的功能是"血和则经脉流行，营复阴阳，筋骨劲强，关节清利"，"以奉生身，莫贵于此"。均强调了营血对人体的濡润滋养作用，是人体不可缺少的营养物质。

　　以上是《内经》关于"卫气营血"生理方面的一般概念，除此以外，也有一些关于"卫气营血"病理方面的论述。如说："虚邪之中人也……搏结于内，与卫气相搏，阳胜则为热，阴胜则为寒"，又说："玄府不通，卫气不得泄越，故发热"。均简要阐明了人体卫气与入侵外邪抗争所产生的病理变化，并指出这一病理变化可引起发热恶寒等症状。对于气的病变，书中提出了"百病生于气"的论点，强调了气之为病的广泛性。对"营"的病变，书中多营卫并论，提出了"营卫不可复收"、"荣涩卫除"、"营卫留止"等病机概念。对血的病变，除论述了吐血、呕血、衄血、溲血、便血等多种出血证外，还提出了"血闭"、"留血"等有关血瘀的病机概念。这些论述内容虽然简朴，但对后世以卫气营血阐述病机进而作为辨证施治的依据则有着深远的影响。

　　而《难经》中对气血的病变有专门的论述，如《难经·二十二难》说："气留而不行者，为气先病也；血壅而不濡者，为血后病也。"汉·张仲景编著的《伤寒论》是中医学论述外感病辨证论治的第一部专著。它虽以"六经"为纲论述证治，但其中也运用了"卫气营血"理论来阐述病机，如在论述太阳病变时，就曾结合"卫气"来阐述某些证候的病机，如提出"病人脏无它病，时发热，自汗出而不愈者，此卫气不和也"，"卫气不共荣气谐和"及"发热汗出者，此荣弱卫强"等。这就阐明了卫气失常并进而造成营卫不和是太阳中风证的病理基础。又如在论述痞证时，提出了"但气痞耳"的有关气的病机概念。有关营血方面的论述，除在太阳病篇提到的营卫不和外，还提出了"血弱气尽"、"营气不足，血少故也"等有关营血亏虚的病机变化，以及蓄血证、热入血室证和多种出血证等与血有关的病变。

　　隋唐宋元时代的医学文献，对卫气营血的论述主要是根据《内经》精神侧重于生理方面，而对于病理方面则论述较少，且内容大多以杂病的气滞、血瘀等气血病变为主，而对温热病则涉及较少，自然不可能形成指导临床辨证施治的完整体系。但也有医家提出了按气分和血分的浅深层次论治的观点。如元·罗天益《卫生宝鉴》中提出了气分热用柴胡饮子、白虎汤，血分热用桃仁承气汤、清凉四顺饮子。另外，在隋唐的医学著作中，对营血分见证的认识有了进一步深入，如对外感温热病中出现的斑疹的论述渐趋充实。《诸病源候论》中提到天行发斑："此为表虚里实，热气燥于外，故身体发斑如锦纹。"以及温病发斑："毒气不得泄，至夏遇热，其春寒解，冬温毒始发出于肌肤，斑烂隐疹如锦纹也。"《备急千金要方》中引用了华佗论述的胃热发斑，《外台秘要》中已记载有天行发斑方三首，温病发斑方七首。到了宋·朱肱对血分证的证治叙述更为具体："若病人无表证，不发寒热，胸腹满，唇燥，但欲漱水不欲咽，此为有瘀血，必发狂也，轻者犀角地黄汤，甚者抵当汤。"并提出了用化斑汤、玄参升麻汤、阿胶大青汤、猪胆栀子汤、"或与紫雪大妙，可下者与调胃承气汤"来治疗发斑。说明当时以凉血解毒、活血化瘀等法治疗血分病变已比较系统化了。同时，在《伤寒论》中，把热性病中出现的"发狂"、"谵语"、"手足躁扰"等与心、肝经有关的症状，基本归之于阳明病，到南宋·李东垣就明确提出了神昏与热邪传入心经的关系："伤寒传至五六日间，渐变神昏不语，或睡中独语一二句，目赤唇焦，舌干不饮水，稀粥与之则不思，六脉细数而不洪大，心下不痞，腹中不满，大小便如常，或传至十日以来，形貌如醉人状，虚见神昏，不得已用承气汤下之，误矣。不知此热邪传人少阴心经也。"从而摆脱了神昏、谵语皆属于阳明的框子，为使用清心开窍法建立了理论基础，也为后世温病学中邪入心包及营血分理论奠定了基础。另外，早在《和剂局方》中已收录了紫雪丹、至宝丹、苏合香丸等这些后世用以治疗邪入心包的重要方剂。

明清时代随着温病学的发展，卫气营血的病机理论得到了进一步阐发，并进而形成了指导临床辨证施治的独特体系。在吴又可的温病专著《温疫论》中首先提出了邪在"气分"和"血分"的概念。书中写道："凡疫邪留于气分，解以战汗；留于血分，解以发斑。气属阳而清，血属阴而浊。是以邪在气分则以疏透，邪在血分，恒多胶滞。"这是运用气血概念区分温疫病邪病位浅深，分析病机转归的最早记载，内容虽较简括，但为清代温病学家进一步运用"卫气营血"辨析病机奠定了基础。全面而系统地提出以卫气营血阐述温病病机变化进而作为指导临床辨证施治理论原则的，则是在清代温病蓬勃发展时期。清代著名温病学家叶天士首先明确提出了温病须"辨卫气营血"而论治的见解，他不仅阐述了温病发展过程中卫气营血变化的浅深轻重、病程不同阶段及证候的传变，而且还指出了四大证候类型的临床特点和治疗原则，从而形成了以分析温病过程不同阶段、不同证候病机变化为基础的辨证论治理论体系。此后一些著名温病学家如吴鞠通、王孟英等又在叶氏的理论基础上从病机、证候或治疗等不同角度进行了充实，使其内容更为完善。自此"卫气营血"在温病学中的概念已赋于新的含义，而与《内经》、《伤寒论》等经典著作的论述有所不同。当然，两者也不是毫无联系、截然无关的，事实上它们在学术内容上有着内在的联系，在理论渊源上有着一脉相承的关系。实践证明，叶氏所提出的卫气营血辨证理论，除了以实践所观察到的临床症象作为客观依据外，在理论上则是以《内经》的论述作为立论的基础。叶氏在长期的临床实践中通过反复观察，发现温病整个过程中所表现出的证候有其独特的规律，推究其病变机理，则与人体卫气营血的生理功能失常密切相关，这在理论上就非传统的外感病辨证理论及《伤寒论》的"六经"学说所能完全概括，于是便在《内经》、《伤寒论》及《温疫论》等有关卫气营血病机论述的启发下，联系温病的临床实际，系统地提出了温病卫气营血的病机理论和辨证施治原则。此外，与叶天士同时代的薛生白在其著作中也较多地运用卫气营血理论来说明温病特别是湿热性疾病的病机。如提出了"湿遏卫阳"，"营血已耗"，"病在中焦气分"，"邪陷营分"等概念，也丰富了卫气营血学说的内容。卫气营血学说在形成后，便逐渐地被广泛运用，直到现在还是认识温病与指导温病辨证施治的重要理论。由此可见，卫气营血的温病辨证理论实是《内经》基本理论运用于临床方面的一个重大突破，是从生理学说引申为病机理论，进而作为辨证理论指导原则的一个新发展。

综上所述，"卫气营血"作为温病辨证的理论基础虽确立于清代，但其学术则渊源于《内经》，其间经历了一个漫长的发展过程，它充分体现了"卫气营血"学说悠久的历史和与《内经》理论一脉相承的关系。

二、卫气营血理论的临床意义

"卫气营血"的临床意义，从总体上说主要是作为理论原则，指导温病的辨证施治。具体表现在以下几方面。

1. 区分证候类型

卫气营血理论作为指导温病辨证的大纲依据，其作用首先表现在对温病过程的不同证候表现进行划分，以区别其证候性质。这种类型划分是以病机的区别为基础、以证候表现的差异为依据的。温病过程不同阶段由于其病机变化不同，证候表现也就相应有所区别，掌握这些区别，临床就能正确区分卫气营血证候的不同类型。在临床上，按卫气营血理论，把温病的发展阶段和病理变化大体分为卫分证、气分证、营分证、血分证等四种类型，兹简述如下。

（1）卫分证：以发热微恶寒为主症，伴见头痛，少汗，咳嗽，苔薄白舌边尖稍红，脉浮数等。其中由于病邪的种类不同，又有风热侵犯卫分、燥热侵犯卫分、湿热侵犯卫分等多种卫分证表现。

（2）气分证：以但发热不恶寒反恶热为主症，伴见口渴引饮、大汗、苔黄、脉洪数等。上述是以阳明热盛证作为气分证的代表，其他还有热郁胆腑、湿热蕴阻中焦、热结肠腑等许多气分证表现。特别是湿热之邪引起的气分证，由于湿与热的侧重不同，其临床表现各异，具体内容可参"温热与湿热类温病"。

（3）营分证：以身热夜甚，心烦，舌绛为主症，伴见口干不甚渴饮，时有谵语或斑疹隐隐，脉细数等。如邪入营分而湿邪未尽，尚可见舌绛而上蒙浊腻之苔，或可伴有脘痞，胸闷等症状。另外，在现代临床上，由于静脉滴注疗法的普遍开展，电解质紊乱得到纠正，所以邪入营分后，舌质不一定表现为绛色。

（4）血分证：以皮肤透发斑疹，或出现吐血、衄血、便血、溲血等出血症状为主症，伴见灼热躁扰、狂乱谵妄、舌质深绛等症。

上述不同证候表现是由内在病机变化的差异所决定的，因此临床上以"卫气营血"为准则，就可对温病不同阶段的证候表现从病机性质上作出类型区分。由此可见，卫气营血在辨证上的运用并不只是从现象上对温病不同阶段临床证候的简单归类和分型，而是在分析病机与证候表现内在联系基础上所作出的一种规律揭示，因此对临床辨别证候类型具有纲领性的指导意义。

2. 分析病变机理

"卫气营血"在生理上主要是指维持人体生命活动的基本物质和人体的功能活动，亦称"荣卫气血"。温病学卫气营血理论中所说的卫气营血则主要指人体在温邪作用下所导致的卫气营血某一部分的功能失调或实质损害，此时的卫气营血概念已着重指病理变化。根据温病不同阶段的不同表现，分析其内在卫气营血的病机变化则是运用卫气营血学说"辨证求因"的重点所在。因此掌握卫气营血四者的不同病机变化是正确辨证的前提。兹分析如下。

（1）卫分证病机：卫气的生理功能是敷布于肌表，外在皮毛，内通于肺，具有卫外抗邪、温养肌肉和司皮毛开合的作用。故温病初起邪从外袭，卫气首先受病而产生病理变化，主要表现为卫气抗邪所致的卫气郁阻，皮毛开合失司。如邪犯肺卫，则可引起肺气失宣，如湿热之邪初犯脾胃，可引起湿郁卫分，同时湿邪可遏郁脾胃气机。故邪在卫分的病机主要为温邪袭表，卫气郁阻。如邪犯肺卫，则可表现为发热、恶寒、咳嗽、脉浮数等症状。

（2）气分证病机：气布及全身，在生理上其是推动人体生命活动的基本物质和功能表现。由于气在人体的分布范围极广，所以邪入气分其病变类型相当复杂，凡邪热在里导致气的功能异常的病变皆属气分证的范围，根据其病位不同又可分为多种证候类型。其中典型的气分证即《伤寒论》六经证候中的阳明经证，其病机为表邪入里，正气奋起抗邪，邪正剧争，从而形成阳热偏胜，浮盛内外而耗伤津液的局面。除此以外，因邪热在里导致气的功能失常而产生的证候都属气分证的范围，此类气分证多以某一脏器或某一部位的气机失调为主要病机变化，如肺热证的肺气壅阻、阳明腑实证的腑气壅滞等。综上所述，邪在气分的病机可概括为两类：一为邪热入里，正气奋起抗邪，邪正剧烈交争以致热炽津伤；一为里热侵犯某一脏器或部位而导致其气的功能失调，或气滞，或气阻，或气闭，或气逆程度不等的病变。

在气分证阶段，由于病邪种类不同，邪犯部位各异，所以在以上共同的病机变化基础上，还可表现出一些特有的病机。如在邪热亢盛时，必然耗伤阴液，但其阴伤的程度不同，而且可以分别影响到肺、胃、肠等不同的脏腑。另外，如感受的是湿热性病邪，则多数在早期以湿重于热为主，继则随着病邪逐渐深入而形成湿热并重之证，如进一步化热就会引起热重于湿之证。同时，由于湿热之邪有偏于上焦、中焦、下焦之分，所以其影响的脏腑各有不同：在上主要影响肺的气化功能；在中主要影响脾胃的运化功能；在下则主要影响膀胱的气化和肠道的运化功能。这就是所谓的水湿之邪在气分阶段的三焦辨证，应注意与下面要讨论的吴鞠通《温病条辨》中的三焦辨证名同而所指各异。

（3）营分证病机：营为血中之"气"，属心所主，行于脉中，且流行全身，以发挥其荣养脏腑器官的作用。温病邪入营分，往往是邪热动血或邪闭心包的前期阶段。因营血同行脉中，又均属心所主，所以营分证与血分证和心包证关系极为密切。温邪入营往往是热盛动血证和邪闭清窍心包证的前期阶段，其病机变化主要表现为：热邪劫灼营阴，扰乱心神，或外窜血络。其中热扰心神严重者极易内闭清窍而形成心包证；营热伤及血络者则可进一步广泛动血而形成血分证。

（4）血分证病机：血液运行于脉中，周流全身，是维持人体生命活动的重要物质基础，它统于心，藏于肝，而又与肾精同源，相互滋生。营为血之浅层，热邪入营不能及时清解，则往往可以进一步深入引起广泛动血而形成血分证，故热在血分实为营血俱病。其病机主要表现为：热毒炽盛迫血妄行和扰乱心神。前者则导致腔道广泛出血和斑疹密布，后者则引起神志严重错乱；同时由于血热炽盛动血耗血，还可进一步导致血脉瘀滞和阴血耗损的病机变化，其病情则更为复杂。由于精血同源，血分热邪稽留过久，极易耗伤下焦肝肾阴精，所以血分证后期阶段邪热虽然渐解，但常导致真阴欲竭和阴虚风动等病变的发生。

综上所述，"卫气营血"四个阶段的不同病机变化实际上主要是卫气营血的生理功能在温病病变状态下的异常反映，它体现了温病过程不同证候的内在本质，是温病过程卫气营血不同证候类型产生的基础，因此临床辨证只要掌握了"卫气营血"内在变化与外在表现之间的规律性联系，再结合病程阶段进行辨析，就不难在复杂的证候表现中揭示其内在的不同病机变化，从而为确定证候性质，制订治疗方法提供可靠依据。

3. 识别轻重传变

卫气营血理论作为温病辨证基础和指导原则在分析病机、区分证候基础上，还具有识别传变的作用。

温病过程所出现的卫气营血证候，体现了温病发展的不同阶段，在病机层次上相应的有着浅深之分，反映在病情上有着轻重之别，而病情的轻重与预后又有着密切关系。因此在运用卫气营血理论分析病机、区分证候的基础上，不仅能推断病情的轻重，而且有助于掌握其预后转归。一般来说，卫分证见于病之初期阶段，病位在表，邪热不甚，对机体损害尚不显著，故病情轻浅；气分证多见于卫分证之后，此际表邪内传入里，不仅病位渐深且邪势转盛，邪正剧烈交争，以功能障碍为主的病理变化亦渐显著，故病情较之卫分证明显加重；邪入营分，病位又深一层，此际邪势深入，对机体的病理损害更为严重，不仅营阴受损，抗邪能力下降，而且邪热可以扰及心神，出现以神志异常为主要表现的功能障碍，故病情较之气分证更为深重；血分证大多在营分证基础上进一步发展而成，不仅邪热较营分证更盛，而且病理损害亦更为广泛而严重，若不及时而有效地进行救治，每可造成严重后果，故其病情最为深重。

从上可见，卫气营血证候的轻重主要与病程阶段、病位浅深及邪正盛衰等因素有关。凡证候见于初期阶段，病位较浅，邪势尚不太甚或邪虽甚而正气未衰的，其病情偏轻。反之，证候见于中期、极期阶段，邪热深入，火毒灼伤脏腑，损害血脉，耗劫阴血的，其病情大多深重。所以临床判断病情轻重，除了根据临床表现以外，结合病程阶段，联系病位所在进行分析，亦是不可忽视的一个方面。

掌握卫气营血证候传变亦是温病临床诊断极为重要的一环。众所周知，温病具有发病急、发展快、变化多的特点，而证候的发展变化在本质上就是卫气营血病机的演变和转化，这种发展变化过程通常总称为传变。温病传变每因病种不同、病邪盛衰、正气强弱而有多种不同传变形式。概括起来说大体有以下几种。

（1）病邪由表入里，渐次内传：即初起邪在卫分，而后传入气分，进而深入营分、血分。这类传变见于新感温病，一般来说，病情发展较平稳。

（2）表邪内传，深陷于里：即卫分之邪入里后不经气分阶段而直接陷入营血分或内陷手足厥阴，这是一种病情骤然由轻转重的突变，病情较危笃，与由表入里渐次内传的形式有所不同。

（3）表邪入里，流连气分：即卫分之邪内传入里后，始终在气分留恋而不再深入营血，一般在气分即可解。这类传变多见于风热病邪或湿热病邪致病者。

（4）病发于里，里热外达：有些温病初起即病发于里而见里热证候，其里热或在气分或在营血分，其传变除里热进一步内陷外，也有由里向外透达的，其中气分里热可外透从皮毛而解，营分里热可转出气分而渐解。这种由里达外的传变大多是因正气较强能胜邪外出或由于治疗及时得当邪得外达的结果，它是病情由重转轻的标志。

（5）病发于里，里热不得外透而进一步深入内传：如发于气分的里热可进一步深入营分，发于营分的里热可进一步深入血分，甚或内闭心包，陷入肝经。这是温病过程中最为严重的一种传变，多因正不胜邪、邪热内陷所致。

上述不同传变形式的成因，一是由于感受病邪性质不同而决定了病变的发生发展规律不同，一是由于邪势轻重和体质强弱的差异导致了邪正的消长态势不同进而形成了不同的发展转归。尽管温病的传变形式有各种不同，但其总的传变趋势则是由表入里、由浅入深和由轻转重，这亦是温病发展的基本规律。临床只要掌握了卫气营血的病机和证候特点及四者之间的内在联系，辨证时以其为准则进行动态观察，就不难在复杂多变的证候中掌握其传变趋向，识别其浅深层次。当然，在临床上，卫气营血各阶段的划分不是绝对的，一方面在卫气营血之间存在着过渡的病证，另一方面又往往有卫气同病、卫营同病、气营同病、气血同病等复合性的证型。另外，在温邪传变过程中，也可不按卫气营血表里层次进行有序的传变。所以《分类王孟英医案》中提出："气血流通，经络贯串，邪之所凑，随时可传，其分其合，莫从界限，故临证者，宜审病机而施活变，弗执死法以困生人。"

4. 指导立法制方

辨证的目的首在正确认识病机本质，区分证候类型，其意义除可为识别传变、判断轻重提供依据外，更重要的是指导临床治疗，正确立法制方。前人在长期的临床实践中，通过反复验证，总结出了一套针对卫气营血不同证候的治法方药，由于其疗效确切，所以长期以来一直有效地指导临床实践。一般说，临床只要辨清卫气营血的证候类型，治疗采用相应方药就可取得预期效果。

温病学家叶天士针对"卫气营血"证候的不同病机特点，在治疗上提出了如下原则："在卫汗之可也，到气才可清气，入营犹可透热转气，如犀角、玄参、羚羊角等物，入血就恐耗血动血，直须凉血散血，如生地、丹皮、阿胶、赤芍等物。"兹根据这一原则精神对卫气营血证候的治法简述如下。

（1）卫分证治法：卫分证即通常所说的表证，见于温病初期，由于温邪袭表，卫气失宣，皮毛开合失司所致，故治疗应以解表透邪为基本大法。温病卫分表证病虽在肌表，但因病因系温热之邪为患，故解表只宜辛凉之剂，解表泻热，透邪外达，而忌予辛温发散之剂。该证病机虽属卫气失宣，皮毛开合失司，但其肌表皮毛闭塞程度远较风寒束表的表证为轻，所以解表透邪又只宜轻散宣透而切忌峻猛发汗之剂，以免助热伤津，导致病情恶化。至于叶氏所说"在卫汗之可也"，其含义乃是指疏通皮毛，透邪外达，并不以发汗为主要目的，即使发汗也只是微汗。根据叶氏治则精神，吴鞠通所创制的卫分证治疗主方银翘散，即充分体现了上述要求，它具有辛散而不过汗、凉解而不寒滞的特点，是一张辛凉解表的代表方剂，直到现在仍为临床所沿用。至于在临床上如何掌握发汗的程度，可以根据患者肌腠闭塞的情况而定：如肌腠闭塞较甚而无汗者，属表气郁闭，可增加发汗之力，甚至可以在方中加入辛温解表之品，如银翘散中用淡豆豉、荆芥，也可适当配合苏叶、防风等；如肌腠较疏松而有汗者，则不可过用发汗之品，其解表剂之用就不以汗出为目的。

（2）气分证治法：气分证为邪热入里、里热亢炽之证，故治疗当主用寒凉之剂清泻邪热。里热得清，津液得存，则可中止病情发展，不致产生营血之变。由于清气泄热之品性味大寒，故表热未解、里热未盛者不宜早用。叶氏所提出的"到气才可清气"，即针对这一要求而言。

热炽气分，虽属邪热入里，但此际邪正剧烈交争，里热亢炽，外蒸上炎而形成表里俱热的局面，所以清热须以大寒之剂大清气热。为了"达热出表"，使里热外透而解，故又宜予辛寒之剂。《伤寒论》之白虎汤为该证治疗的代表方剂，因其在方药组合上具有"清中兼透，透而不散"作用特点，用于该证正切合里热蒸腾于外的病机态势，故为清代温病学家列为治疗气分证的主方。但须指出，气分证由于范围广泛，类型较多，具体病机不尽一致，所以清气法方药的具体用法及配伍亦同中有异。例如，热伏气分，郁而不达之证，治疗上就非辛寒清热之剂所宜，而须投以苦寒清热之剂，方可收到清里热郁火之效。

（3）营分证治法：营分证可由气分证传变而来，热在气分不能及时清解，每易内传入营，也可为里热内伏于营分所致，则属于伏气温病之类。营为血中之气，内通于心，运行脉中，且流行全身，以发挥其营养脏腑器官的作用。一旦热邪入营，不仅营阴受损而且扰乱心神，窜及血络，所以在治疗上以清热为大法，但在方药组合上则着重凉营养阴，适当佐以既能清热又具轻透作用的药物，以使入营之邪能透出气分而解。因为在病机层次上营分证浅于血分证，故邪热入营而未出现广泛动血者，就有可能透出气分而解，叶天士说"入营犹可透热转气"，其意义即在于此。吴鞠通所创制的清营汤功能凉营养阴，清心泻热，并具有"凉中有透，清中有滋"的作用，完全切合营分证的病机特点和"透热转气"之旨，故一直作为营分证的治疗主方。

（4）血分证治法："入血直须凉血散血"，叶氏提出的这一治则，至今仍有效地指导着临床实践。温病邪入血分病势深重，血热炽盛，不仅营血耗损，扰乱心神，而且伤络动血，造成广泛出血，进而导致热瘀相搏，甚或内闭外脱的严重病变。"凉血散血"即针对这一病机而设，其作用主要在于凉血解毒、活血化瘀。血热得清，瘀血得散则可收止血防脱之效，犀角地黄汤为该证治疗的代表方剂。特别应强调的是，对于血分有热而出血之病证，其治法并不着眼于止血，而应重视"散血"法的运用。这一方面是因为治疗血热所用的药物，性质多寒凝，用之不当，有留瘀之弊，而配合散血之品就可以减少其不良反应；另一方面是在血热亢盛之时，由于血热动血、邪热煎熬等原因，每伴有瘀血产生，形成"热瘀"，此时配合散血之品就显得十分必要。这一治则，对于各种血热及瘀热之证的治疗都有重要的指导意义。

综上所述，卫气营血作为温病辨证的理论原则，其意义主要是通过证候表现探求内在病机变化，进而在分析病机的基础上区别证候类型，并从证候表现和病机变化的联系上推断其轻重传变，最终为确定治疗、预测转归提供依据。这个过程就是辨证施治的过程。

三、卫气营血理论的运用规律

1. 卫分证

卫分证是温病初起常见的一种证候类型，由于温邪侵入人体，导致卫气功能失常所致。因其证候比较典型，病机亦不复杂，所以一般情况下不难识别。主要在于掌握好以下几个环节。

（1）要掌握卫分证的临床特点：众所周知，温病卫分证是因温热之邪袭表所致，证属表热性质，所以临床除具有发热、恶寒、脉浮、苔薄白等一般邪在卫表的表证见症外，并表现出发热重恶寒轻、口微渴、舌边尖红、脉浮数等热象偏重的症象，这是确定表热性质，从而与风寒外感所致表寒证作出区别的依据所在。此外，注意该证候的出现阶段和病势分析亦是掌握临床特点的一个方面。以阶段而言，卫分证出现于某些温病的初期阶段，一般病程较短，持续时间不长。就病势而论，卫分证病势偏于上焦、体表，病情大多单纯，病势亦较轻浅。

（2）根据上述临床特点，在识得卫分证基础上，还须根据"辨证求因"的思路，进一步审察形成卫分证的具体病因，藉以区分卫分证的不同类型。

一般说，温病卫分证较常见的是由于风热病邪侵袭肺卫所致，故多见于风温初起阶段。秋令燥热病邪侵袭肺卫也是形成卫分表热证的一个重要原因，其特点除具有风热卫分证的临床表现外，并可伴有口鼻唇咽等清窍干燥见症。它主要见于秋燥中温燥的初起阶段。此外，湿热病邪入侵人体除以脾胃为病变重心外，亦常伴有邪着肌腠的卫表见症，从而形成内外合邪、卫气同病的独特类型。其表证虽亦具发热恶寒的特点，但具体表现则与一般温热之邪侵袭肺卫的表热见症有所不同，如其发热大多表现为身热不扬，头昏身重，苔白腻而舌质正常。

此外，还必伴有胸闷脘痞等湿阻中焦气机的特有见症。又如暑邪侵袭人体，一般虽多先发于气分，但亦有因兼感寒邪束于肌腠而伴见表证的。但这种卫表见症既非单独存在，亦不同于温邪在表的见症，临床一般不难区别。由此可见，在掌握卫分证主症的基础上，进一步辨察其特异表现及伴随见症，便可正确地探求病因、区分类型。

（3）在辨明卫分证基本证候及其常见类型的基础上，还要进一步审察其病变的病位重心所在，以期达到辨证与辨病相结合的目的。

从现代医学认识分析，各种急性传染病和急性感染性疾病在发病初起一般都具有邪在卫表的卫分见症，故卫分证是多种急性传染病和急性感染性疾病早期的共有证候，而这些证候往往又缺乏很明显的特异性。但不同的病种毕竟由于病因病理的不同、病位的差异，仍然可以发现各自所具有的独特表现，只是在卫分阶段由于病程较短，而经常不能与卫分证的一些基本见症同时显露出来。因此，辨察时就必须有意识地注意诊查能体现不同病种病位所在的独特征象。如皮疹、项强呕吐、咽喉溃烂白腐、头面肿胀、嗜睡、咳喘胸痛、腹胀下利等症，在辨别病种及其病位方面均具有独特意义。辨察时应早期发现，以期达到辨证与早期辨病相结合的目的。

2. 气分证

气分证是温病过程中由于邪热入里后影响气的功能活动所导致的一个常见证候类型。它是温病发展过程中的一个关键性阶段，不仅持续时间长，病情复杂多变，而且常是病情好转或恶化的转折关头。因此，临床重视气分证的辨别，是提高整个温病治疗效果的一个重要环节。近年来对温病的治疗，医学界有人提出"把好气分关"，即是根据诊治热病的实际体会而总结出来的，颇具临床指导意义。针对气分证的病变特点，结合临床诊治经验，正确辨别气分证的关键在于掌握以下几点。

（1）分清气分里热外蒸、内郁的不同态势：气分证以邪热郁蒸于里，症见发热、口渴、苔黄等为基本特点，但其病变态势则有"外蒸"、"内郁"的不同，临床表现相应有异。一般说，里热蒸腾于外的表现为体表壮热、面赤大汗、脉象洪数有力等，通常称其为表里俱热证。热郁于里的，虽体表热象不及前者壮盛，但心烦、口苦、溲赤等热邪内郁的证候则比较突出，一般多称其为气分郁热证或气分伏热证。辨清气分里热的不同态势，是决定治疗使用辛寒以泻热外达，还是使用苦寒以直清里热两种不同治法的前提，同时也是把握证候传变趋向的依据。

（2）辨明病位所在进而区别具体证型：气分证虽以热邪在里为基本病机变化，但其病变范围则甚为广泛，病位可涉及人体上、中、下三焦脏器。热邪入里后，由于主要病变部位的不同，而可产生不同类型的气分证候。常见的如热壅肺气、热郁胸膈、热郁少阳、热盛阳明及湿热困脾等证，这些病邪在里的证候，虽均属气分证范围，但因其病位不同，病机、证候有异，故具体治法亦有区别。临床在辨清气分证病位的基础上，进一步区分其具体证候类型，是卫气营血辨证进一步深化的体现，是使辨证治疗更加具体的需要。辨别气分证的不同类型，除了掌握它们的共同特点亦即气分证的基本特征外，还必须掌握能反映各种不同证候类型的病位所在和病机特点的特有症状和体征，如热壅肺气所见的咳嗽、气喘等肺经症状，热结阳明所见的腹满、便秘的肠腑症状。掌握了这些不同的证候特点的诊断意义，辨证时就能正确分析证候的异同。

（3）进行动态观察，把握传变趋向：气分证是温病过程中邪正处于剧烈交争的一个阶段，是病情恶化或好转的转折关头，此际证候虽有典型表现，但却易于变幻。因此辨证时不仅要根据其当时表现辨明其证候性质，而且要注意审视证候的动态变化，特别要辨察有无邪热内传的征象出现，如邪热传营的斑疹隐隐、心烦不宁、舌色转深等；热盛动风的惊搐，手足震颤，两目直视等。与此同时，还要注意诊察有无正气欲脱的征兆，如骤然发生的身热陡降，肢冷汗出，面色苍白，脉象细数等。根据临床证候表现的动态变化进行辨证分析，不仅是判断证候传变、进行随证施治的需要，而且是掌握疾病转归预后，在治疗上探索有效措施以截断证候传变的依据，因此是临床诊断过程中不可忽视的重要一环。

（4）辨察有无痰湿兼夹：气分证虽以热盛伤津为基本特点，但在病程中亦可因气机被郁，津液不布，产生夹痰兼湿的情况，或者因感受湿热病邪而气分之邪的性质表现为湿热并存。痰浊湿热性质都属阴邪，与阳热之邪相兼夹，病情颇为复杂，临床治疗必须充分考虑，给予必要的兼顾。否则邪热每多留恋难解，易致病情迁延难愈。辨察是否兼夹痰湿，除了从发病之初辨别病邪的性质外，还要注意在病变过程中胸脘有无异常感觉及舌苔表现等辨证的依据。如在气分证的基础上伴见身重脘痞、胸闷、咯痰、呕逆、舌苔黏腻等症，则为邪热兼夹痰湿之象。但其中又有偏痰偏湿的不同，临床还须根据具体表现加以区别。

3. 营分证

营分证是热邪深入营分劫灼营阴、干扰心神甚或窜及血络所产生的一种证候类型。该证大多由卫分、气分传变而来，为病情转重的标志，或为伏气温病初起发于营分者，病势也较危急。因此，及早辨识营分证候并及时进行治疗，对防止邪热进一步内传导致病情发展恶化具有十分重要的意义。辨析营分证的关键在于以下几方面。

（1）正确掌握热在营分的基本特征：掌握了营分证的基本上特征，可以在辨证时根据这些特征及早发现邪热入营的病机传变，从而为治疗的及时"透热转气"提供依据。温邪传入营分，其早期见症多以神志和舌象变化为主。如在气分证阶段，出现心烦不宁、间有谵语、舌渐红绛或斑疹隐隐等症，即为邪热深入营分的征象。而在温病发病之初就见舌绛、斑疹隐隐、神识障碍等症状，就应考虑到病发于营分之证。对该证的治疗，即应及时采取有效措施，以冀营分之邪透出气分而解。

（2）重视辨察神志的异常变化："营气通于心"，邪热入营，易侵扰心神，故营分证均有神志方面的异常变化，只是因邪势的强弱不同、影响心包的程度各异而有着轻重之异。一般来说，邪热乍入营分时，由于邪势尚不太盛，神志见症较轻，大多表现为心烦不宁，"夜甚无寐"；此后随着营分之热转盛，心神被扰程度加剧，则神志见症亦相应加重，多表现为躁扰不宁、时有谵语等。若营热炽盛内陷心包，则可进而出现神昏谵语甚或昏愦不语的严重见症。因此，辨别神志见症的具体表现及其程度轻重，是确认营分证候、判断其轻重转归的重要依据。

（3）注意审视证候的兼夹及患者体质差异：邪入营分虽有其独特的病机变化和症候表现，但在证候传变过程中每常出现营热已炽而卫分、气分之邪未净的情况，即通常所说的"卫营同病"和"气营两燔"。这在治疗上就与单纯营分证有所不同，必须根据具体证情采用泄卫透营和气营两清之法。因此临床辨证在识得营分证的基础上，还须进一步辨察有无卫分或气分邪热未解或解而未净的征象，其中舌苔表现是一个重要依据。如邪热入营后，舌色虽呈红绛但舌面有黄白苔未退者，即为气分或卫分之邪未解之征。同时，营分证也有兼夹痰湿秽浊之邪者，表现为绛舌之上有黏腻浊苔。

此外，注意患者的体质差异，并分析其对证候发展变化的影响，亦是辨析营分证应予重视的一个环节。如小儿患者脏腑娇嫩，气血未充。邪热入营劫灼营阴后，极易产生闭窍动风之变。年老体弱患者，邪入营分后不仅易于进一步内陷深入，而且极易导致内闭外脱之变；产妇血室空虚，一旦邪热入营，极易内陷而成热入血室之证；"平素心虚有痰"者，热入营分后，极易内闭胞络；素有"瘀伤宿血"者，热邪传营后极易形成瘀热互结之证。凡此种种，皆因患者体质差异而变化不一。临床辨证掌握了这种特点，治疗上就能采取相应的措施而防其演变。

从上可见，营分证是温病发展过程中的一个关键性阶段，此际诊治得当，可阻断病情的进一步发展。否则，可因深入血分、内陷手足厥阴、正气外脱等原因而病情恶化，造成严重后果。因此，临床正确辨析营分证对提高诊治水平具有十分重要的意义。

4. 血分证

血分证是因邪热深入血分，导致血液运行失常而形成的一种证候，是温病发展过程中病情最为深重的一个阶段。因此，辨证的正确与否，直接关系到临床治疗效果，从而影响整个疾病的预后转归。根据血分证的变化特点，抓住以下几个环节是正确辨证的前提。

（1）辨出血部位：出血见症是血分证的主要特点，由于热盛动血所引起。除了可表现为全身广泛出血外，还往往因病种不同，病位重心有异，伤络动血的部位有别而出现不同部位的出血见症。如风温、暑温、秋燥等病过程中可因热伤肺络而出现咯血、衄血，湿温病过程中由于湿热化燥灼伤肠络而产生大便下血等。辨证时分清出血部位，不仅有助于明确病位所在，区分病证类型，而且对于治疗上加强制方用药的针对性以提高疗效也有着重要意义。

（2）察神志变化：血属心所主，血热炽盛，心神必受侵扰，故邪入血分后多有神志方面的异常变化。因此，辨证时注意审察神志异常变化的轻重程度及其表现差异，对于判断邪热的轻重、病机的浅深有着重要意义。一般说，血热较轻者多表现为躁扰不宁，甚或偶有谵语；热毒炽盛者可为昏狂谵妄；若血热致瘀，瘀热扰乱心神则可见如狂发狂的狂乱之象；营血热邪内陷心包，灼液为痰堵闭清窍，则可见神昏谵语或昏愦不语，而躁狂之象则不及前者为甚。

（3）析血脉瘀滞程度：血分证在热盛动血过程中，每常产生血脉瘀滞甚或瘀热搏结的病机变化。临床上常因这一病机的存在而引起各种"动血"的症状，同时可影响心神，严重者可导致血瘀气脱之变。因此，辨证时不仅要着眼于热盛动血症状的辨析，而且还要注意审察血瘀表现并分析其轻重程度，其中舌象变化、斑疹色泽、血液颜色及神志、脉象等变化是辨证主要着眼点。辨证时及时发现血瘀变化，对判断病情轻重转归，治疗及时配合应用活血化瘀之法以阻断病情发展具有十分重要的意义。

（4）察正气盛衰状况：血分证在病变过程中可因出血太多或血瘀严重，致气失依附而产生气随血脱的严重病机变化。临床及时发现正气欲脱征兆，是血分证辨治过程中极为重要的一环，它直接关系到整个疾病的预后转归。辨察的着眼点主要是审视发热，出汗，面色，神情，气息，脉象等表现及其动态变化。如在病程中发现患者面色苍白，神情委靡，四肢不温，脉象微细欲绝等征象，则为正气欲脱或外脱之兆，临床应予高度重视。此际如能识证准确、治疗措施及时有力，则有可能阻断病情的进一步发展恶化，否则可造成严重后果。

从上可见，卫气营血四类病机不同，表现各异，治疗有别。临床辨证正确区分其四大类型是施行有效治疗的前提。四者辨别要点从总的方面来说，一般不外如下几方面：第一是掌握各自的证候特点，第二是区分病程阶段，第三是审察动态变化，第四是注意类证鉴别，第五是辨别证候兼夹。这也就是辨别卫气营血证候的基本规律。

四、卫气营血理论的近代研究概况

卫气营血理论自清代创立之后，很快便为广大医家所接受，并在温病临床上广泛运用，成为急性外感热病辨证施治的主要指导原则。并在实践中得到了进一步的充实和完善。新中国成立后，随着对中医学传统理论研究的开展，卫气营血辨治体系理论的研究也得到广泛重视，医学界对其进行了多层次、多途径、多面的深入研究。从文献整理、临床运用及实验研究等方面进行了深入研讨，得了不少规律性认识，进一步提高了卫气营血的理论价值和实践意义。

第二节　三焦证治理论

温病三焦证治学说是阐发温病病位病机，进而作为辨证论治依据的一种理论概括，它与卫气营血学说在内容上互相渗透、相辅相成地组成了温病辨证论治的完整体系，因此在辨证治疗上具有重要的指导意义。

一、三焦证治理论的临床意义

"三焦"证治理论的临床意义与卫气营血理论基本相同，主要是指导温病的辨证论治。但从具体内容看，较之"卫气营血"理论更具有病位明确、病机具体、证候典型等特点。兹简述如下。

1. 确定病位，阐明病机

"三焦"辨证的内涵，实际上就是温病过程人体上、中、下三部所属脏腑病机及其表现的综合概括。所以"三焦"范围内每一脏器的病变，病位均很明确，病机亦较具体，并具有相应的临床表现，临床辨证只要掌握了三焦所属不同脏腑病变的独特表现，就不难辨识其病位所在，进而分析其病变机理，为进一步明确区分证候类型，指导治疗奠定基础。

具体来说，上焦病变以手太阴肺和手厥阴心包为病位所在。肺居胸中，上通鼻窍，外合皮毛，主一身之表，故邪从外受多先犯于肺而病在手太阴，正如吴鞠通说："凡病温者，始于上焦，在手太阴"，"肺主气属卫"，职司呼吸而主皮毛开合。故邪袭肺卫，病机以肺气失宣，皮毛开合失司为主要变化，从而出现发热恶寒、咳嗽等肺卫失宣见症。手厥阴心包亦居胸中，为心之外衣。故有医家认为"心为一身之大主而不受邪，受邪则神去而死矣。故凡邪之入心者，皆心包受之"。邪热一旦内闭心包，或邪热炼液为痰而形成痰热堵闭清窍，或热与瘀血相搏，堵塞心孔，导致机窍蒙闭，神明出入受堵，从而形成以神昏谵语为主要特点的严重病变。上述病变均属上焦范围，但具体病位不同，病机各异，轻重有别。手太阴肺的病变中邪犯肺卫的病证与"卫气营血"的卫分证基本相同，主要是指温病初期阶段，病情较轻；手太阴肺的病变中肺热亢盛者，属于"卫气营血"气分证，为温病里热已盛者。而手厥阴心包证虽属上焦范围，但病情严重，常是温病过程一种骤然发生的严重变证。

中焦病变主要是指温病过程邪在阳明胃肠和足太阴脾的证候。阳明胃肠性属燥土，邪传中焦从燥而化，则病归阳明而成大热大实之证。其中无形邪热亢炽者称为阳明经证，即足阳明胃之病；有形热邪搏结于肠道者称为阳明腑证，即手阳明大肠经之病。阳明经证虽以胃热津伤为病变重心，但病机变化实是全身性病变的反映，即表现为邪热入里，全身正气奋起抗邪，正邪剧争，阳热炽盛，燔灼内外，从而形成表里俱热的证候。阳明腑证病位以肠腑为重心，病机表现为热传肠腑，与燥屎相结，致肠腑气机壅滞，传导失司，从而形成腑实燥结之证。从上可见，"二焦"辨证之中焦阳明病证与《伤寒论》"六经"辨证的阳明病症状相同，病机一致，反映了两者在学术上的一脉相承关系。足太阴脾位居中焦，与胃相为表里，为湿土之脏，故湿热病邪侵犯机体，病变多以其为重心，从而形成湿热困脾之证，此与阳明病在性质上有燥湿之分。湿为阴邪，其性重浊黏滞，与热结合，困阻中焦，其病机则表现为湿中蕴热，湿郁热蒸，进而导致脾运失常、气机阻滞或清阳之气被遏等变化。这与《伤寒论》"六经"辨证之太阴病证属虚寒者性质截然不同。从上可见，脾胃虽同居中焦，相为表里，但生理特性有湿燥之异，故病机变化有燥热和湿热的不同。

下焦病变主要指温病后期，肝肾阴精受损的病变。肾为水脏，藏阴精而寓元阳。温为阳邪，易伤阴液，故在温病后期邪传下焦，肾阴最易损耗。肾阴受损，则目不潜藏，脏腑器官失却濡养，从而表现出阴不制阳，虚热内炽，精不养神，全身虚衰，以及器官黏膜干燥的病机变化。由此可见，温病过程中足少阴肾的病变，主要以虚损为主，邪热不甚，即前人所谓之"虚多邪少"。因其虚在阴精且以阴不制阳为主要变化，故在证候上每以阴伤虚热为主要特点，这与内伤杂病之阴精亏虚证病机以虚损为主要表现者有所不同。肝虽居于胁下，但因其在生理和病理上与位居下焦的肾有着内在联系，故吴鞠通创建的"三焦"辨证将其归属于下焦。在生理上肝为风木之脏，赖肾水以滋养，即所谓"乙癸同源"。所以在病理上，肾阴亏损可导致"水不涵木"，肝失阴精滋养而形成肝风内动的病理变化。由此可见，下焦肾阴亏损是形成虚风内动的病理基础，而虚风内动则是肾阴亏损发展的结果，两者紧密相关，不可分割。故临床常把下焦病变统称为肝肾阴伤。由于这种动风缘于阴虚，故称为"虚风"，它与热邪炽盛引起的肝风内动属"实风"者性质不同。

2. 区分证候类型

临床辨证根据"三焦"各所属脏腑的独特表现，辨明了病位病机，便可从本质上区别其证候类型，分清其证候性质，这亦是辨证中的一个重要环节。三焦脏腑的不同生理特点和在温邪作用下各自形成的病机变化，是温病过程中各个阶段产生不同证候的基础，而临床上的不同证候表现正是区别不同证候类型的客观依据，因为临床证候的各种情况多能典型地反映出不同脏器的病变。临床辨证通过对证候表现的综合分析，便可以在明确病位病机的基础上区分证候类型，从而为制订正确的治法方药和判断病变的发展转归提供依据。兹将"三焦"所属脏腑的证候表现简介如下。

（1）上焦病证

1）手太阴肺卫证：以发热、微恶寒、咳嗽为主要表现，伴见有汗不多，口微渴，苔薄白，舌边尖红，脉浮数等。这与"卫气营血"辨证的卫分证基本相同，故临床亦称肺卫证。

2）手太阴肺热证：以身热、咳嗽、气急为主要表现，伴见口渴，胸痛，略黄痰，苔黄，脉数等。其中肺热壅盛者可见喘急。肺经火热炽盛者可见咯铁锈色痰。该证可从上证发展而来，即表证虽解，而肺热却加重。

3）手太阴湿热证：以恶寒发热、胸闷咳嗽、苔白腻为主要表现，伴见身热不扬，咽痛，脉濡缓等。该证可见于湿热或暑湿之邪犯肺之早期。

4）手厥阴心包证：以神昏谵语或昏愦不语为证候特点，同时伴见灼热，肢厥，舌质红绛等症。该证可从肺卫表证直接变化而来，即所谓"逆传心包"，也可发生于气分证、营分证和血分证中。陷于心包的病邪以热邪为主，但也往往因邪热炼液为痰，而呈痰热闭阻心包，症见神昏谵语而喉间痰壅，舌绛苔腻。也有因邪热煎熬血液而成瘀，形成瘀热闭阻心包之证，症见神昏或谵狂，唇黑爪青，舌质紫晦。该证如进一步阴液耗伤，不能敛纳阳气，阳气就可外脱，形成内闭外脱之证，表现为昏愦不语，肢体厥冷，面色灰白无华，大汗淋漓，脉散大或细微，舌质淡。

5）湿热蒙蔽心包证：在湿热性温病过程中，因湿热之邪酿痰，可蒙蔽心包，以神志昏蒙、时清时昧、苔垢腻为主要表现，同时可伴有身热不扬，胸脘痞闷，其中湿偏重者，苔白腻，而热较盛者，苔多黄腻。

6）肺化源欲绝证：当温病病变严重时，可导致肺之化源欲绝，因而肺不主气，生气之源衰竭，清气难入，浊气难出，脏腑、四肢、百骸失养，从而危及生命。以出现喘促，鼻煽，汗出如涌，脉象散乱为主要表现，可伴见咳唾粉红血水，面色反黑，烦躁欲绝等症。

在以上各种上焦病证中，邪在肺者，一般病情较轻，多见于温病之初，但其中肺之化源欲绝者，却多见于病之极期，为危重之证。而病在心者，病情一般较重，特别是邪陷心包者，而发生内闭外脱者，如救治不及，极易引起死亡。

（2）中焦病证

1）阳明热盛证：足阳明胃经证候属无形邪热亢炽，以壮热、大汗、烦渴、脉象洪大而数、苔黄为主要表现。其邪热表现为无形散漫之势，而且浮盛内外。该证因邪热亢盛，极易损伤津液、耗伤元气，所以往往可伴有津气受伤之象，如背微恶寒、倦怠、脉芤等。如属湿热之邪内炽阳明，则除了有阳明热盛外，还可有湿困太阴脾的表现，如胸痞、苔稍腻等。

2）阳明热结证：手阳明大肠证候属有形实邪结聚，以潮热、便秘、腹满、苔黄厚焦燥、脉沉实有力等为主要表现。由于胃肠邪热可上扰心神，所以可伴见谵语，如肠中邪热迫津液从燥结旁流，则可出现热结旁流而下利恶臭稀水。该证因热结于肠道，极易耗伤津液、元气，所以可引起伴见津液不足而症见口唇干裂、舌苔灰黑燥裂，或伴见气液两伤而症见倦怠乏力、脉沉无力等症。

3）足太阴脾病证：以身热不扬、身重脘痞、便溏、苔白腻等湿郁热蒸见症为主要表现。该症为热性温病较为常见的病证，但由于湿与热之偏重不同，其中又有湿重于热、湿热并重、热重于湿之区别，具体内容可参湿温等有关章节。该证多伴见汗出，或汗出热衰，继而复热，或热势不为汗衰，恶心呕吐等症状。其中湿偏重者，脉多濡缓，苔白腻；热偏重者，脉多濡数，苔黄腻。

4）湿热积滞阻肠：以身热、脘腹胀满疼痛、大便溏垢不爽、苔腻浊为主要表现。该证多见于湿热性温病，如湿温、伏暑之中，其大便或如败酱，或如藕泥，虽能解而不爽，或胶闭不通，同时可伴见烦躁、汗出不解、苔多黄腻或黄浊、脉濡数等症。

5）热郁胆腑证：以身热、口苦而渴、心烦、溺短赤、舌红苔黄为主要表现。该证多见于伏寒化温之春温病初起，因内郁之邪热发于少阳所致。可伴有干呕、胸胁满闷不舒、脉弦数等症。

（3）下焦病证

1）足少阴肾病证：以低热颧红、手足心热甚于手足背、口干咽燥、神倦或心烦不安、舌绛而干、脉象虚细为主要表现。该证多从中焦病证发展而来，即吴鞠通在《温病条辨》中所说："温邪久羁中焦，阳明阳土，未有不克少阴癸水者。"当然，也有是从营血分发展而来，邪热虽衰，而营阴血液大伤，累及肾精，导致真阴耗伤。另外还可伴见消瘦无力、神疲萎顿等见症。

2）足厥阴肝病证：以手指蠕动甚或瘈疭、肢厥、舌绛不鲜等为主要表现。该证是发生在上证的基础之上，由于肝为风木之脏，赖肾水滋养，如肾阴大虚，肝失涵养，筋失濡润，筋脉必致拘急，因而虚风内动。该证还可伴见神倦心悸、五心烦热、耳聋、心中憺憺大动等症。

综上可见，三焦所属脏腑病证由于其病机不同，临床均可有特定的证候表现，这是临床辨别三焦证候的主要依据。

3. 区分阶段识别传变

上、中、下三焦所属脏腑的病变，不仅病位不同，证候有别，而且病程中出现的时间亦有先后，从而体现了温病发展过程的不同阶段。掌握了三焦证候出现的先后规律，辨证时就能正确识别温病发展的病程阶段，这对于分析病情轻重和发展趋向有着重要的意义。

肺居上焦，上通口鼻外合皮毛，新感外邪多先犯于肺，正如叶天士所说"温邪上受，首先犯肺"。所以温病初期阶段，大多以手太阴肺的证候为主要表现。手厥阴心包虽居上焦，但其病变深重，初期虽可见到，但属于病情暴发的一种特殊类型，而非温病初期的典型表现。所以手厥阴心包证的出现多在温病中期病势极盛阶段。中焦阳明病变多从上焦手太阴病证传变而来，故其病程大多为初期之后的中期阶段，此时正邪剧烈交争，病势极盛。足太阴脾的病证虽属中焦，但因其性质属湿热困阻，而湿热病邪入侵人体后，多直趋中焦而以脾为病变中心。所以足太阴病证在湿热病初期即可见到，在病的中期阶段留恋过程尤长。下焦足少阴肾的病变，多因中焦阳明燥热久羁、灼伤下焦肾水所致，故其病程多为温病后期阶段，此际邪热虽然不盛，但阴精虚损严重，故有称其为衰竭期的。足厥阴肝的病变是在肾阴亏损基础上由于"水不涵木"而导致，自亦属后期衰竭阶段。上述三焦脏腑病变的病程阶段，只是就温病的一般发展过程而言，临床上亦常有因病种不同，发病规律有异而出现特殊情况的。如阳明病证在一般温病主要见于中期阶段，而在暑温病发病初期即可见到。叶天士说"夏暑发自阳明"，即反映了这一特点。

"三焦"病证"始上焦，终下焦"的发展演变，反映了温病过程中证候传变的基本规律。温病证候传变的趋势不外由表入里、由浅入深、由实致虚。体现在三焦传变方面，主要有两种形式：一种称为"顺传"，即病情按一般规律发展，由上焦至中焦再传入下焦，渐次内传；一种称为"逆传"，是指病变过程的一种暴发性突变。表现为上焦肺经之邪，不按一般规律向下"顺传"至中焦阳明而直接内陷心包。由于这种病情骤变有别于一般"顺传"过程，而且病情较重，预后较差，所以称其为"逆传"。温病发展过程之所以有"顺传"和"逆传"之分，主要与病邪的性质或感邪的轻重及机体的正气强弱等因素密切相关。所以不同的病种由于所感病邪差异，可出现不同的传变情况；即使同一病种也可因病邪的轻重和体质的差异而表现出不同的传变过程。掌握三焦传变，除了把握"顺传"与"逆传"的基本规律外，还要了解不同病种的传变特点，这样在辨证时就可正确识别"三焦"病证的传变。掌握了三焦的传变特点，对于把握温病的发展转归，并及时采取有效的治疗措施，阻断病情发展，争取早期治愈有着十分重要的意义。虽然吴鞠通在总结三焦传变规律时，提出了"始上焦，终下焦"之说，然而，由于温病的种类甚多，其中有的温病发生并不一定始于上焦，如伏气温病往往可始于中焦、少阳，甚至始于营血分。另外，有的温病在后期也不一定都出现下焦病变，如风温、秋燥等在后期以肺胃阴伤者为多，未必会出现下焦肝肾阴虚之证。所以吴氏所提出的三焦传变规律只能看作是温病中较为常见的一种传变形式，不能机械地对待。

4. 指导治疗立法制方

三焦辨证的临床意义除了区分证候类型，识别阶段和传变外，更重要的是指导临床治疗，也就是临床运用"三焦"辨证理论，在辨清了三焦所属脏腑证候类型的基础上，就可为治疗的立法处方提供依据，这是辨证论治原则具体运用的体现。吴鞠通通过长期的临床实践，在掌握了三焦病变规律的基础上，针对其病机和证候特点，提出了"三焦"病证治疗的指导原则，并总结出了一套行之有效的具体治法和方药。吴鞠通在《温病条辨》中对"三焦"病证治疗提出的基本原则是"治上焦如羽（非轻不举），治中焦如衡（非平不安），治下焦如权（非重不沉）"。这是根据"三焦"不同病证的病机特点而确立的治疗大法。因上焦手太阴肺的病证，其中有属于邪在卫表者，病势在上在外，故治疗宜取质轻性浮散之品以透邪外达。所谓"治上焦如羽"即是形容其用药须如羽毛之轻，否则用药质地过重，药过病所，便难以收到轻透的效果。同时，邪在上焦心包，闭塞清窍，所用之品亦宜清轻灵巧，芳香透络，亦有"如羽"之意。中焦阳明病证，病位深入，治非轻透之品所能胜任，但病又未及下焦，用药又不宜重浊厚味和重镇之品，而宜取不轻不重切合中焦病机的持平之品，所谓"治中焦如衡"即是要用药平其亢盛之邪，犹如杆秤称物之平衡。下焦病证病位深入，病机属真阴欲竭而阳不潜藏，故治疗宜取味厚质重之品，特别是介石之类，以填补阴精潜阳息风。"如权"是形容用药应如秤砣之重坠潜沉，以能进入下焦肝肾。

根据上述治则精神，三焦各脏腑病证治疗的具体方法是：上焦手太阴肺卫病证治宜辛开轻透，凉散表邪，肺热亢盛病证治宜清泻肺热；手厥阴心包病证则宜清心泻热、开闭通窍；中焦阳明病经证治宜清热保津,腑证则须通下泻热;下焦足少阴肾病证治宜滋肾养阴,而足厥阴肝病证则治宜滋阴息风。

综上所述,三焦辨证的临床意义概括起来说,就是提示病位、揭示病机,进而区分证候类型、识别阶段与传变,最后为治疗的立法制方提供依据。

二、"三焦"证治理论的运用规律

临床运用"三焦"辨治理论,除了根据不同脏腑病变的证候特点并结合病程阶段以辨明其证候类型外,在具体证候的辨析过程中还须注意如下一些环节:如类证的鉴别、兼证变证的分析,以及动态变化的观察等。兹分别简述如下。

1. 辨上焦病证

上焦病证是指位于上焦胸膈部位肺和心(包)的病变。

(1)手太阴肺病证:上焦手太阴肺的病变主要是指温病初起邪从上受,侵袭于肺而致肺卫失宣的表热证候。热邪入里,壅阻于肺而致肺气郁闭的肺热证亦属其范围。前者与卫分证基本相同,后者属于气分证中的一个类型。所在病机层次上虽有表里浅深之分,但其病位皆以肺为主,故均属手太阴肺的病变。

辨别肺经证候一般不难,主要根据其典型的临床表现及病程阶段进行辨析。经验证明,辨证过程掌握好如下几个环节是正确辨证的前提。

1)明主证,别表里:邪在手太阴肺的病变,在病机上就肺本身而言,主要表现为肺气的宣肃功能失常,从而产生咳嗽、气喘、咯痰等症状。这些肺经特有的见症,是辨别邪在手太阴肺的主要依据。在明确了病位的基础上,再通过全面症状的综合分析,便可进一步区别其表里浅深。如前所述,手太阴肺的病变在病机上有着表里浅深之分,临床表现虽均有肺经见症,但其轻重程度悬殊很大,同时伴随的全身症状亦有显著差异。临床根据咳喘的微甚、痰的多少、热势高低、是否恶寒、口渴程度及舌苔、脉象等表现,并结合病程阶段进行辨析,一般不难得出正确结论。

2)辨寒热,定属性:邪在上焦手太阴肺的肺卫证候,是外感病初起较常见的一种证候类型,它不仅可见于外感温病的初期阶段,而且也可见于风寒外感初起,因此在成因上,除温邪上受而引起外,亦可因风寒而致。前者性质属热,后者性质属寒。临床辨证时,排除风寒外感是确诊温热性质肺卫证候的前提。辨别要点在于掌握温邪犯肺热象偏重的特征,其肺卫证候表现为发热较重恶寒较轻,口中作渴、苔薄白而舌边尖红,脉浮而数等。一般不难与风寒外感作出区别。

3)审兼证,察变证:温邪侵袭肺卫,病情大多单纯,程度亦较轻浅。但如兼夹其他病变,则可使病情复杂而影响病程发展和治疗效果。实践中观察到的温邪袭肺病变的兼证,有兼夹其他病邪和兼内伤虚损的不同。常见的如兼湿、夹痰,以及素禀阴亏、气虚等。这些兼夹病变在辨证上必须根据不同的证候表现,结合素体状况,进行全面分析,从而在治疗上给予应有的考虑,以免造成病情的迁延和变化。邪在肺卫,就其证候性质而言,病情大多轻浅,但在疾病发展过程中有因体质虚弱或感邪太重而使病情突变的。临床上较常见的如正亏邪陷、逆传心包等,这些邪在肺卫阶段所出现的严重变化是疾病发展过程的一种突变,其来势急骤,病情严重,每可产生严重后果,临床应予高度重视。所以在辨析肺卫证候时,除了注意证候的动态变化外,还要留心审察有无可以导致严重变证的一些征象,以便及时采取有效防治措施。

(2)手厥阴心包病证:手厥阴心包病证主要是指温病过程中热邪内陷心包导致机窍堵闭而出现神志昏迷的一种病变。另有一种湿热酿痰内蒙清窍,或瘀热相搏阻塞机窍等导致神志异常的病变,其成因虽非单纯热邪内陷,但其病位已在包络,故亦可属于手厥阴心包病证范围。手厥阴心包病变病位虽在上焦,但病情已很深重,临床正确辨证及时治疗,对于疾病的转归预后至关重要。

经验证明，掌握好以下几个环节对于正确辨析证候具有十分重要的意义。

1）辨主症，别类型：心包证以神昏为主要表现。但在温病过程中出现神昏一症，病因病机各不相同而具体症状亦有差异，从而表现出不同的证候类型。临床上常见的除热陷心包外，尚有湿痰闭窍、瘀塞心孔等类型。它们虽均有邪入心包的神昏见症，但其具体表现及轻重程度则有很大差异，同时伴随的全身症状也有区别。临床通过主症及其他症状的全面辨析，一般不难区别其证候类型。此外，温病过程中还可因营血热邪扰乱心神，阳明腑实热邪上乘心神，以及风火相煽旋扰心神等，而出现神昏谵语等神志变化，但这些证候在病机上均属邪热干扰心神，病位重心尚未及心包，虽有神志变化但一般不作心包证看待。临床辨证只要掌握各自的证候特点，通过对全面症状的综合分析，一般都能作出鉴别诊断。

2）析来路，探成因：邪陷心包是温病过程中急骤发生的一种证候，但形成这种证候的具体过程则不尽一致。即使是内传心包之邪的来路，每因病种不同，邪正盛衰的影响而有所不同。如有的是上焦肺卫之邪不下传中焦阳明而逆传心包，再进一步内闭心包；有气分热毒不得外解而陷入心包；也有的是热入营血后再进一步内闭心包者通过不同途径形成的邪入心包，病机虽然大体相同，治法亦基本一致，但分清形成过程的来路，对于掌握疾病的传变特点，指导治疗组方用药的合理配伍具有一定的指导意义。一般来说，邪从肺卫而逆传心包者，治疗在清心开窍的同时常酌情伍以宣开透泄之品，以透邪热外达；如邪从气分陷入者，每配伍透热清气之品；邪从营血陷入者，治疗则须合以清营凉血之品。这样配伍一方面是为了清除原有病位的邪热，另一方面可促使内陷之邪尽可能外透，从而减轻内陷的程度。

3）别兼证，审变证：热陷心包之证，在病变过程中除常伴有热炽营中的证候外，还可伴见阳明腑实、热盛动血、热盛动风等证候，这些兼证每与热闭心包的主证互为因果、相互影响而致病情更加复杂。因此临床辨证在识得热闭心包证的基础上还须注意辨察有无其他证候相兼，进而再根据兼证类型在治疗上给予相应的考虑。与此同时，还须注意证候变化的动态观察，密切审视在心包证的基础上而可能突然发生"内闭外脱"的严重变证，以便及时有效地进行救治。由此可见，正确辨析邪入心包的兼证和变证，对于临床分析证候轻重，掌握传变趋向，判断预后转归，正确进行治疗均有着十分重要的意义。

2. 辨中焦病证

中焦病证包括位于脘腹部位的足阳明胃、手阳明大肠和足太阴脾等病变。其中手阳明大肠的病变往往也包括在足阳明胃的病变中，所谓阳明病有在经、在腑的不同。阳明胃肠与足太阴脾同居中焦，互为表里，但两者的生理属性有阴阳、湿燥之分，反映在证候上也就有燥热和湿热的不同性质。这就决定了在辨证上各有其独特的规律。兹分述如下。

（1）阳明胃肠病证：温病邪传阳明，其性质属燥热，但有"经证"和"腑证"之别，临床辨证重点应着眼如下几个环节。

1）审主症，别类型：阳明经证、腑证在性质上都属里热实证，临床皆具有发热、口渴、苔黄等邪热在里见症，但其具体病机不同，治法也各有差异。因此临床辨证必须首先根据其具体表现区分证候类型。阳明经证属无形邪热亢炽，蒸腾内外，弥漫全身，故临床以热炽津伤，里热外蒸的大热、大汗、大渴、脉洪大"四大"见症为主要表现，而无胃肠有形实邪内结的征象。阳明腑证属邪热与肠中燥屎相结而成有形实邪结聚，其病位则以肠腑为主，病机以热结阴伤、腑气壅实为主要特点，所以临床除具有一般里热津伤见症外，必有腹满、便秘或纯利稀水、苔黄厚焦燥等燥屎内结肠腑的表现，这是辨阳明腑实的主要依据。正确区分阳明经腑之证，是治疗上确定清、下两种不同治法的前提。

2）辨腑实，分燥湿：温病腑实证在类型上属于燥热内结的，还有因湿热夹积滞搏结肠腑而成可下之证的。因其具体病机有所差异，所以治法亦同中有异。临床辨证应通过证候的分析比较，明确燥、湿的不同类型，从而进行正确施治。

3）审兼证，察变证：温病阳明腑实证的兼证颇多，常见的如兼痰热壅肺、热闭心包、热结小肠等。它们在病位上并不局限于中焦肠腑，而是两个脏腑合病，因此病情大多比较复杂，有时甚至可产生严重变化。临床辨证必须通过全面证候分析，明确有无其他兼夹证及兼夹证的类型，从而采取相应的治疗方法。此外。审察变证亦是腑实辨证中不可缺少的一环。阳明腑实证在性质上虽属大热、大实之证，但在病程中亦可因邪气太盛或正气素虚及治疗失时失当等因素而产生"虚"的变化，从而形成邪实正虚的复杂局面，常见的如正虚腑实、阴虚腑实等。这种实中有虚、虚实相兼的证候，不仅病情复杂，而且易于变化，甚至造成严重后果，因此临床辨证在辨明腑实证的基础上，必须密切注意机体正气和阴液的盛衰状况，临床主要着眼于患者神色、形态、气息、脉象及口舌润燥等情况的诊察。

（2）足太阴脾病证：温病足太阴脾的病证主要是指湿热病邪蕴阻中焦、困遏脾胃的一种病变，它与《伤寒论》"六经"辨证中之太阴病属脾胃虚寒者有所不同，临床辨证应注意以几个环节。

1）辨湿热，别类型：温病湿热困阻中焦．在类型上有湿偏重，热偏重及湿热并重的不同，而足太阴脾的病证则属于湿重于热的一种类型；而转化成热重于湿时，其病机又以阳明胃热为主，兼太阴脾湿未化。临床辨证应根据热象表现、口渴情况、舌苔、脉象等进行区分。辨别湿和热的孰轻孰重对于明确证候性质和病位重心、制订具体治疗方药均具有十分重要的指导意义。

2）察动态，析演变：足太阴之证主要见于湿温病过程中。湿热病病程虽然较长，病邪久羁于气分，但其证候也是不断变化的，只是传变过程较慢罢了。湿困太阴证为湿中蕴热、湿重热轻，其传变一般表现为随着湿热的化热、化燥，证候由湿重于热，而逐步转化成热重于湿。湿困太阴病位虽以中焦为主，但在病证发展过程中中焦湿热之邪亦可产生上蒙下蕴、外郁内聚等演变。因此临床上注意病证的动态变化，是掌握证候传变趋向，分析病情轻重的重要一环。注意动态变化，主要着眼于临床"热象"和"湿象"表现的孰轻孰重及其转化的观察，以及湿热在上、中、下焦不同病位所产生独特见症的分析。

3）审兼证，察变化：湿困太阴之证是湿温病过程中的一个常见证候，但在病程的不同阶段，由于病邪的弥漫，病机的演变在证候上可出现两证相兼的情况，即在湿困太阴基础上再兼有其他证候，常见的如兼湿遏卫阳、邪郁少阳、湿郁上焦、湿蕴下焦等。此外，还有因兼夹其他病邪而形成兼夹证候的，如兼痰浊阻肺、积滞内停等。这些不同兼证，临床均可有独特表现，辨证时在明确主症的基础上再进行辨析，以便进行随证施治。

审察变证是诊治湿热病证过程更为重要的一个环节。如前所述，湿困太阴之证的证候演变，大多是随着湿邪逐渐化热化燥而由湿重于热逐步转化成热重于湿的。但这只是一般的发展过程，临床上亦有特殊变化的。如素禀阳气偏虚，或湿邪太重久困不化而损伤阳气者，可导致"湿胜阳微"的严重变化。湿热困脾之证一旦化热化火，其病机一般仍以中焦气分为主，病位偏于阳明胃，但亦有化火后灼伤肠络而产生大便下血的变化，则属血分之证，严重者可造成气随血脱的危重局面。所以临床辨证必须知常达变，在掌握了一般规律的基础上，注意审察有无变证征兆，以便及早作出判断从而采取有效的防治措施。

3. 辨下焦病证

（1）足少阴肾病证：足少阴肾的病证是指温病后期邪热耗损下焦肾阴所致的真阴欲竭证候，性质属阴虚内热、"虚多邪少"。这与《伤寒论》之少阴病虚寒证有所差异。辨析该证注意下列几点是非常重要的。

1）析主症，明属性：典型的足少阴病证以肾阴虚损为主，邪热不甚，证属邪少虚多，所见身热面赤、舌绛等主要见症为阴虚所致之内热表现，而非实火引起。故临床辨证必须根据全面证候及病程阶段详加辨析，以免在治疗上犯"虚虚之戒"。

2）分类型，别轻重：热灼肾阴的少阴病证在程度上亦有轻重之分，从而表现出不同的类型。轻者主要表现为阴虚内热或水不济火、心火亢炽；重者则有阴精严重耗损，重要脏器失养，心神疲惫的表现；急重者则可出现阴精耗竭，阳不潜藏，时时欲脱的险恶证候。临床可通过具体证候的辨察加以区分。

3）察演变，析转归：以阴精耗损为主要变化的足少阴肾病证，邪热虽然不甚，但病势颇重，治不如法病情可进一步加剧，甚至可产生严重后果。其中比较常见的有"阴虚动风"和"阴竭气脱"两种发展趋向。前者是因阴精耗损致"水不涵木"，肝失滋养而发展为"阴虚动风"，后者是在阴竭的基础上而导致正气外脱。临床辨证必须通过动态观察，分析其演变趋向，从而为正确救治和推断转归提供依据。经验证明，注意患者神情、面色、气息、形态投脉象、舌苔变化的辨析，是临床进行动态观察的主要内容。

（2）足厥阴肝病证：下焦足厥阴肝的病证主要是指因肾阴耗损而导致肝风内动的虚风痉厥之证。因肝肾"乙癸同源"，故肾阴耗损每易导致"水不涵木"而引起虚风内动。由于肝肾在生理上的内在联系和病证上的密切相关，所以两者同归属下焦范围。

辨别下焦足厥阴肝的病证一般不难，主要根据其特有的动风征象和伴随的下焦阴伤表现，并结合病程阶段进行综合分析。其中注意下列几点非常重要。

1）分虚实，别类型：温病过程的肝风内动之证，在性质上有虚实之分，反映在证候上则有热盛动风和阴虚动风的不同类型。本节所述之足厥阴肝经病变系因阴精亏损引起，故性质属虚风，它与由于热邪炽盛而引起肝风内动性质不同，治疗自亦有异。临床可以从动风瘛疭的表现差异、热象高低、神情面容表现、舌苔、脉象变化及病程阶段等方面进行全面辨析。

2）别轻重，断预后：动风的病情有轻重不同，一般来说，动风时间延续越长则病情越重，预后也越差。阴虚动风在程度上也有轻重之分，这主要与阴精耗损程度有关。一般说，阴精耗损越重，则动风越甚，动风越甚，则病情越重，恢复越困难，预后亦相应严重。故临床辨证在识得阴虚动风证候的基础上，还必须根据阴精耗损程度及动风的轻重表现进行区分。这对判断病变转归及权衡治疗用药的轻重缓急均具有十分重要的意义。

3）审兼证，辨痰瘀：阴虚动风证主要见于温病后期阶段，此时邪热虽然不甚，病机心虚为主，但在病程中亦可因实邪夹杂而有兼证存在，如比较常见的有兼夹痰瘀，留滞经脉、阻塞机窍，从而形成虚中夹实的复杂局面。不少动风患者后遗的肢体震颤、瘫痪及神呆失语等多与此有关。临床辨证应根据具体证候特别是肢体活动情况、神情表现、语言表达能力及舌苔、脉象等进行辨析。

综上所述，三焦所属脏腑病证由于病位病机等不同，辨证的注意环节各有特点，但其中亦有一定的规律可循。这就是无论辨析任何证候，都必须通过鉴别比较，进一步区分类型，通过动态观察掌握演变趋向，通过具体证候分析辨察证候兼夹。

第七章 温病诊法

温病的诊断方法不外望、闻、问、切四诊，随着温病学的发展，对温病的诊断方法也不断充实、丰富，其中特别是辨舌验齿、辨斑疹白㾦最具特色，同时，对温病常见的发热、汗出、神志改变、痉厥等症状，也有独特的诊断要点。

第一节 温病舌诊

属于望诊中的舌诊，在温病四诊中尤为重要，是具有特色的温病诊断方法之一。诸凡病邪性质、病变机理、病位浅深、病势进退、津液盈亏、邪正虚实等，在一定程度上都可反映于舌。因此舌象的变化可以测知温病的病变机理，从而作为温病辨证施治的主要依据之一，故前人有"杂病重脉，时病重舌"之说。

一、温病舌诊的辨证意义

辨舌是温病中一种非常客观而又重要的诊断方法。人体是一个有机整体，舌是人体的重要组成部分，不少经络与舌相通，所以辨舌可为温病的辨证论治提供重要依据。在外感温热病的舌诊中，从舌苔可以较多地反映病邪的情况，而舌质的变化则更多地反映了人体正气的情况，正如曹炳章在《辨舌指南》中所说的："辨舌质可验五脏之虚实，视舌苔可察六淫之深浅。"综合温病舌诊的辨证意义，可归纳为以下几方面。

1. 辨别病邪性质

温病致病之邪虽有风热、暑热、湿热、燥热等不同，但就其性质而言，不外温热与湿热两大类，属温热之邪为病，苔多干燥不腻；属湿热之邪为病，苔多垢腻。具体言之，根据温病初起的舌象变化，并结合时令季节，每可测知其具体的致病邪气。如病初见舌苔薄白欠润，发于冬春季节，多为风热之邪客于肺卫。病初见舌苔黄燥，或白黄而干，发于夏季，多为暑热之邪入侵气分，"夏暑发自阳明"者可见之。夏季病初即见舌苔白腻，舌质红赤，多为外有表邪而内有暑湿之邪。病初见舌苔白腻，热象不著，发于夏秋之交，多为湿热之邪，而湿偏重者。病初见舌苔薄白而干，发于秋季，多为感受燥热之邪。由此可见，从舌象上辨察病邪性质，对温病的审因论治颇有临床意义。

2. 辨析病机变化

温病的病机变化主要有卫气营血和三焦所属脏腑的功能失调和实质损害，这在很大程度上都可从舌象上测知。如舌苔薄白者，多为邪在卫分或在上焦肺卫；苔黄燥者多为热在气分，或上焦邪热壅肺，或中焦热盛阳明，如黄厚燥裂，多属阳明腑实之证。舌质红绛者，为热在营分或热陷心包。正如叶天士《温热论》所说："再论其热传营，舌色必绛，绛，深红色也。初传绛色，中兼黄白色，此气分之邪未尽也……纯绛鲜泽者，包络受病也。"舌质深绛者为热入血分，而邪入下焦热灼肝肾之阴的舌质多绛而枯痿或紫晦，由此可见，温病发展过程中各个阶段的脏腑气血病变都可从舌苔变化上反映出来，从而为确立治法提供依据。

3. 辨察病位浅深

温病的病机变化，实际亦反映了温病的病位浅深。因此，从舌象上所反映的卫气营血和三焦所属脏腑的病变机理，同时也就反映了温病的病位浅深和病情轻重。故温病见舌苔薄白，病位浅，病情轻；如舌苔黄，病位稍深，病情亦稍重；如见舌质红绛或深绛，则病位较深，病情较重。如见舌质干绛而痿甚或紫晦而干，病位最深，病情多危重。一般来说，温病过程以舌苔变化为主，病位多较浅，病情多较轻；以舌质变化为主，则病位多深而病情较重。

4. 辨测病势进退

舌苔、舌质的动态变化，每是温病病势进退的标志。从舌苔的变化而言，温热类温病薄白苔变黄白相兼苔，表明病变已由卫分渐次进入气分；薄黄苔为邪热入气分而热势不甚，若进而变为黄燥苔则示气分邪热已炽；灰苔是苔色由黄变黑过程的中间型苔色变化，如俞根初就称灰苔为淡黑苔，系病邪向深重方向的发展；黑属肾色，舌见黑苔，乃肾经液燥水涸，为病情进入危险阶段的标志。湿热类温病湿热秽浊之邪郁伏膜原，舌苔白厚如积粉，满布无隙，若从舌根变黄，渐至中央，则表明邪由膜原传入胃腑，其病势甚者，苔色可一日三变，即由白变黄，由黄变黑。如吴又可所说："温疫发热一二日，舌上白苔如积粉，早服达原饮一剂，午前舌变黄色……前方加大黄下之，烦渴少减，热去六七，午后复加烦躁发热，通舌变黑生刺，鼻如烟煤，此邪毒最重，复瘀到胃，急投大承气汤。"同时，从舌质的变化而言，舌色的变化随着病程的进展而逐步加深。邪在卫气分，舌的边尖部位变红；初入营分，则变为全舌纯红而无甚苔垢；营热蒸腾，红舌变为绛舌；邪热深逼血分，血热炽盛，则舌色变为深绛，甚至紫色。可见，舌苔由白色变黄、由黄变灰、由灰变黑；舌质由舌边尖红变为全舌纯红，进而演变为绛舌、紫舌，均提示病邪从表入里，病情由轻加重。反之，如舌质由深绛转而色泽渐淡且布有苔垢者，是营血分邪热转出气分的表现；舌苔由老黄干燥或灰黑芒刺，转为苔薄黄而润者，则标志着气分邪热由重转轻，凡此都是病势消退，预后良好的表现。凡厚浊之苔变薄，板贴之苔化松，都是邪退的征象。但其中也有真退和假退之别，正如俞根初所说："凡舌苔由腻化松，由厚退薄，乃里滞逐渐减少之象，是为真退，即有续生薄白新苔者，尤为苔真退后，胃气渐复，谷气渐生之吉兆。"如满舌厚苔，忽然退去，舌底仍见朱点，一二日后即续生厚苔，就属于假退。另外有一种厚浊苔垢忽然退净，舌质显示光亮如镜，手扪之干燥无津，则属于胃阴衰亡，主预后不良。因此从舌苔与舌质的变化，可以有效地测知病势的进退，这对正确判断疾病的预后很有助益。

5. 辨知津液盈亏

温病最易耗伤阴液，无论在病初或疾病的中期，一旦阴液耗损，舌象上即可有明显反映。一般而言，舌面润泽者，为津液未伤；舌面干燥者，为津液已伤。正如叶天士《温热论》所说："黄苔不甚厚而滑者，热未伤津"，"若虽薄而干者，邪虽去而津受伤也"。辨津液盈亏也可分别从舌苔和舌质两个方面：如舌苔的润燥变化也可反映体内津液的盈亏变化，如病之初起津伤不甚，苔仅欠润而多不燥，如在邪热亢盛之际，津液必伤，苔渐变燥，甚至苔色苍老、焦燥起刺。具体地说，舌苔干燥者，为肺胃津液受伤，叶氏所说的："若白干薄者，肺津伤也"，"舌心干，四边色红，中心或黄或白者，此非血分也，乃上焦气热烁津"。人体津液的盈亏状况也可在舌质上反映出来，如邪初入营时，因营阴耗伤不甚，故舌绛而尚润泽，但如营热亢盛，营阴损伤较甚，其舌就会绛而干燥乏津。而到温病后期，由于真阴耗伤，舌质就会变得干枯而萎，色绛不鲜，或紫晦而干。正如《温热论》中所说："其有虽绛而不鲜，干枯而痿者，肾阴涸也。"以上都是根据舌象的变化，以测知阴液的耗损程度。

6. 辨识邪正虚实

温病的病变过程，就是正邪消长的过程，而且疾病的发生，有正虚而感邪者，在病变过程中又有邪未去而正已伤者。因此，从舌象上辨别邪正虚实，对正确运用扶正或祛邪方药，颇有临床意义。如叶天士对脘部痞痛之证用小陷胸汤或泻心汤等苦泄法治疗，其临床依据就是舌苔或黄或浊，但这种黄苔"须要有地之黄，若光滑者，乃无形湿热中有虚象，大忌前法"。又如斑出热不解而胃津亡者，主以甘寒，"若其人肾水素亏，虽未及下焦，先自彷徨矣，必验之于舌，如甘寒之中，加入咸寒，务在先安未受邪之地，恐其陷入易易耳"。又如"初病舌就干，神不昏者，急加养正透邪之药"。要之，温病而有苔垢者，偏于邪盛为患，治疗以祛邪为主，但须注意一有正虚苗头，即应参以扶正之品。如舌质绛紫而燥干者，为邪热既盛且营血受损，治以清营凉血为主，适当佐以养阴之品；如见舌绛而干痿或紫晦而干，则以正虚为主，治疗重在养阴扶正。

二、温病舌诊的运用规律

1. 辨舌苔以候卫气分病变

温病舌苔的变化主要反映卫分和气分的病变。辨舌苔主要观察舌苔的色泽、润燥、厚薄等方面，以判断温邪的性质、病邪的浅深、津液的荣枯及胃气的有无等。

（1）白苔：白苔有厚薄之分，薄者主表，厚者主里。润泽者为津液未伤，干燥者为津液已伤，厚浊黏腻多夹湿痰秽浊。

1）薄白苔：苔薄白欠润，舌边尖略红，为温热病邪初袭人体，客于卫分；苔薄白而干，舌边尖红，系表邪未解，肺津已伤，上述二种薄白苔表现均为邪在卫分的征象。

2）厚白苔：苔白厚而黏腻，为湿热相搏，浊邪上泛；苔白厚而干燥，是脾湿未化而胃津已伤的征象，亦主胃燥气伤；苔白腻而舌质红绛，为气分有湿邪遏阻而致热邪内伏；白苔滑腻厚如积粉而舌质紫绛，为湿热秽浊郁闭募原之象。

3）特殊白苔：白苔如碱状，为温病兼胃中宿滞夹秽浊郁伏；白砂苔，苔白干硬如砂皮，系邪热迅速化燥入胃，苔未及转黄而津液被灼的征象；白霉苔，满舌生白衣，甚至弥漫到唇颚，或如霉状，或生糜点，或如细碎饭粒，主秽浊之气内郁而胃气衰败，预后多属不良。

（2）黄苔：黄苔主里，属实、属热。薄者病浅，厚者病深。润泽者津液未伤，干燥者津液已伤。黄厚焦燥者为阳明腑实，黄腻厚浊者系湿热蕴阻。若黄白相兼，则为邪虽入里而表邪未尽，卫气同病的征象。

1）薄黄苔：苔薄黄不燥，为邪初入气分，津液未伤；苔薄黄干燥，为气分热甚，津液已伤；苔薄黄白相兼，为邪热已入气分，表邪尚未尽解。

2）厚黄苔：苔色老黄，焦燥起刺，或中有裂纹的老黄苔，为阳明腑实之证；黄腻苔或黄浊苔，主湿热内蕴。

（3）灰苔：温病过程中，灰苔所反映的病理变化，有寒、热、虚、实及痰湿等区别，临床必须根据苔的润燥及全身证候综合分析加以辨别。

1）灰燥苔：多阳明腑实而阴液已伤。

2）灰腻苔：系温病夹痰湿内阻的征象，多有胸痞脘闷、渴喜热饮或口吐涎沫等症。

3）灰滑苔：属阳虚有寒，临床多伴见肢冷，脉细或吐泻等症。湿温病湿胜热微，多为寒湿者可见此种舌苔。

（4）黑苔：温病过程中出现的黑苔，大多数由黄苔或灰苔转化而来，标志着病情已经危重。其所反映的病变，以热盛阴伤者居多。一般而言，凡黑苔焦燥的多为热邪极盛，或热灼真阴的征象，润滑的多系夹痰浊内伏，需结合临床证候辨识。

1）黑燥苔：黑苔焦燥起刺，质地干涩苍老，为阳明腑实、应下失下、热毒炽盛、阴液耗损的征象；黑苔干燥甚或焦枯，多出现于温病后期，为热邪深入下焦耗竭肾阴的征象；舌苔干黑、舌质淡白无华，湿温病湿热化燥化火深入营血，灼伤阴络，大量下血，气随血脱时每见此种黑苔。

2）黑润苔：遍舌黑润，为温病兼夹痰湿征象。

2. 察舌质以辨营血分病候

舌为心之苗，而心为血之主，故通过对舌质的色泽、形态等观察，可以辨别热入营血的证候。

（1）红舌：温病邪在卫分、气分，由于热邪亢盛，舌质变红，但多局限在舌尖部位，且多罩有苔垢；全舌纯红而无苔者，多为邪渐入营的标志。温病过程中的红舌，其类型虽有多种不同，但所反映的病变性质不外虚实两端。实者多为热在心营，舌色红赤鲜明；虚者属气阴不足，舌色淡红而不荣。

1）红赤鲜明：舌尖红赤起刺，为心火上炎，多见于红绛舌之早期；舌红中有裂纹如人字形，或舌中生有红点，均系心营热毒极盛；舌质光红柔嫩，望之似觉潮润，扪之却干燥无津，多为邪热初退而津液未复。

2）淡红不荣：舌色淡红而干，其色不荣，多为心脾气血不足、气阴两虚的征象，主要见于温病后期邪热已退而气阴未复之证。

（2）绛舌：绛舌多由红舌发展而来，绛舌与红舌所候病变基本相同，只是反映的病变更沉重。

1）绛而光泽：舌色纯绛而鲜泽，为热入心包；如舌绛而干燥，为火邪劫营，营阴受损；绛舌光亮如镜，舌面干燥无津，为胃阴衰亡的表现。

2）绛而枯痿：舌绛不鲜，干枯而痿，为肾阴枯涸的征象，病情多危重。

3）绛而有苔：绛而兼有黄白苔，是邪热初传入营，而气分之邪未尽；绛舌上罩黏腻苔垢，为热在营血而中夹痰湿秽浊之气。

（3）紫舌：舌紫较舌绛其色更深且暗，紫舌一般由绛舌发展而来，所反映的病候更加深重，常为营血热毒极甚的征象。此外，亦有其他因素而使舌色变紫者，应注意辨别。

1）焦紫起刺状如杨梅：为血分热毒极盛所致，常为动血动风之先兆。

2）紫晦而干色如猪肝：为肝肾阴竭之危重证候的反映，称为"真脏之色外露"，示预后不良。

3）紫而瘀暗，扪之潮湿：为内有瘀血的征象。

三、温病舌诊的注意要点

对温病的舌诊，除了应熟悉各种舌象的表现及其形成的病机，同时了解其相应的治法外，还应注意一些能影响舌象的因素。

1. 注意舌象的动态变化

温病的全过程是一个不断变化的动态过程，而舌象表现也随着病情的演变有不断的变化，从这些舌象的变化，就可以帮助判断病邪性质、病情进退、正气实、预后好坏等情况。而舌象的变化主要反映在舌苔和舌质两个方面，其主要意义在前面"辨测病势进退"节中已有论述。

2. 注意季节对舌象的影响

人体的舌象随着季节每有一定的变化，如在夏季时，因湿气较盛，对脾胃功能有一定的影响，所以舌苔易较厚，或腻。而到秋季因燥气较甚，舌苔较薄而干。

3. 注意昼夜时辰对舌象的影响

一般来说，白昼时因进食、语言等口腔活动较多，所以舌苔较薄。而从时辰来说，白昼辰时至午时阳气渐衰，午时至亥时阴气渐盛，胃气蒸发渐弱，所以苔渐厚。到早晨起床后，舌苔多较厚，这与夜间口腔活动较少有关，而从时辰来说，辰时胃气较旺，所以胃气蒸发而使苔变得较厚。

当然，如舌苔过厚或过薄，昼夜的影响也可能不太明显。

4. 注意染舌因素的影响

有许多食物、药物等能使舌苔的颜色发生变化，称为染舌。如吃枇杷可使苔染成黄色；吃乌梅、橄榄、黑咸菜等能使苔染成黑色。而常用的一些润喉的含化药片，如草珊瑚含片、西瓜霜盯含片、健民咽喉片等，能使舌苔染成黄色或黑色。另外，经常吸烟的人，舌苔可见黄浊苔或灰浊苔，嗜酒者亦多见黄浊苔。

第二节 温病辨齿

辨验牙齿的情况也是温病学中的一个较独特的诊断方法。叶天士在《温热论》中说："再温热之病，看舌之后，亦须验齿。齿为肾之余，龈为胃之络，热邪不燥胃津，必耗肾液。"清楚地说明了验齿对于辨别胃津和肾阴盈亏的重要意义。辨齿主要可从牙齿润燥、齿缝流血、齿龈结瓣、齿垢等几方面进行。

1. 牙齿润燥

牙齿干燥一般都是由于津液亏损或津液不能上布，齿面失于濡润而造成的。从牙齿的润燥，主要可以反映津液的分布或损伤情况。

（1）光燥如石：指门齿面干燥，但仍有光泽。可为胃热津伤、肾阴未竭、病情尚不甚重之征象。也可属于卫阳郁闭，表气不通，津液一时不能上布所致。

（2）燥如枯骨：指门齿面枯燥晦暗而无光泽。为肾阴枯竭、不能上承于齿的表现，多属预后。

（3）齿燥色黑：指门齿面干燥无津，其色焦黑，为邪热深入下焦、肝肾阴伤、虚风渐动之征象。吴鞠通《温病条辨》中说："热邪深入下焦，脉沉数，舌干齿黑，手指但觉蠕动，急防痉厥。"就是提示齿面发黑可能是虚风内动之兆。

2. 齿缝流血

在温病过程中出现齿缝流血，性质有虚实之别，分别与胃及肾有关，其辨别要点如下。

（1）齿缝流血兼齿龈肿痛：指齿缝流血，色鲜红而量较多，同时有齿龈肿痛。系胃火冲激而致，其证属实。临床上这类流血多与牙周的炎症有关。

（2）齿缝流血而齿龈不肿痛：指血从齿龈处渗出，无齿龈肿痛。系肾火上炎所致，其证属虚。临床上这类流血多由温病后期凝血机制障碍所致。

3. 齿龈结瓣

齿龈结瓣是指由于齿缝间出血而在齿龈间结成的血瓣，根据其颜色，可以辨别病证的虚实及病位，其诊断意义与齿缝流血相似。

（1）齿龈结瓣紫如干漆：指其血瓣色紫，甚则如干漆状，为阳明胃热亢盛动血所致，又称为"阳血"，其证属实。

（2）齿龈结瓣黄如酱瓣：指其血瓣色黄如酱瓣状，为阴虚于下而虚阳载血上浮所致，又称为"阴血"，其证属虚。见到这种齿龈结瓣，如同时出现一些险恶症状，则较难救治。

4. 齿垢

齿垢是指在齿根部所积的浊垢，可见于热势壮盛而多日未作口腔清洁的温病患者。其发生主要是因为邪热亢盛，胃中浊气为肾热所蒸而升腾于上，结于齿根所致。在辨别时，主要观察其与齿焦的关系及形质。

（1）齿焦有垢：属火盛而气液未竭。

（2）齿焦无垢：肾水枯涸则齿焦，胃液耗竭则无垢，见齿焦无垢，提示胃肾之阴俱竭，预后多不良。

（3）齿垢如灰糕样：由津气俱亡、胃肾两竭而唯有湿邪用事所致，病属难治。

第三节　辨斑疹白㾦

斑疹、白㾦是温病过程中较常见的体征，观察其色泽、形态、分布等并结合全身表现，有助于了解感邪的轻重、病变的浅深、气血津液的盛衰、预后的顺逆等，对于温病的辨证与指导临床治疗有积极的意义。

一、斑　疹

斑疹是在温病过程中出现的皮疹。斑与疹的形态和成因有所不同，诊断意义也各别。

1. 历代对斑疹的论述

早在《金匮要略》中就载有"阳毒之为病，面赤斑斑如绵纹"，就是指的斑疹，所以后世多把发斑作为由毒而致。在其后的《诸病源候论·温病发斑候》中说："夫人冬月触冒寒毒者，至春始发病，病初在表，或已发汗吐下，而表证未罢，毒气不散，故发斑疮。又冬月天时温暖，人感乖戾之气未即发病，至春又被积寒所折，毒气不得发泄，至夏遇热，温毒始发出肌肤，斑烂隐轸，如绵纹也。"可见，当时认为发斑多发生于伏气温病，或在春季，毒气不散而从内发斑，或到夏日，在里的毒气为暑热引发而发斑。而葛洪《肘后方》中则载入了治疗温毒发斑的方剂"黑膏方"，该方具有清营凉血透斑的作用。可见，当时医家已注意到斑疹的发生与营血有热有关。而在明清时代随着温病学的形成，对温热病过程中出现斑疹的理论和辨治趋于系统化。在吴又可《温疫论》中就有"发斑"和"发斑战汗合论"两节专论斑疹，并指出"疫邪……留于血分，解以发斑"，明确提出发斑是邪入血分后，欲外解的重要标志。叶天士《温热论》中也指出：邪入血分后"急急透斑为要"。叶氏还对斑与疹的形态、发生原因、诊断要点、治疗和预后等做了明确论述。如对斑与疹的区别提出了"点大而在皮肤之上者为斑，或云头隐隐，或琐碎小粒者为疹"，"斑属血者恒多，疹属气者不少"。至此，辨斑疹就成为温病诊法中的一个重要内容，并在其后不断地得到充实发展。

2. 斑疹的辨别要点

（1）斑疹形态之别：斑与疹都是在温病过程中出现的皮疹，其形态有所不同：斑是指皮疹点大成片，有触目之形，而一般无碍手之质，压之色不退者；疹是皮疹中点小呈琐碎小粒，形如粟米，突出于皮肤之上，抚之碍手者。另有一种丹痧与疹相类，其形态为肌肤潮红，其上密布细小如针尖状之痧点高出于皮肤，抚之碍手，压之退色。疹与丹痧在消退时常有皮肤脱屑，尤以丹痧为甚。斑与疹多单独出现，但也有同时出现，或先发疹，后转为斑者，古人称为夹斑带疹。斑与疹可伴随出现，也有统称为斑疹者，但切不可将两者混为一谈。现代区分斑疹主要可以从观察皮疹是属充血性皮疹还是出血性皮疹入手，前者属疹，而后者即使点小，也仍属斑。如余师愚《疫疹一得》中说："大者为斑，小者为疹。"实际他所说的疹也属斑，只是形小而已。

（2）斑疹的分布规律：斑疹的发生与分布情况随温病的病种不同而各异。如斑的外发，多先起于胸腹，继而分布于四肢，也有先发于下肢，而后布及全身者；疹的外发有多种形式，其中如麻疹一般先起自上腭、口腔，继而分布于耳后、头面及背部，再则布于胸腹、四肢，3～4日内，以手足心见疹为出齐；丹痧则多先见于颈项，渐及胸、背、腹部及四肢，一日之内即可蔓延全身。

3. 斑疹的形成机理

斑疹的发生与邪热波及营血有关，如章虚谷所说："热闭营中，故多成斑疹。"但两者的成因不同：斑多为热郁阳明，胃热炽盛，内迫营血，营血热甚而迫血妄行，血从肌肉外溃所致；疹为邪热郁肺，内窜营分，从肌肤血络而出所成。故陆子贤说："古人论斑为阳明热毒，点大而色鲜；疹为太阴风热，点细而色红。"可见斑与疹的形成，在病位上有肺胃之异，在病变上有浅深之别。至于丹痧，亦是由气分热毒壅滞，窜于营分，弥漫肌肤所致。但如发疹后，热毒更炽，其疹点连成片，按之色不退，则属夹斑带疹、由疹转斑，是营分邪热深入血分之象，可见于麻疹、烂喉痧（猩红热）、疫疹（如流行性出血热）等出疹性温热病。

4. 斑疹的诊察要点

叶天士说："斑疹皆是邪气外露之象。"斑疹透发的色泽、形态、分布状况与邪正的盛衰消长有密切的关系，所以通过对斑疹状况的诊察，有助于为治疗提供依据。斑疹的诊察要点及其临床意义主要有以下几个方面。

（1）观察色泽：凡斑疹色泽红活荣润者为顺，标志着血行较流畅、正气尚充盛、邪热有外透之机；如斑疹色艳红如胭脂，为血热炽盛之象；如斑疹色紫赤如鸡冠花，为热毒深重的表现；如斑疹色紫黑，则为火毒极盛所致，病多凶险，然而斑色黑而光亮者，虽属热毒亢盛，但气血尚充，治疗得法，尚可救治；如斑色黑而隐隐，四旁赤色，为火郁内伏，气血尚活，此时及时投用大剂清凉透发之剂，也有转为红色而成可救者；但若黑色而晦暗，则为元气衰败而热毒锢结之征象，预后甚差。所以总的来说，斑疹色泽越深，其病情越重，正如雷少逸所说："红轻、紫重、黑危。"但也必须结合临床的其他见证作综合分析。此外，若见斑疹色淡红，则多为气血不足、无力透发之象，病情也多较危重。

（2）辨别形态：斑疹的形态与病情轻重、预后好坏有一定的关系，尤其可以反映热毒能否外达的态势。如见斑疹松浮色鲜，如洒于皮面，为邪毒外泄之象，预后大多良好，属顺证；如见斑疹紧束有根，从皮里钻出，如履透针，如矢贯的，则为热毒深伏、锢结出之象，属逆证，预后大多不良。如斑的中心坑烂，属热毒瘀结、营血运行窒塞，也是预后不良之兆。

（3）注意疏密：斑疹分布的疏密情况反映了热毒的轻重与正气的盛衰。如斑疹分布稀疏均匀，为热毒轻浅，一般预后良好；如斑疹分布稠密，甚至融合成片者，为热毒深重之象，预后不佳，故叶天士称斑疹"宜见不宜见多"。所谓"宜见"是指斑疹的透发提示邪热得以外透，特别是有些发疹性疾病，必须要疹点全身透发后热毒才能外澄，如麻疹、烂喉痧等，该出而不得出，或出而不畅，皆非佳兆；所谓"不宜见多"是指斑疹过于稠密，为热毒深重的表现，提示病情危重，特别是一些发疹性疾病皮疹过于稠密，色泽紫黑，为热毒过盛之兆，而一些发斑性疾病，斑更不宜见多，如斑出过多，属血分热毒过盛，预后也不佳。

（4）结合脉证：辨别斑疹应与全身的脉证表现结合起来。在发斑前每见身壮热无汗，烦躁不安，舌红绛，手足发冷，闷瞀，耳聋，脉伏等症状；在出疹前则每见发热，烦躁，面红目赤，胸闷，咳嗽等症状。正如邵仙根所说："邪热郁伏于中，蒸热为斑，故汗不出，而烦闷呕恶，足冷耳聋，此是斑疹将发之见象，犹天将雨而闷热郁蒸也。脉沉伏，由于邪伏于内，脉道不利所致，寸脉躁动者，伏邪勃发之兆也。"因而在出现这些先兆症状时，就应注意仔细观察患者的面部、耳后、颈项、胸腹、胁肋、四肢等处有无斑疹隐现。

斑疹透发之后，热势每随之而下降，神情转为清爽，这是邪热通过斑疹透发面外达，属外解里和的佳象；如斑疹透发后热势不退，或斑疹甫出即隐，神志昏愦、四肢厥冷、脉微或伏者，为正不胜邪、毒火内闭的凶兆，其证属逆，预后多不良。如吴坤安说："凡斑既出，须得脉洪滑有力，手足温者，易治；脉微足冷，元气虚弱，难治；斑疹透后，神识宜清，反加昏沉者，难治。"

（5）重视动态变化：在温病过程中，斑疹的色泽、形态、分布与全身症状随着病情的演变而有动态的变化，从这一变化可以推断出邪正的消长、病机的进退。如斑疹色泽由红变紫，甚至变为紫黑，提示热毒逐渐加重，病情转笃，反之则为病情渐轻之象；如其形态由松浮而变得紧束有根，为热毒渐深、毒火郁闭之兆，反之则为热毒外达之象；斑疹分布由稀疏朗润而转为融合成片，为热毒转盛之象，如急现急隐，或甫出即隐，亦为正气大虚、热毒内陷之兆。

此外，临床上还有一种"阴斑"，其斑色淡红，隐而不显，分布稀疏，仅在胸背微见数点，同时伴见四肢厥冷、口不甚渴、面赤足冷、下利清谷、脉不洪数等症。温病中见此阴斑，多为过用寒凉，或误用吐下，导致中气亏虚，阴寒下伏，致无根失守之火载血上行，溢于肌肤所致。如俞根初说："若先由房劳太过，内伤肾阴，及凉遏太过（如过服凉药、恣食生冷等），内伤脾阳，一经新感寒气，逼其无根失守之火，上熏肺经，浮游于皮肤而发斑点者，此皆谓之阴证发斑，亦谓之虚斑。"阴斑在临床上较罕见，其与实火发斑迥然不同，应注意鉴别。

古代医家还发现有一种"内斑"，是斑发于体内脏腑等处而皮肤上无法观察到者。如邵仙根说："时毒瘟疫，口鼻吸受，直行中道，邪伏膜原，毒凝气滞，发为内斑。内斑者，发于躯壳里面肠胃膈膜之处，外之肌肉皮肤不见斑点，毫无形迹，犹内痈之类也。此症罕见，时证瘟疫证中，或有此证。其所见外症，俱是阳明热毒、火邪壅遏于中，气不宣通之候；斑发于内，提透非宜。治法当宣通邪滞、解毒消斑、清营化热之剂。证虽少见，医者不可不知。盖内斑外无形迹可见，全在察脉辨证，庶无贻误。"现代病理解剖学和动物实验证明，在多种感染性疾病过程中，机体的内脏器官经常有出血、瘀血，这与古人所说的内斑有相似之处。

二、白　痦

白痦是在湿热性质温病发展过程中，皮肤上出现的细小白色疱疹，又称为白疹、白痹，现代医学中称为汗疹。诊察白痦对于辨别邪正的盛衰有一定的参考价值，所以自叶天士在《温热论》中提出了诊察白痦后，为清代以来的温病学家所重视。

1. 形态和分布

白痦为皮肤上出现的一种小粒疱疹，形如粟米，色如珍珠，突出于皮肤，内含白色透明浆液，一般多分布于颈、胸、腹部，头面部和四肢较少见。白痦在消退时有细小的皮屑脱落。某些患者的白痦中浆液较少，甚至呈脓性，多为病重之征。

2. 成因

白痦一般发生于湿热性疾病，是湿热郁阻气分、蕴蒸于卫表所造成的。如叶天士所说是"湿热伤肺"、"湿郁卫分，汗出不彻之故"。王孟英也指出，白痦的发生是由于"湿热之邪，郁于气分，失于轻清开泄，幸不传他经，而从卫分发痦"。其虽发生于肤表，病变部位并不在卫分而在气分。

白痦每随发热与出汗而透发，因湿热之邪黏腻滞着，非一次所能透尽，所以常随着身热增高，汗出而即透一批，如此反复透发多次。一般在透发之前，每因湿热郁蒸而有胸闷不舒等症，白痦透发之后，病邪有外达之机，胸闷等症状也可得以解除。

3. 临床意义

（1）辨病证性质：在温病过程中见白痦透发，即可以作为诊断湿热证的重要依据，因而白痦有助于判断病证的性质。临床上白痦多见于湿温、暑湿、伏暑等湿热性质温病，尤其在对这些病证误用滋腻，或失于轻清开泄时更为多见。

（2）辨津气盛衰：如痦出晶莹饱绽，称为晶痦，颗粒清楚，透发后热势递减，神情清爽，为津气充足，正能胜邪，邪却外达之佳象；如痦出空壳无浆，如枯骨之色，称为枯痦，并见身热不退、神志昏迷、或神倦气怯、脉微弱等症，则为津气俱竭、正不胜邪、邪气内陷的危险征象。正如叶天士所说："或白如枯骨者多凶，为气液竭也。"

当然，对白痦的辨证，还应与全身症状结合起来综合分析。

第四节　温病其他诊法

一、温病脉诊

脉诊是中医的重要诊法，对温病的诊察，脉象也是一个重要的指标。

1. 脉诊意义

虽然有"杂病重脉，温病重舌"之说，但在温病的不同阶段，脉象有不同的表现，通过脉诊，可以了解温病患者正气的强弱、病邪的盛衰。而且有的脉象还有助于判断病变的部位、病邪的性质、病情的轻重、预后的好坏等，所以脉诊在温病的诊察中仍然有十分重要的价值。

2. 温病常见脉象

（1）浮脉：如见于温病之初起，主邪在表，如风热、燥热之邪初犯卫分，脉多浮数。如浮而濡，主湿热在表，如藿朴夏苓汤证。如见于阳明热盛之时，表现为浮大而芤，为热盛阳明而津气已虚，如白虎加人参汤证；表现为脉浮而促，为在里郁热有外达之机。脉浮滑多主热盛，如白虎汤证；也主痰热，如小陷胸汤证。

（2）洪脉：如洪大而数，多为阳明热盛之象。如脉洪大而芤，为阳明热盛而津气已虚。如仅为寸部脉洪，为热伤肺气之征。

（3）数脉：数脉主热，所以温病过程中以数脉最为多见。如浮而数，主温邪在表。如洪大而数，主热盛阳明。如数而躁急，不浮不沉，多为热郁于里之象。脉濡而数，主湿已化热。脉滑而数，主邪盛正实，或内有痰热。如数而细，主热盛而营血已伤，或温病后期余热未净而阴液已虚。如脉数而虚软，主邪少虚多，往往见于虚热之证。

（4）滑脉：多为邪热亢盛而正气充沛之象，多与数脉并见。如脉滑而数，多为痰热内结。如脉濡而数，提示湿热交蒸。

（5）濡脉：濡脉主湿邪致病，多见于湿热性温病中。如脉濡数，为湿热交蒸。如脉濡缓而小，为湿邪偏盛。如脉濡细无力，属病久正虚、胃气未复。

（6）缓脉：多见于湿温病湿邪未化热时，为湿邪郁阻、气机失于宣畅所致，与濡脉并见而呈濡缓。在温病的后期见缓脉，多缓而软，为病邪已退而正虚未复之象。

（7）弦脉：如弦而细缓，可见于湿温初起，湿邪阻遏气分时。脉弦数，多为热郁少阳，胆热亢盛，可见春温初起时。如脉见弦滑，多为痰热内蕴之象。如脉弦劲而数，多为肝热炽盛、肝风欲动之征。

（8）沉脉：沉脉主里，如脉沉实有力，多属阳明腑实、热结肠腑之证，也可见于下焦蓄血证。脉沉弱或沉而无力，多主热结肠腑而津液或气液已虚。如脉沉细而涩，多见于真阴耗损之证。

（9）伏脉：可见于战汗将发时，此时脉沉伏，兼有肢冷、爪甲青紫等症，继则全身战栗，大汗淋漓。但如见冷汗淋漓不止、四肢不温、面色无华、舌淡而脉伏难触者，多属阴阳离决、阳气外脱之象。

（10）迟脉：一般见于虚证、寒证，但如迟而有力，亦可为阳明腑实而气血阻滞之证。

（11）微脉：一般见于虚证，如在温病过程中见到，多主元气外脱之危证。

二、辨 神 色

辨神色属望诊范围，包括察患者神气和肤色。通过辨神色，可以了解患者正气盛衰和病邪的轻重。辨神色与其他诊法结合，可以更好地为温病的辨证收集依据。

1. 察神气

（1）察神气的意义：神气是患者一般精神状态和意识活动的反映。《灵枢·本神》篇说："生之来谓之精，两精相搏谓之神。"神气是脏腑气血显示于外的标志，既是人体生命活动的外在反映，又是人神志活动状况。历代医家十分重视疾病过程中辨神气，如脏腑功能衰退，营血、津液耗竭，则可引起神亡，预后甚差，如《素问·移精变气论》说："得神者昌，失神者亡。"在温病过程中辨神气，不仅要全面观察患者的神、色、形、态，以综合分析患者的生命活动情况，而且要观察和分析患者的精神和思维活动情况。

（2）辨神气的内容

1）察眼神：因神藏于心，外候在目，所以察神气应重视对眼神的观察。有神者目光明亮而有光彩，瞳仁灵转。无神者目光晦暗，瞳仁呆滞，或闭目倦卧，或闭目即有所见，又称失神。

2）察神情：神情基本正常者，一般病情较轻，表现为表情正常，肌肉无异，气息匀静，行动轻捷，反应灵敏，预后较好。神情明显异常者，一般病情较重，表现为表情呆滞，委靡不振，或烦躁不安，肌肉瘦削，懒言少气，反应迟缓，甚则撒手遗尿，多属正气大虚，预后较差。

3）察神识：如神识清楚，思维敏捷，神思清晰，为有神。如神识不清，喃喃自语，或神志昏迷，或谵语妄动，为无神，是心神失守之象，预后不良。戴天章《瘟疫明辨》在辨神一节中提出："瘟疫初起，令人神情异常而不知所苦。大概烦躁者居多，或如痴如醉，扰乱惊悸，及问其何所苦，则不自知。即问有神清而能自主者，亦多梦寐不安，闭目即有所见，有所见即谵妄之根。"可见温病学家对辨神气之重视。

2. 观肤色

（1）观肤色的意义：因皮肤色泽的变化以面色较为明显，所以观察肤色主要是观察面色。面色与内脏的功能活动有密切的关系，也与神气是否正常有关，如《素问·脉要精微论》说："夫精明五色者，气之华也。"面色的变化，往往反映了感邪性质和病情轻重等方面的情况。温病过程中观面色，当着重于面部的颜色、光泽、润燥等。

（2）观肤色的内容

1）面赤：指面色较正常人为红，多为发热之象，由火热上炎所致。如为满面正赤，多为阳明热盛，同时可伴高热，大汗，脉洪大，或目亦发赤等症状。如仅为两颧潮红，属阴虚内热之象，在温病后期多见，可伴形体消瘦，五心发热，口燥咽干，脉细数等。

2）面垢：指面色垢晦，如油腻或烟熏之色，系里热熏蒸或湿热熏蒸所致。如面垢油腻而红赤，属里热亢盛。如面垢晦而面色淡黄，多为湿热之邪蕴蒸。戴天章《温疫明辨》中提出："瘟疫主蒸散，散则缓，面色多松缓而垢晦，人受蒸气则津液上溢于面，头目之间多垢滞，或如油腻，或如烟熏，望之可憎者，皆瘟疫之色也。"说明观察面垢对瘟疫病的诊断有重要参考价值。

3）面黄：指面色发黄，多由湿邪发病而致。如湿温病初期，面色淡黄，伴面部神情呆滞，属湿热之邪阻遏气机之象。如面目俱黄，鲜明如橘子色，伴全身皮肤黄、小便色如浓茶者，属湿热蕴蒸之黄疸，多见于各种涉及肝胆的温病。如黄色晦暗，属寒湿发黄，在温病中较少见。

4）面白：指面色苍白无华，一般少见于温热病，但如发生于温病中，往往是阳气外脱的重要标志，应及时引起重视。如在血分证中，因血出过多，气随血脱，面色可见苍白。或高热骤退，面色突然转白，伴四肢清冷，大汗淋漓，神倦乏力，脉微细欲绝，结合血压明显下降，或有其他急性心力衰竭表现，则属阳气外脱之象。另外，应注意的是：在温病初起，有时可出现面白而伴寒战鼓颌，皮肤粟起，多非阳气虚衰，而是温邪遏伏阳气所致；素体阳气较虚者，在感受湿热病邪后，面色也可发白，不可认为属阳虚证；在进入血分证阶段，突然出现面色转白，伴心慌气促、脉微细急促者，虽未见明显的腔道出血，应警惕有内出血的可能。

5）面唇青紫：多属营血受灼，凝滞瘀阻之象。也有因心阳虚衰而致血行无力所致。

6）头面红肿：如头面红肿而连及耳颊，伴憎寒发热、咽喉肿痛者，属大头瘟之征象。

7）面黑：温病过程中出现面黑，属热毒极盛之象，称为"火极似水"，病情较重，预后较差。

8）肌肤甲错：指皮肤粗糙甲错、松弛不平，并伴见形体消瘦，多见于温病后期，为邪热伤阴，不能滋润皮肤所致。也有因瘀血内阻，皮肤失于滋养所致。何廉臣提出："温病愈后，身体枯瘦，皮肤甲错者，乃热伤其阴，阴液不能滋润皮肤也。"

第八章 温病治法

温病的各种治法是根据辨证的结果，在明确了病机和病证性质的基础上所确立的。确立正确的治法，是选择正确方药的基础，所谓"以法带方"，正如华岫云在《临证指南医案》中所说："立法之所在，即理之所在，不遵其法，则治不循理矣……药味分量或可权衡轻重，至于治法，则不可移易。"

第一节 温病治法的依据和运用

温病的治疗是建立在对病证的正确辨证基础之上的，也就是要根据致病原因、病证性质、邪正消长、本证兼证、体质状况等各种因素，确定治疗的原则、方法，并进而选择相应的方、药。对温病的治疗，既有针对病证性质进行辨证论治者，也重视对各种临床症状的对症处理。在现代临床上，还应注意尽可能明确进行现代医学病名的诊断，并进行针对性治疗，所以体现了辨证治疗、对症治疗和辨病治疗相结合的精神。

一、确立温病治法的依据

温病治法的确立，主要是依据病邪的性质和病机的变化。

1. 审察病邪性质，审因论治

即是明确引起各种温病发生和影响温病病变发展的病邪性质。引起温病的外在病因有风热、暑热、湿热、燥热、温毒等区别，这些病因的性质各不相同，而不同性质的病邪各具不同的致病特点。此外，在温病的病变过程中，还会有一些病理因素参与，如痰、饮、瘀、食、滞等，其中有些是在发病前体内就存在的，有的则是在发病之后在体内形成的，这些病理因素对温病的发展变化会发生重要的影响。在临床上要根据温病的症状表现，并结合发病季节等因素，推断温病的病因和病理的性质，这就是"辨证求因"。在此基础上就可以针对不同的病邪确定各种治法，即"审因论治"。如温病邪在表时，因病邪性质各别，就分别有疏风泻热、清暑化湿透表、宣表化湿、疏表润燥等不同治法。其他如风、燥、湿、暑等外邪，以及痰、饮、瘀、食、滞等病邪也各有相应的治法。

2. 辨别病机变化，辨证论治

温病的病变机理不同，其治法亦各不相同，所以辨别温病的病机变化及其规律，从而制订相应的治法，是温病辨证论治的关键。温病的过程，主要表现在卫气营血和三焦所属脏腑的功能失调和实质损害，因此掌握了温病卫气营血和三焦辨证，就可以明确病变的部位、性质等情况，据此而确立治则、治法。如叶天士根据温病卫气营血不同阶段的病理变化，提出："在卫汗之可也，到气才可清气，入营犹可透热转气……入血就恐耗血动血，直须凉血散血。"吴鞠通则在三焦辨证的基础上提出："治上焦如羽（非轻不举），治中焦如衡（非平不安），治下焦如权（非重不沉）。"这些都是根据温病发展过程中不同阶段的病机而确立的治疗原则。这些治则在一般情况下都是应遵循的，否则"前后不循缓急之法"，动手便错，会有毫厘千里之谬。

3. 细察邪正消长，扶正祛邪

温病的病变过程就是一个邪正相争的过程，在发病初起，患者的正气多较盛，而病邪不甚，所以病变较浅，病情较轻。随着病情的发展，正气进一步振奋，病邪则逐渐亢盛，正邪相争渐剧。其后，正气被消耗而渐虚衰，在温病中，尤其以阴液的耗伤为明显，而病邪也逐渐衰退，从而转入正虚邪衰阶段。所以要对温病进行治疗，必须细察温病发展过程中的邪正消长，酌情使用祛邪、扶正之法，或侧重于祛邪，或侧重于扶正，或扶正祛邪并施，并针对邪正消长的具体变化而不断调整。

4. 辨明本证兼证，标本兼顾

在温病的过程中，除了有其基本病机的本证外，还经常有些兼夹病机，如痰饮、瘀血、食积、气郁等，也就是兼证。如一般的温病主要的基本病机为热盛阴伤，所以其治疗以清热护阴为主，但如同时兼有瘀血，则呈热瘀交结之证，治疗时应兼以化瘀。

5. 针对特殊症状，对症治疗

对温病的治疗，在进行辨证论治的同时，还应注意对某些症状进行及时的处理。特别是在温病的发展过程中发生一些危急症状时，应采取有力的抢救措施，如神昏、痉厥、虚脱、出血等，针对这些症状分别有相应的治法，如开窍、息风、固脱、凉血止血等，而对这些症状的治疗也应贯彻辨证论治的原则。在现代临床上，针对温病过程中的高热、呼吸衰竭、心力衰竭、循环衰竭、缺氧、脑水肿、大出血、中毒性肠麻痹等危重病证，往往要采用中西医结合的综合性抢救措施。

二、温病的治法的运用

由于温病过程中病机和症状变化多端，在临床上温病治法的运用应注意以下几个方面。

1. 治法的灵活运用

卫气营血和三焦治则对指导温病的治疗有重要的意义。但是也要看到卫气营血和三焦的治则只是较为概要的提法，在实际应用时还要进一步具体地采取各种治法，如温病解表法中有疏风泻热、透表清暑、宣表化湿、疏表润燥等具体的治法，各种治法的适应病证和所用方药各不相同。同时，在临床上，由于病证的复杂性，若干种治法又可合并使用，如解表与清气法的合用、养阴与通腑法的合用等。温病的治疗固然有一定的原则和大法，但由于温病的病证千变万化，既有规律，又有特殊情况，所以治法应随之而变，不能拘泥、固守一法，必须知常达变，灵活掌握。如治温病当用寒凉药而忌用温热药，这是一个基本原则。但当温病出现"寒包火"，即里热炽盛又兼外寒束表时，在清里热之中可加入辛温发散之品。又如在温病后期可见阳虚欲脱，此时必须改用温热药以回阳固脱。在现代温病临床上也有提出"截断法"，即在卫分阶段即使用清热解毒等气分药物，也有提出未见营血分证而提前使用清营凉血药等。对此目前仍有一些争议，一般认为应根据温病的具体病机和在提高临床疗效的基础上进行积极的探索，更准确、全面、灵活地运用温病的治则和大法。

2. 重视体质和正气状况

人的体质和正气状况是决定温病的发生发展和预后的主要内在因素，所以是温病治疗中不可忽视的环节。如叶天士提出对于肾水素虚的温病患者，为了防止病邪乘虚深入下焦，必要时可酌用补益肾阴药，以"先安未受邪之地"。又如叶天士对温病患者素体阳气不足而使用清法时，提出应用至十分之六七，就应审慎，不宜寒凉过度而更伤其阳气。另一方面，对素体阴虚火旺者，在使用清法后纵然热退身凉，仍须防其"炉烟虽熄，灰中有火"，引起余热复起。在温病的治法中，有一些是针对正气不足而设的，如滋养阴津、固脱救逆等法。

3. 以祛邪为治疗的关键

在温病的治疗中，由于外邪是引起温病的致病因素，并进而造成人体功能失调和实质的损伤，所以祛邪是治疗温病的关键。对温病的病邪强调祛邪务早、务快、务尽。正如吴又可《温疫论》所说："大凡客邪贵乎早治，乘人气血未乱，肌肉未消，津液未耗病人不至危殆，投剂不至掣肘，愈后亦易平复。欲为万全之策者，不过知邪之所在，早拔去病根为要耳。"及早地祛除病邪不仅可以使患者早日解除病痛，而且人体正气的损害较少，有利于康复。对温病的祛邪，历来很重视"透"与"泄"。所谓"透"是侧重于使病邪由里向外，特别是通过体表向外透达，用药上注重运用轻清宣透之品。不仅在表之邪可通过"透"而外解，在里之邪热也往往运用"达热出表"、"透热转气"等透法而可向外透解。所谓"泄"则包括了祛邪外出的各种治法。其中使病邪从下而外出的"泄"法不仅是为了通利二便，更重要的是使邪热等病邪通过二便而得以外泄。在温病的治法中，大多是针对祛邪而设的，如泄卫解表、清解气热、通下逐邪、和解祛邪、祛湿解热、清营凉血、开窍醒神、息风止痉等。

4. 分别新感与伏邪论治

在温病的治疗中还要针对新感与伏邪之异而采取不同的治法。如新感温病初起时多以表证为主，治当以辛凉疏解为大法，不可过分使用寒凉之品，否则不利于表邪的外透。如章虚谷说："病初解表用辛凉，须避寒凝之品，恐遏其邪，反不易解也。"伏气温病初起即见明显的里热症状，治疗主以清里热。如柳宝诒说："伏气由内而发，治之者以清里热为主。"如属新感引动伏邪而发温病，原则上宜先用辛凉以解其外邪，继以清里热。如叶天士说："若因外邪先受，引动在里伏热，必先辛凉以解新邪，继进苦寒，以清里热。"必要时也可使用表里双解法。

5. 注重整体与着眼局部相结合

当病邪侵犯人体而引起疾病后，必然会造成人身整体脏腑与气血的病变，同时，在温病发生后，还会有局部的病变，而局部的病变又是与整体的病变密切联系、相互影响的。如风热病邪所引起的病变部位主要在肺卫，但在病变过程中可以引起发热和头痛等全身性的症状，或导致热闭心包等其他脏腑的病变。所以在治疗时，既要着眼于局部的病变，根据局部病变的各种症状进行有针对性的治疗，又要密切注意全身性的整体变化，并采取相应的治疗方法。

温病治法的内容极其丰富。以祛邪而言，有解表、清热、攻下、和解、祛湿、化瘀等法，以扶正而言，有滋阴、温阳、益气等法。以下，就近年来研究较为集中、成果较多的清热、攻下、化瘀、益气养阴等治法研究状况做一介绍。

第二节　温病常用治法

一、解　表　法

温病初期多表现为表证，所以解表法是温病初期主要治法。目前对解表法的现代研究并不太多，因而对解表的作用及其机理有进一步深入探讨的必要。在温病中较常用的是泄卫透表法，该法的作用是开泄腠理、疏解表邪、透疹外达。泄卫透表法又可分为如下几种：疏风泄热法，代表方剂如银翘散、桑菊饮；透表清暑法，代表方剂如新加香薷饮；宣表化湿法，代表方剂如藿朴夏苓汤；疏表润燥法，代表方剂如桑杏汤。

运用泄卫透表法时，应注意以下几点：①对温病邪在卫表者，一般忌用辛温发汗法，重在疏解透表。②在温病初起时，如属里热外发而无表证者，不可用该法。③对温病表证的治疗，虽主以辛凉，但也应注意不可过于寒凉，以防凉遏滞。④使用该法应中病即止，避免过汗伤津。

解表法的作用机理如下所述。

（1）发汗作用：在解表法中有许多方药具有发汗作用，而一般来说，辛温解表方药的发汗作用较强。如麻黄水溶性提取物在一定范围内呈剂量依赖性发汗作用，而麻黄碱在灌胃或静脉注射时，也有促进发汗的作用。桂枝在配合麻黄后，因能扩张末梢血管、促进皮肤表面的血液循环，而可增强麻黄的发汗作用。薄荷也可通过兴奋中枢神经系统，使皮肤毛细血管扩张、促进汗腺分泌而有发汗作用。实验表明，桂枝汤对大鼠有明显的发汗作用，并有明显的量效关系，而相比之下，银翘散的发汗作用要弱得多。另有作者报道，该方对感染流感病毒小鼠汗腺分泌有促进作用，而对汗腺分泌亢进的大鼠汗腺分泌有抑制作用，可见，该方对汗腺的分泌具有双向调节作用。

（2）解热作用：解表方药绝大多数具有不同程度的解热作用，一般表现在能使发热动物的体温下降，有的药物，如大剂量的柴胡皂苷、麻黄挥发油及其主要成分松油醇、兴安升麻、荆芥油、桂枝及桂皮油、葛根、藁本等，还能使动物的正常体温下降。有的认为其解热和降温作用可能通过中枢神经系统，促进汗腺分泌，使散热增加，或通过改善体表血液循环，使毛细血管扩张而增加了散热作用。然而，中药的解热作用机理较复杂，有的可能是通过抗感染、抗炎、减轻病损等作用来发挥解热的效果。

实验表明桂枝汤有较强的解热作用，并呈明显的量效关系。口服给药对酵母引起的大鼠发热有明显的解热效果，作用时间可持续 5 小时以上。即使对正常大鼠的体温也有降低作用，时间持续在 4 小时以内。对耳静脉注射霍乱、伤寒、副伤寒甲乙四联菌苗所引起的家兔发热，在注射该方后 30 分钟内，可使其肛温降至正常，其效果比麻黄汤迅速，60 分钟时达最大值。同时，还提出了桂枝汤的解热作用存在着剂量-效应和时间-效应之间的关系，而其解热作用的机理可能与体温调节系统有直接关系。进一步的研究提示，该方可能是通过促进或抑制中枢发热介质 PGE_2 的代谢而参与体温的双向调节，即表现出使发热动物的 PGE_2 升高，而使体温低下的动物 PGE_2 降低。银翘散对多种动物由多种致热剂引起的实验性发热也有明显的解热作用，如对耳静脉注射五联疫苗 2ml/kg 所致的家兔发热模型，用该方煎液 3.8ml/kg（8.8g/kg）能使体温明显下降，与 0.2mg/kg 阿司匹林组相似，但不如 0.6ml/kg 复方氨基匹林组。对皮下注射内毒素 40mg/100g 所致的大鼠体温升高，可使体温明显降低，一般在给药 50 分钟即可产生作用。对腹腔注射 2、4-二硝基苯酚 15mg/kg 所引起的大鼠发热，在口服该方的袋泡剂 10g/kg，可完全抑制大鼠的体温升高，用药 20 分钟后即可发挥作用。该方的片剂按 5g/kg 量，可明显而持久地抑制尾静脉注射伤寒、副伤寒三联菌苗 1.5ml/kg 引起的大鼠发热，作用可维持 8 小时以上。该方对单核细胞释放的 EP 引起的发热有明显的退热作用，但其挥发成分似乎没有明显的抑制发热的作用。又有研究提示，银翘散能解除致热原对敏感神经元的作用，证明该药属中枢性解热药，其作用原理不同于一般的解热镇痛类药物。也有研究提出，该方的片剂、丸剂、水煎剂对家兔静脉注射三联菌苗而引起的实验性发热均无解热降温作用。有报道口服桑菊饮可使注射五联疫苗 2ml/kg 而造成的发热家兔动物模型升高的体温明显下降，但需在服药后 4 小时才发生作用，其作用强度与 0.2mg/kg 复方阿司匹林组相似，可持续 6 小时以上。

（3）镇静作用：据文献报道，解表药中有近半数具有镇静作用，如桂枝中含的桂皮醛、生姜油、生姜酚及姜烯酮等，都能显著抑制小鼠的自主活动，对抗甲基苯丙氨所引起的运动亢进，延长环己巴比妥钠的催眠作用时间等，表现了镇静的药理作用。而柴胡、荆芥、防风、藁本、紫苏、木贼等，与巴比妥类药物有协同作用。

桂枝汤也具有一定的镇静作用，如通过对戊巴比妥钠阈下剂量实验表明，该方能延长睡眠时间，并有明显的量效关系。另有实验表明，该方能显著抑制小鼠的自发活动，增强异戊巴比妥的麻醉效果。

（4）镇痛作用：药理实验结果表明，大多数解表药有镇痛作用。如柴胡皂苷、白芷煎剂和醚提取物及水提取物、细辛挥发油、荆芥、羌活、蔓荆子、生姜、防风、藁本、辛夷、苍耳子等都具有一定的镇痛作用。其机理有些可能是中枢性的，如防风的镇痛部位与吗啡相似；有的可能是外周的，如生姜能抑制 PG 生物合成作用。

实验表明，桂枝汤有较好的镇痛作用。有报道，在给小鼠按 7.5g/kg 和 15g/kg 剂量腹腔注射120 分钟时，可使小鼠的基础痛阈分别增高 64.82% 和 105.35%，与 20mg/kg 的吗啡作用相似；在近 30 分钟时，镇痛作用较吗啡弱。并能明显抑制乙酸引起的小鼠扭体反应，口服给药也有镇痛作用。银翘散也有一定的镇痛作用，如用热板法观察该方片剂的镇痛作用，证明能明显延长小鼠产生疼痛反应的潜伏时间，作用可维持 1 小时。用乙酸扭体法也证明，该方片剂能明显抑制 15 分钟内乙酸所引起的小鼠扭体次数，抑制率为 76%。但也有实验报道，该药的片剂、袋泡剂、煎剂等均对乙酸所致的扭体反应无明显抑制作用。

（5）抗炎、调节免疫作用：解表药多数具有一定的抗炎作用。如柴胡对多种炎症模型具有抑制作用，它如麻黄、防风、升麻、荆芥、生姜、羌活、辛夷、苍耳子、蔓荆子等也有抗炎的作用。其机理可能与增强肾上腺皮质功能、抑制组织胺等过敏介质释放、抑制 PG 的生物合成等多方面作用有关。许多解表药具有明显的抗过敏作用，如麻黄可通过兴奋 p-受体而抑制组织胺过敏介质的释放。荆芥油具有抗慢反应物质和抗被动皮肤过敏反应的作用。紫苏、荆芥、防风、羌活等具有抗组胺、抗慢反应物质、抗迟发性变态反应性作用。当然，这些抗过敏作用与其调节免疫作用有关。

如桂枝汤具有明显的抗炎作用。有报道提出，按 7.5g/kg 剂量注射小鼠腹腔，能明显抑制甲醛所致的小鼠足肿胀，给药 1 小时即显效，维持时间可达 24 小时以上。对角叉菜性小鼠足肿胀该方也有明显的抑制作用，并有显著的量效关系，致炎后 2 小时，按 25.32g/kg 给药组的作用强度相当于 100mg/kg 的阿司匹林，而且合煎的作用强度优于分煎。而其抗炎作用，通过正交设计，认为以桂枝作为主导，而与其他药物有相互协同的作用。银翘散有较强的抗炎和抗过敏的作用。如有报道，口服该方的片剂、煎剂及袋泡剂 10g/kg 的大鼠蛋清性足肿胀有明显的抗炎消肿作用，其中袋泡剂的作用最强。但也有报道提示，该方片剂对角叉菜胶所引起的炎症，腹腔和皮下注射本品片剂均无明显的抑制作用。对巴豆油所引起的小鼠耳肿胀，按 50mg/kg（相当于生药 0.25g/kg）给药即产生作用对肿胀的抑制率为 45.4%，剂量增加 4 倍后，抑制率可达 90.9%，有明显的量效关系。改用皮下注射后也同样有作用，但口服剂量增大到 8000mg/kg（相当于生药 40mg/kg）仍未见明显作用。提示该方的抗炎作用与用药途径有关。实验表明，该方的各种制剂对皮下注射组织胺引起的小鼠毛细血管扩张和血管通透性增强都有明显的抑制作用。但对前列腺素所引起的仅有该方的袋泡剂有效，对皮肤滴二甲苯或皮下注射 5-羟色胺所致者，各种制剂都无效。该方的各种制剂对小鼠的网状内皮系统吞噬作用及胸腺、肝、脾重量等均无影响，但对肝糖原激活的小鼠腹腔巨噬细胞吞噬鸡红细胞能力有明显的促进作用。对天花粉所引起的小鼠、大鼠被动皮肤过敏反应有明显抑制作用，提示该方有较好的抗过敏作用。

解表药的调节免疫作用：除了表现在抗过敏方面外，解表药还有许多调节免疫的作用。如桂枝汤能提高小鼠巨噬细胞吞噬率及吞噬指数，并与服药次数与日数呈正相关。还可增加抗体及提前产生抗体。有报道说，感染流感病毒的小鼠经该方治疗后，单核巨噬细胞系统吞噬活性活性显著提高，吞噬功能（K 值）或单核巨噬细胞吞噬活性（值）达到或超过正常水平，并呈量效关系，肝重有一定恢复，肺指数则明显下降。通过玫瑰花结形成试验（RFC）和空斑形成试验（PFC），证明该方有抑制 T 淋巴细胞和 B 淋巴细胞的效能。家兔异体皮移植表明，经该药浸过的皮片存活期显著长于对照组，但不如西药免疫抑制剂硫唑嘌呤和泼尼松。实验提示，该方对细胞免疫和体液免疫都有抑制作用，能明显抑制小鼠的 PFC（小鼠抗体分泌细胞）、SRFC（特异玫瑰花形成细胞）牛血清白蛋白（BSA）诱导的迟发型超敏反应，以及对 ConA（刀豆蛋白）及 LPS（细菌脂多糖）诱导的增殖反应。该方还有明显抑制小鼠脾细胞产生白细胞介素 2（IL-2）的能力。认为这些是该方免疫抑制作用的重要机制之一。临床检测表明，桑菊饮的加减方能提高体内巨噬细胞的吞噬能力，提高吞噬指数。在用于麻疹患儿后，可使吞噬能力提高 2.6 倍，嗜酸粒细胞增加 50%，提示该方能明显增强机体的免疫功能。

（6）抗病原微生物作用：实验结果表明，许多解表药兼具抗菌和抗病毒作用，如麻黄、桂枝、紫苏、柴胡、防风、薄荷、藁本、香薷、辛夷、蔓荆子等。另外，荆芥、生姜、羌活、葱白、苍耳子、升麻、桑叶、木贼等具有不同程度的抗菌作用。

如桂枝汤就具有一定的抗病毒作用。实验表明，在感染病毒前一日起，每日口服本药煎剂，连续 5 日，能明显抑制流感病毒所引起的小鼠肺部病变，使感染鼠的肺指数降低，并有量效关系。在感染病毒后服该方，也能减轻流感病毒所致的小鼠肺炎的发生和发展，动物体重增长和脏器重量均高于对照组。进一步的实验表明，该方全方合煎的抗小鼠流感病毒性肺炎的作用要强于各药分煎者，去掉方中任何一味，都会影响疗效，证明了该方组方的合理性。实验证明，银翘散在体外有广谱的抗菌和抗病毒作用。如该方片剂对革兰阴性和阳性菌有广泛的抑制作用，浓度为 110mg/ml（相当于生药 550mg/ml）时，可完全抑制金黄色葡萄球菌、表皮葡萄球菌、枯草杆菌、沙门杆菌属、绿脓杆菌等。但体内抑菌实验所见，腹腔注射金黄色葡萄球菌 S2（MID）或以 MID 绿脓杆菌 P51 感染小鼠，口服该方片剂，不能阻止动物的死亡，认为在体内无明显的抑菌作用。从组成银翘散的药物作用的研究来看，金银花、连翘、牛蒡子等都具有较强的抗病毒作用，特别对流感病毒的作用最为明显，此外，金银花、连翘也有较好的抗菌作用。体外抗病毒实验提示，该方的片剂对甲型流感病毒的 $AEID_{50}$ 均小于或等于 0.5，而病毒感染的对照组则分别为 3.77 和 2.53，表明可明显抑制甲型流感病毒。该方进行腹腔注射 3 日后，感染甲型流感病毒粤防 72-243 株（H_3N_2），能明显减少实验动物因感染甲型流感病毒所引起的死亡，但灌胃则无此作用。另有实验提示，该方对钩端螺旋体、呼吸道病毒 PR8 株在体外有不同程度的抑制作用。

（7）其他作用：解表药另外还有一些药理作用，如麻黄中含的伪麻黄碱具有利尿作用，而麻黄和麻黄碱均有兴奋心脏、收缩血管和升高血压的作用。麻黄碱对支气管平滑肌有松弛和解痉作用，所以能治咳喘。桂枝具有抗凝和抑制血小板聚集的作用。而桂枝汤对呼吸系统也表现出一定的作用，如有报道，该方可使氨水引起的小鼠咳嗽潜伏期明显延长，咳嗽次数明显减少，吐出的酚红增加，提示该方有止咳、祛痰作用，但无扩张小鼠支气管及抗支气管收缩剂的作用，所以不能平喘。荆芥具有平喘、祛痰和止血等作用。生姜也具有抗血小板聚集、抗氧化、止吐、促进胃液分泌等作用。紫苏也有止血、止吐、止咳平喘化痰、抗凝血等作用。羌活还有抗急性心肌缺血、抗心律失常、抗癫痫等作用。解表药的其他作用还有许多，可见，解表法的方药除了用于表证的治疗，还广泛用于多种病证。

二、和　解　法

和解法又称"和"法，其含义有广、狭义之分，其所说的狭义和法，主要指和解表里，治疗半表半里证。而广义的和法则范围较大，据《广温热论》所说，包括了"表里双解"、"温凉并用"、"苦辛分消"、"补泻兼施"、"平其复遗"、"调其气血"等许多治法。温病学中和解法是指狭义的和法，其主要作用是透解邪热、疏泄分消、宣通气机，以达到外解里和的目的。常用的温病和解法大致有以下几种：清泄少阳法，代表方剂如蒿芩清胆汤。分消走泄法，代表方剂如温胆汤加减。开达募原法，代表方剂如雷氏宣透募原法。和解截疟法，代表方剂如柴胡截疟饮。

运用和解祛邪法时，应注意以下几点：①清泄少阳法虽有透邪泻热作用，但只适用于邪热夹痰湿在少阳者，对里热炽盛而无痰湿者不适用。②分消走泄与开达募原二法清热之力较弱，其作用侧重于疏化湿浊，故不能用于湿已化热，热象较著及热盛津伤者。

1. 和解法的现代临床应用

和解法在临床上有较广泛的运用。如小柴胡汤及其加减被用于治疗各种感冒、流行性腮腺炎、扁桃体炎、胸膜炎、支气管哮喘、支气管炎、慢性肝炎、急慢性胆囊炎、胆汁反流性食管炎及胃炎、肾盂肾炎、肋间神经痛、产后感染、变态反应性亚败血症、传染性单核细胞增多症、地方性斑疹伤寒、疟疾、肠伤寒、慢性湿疹、败血症、心绞痛、肾结石、眩晕症等。其他在临床各科用于经前期综合征、功能性子宫出血、小儿风湿热、小儿厌食症、春季结合膜炎、急性角膜炎等。其运用指征是掌握出现寒热往来、胸胁疼痛、口苦咽干等少阳病证，而且根据《伤寒论》提出的"但见一证便是，不必悉具"，只要抓住一二个主证，就可以使用。临床报道，该方对各种各种高热患者有良好的退热作用，有的用该方加减（黄芩、半夏、人参、柴胡、青蒿、白花蛇舌草、半枝莲、薄荷、炙甘草、生姜、大枣）治疗癌症发热，按性质不同，配合其他方药，取得较好的效果。蒿芩清胆汤对于少阳病邪热较盛而夹痰湿者有较好的疗效。主要用于治疗暑湿病、急慢性胆囊炎、急性黄疸型肝炎、急性胃肠炎、慢性胃炎、胆汁反流性胃炎、急性阑尾炎、肾盂肾炎、疟疾、盆腔炎等，特别是对寒热往来而兼痰湿之发热病证有较好的疗效。达原饮对湿热秽浊之邪引起的病证较为适用。临床上多用于布鲁菌病、黄疸型肝炎、病毒性发热病证、疟疾等而见邪伏膜原表现者。特别是夏秋多雨潮湿季节发生的病毒性感染，症见热象不显、恶寒明显、肢体酸楚、口中黏腻、苔白腻，用之每有较好的疗效。另有报道该方对小儿病毒性肠炎有较好的治疗作用，有效率在95%以上；对结缔组织病（皮肌炎、类风湿关节炎、脂膜炎、重叠综合征等）的发热有较好的疗效，其使用要点为：不规则恶寒发热、发无定时、肌肤骨节酸痛重着、胸闷痞满、舌苔厚腻或白如积粉。也有用该方治疗流行性感冒、肥胖症等病的报道。

2. 和解法的作用机理

现代对和解法的作用机理研究较少，根据和解法方药的作用机理，该法的机理主要有解热、抗菌、抗疟原虫、消炎、疏泄利胆、调整胃肠功能等。如小柴胡汤能对抗多种药物引起的实验性肝损害，降低 AIT 和 APT 活性，减轻肝玻璃样变性。有实验表明，该方能抑制四氯化碳肝硬变的进展；也能减轻氯化二甲联吡啶（PQ）引起的肝损伤，能消除 PQ 引起的肝微粒体的脂质过氧化反应所产生的过氧化物；还明显抑制2-萘硫氰酸酯引起的急性高胆红素性肝损害及胆管炎；对乙醇引起的肝损害具有良好的防护作用。此外，还提示，该方能抑制实验性肝纤维化进程，并提示该方能对肝细胞损伤有明显的免疫抑制作用。小柴胡汤能提高胆汁中胆酸及胆红素含量，增大胆固醇-胆盐系数，并激活 Oddi 括约肌的调节作用，防止十二指肠液由胆道的逆流，促进胆汁分泌，增加排泄量。并认为该方对胆汁郁滞型肝损伤有迅速的改善作用。小柴胡汤还能增强机体的免疫功能，如100mg/kg 可使小鼠 NK 细胞活性增加，而200mg/kg 则使 NK 细胞活性抑制；可明显增加植物血凝素（PHA）、增加抗体的生成，并能抑制 I 型（如支气管哮喘）和 IV 型变态反应（如接触性皮炎、乙型病毒性慢性肝炎等）。该方口服液可显著增加小鼠碳粒廓清除率，增加细胞吞噬作用，显著增强小鼠迟发性过敏反应（DTH）。该方还能抑制动物腹腔内肥大细胞的脱颗粒。同时，小柴胡汤对金黄色葡萄球菌、乙型链球菌、大肠杆菌、变形杆菌等菌株有一定的抑菌作用，对绿脓杆菌、肺炎杆菌等感染有较好的保护作用，并可提高小鼠感染伤寒杆菌的存活率。另外，该方还有抗炎、兴奋垂体-肾上腺功能等作用。其他还有诸如激活大鼠脑中 5-羟色胺能神经元及多巴胺能神经元、抗肿瘤、解热、增加冠状动脉血流量、改善造血功能、抑制胃酸分泌等作用。

另外，和解方药中的柴胡、青蒿具有抗疟原虫作用，特别是青蒿素对疟原虫红细胞内期有杀灭作用。实验证实，达原饮对内毒素引起的发热有明显的对抗作用，且对正常体温也有一定的降低作用。

三、清 热 法

由于邪热亢盛是温病的基本病理变化，所以清热法在温病的治疗中占有特殊重要的地位。清热法是以寒凉性质的药物清除邪热的一种治法，又称为"清法"。当然温病的治疗中，能祛除邪热的方法很多，如邪热在表时，可用解表法以除之；邪热在少阳时，可用和解法以除之；邪热与燥屎互结于肠道时，可用攻下法以除之；邪热与瘀血互结时，则可以活血祛瘀法以除之；邪热与湿邪蕴蒸时，又当以清化之法以除之等。而此处所介绍的清热法是指以寒凉药物直接祛除热的方法，其中包括了传统所说的清解气热、清营凉血等法。

清解气热法的主要作用是清热保津、止渴除烦，使气分无形邪热或从外泄或里解。清解气热法又可分为以下几种：①轻清宣气法，代表方剂如栀豉汤加瓜蒌、杏仁、芦根等。②辛寒清气法，代表方剂如白虎汤。③清热泻火法，代表方剂如黄芩汤加减。

运用清解气热法时，应注意以下几点：①该法所治邪热属气分无形邪热，如邪热已与有形实邪，如腑实、食滞、痰显、瘀血等相结，单用该法往往只能"扬汤止沸"，必须去其所依附的有形实邪才能解除邪热。②如病邪未入气分，不宜盲目早用该法，用之不当反能凉遏邪气，不利于病邪的透解。③素体阳虚者在使用该法时，切勿过剂，应中病即止，以防寒凉药戕伤阳气。

清营凉血法的作用为清营泻热，滋养营阴，凉血清火，散血养阴。清营凉血法大致有以下几种：①清营泻热法，代表方剂如清营汤。②凉血散血法，代表方剂如犀角地黄汤。③气营（血）两清法，代表方剂如治疗气营两燔证的加减玉女煎，治疗气血两燔证的化斑汤、清瘟败毒饮等。

运用清营凉血法时，应注意以下几点：①热在气分而未入营血分者，不可早用。②营血分病变兼夹有湿邪者，应慎用该法，因该法所用方药有凉遏滋腻之弊，必要时应酌情配伍祛湿之品。③热入营血分，而气分邪热仍盛者，必须兼清气分之热，不可单治一边。

1. 清热法在现代临床上的运用

清热法在现代临床上，广泛运用于各种急性传染病、感染性疾病和其他多种热性病。其中疗效较好的如流行性乙型脑炎、流行性出血热、流行性感冒、病毒性心肌炎、急性或暴发型肝炎、病毒性肺炎、大叶性肺炎、流行性脑脊髓膜炎、肺脓疡、急性细菌性痢疾、肠伤寒、急性阑尾炎、急性胆道感染、急性泌尿系感染等。白虎汤是治疗阳明热盛的重要代表方，现代临床上用以治疗许多疾病，在外感热病方面的应用相当广泛。如有报道用该方治疗流行性乙型脑炎初起偏有热盛而见高热、口渴、汗出、脉洪者，可与银翘散配合，或加入金银花、连翘、生山栀等，也有报道用银翘白虎合剂（金银花、连翘、板蓝根、生石膏、知母、钩藤、白僵蚕、生地龙、芦根、香薷、狗肝菜、一包针）加减，配合西药抗高热、抽搐、呼吸衰竭及降低颅内压等措施，治疗各型乙型脑炎。如表无湿遏，虽苔白、口不甚渴，也可用生石膏，但应与薄荷同用，以助疏散之力。如兼湿邪，舌苔白腻而口渴不甚者，当配合藿香、佩兰、大豆卷等化湿之品。用该方治疗乙型脑炎，当根据病情而灵活加减，除上所述外，对重型、极重型，酌情配合天竺黄、胆南星、石菖蒲、川贝、石决明、蜈蚣、天麻、全蝎、羚羊角、麦冬、生地等。该方在治疗大叶性肺炎时也较为常用，如有报道用该方为主治疗该病以白虎汤为主，辨证加减，如加黄芩、黄连、连翘、金银花等清热解毒之品，咳嗽胸痛加贝母、杏仁、郁金、橘络等，痰中带血加白茅根、竹茹，心中烦热加栀子、芦根，体质壮实加生大黄，津伤加生地、玄参、天花粉、鲜石斛等。有报道强调，对正气虚弱者，应加人参。对于麻疹肺炎中表现为肺胃热盛者，可用该方加鲜石斛、鲜生地、鲜沙参、鲜茅根等。也有用石膏知母注射液治疗小叶性肺炎的报道。其他，还有用该方治疗内科病的糖尿病、热泻等，以及妇科病、眼科病等报道。对于白虎汤的应用，有报道说方中的石膏并非大寒之品，如表邪未去而里已热者，石膏可在解表剂中用之，亦可用白虎汤配合解表之剂。

另外，结合剂型改革，研制了一批治疗高热的清热药，如冲剂中有青羌冲剂（大青叶、连翘、太子参、羌活、川芎）治疗上呼吸道感染，小儿清热冲剂（连翘、黄芩、大青叶、生甘草）治疗小儿上呼吸道感染，芒果叶冲剂（芒果叶提取芒果苷后的母液）治疗流行性感冒高热等；合剂中有清热饮（薄荷、蒲公英、紫花地丁、鱼腥草、鸭跖草、陈皮）和风热合剂（黄芩、柴胡、羌活、板蓝根、蒲公英）治疗风热型感冒，清热解毒Ⅰ号（金银花、连翘、大青叶、紫草、甘草）、清热解毒Ⅱ号（石膏、知母、丹皮、生大黄）、清热解毒Ⅳ号（草河车、龙胆草、金银花、大青叶）等治疗各种细菌和病毒感染所引起高热病证；糖浆剂中有热毒清（金银花、大青叶、荆芥、薄荷、桔梗、藿香、神曲、蝉衣、芦根、甘草）治疗小儿外感发热等；注射液中有清热解毒针（虎杖、肿节风、败酱草、鱼腥草）治疗各种细菌感染性疾病，清温灵注射液（水牛角、珍珠粉、板蓝根、黄芩、栀子、金银花、猪脱氧胆酸等）治疗各种上呼吸道感染等。除此以外，清热法方药在临床上运用的文献甚多，此处不一一列举。

2. 清热法的作用机理

现代研究证实，清热法方药的药理作用是多方面的，其主要的作用机理有以下几个方面。

（1）对病原微生物的作用：病原微生物是引起人体感染性疾病的主要外在因素，也是发热的主要原因之一，清热方药往往对病原微生物有一定的作用。现代大量的实验证实，许多清热方药具有广谱的抗病原体活性。

如对8种复方和3种单味中药对感染乙型脑炎病毒的小白鼠疗效的观察，发现白虎汤治疗组对对照组存活率明显增高。在抗病毒作用方面，有人在人胚肾原代单层上皮细胞培养上研究了150种常用中药对流感病毒、副流感病毒、孤儿病毒、腺病毒等多种病毒的影响，结果发现具有抑制病毒作用的中药多数属于清热药物。实验证明，清热药中具有较显著抗病毒活性的中药有黄柏、大黄、虎杖、贯众、连翘、紫草、大青叶、牛黄、螃蜞菊、蒲公英、金银花等。也有报道，银翘散、荆防败毒散、藿香正气散、玉枢丹、清热解毒Ⅳ号等复方对流感病毒有抑制作用；白虎汤能降低感染流行性乙脑炎病毒幼鼠的死亡率。

在抗菌作用方面，许多清热方药在体外实验中也表现了明显的广谱抑菌或杀菌作用，其中清热解毒药也占了很大的比例。在此基础上，从中分离得到了一些具有较高抗菌效价的成分，如从黄连、黄柏、三颗针等药中分离的小檗碱、小檗胺等，大黄中所含的大黄酸、大黄素和芦荟大黄素等，紫草中所含的萘醌类化合物，白头翁中所含的原白头翁素，鱼腥草所含的癸酰乙醛，连翘所含的连翘酚，金龟莲所含的庆四素及庆四苷，秦皮所含的秦皮乙素，虎杖中所含的白藜芦醇等。这些有效成分有的已被提纯后用于临床。此外，清热方药对其他病原体也有一定的抑杀作用，如千里光中所含的氢醌对钩端螺旋体的最低抑制浓度为1∶50万~1∶25万，大黄素则为1∶6.4万，小檗碱为1∶12.6万。大蒜油对多种深部致病性霉素的最低抑制浓度为1mg/ml。青蒿素则有很强的抗疟作用等。

现代实验还发现，由若干味中药组成的清热方剂，常表现出抗菌作用的协同增效、减少耐药性形成和减轻毒性反应等情况，其方剂的抗病原体活性往往不仅仅是各药作用的总和。如金银花与连翘合用、大黄与黄芩、黄连或黄柏合用等，均表现出互相协同的抑菌作用。有报道，单味黄连的抗菌有效浓度为20mg%，而泻心汤仅为7mg%；耐药菌株可在单味黄连之32倍抑菌浓度中生长，但于黄连解毒汤中仅能于4倍抑菌浓度中生长。又有报道，对于金黄色葡萄球菌，千里光、连翘、大黄、厚朴等各用相当于单味药抗菌有效浓度十分之一的量组成复方，即能显示出较好的抗菌活性。此外，实验还发现，某些清热药对抗生素有增效作用，如金银花可以增强青霉素对耐金黄色葡萄球菌的抗菌作用，大蒜新素与庐山霉素同用，对抗新隐球菌、白色念球菌有协同作用。由此就可以说明，清热法与抗生素并施的中西药合用法确可提病疗效。

以上结果提示了清热法具有一定的抗病原体作用。但是，清热方药的临床疗效与其抗感染作用的研究结果又不是完全相符合的，这又说明清热法的疗效并不能简单地用抗病原体作用来解释。例如，大多数清热方药体外抗病毒、细菌等病原体的有效浓度太高，一般达 1∶1000 以上，因而很难在口服后体内达到有效浓度。同时，即使少数具有较强抗生作用的方药，其有效成分由于受到人体吸收、血清蛋白结合、体内分布、代谢和排泄等因素的影响，在体内很难达到或保持有效的血药浓度。如具有较强抗菌活性的蒽醌化合物在与血清蛋白结合后，其抗菌作用大为减弱；小檗碱在肠道的吸收很差，所以口服难以达到有效的血药浓度，如作为静脉注射，其可迅速分布到全身各组织，但其血药浓度又下降到有效抗菌浓度以下，从而影响了其实际作用。其次，许多清热方药也仅是具有一定的体外抗病原体活性，但做动物实验则大多难以出现明显的抗生作用。如有报道用各种方、药对绿脓杆菌、大肠杆菌等所致小鼠的全身性感染的影响，结果其中大多数无明显保护效果，这与所做的实验结果大体是一致的；也有报道，研究了数百个清热方药对豚鼠实验性钩端螺旋体感染的影响，结果并没有一个有效者。这些研究至少从某些方面说明中药的抗病原体作用还是很有限的。另一方面还有一点值得注意的是，有些清热方药在实验中并不具有临床治疗意义的抗病原体活性，但临床上确有疗效，如穿心莲治疗急性细菌性痢疾的疗效甚佳，经分离得内酯及黄酮两部分，经抗痢疾杆菌试验，黄酮有明显作用而内酯无效，然而在临床上观察，内酯对急性细菌性痢疾的疗效较好，黄酮的疗效反差；又如穿心莲内酯磺化物治疗肺部感染、穿琥宁治疗婴幼儿肺炎均有突出疗效，但经实验却无法确定其有抗病原体活性；治疗肺脓疡常用的金荞麦、治疗痢疾的苦参、治疗肺部炎症的肺炎 Ⅳ 号（蒲公英、败酱、半枝莲、虎杖）等都有良好的临床疗效，但却难以证实它们在人体内有直接抗病原体作用。

基于以上的认识，有人明确提出，不能简单地用现代医学的抗生观点解释清热法的作用机理，清热法方药的抗生作用可能是通过多种环节或渠道而实现的。

因为病原体导致的感染必须要经过入侵、附着、繁殖、释放毒素等多个环节，如果能对上述的任何一个环节发生影响，就有可能影响到感染的发生、发展和结局。如有研究表明，治疗泌尿系统感染常用的八正散并不能抑制尿道致病性大肠杆菌的生长繁殖，但是能明显抑制其凝集人 P 型红细胞，抵制具有 P 菌毛的尿道致病性大肠杆菌的血凝，抑制其在尿道上皮细胞的黏附。由于大肠杆菌黏附于尿道上皮细胞是造成泌尿道感染的重要始动因素，因而八正散对急性泌尿系统感染的疗效机制，可能主要在于抑制了尿道致病性大肠杆菌的 P 菌毛表达或造成表达错误，从而去除细菌对尿道上皮细胞的黏附。其他如清热方药能降低细菌的毒力及调节体内免疫功能等，也是发挥抗生作用的重要环节。

（2）抗毒作用：微生物毒素包括外毒素、内毒素和其他的一些毒性产物，是温邪的组成部分，也是温邪致病力的主要表现。毒素对人体的影响主要表现在两个方面：一是可造成机体功能紊乱和组织损害，甚则可因感染中毒症而导致机体死亡；二是毒素可以损害机体的抗感染防御机制，从而使人体的抵抗力明显下降，又进一步加重了感染的严重程度。而现代许多实验证实，一些清热方药对病原体产生的毒素有一定的对抗或中和作用。具体表现在：可抑制毒素的生成，或使毒素减毒、灭活；可对抗毒素对机体的损害，对机体发挥有效的保护作用；可加速毒素在体内的廓清。

有报道，临床上对白喉有较好疗效的养阴清肺汤及单味玄参、地锦草、马鞭草等，在实验中表明它们对白喉毒素有明显的中和作用。小檗碱能拮抗霍乱毒素的致泻作用，因而可用于治疗霍乱。治疗喉科疾病的常用药射干有抗透明质酸酶的作用。黄连解毒汤、黄连、小檗碱、野菊花、金荞麦等方药均有较明显的抗金黄色葡萄球菌凝固酶、溶血素的作用，而且往往在低于抑菌浓度时即可显示这些抗毒作用。

清热方药对内毒素的影响也有很多实验报道。内毒素是许多感染性疾病出现症状和发生传变的重要原因，虽然有的清热药抗生作用并不强，但却能使毒血症症状得到明显的改善，说明这些药物对内毒素的毒性及其对毒性的作用产生重要的影响。有人从40种中草药中筛选，发现金银花及其复方制剂可对抗铜绿假单胞菌内毒素所引起的动物体温升高、白细胞下降及致死作用。另有实验也证明了清热解毒复方（金银花、连翘、蒲公英、紫花地丁）可减轻内毒素引起的发热，对伤寒杆菌内毒素有一定的解毒作用。黄连解毒汤对内素所引起的低血糖和脑、肾等重要脏器灌流不足以至休克死亡等，都有一定的对抗作用。由柴胡、黄芩、龙胆草、枳实、姜半夏、金银花、连翘、蒲公英、丹参、大黄等组成的清胆注射液及其中的连翘，都有明显对抗伤寒杆菌内毒素所致内毒素休克的作用。消炎解毒丸、六神丸等可降低内毒素所致的小鼠死亡率，并减轻对家兔心肌的损害；六神丸还可对抗内毒素所致肝溶酶体酸性磷酸酶的释放。由金银花、大青叶、贯众、鱼腥草、赤芍、蚤休、射干组成的清热解毒注射液可增强网状内皮系统的吞噬功能，加速内毒素在机体内的廓清，因此对大肠杆菌内毒素所致的小鼠休克死亡有明显的保护作用。现代对清热方药直接解毒灭活作用的研究也取得了进展。如清胆注射液、龙胆草、龙胆泻肝汤、金银花、连翘等已证实可直接中和内毒素，使其灭活。有报道称"热毒清"可直接破坏大肠杆菌内毒素的超微结构，使其崩解，这与其在临床上治疗多种急性感染能取得较好疗效是一致的。

由于微生物毒素在急性感染性疾病的病理发展中是重要的物质基础，所以清热方药的抗毒作用在发挥疗效中有着重要的意义。

（3）对免疫功能的作用：免疫系统功能是人体抗感染最重要的防御机制，直接影响到疾病的发生、发展和预后转归。现代实验表明，清热方药对人体免疫系统有较为广泛的影响，从而在对提高人体抗感染免疫能力及减轻变态反应等方面发挥重要作用。

现代研究表明，清热方药能明显提高人体的非特异性免疫功能，具体表现在：一些清热方药可增高外周血白细胞数，增强多形核白细胞的吞噬能力，如生地、玄参、虎杖、水牛角、小檗胺等，都可提升外周血白细胞；黄连、小檗碱、黄芩、栀子、金银花、大青叶、穿心莲、野菊花、白花蛇舌草等，均可在体内或体外加强白细胞的吞噬能力。实验证明，清胆注射液、复方连翘注射液（连翘、板蓝根、金银花、知母、龙胆草、贯众、黄连、钩藤、生石膏、甘草）、肺炎合剂（白果、青黛、地骨皮、钩藤、车前子、车前草、陈皮）、清热解毒Ⅳ号、清热解毒注射液、六神丸、龙胆泻肝汤、蒲公英、大黄、金荞麦、野菊花、大青叶等都有增强炎性细胞吞噬活性的作用。

有报道，栀子、丹皮、知母、黄连等促进白细胞对金黄色葡萄球菌吞噬活性的作用主要是由于可影响细菌毒力。还有报道，清热方药对单核巨噬细胞的吞噬功能也有增强作用。如大蒜、大黄、复方连翘注射液、抗炎6号、清胆注射液、白头翁汤、肺炎合剂、野菊花、青蒿素等均可增强腹腔炎性巨噬细胞的吞噬能力。黄连解毒汤、白花蛇舌草、山豆根、蟾酥、肺炎合剂、小檗碱等均可激活网状内皮系统吞噬功能。清热解毒液对小鼠网状内皮系统有较强的激活作用，能明显加速其对血流中胶状炭粒和^{32}P标记的鸡红细胞等异物的廓清能力，从而具有较强的抗内毒素休克和对金黄色葡萄球菌及大肠杆菌等病原体非特异性抗感染作用。此外，有些清热方药有增加补体成分活性的作用。如鱼腥草素能提高人和动物血清备解素水平，肺炎Ⅲ号能提高患者血清总补体活力，抗炎6号可激活G旁路。其他如鱼腥草可提高患者血和痰中溶菌酶的活力，消炎解毒丸可提高兔血清中溶菌酶含量等，这些都是增强非特异性免疫功能的作用。

同时，清热方药对人体的特异性免疫功能也有一定的调整作用。如黄柏可增加免疫动物抗原结合细胞数，白花蛇舌草、败酱草、蚤休、山豆根、黄柏、金银花等可增加抗体生成细胞数。清胆注射液、龙胆泻肝汤等可使初次体液免疫抑制而使再次免疫反应大为增强。一些清热方药可提高外周血T淋巴细胞百分率；黄连、黄芩、金银花、蒲公英、紫花地丁等能提高淋巴细胞母细胞转化率，大蒜、白花蛇舌草、抗炎6号等，能提高淋巴细胞转换率或玫瑰花结形成率。龙胆泻肝汤可使胸腺增重，并能提高淋巴细胞转换率。

清热方药对上述免疫反应的增强作用，对于提高人体抗感染能力有着重要的意义。但与此同时，某些清热方药又表现出免疫抑制作用，如黄芩苷及黄芩素有抗过敏介质释放的作用，黄连、丹皮可抑制肥大细胞脱颗粒作用，丹皮等能抑制免疫溶血反应中补体的下降及Ⅳ型变态反应之Anhus氏炎症，龙胆草及其复方有抑制抗体生成及抗组织胺作用，大黄、茵栀黄液、葛根汤、柴胡清肝汤等都可抑制抗体的生成等。这些有免疫抑制作用的清热方药对感染性疾病出现的变态反应有一定的减轻作用。现代医学已证实，在感染性疾病中的免疫炎症反应或传染病中的变态反应是其重要的病理基础，甚至是产生病理变化、引起死亡的主要因素。如慢性活动性肝炎、暴发性肝炎、流行性出血热等疾病，变态反应占有重要的位置，因而具有免疫抑制作用的清热方药对这些疾病能发挥出治疗作用。

当然，目前对于清热方药对人体免疫功能的调节及其在治疗中意义的认识还很不够，但是可以肯定，这一作用是清热方药治疗感染性疾病的重要环节，尤其是某些方药所表现出来的对人体免疫功能的双向调节作用，更值得作进一步的研究。

（4）对发热的作用：清热法的直接效果主要是表现在退热、解热作用方面。由于在感染性疾病中，发热是基本的临床表现，属于机体的保护性反应，所以除了体温过高者外，现代医学并不主张滥用解热剂。然而，清热的中药并不能简单地视为解热剂，其解热的机制十分复杂，而使用清热方药后热势的消退往往不是暂时的作用，而是标志着疾病过程的好转或结束，这与现代医学中所用的解热药的作用机理有很大的不同，所以清热方药的运用十分广泛，几乎对感染全过程的发热都要选择相应的解热方药。

现代实验证实，许多清热方药都具有解热作用，如石膏、知母、黄连、黄芩、栀子、大青叶、金银花、连翘、芦根、玄参、紫草、丹皮、苦参、穿心莲、犀角、羚羊角、牛黄、野菊花、大黄、银翘散、白虎汤、犀角地黄汤、黄连解毒汤、紫雪丹、葛根黄连汤、复方连翘注射液、清胆注射液、清热解毒注射液等。但这些方药的解热作用不仅限于对发热、散热机制的调整，还包括了对病原体及其毒素等外热原生成的抑制和对抗，并对内热原生成、前列腺素合成及体温调定点上移等方面也有抑制作用，因而其退热效果是通过多方面的作用而产生的，一般来说，其效果较稳定，作用较平和，较少出现不良反应。现代研究表明，石膏虽有一定的退热作用，但作用时间短，而知母的退热作用较缓，持续时间却较长。还有实验报告，知母和石膏都有一定的退热作用，但两者合用后可增强退热的作用。另有实验表明，白虎汤如不用知母，则无明显的退热作用，提示钙离子是石膏退热的主要成分。这些报道都表明：石膏、知母两者合用有"相须"的作用。有研究提出，石膏的有效成分与其所含的杂质有关，而知母的有效成分是"芒果苷"。有报道提出，石膏的溶解度与温度变化成反比，故石膏先煎或久煎的方法似不恰当，而用热水煎石膏反可减少有效成分。但也有作者认为，白虎汤中的石膏除了用量应大，为 30～120g 外，还应捣碎先煎数十沸再加入其他药为宜。并主张，该方宜温服和多次缓缓服，以免寒凉损伤胃气而发生滑泄。也有人提出，石膏的用法应按《雷公炮炙论》中所说的研细用。还有报道提出，使用白虎汤后，测定给药前后的血钙水平，表明血钙升高的水平与退热作用有关，但口服钙盐却难以达到较高的血钙浓度。

（5）对炎症过程的作用：炎症过程是感染性疾病的主要病理表现之一。炎症反应是机体的重要防御反应之一：早期炎症反应时，毛细血管通透性增加，血中补体等调理因子在感染局部漏出，发挥杀菌、中和病毒等作用；中期的炎症反应，白细胞游走，吞噬细胞从血管内向间游出，发挥消灭病原体的作用；晚期的炎症反应则有助于组织的增生修复。然而，炎症反应过程可引起许多症状和痛苦，并对机体造成损害。所以在对温热病的治疗中，抗炎作用也是一个重要的方面。

清热方药对炎症的各个阶段均有一定的影响，表现出良好的抗炎作用。如对于炎症的早期阶段，金银花、连翘、射干、蚤休、大青叶、穿心莲、黄连、黄柏、黄芩、紫草、龙胆草、牛黄、丹皮、秦皮、大蒜、金荞麦、鱼腥草等中药，以及龙胆泻肝汤、抗炎 6 号、清胆注射液、清热解毒注射液等复方，均可抑制多种致炎因子导致的毛细血管通透性增强、抑制渗出和水肿的发展，有助于炎症的消退。对于炎症中、晚期，清热方药的作用有不同的表现，如对炎症中期的白细胞游走，清气解毒液有较强的抑制作用；而清热解毒注射液有显著的增强作用；穿心莲丁素及其琥珀酸半酯却无显著影响。对于晚期炎症，各种清热方药的作用均不显著。清热方药对炎症过程的上述作用机制，有报道认为可能与其对垂体-肾上腺皮质功能的激活及影响花生四烯酸代谢有关。此外，炎症反应与免疫反应有着密切的关系。但值得注意的是，一些清热方药虽然可以抑制炎症反应，却不抑制免疫反应，甚至能增强免疫反应。如清热解毒注射液等对炎症早期有抑制作用，但同时却可促进白细胞游走，并增强炎症细胞的吞噬活性。这一作用特点显然对于感染的治疗十分有利。

（6）对垂体-肾上腺皮质功能的作用：肾上腺皮质功能是机体非特异性抵抗力的重要生理基础之一，在机体的抗感染能力方面有着至关重要的作用，对于感染的发生、发展、预后转归也有重要的意义。

清热方药对肾上腺皮质功能的影响主要有两个途径：一是通过兴奋垂体前叶或其以上部位而引起肾上腺皮质功能活跃；二是影响肾上腺皮质激素的代谢灭活。如穿心莲、山豆根、大蒜、小檗碱、黄连、三颗针、秦皮、白花蛇舌草、水牛角、养阴清肺汤、清热解毒液等，均有兴奋肾上腺皮质功能的作用；并证实穿心莲、清气解毒液等可通过神经体液途径而使肾上腺皮质功能活跃，作用点在皮质下中枢。实验又发现，生地、知母等还可拮抗外源性激素对神经体液途径的反馈性抑制，并能延续肝脏对皮质激素的分解代谢。

清热方药是否具有外源性糖皮质激素样的作用，目前尚未见报道，但根据以上结果，可见清热方药对肾上腺皮质功能的影响也是其治疗感染性疾病的重要环节。

（7）对微循环及血凝的作用：在感染过程中，多伴有局部血液循环及血凝状态的改变，特别在急性炎症反应中，由于病变的刺激，必然引起微循环异常反应，同时造成血凝增高，又进一步影响微循环，这样势必妨碍人体发挥正常的抗感染作用。所以对感染病证的治疗，特别是当出现DIC病理改变时，改善炎症病灶的血液循环具有重要的意义。

现代实验证实，野菊花、金荞麦及其有效成分黄烷醇可抑制血小板聚集，黄芩有抑制血小板聚集及稳定细胞膜等作用，所以可防治内毒素所引起的大鼠实验性DIC。实验发现，连翘、丹皮等清热药在体外实验中有显著的抑制血小板聚集等作用，而穿心莲等却有显著的促血小板聚集作用，显示了清热药对血小板聚集的作用并不一致。另有报道，许多清热方药可改善微循环，起到类似活血化瘀的作用，如清热解毒4号等。一些治疗热入营血或有明显瘀血表现的温热病证的清热凉血药，对血凝及微循环均有很好的改善作用，如丹皮、丹参、赤芍等，表现为抑制血小板凝聚、抑制血栓形成、扩张血管、改善血液流变学异常、改善微循环等方面。

（8）抗休克作用：感染性休克是感染病证导致死亡的重要原因。现代研究发现，一些清热方药有一定的抗休克作用。如清胆注射液对猫的内毒素休克有升压稳压作用，这一作用与其改善心功能、增加冠状动脉流量、改善微循环、对抗去甲肾上腺素所致的血管痉挛等作用亦有密切关系。金银花及其复方制剂对铜绿假单胞菌内毒素休克也有明显的保护作用。六神丸、消炎解毒丸、清热解毒注射液、黄连解毒汤等均可降低内毒素所致的小鼠休克死亡率。当然，清热方药的抗休克作用是其多种作用的综合，而不仅是对血压的影响。

（9）其他作用：清热方药在治疗机体感染中的作用还有其他一些方面。如连翘、黄芩、栀子、蒲公英、黄连解毒汤等具有保肝作用；茵陈、大黄、栀子、黄连、清热注射液（柴胡、黄芩、大黄、茵陈、龙胆草、金银花）等有利胆作用；八正散、龙胆泻肝汤、清热注射液等有利尿作用；犀角、牛黄、生地、肺炎合剂等有强心作用；牛黄、羚羊角、栀子、芍药、丹皮、紫雪丹有镇静抗惊作用；夏枯草、黄芩、野菊花、丹皮等有降压作用；黄连、地骨皮、地锦草有降糖作用等。

还有一些清热方药兼有镇咳、化痰、平喘、扩张冠状动脉、提高心肌抗缺氧性损伤等作用。

以上介绍的清热方药的作用机理仅是近十来年研究的初步成果，还不足以完全揭示清热法的全部作用机理。但由此已可看到，清热方药的作用是十分复杂的，往往一味药兼具有多种药理作用，而这些药理作用在治疗感染性疾病中往往又有着协同作用，特别是能够通过调动全身的抗病能力而奏效。尽管一般的清热方药在抗生活性上尚无法与抗生素相比，但由于它能在多个环节上发挥治疗作用，所以清热法治疗感染性疾病仍能取得较好的疗效，某些方面还可以弥补抗生素治疗的不足，所以受到了医学界的重视。

四、攻 下 法

攻下法是温病的治疗大法之一，清末医家柳宝诒指出："胃为五脏六腑之海，位居中土，最善容纳，邪热入胃则不复他传，故温热病热结胃腑，得攻下而解者十居六七。"强调了温病中用攻下法的重要意义。攻下法也是祛除邪热的主要手段之一，如果清热法是作为祛除无形邪热的主要方法，攻下法就是祛除有形邪热的主要方法。由于攻下法疗效显著，正成为中医治法中研究较为集中的方法之一。

温病中运用攻下法的主要作用是通腑泻热、荡涤积滞、通瘀破结等。攻下法可分为如下几种：①通腑泻热法，代表方剂如调胃承气汤、大承气汤。②导滞通便法，代表方剂如枳实导滞汤。③增液通下法，代表方剂如增液承气汤。④通瘀破结法，代表方剂如桃仁承气汤。

运用通下逐邪法时，应注意以下几点：①如里热未成实结或里无郁热积滞者，下法不宜盲目投用。②使用通下法后邪气复聚，可以再度攻下，但要慎重掌握，避免过下伤正。③平素体虚或在温病过程中阴液、正气耗伤较甚，虽有实邪里结，不宜一味单用攻下之法，应注意攻补兼施。④在温病后期由于津枯肠燥而致大便秘结者，应主以润肠通便，忌用苦寒攻下。

1. 攻下法在现代临床上的应用

攻下法在现代临床上曾因用于治疗急性肠梗阻、肠麻痹等急腹症取得较好效果而引人注意，但用猛烈的攻下方治疗急性温热病尚不够广泛，这与现代临床上适合于攻下法的危重病证发生率已大为减少等因素有关。但仍有一些病证运用攻下法取得了较好的疗效，如急性胰腺炎、急性胆道感染、胆结石、暴发型肝炎、急性细菌性痢疾及暴发型细菌性痢疾、流行性乙型脑炎、流行性出血热、肺炎、感染中毒性休克等病证运用攻下法都取得了较好的疗效。特别是许多感染性疾病的治疗中，提出了早用攻下的观点，认为可以提高疗效。

在攻下法方中，经方是常用的。如用大小承气汤治疗急性单纯性肠梗阻、粘连性肠梗阻、蛔虫性肠梗阻、急性胆囊炎、急性阑尾炎而见便秘、腹部胀满疼痛、苔黄厚而燥者。特别有报道用大承气汤治疗成人呼吸窘迫综合征（ARDS）属中医痰浊壅肺，腑结肺阻，肺失宣降者；有用之治疗小儿急性肺炎或成人肺炎取得较好疗效；有用大承气汤加元参、麦冬等，以治疗各种脑炎出现昏迷、惊厥而属热痰风动者；有用大承气汤治疗腹部手术后腹部胀痛。天津第一中心医院用大承气汤合清瘟败毒饮治疗有腑实证的感染性休克36例，有效率达92.6%。

也有用自拟的攻下方治疗各种病证。如北京友谊医院用泻热汤（大黄、芒硝、玄参、甘草）治疗急性肺炎，以其突击泻热、扭转病情，取得了较好疗效。四川医学院采取中西医结合法：用含有大黄、芒硝的柴黄解毒汤、柴黄消痈汤并生脉针治疗90例化脓性胆管炎伴中毒性休克的患者，治愈83例。湖北中医学院用含有大黄、芒硝的清胆注射液静脉注射，并用生脉针治疗化脓性胆管炎伴中毒性休克者，也取得较好效果。有报道用泻热汤、承气汤等通腑攻下方治疗急性呼吸窘迫综合征属于里、实、热证者，随着大便通畅，鼓胀减轻，肠鸣音增强，呼吸困难随之减轻。在流行性出血热的治疗中，用大黄、番泻叶，大承气汤加桃仁、丹皮、丹参、赤芍，桔梗白散等通腑泻下方药治疗高热、尿闭的危重症，有显著疗效，并强调"早用攻下随着排便，病人的腹胀、腹痛明显好转，尿量增加"。对重症肝炎、肝昏迷的治疗，常用大黄、承气汤或牛黄承气汤之类通腑逐瘀利胆。还有用大黄注射液治疗该病者，可明显改善肝功能和临床症状。对急性细菌性痢疾及中毒性细菌性痢疾的治疗，攻下可以疏通肠道气血的郁滞，临床有用导滞散（大黄、芒硝、巴豆霜）配合清化湿热之品，或用承气汤治疗而奏效者。临床报道治疗急性胆囊炎有单用大黄攻下而取得良好疗效者，一般在清利湿热方中加入大黄、芒硝等攻下之品，大便一通则症状多可显著减轻。对急性胰腺炎的治疗，也十分强调通下的重要性，常用方药如承气汤、清胰汤、大柴胡汤、生大黄、番泻叶等，泻下之后，腹痛呕吐可很快减轻，主张应及早应用。从临床的攻下法运用状况来看，其所治疗的病证以消化系统为多，但对呼吸系统、神经系统等许多病证也同样可用，适应证是相当广泛的。还应一提的是，现代临床上在原有通下法的基础上，结合现代医学灌肠法，采用中药保留灌肠法，其中也有用攻下方药做保留灌肠者，一方面可以通过肠壁吸收部分药物而起到治疗作用，另一方面也可荡涤肠道的积滞，对于难以服药的患者尤为适用，更为安全、便利，值得进一步研究。

有用大承气汤加生首乌、龙胆草、黄精治疗皮质增多症（柯兴综合征），多能取得较好的疗效。其他还有用大承气汤加味治疗溃疡穿孔、急性喉病等。

2. 攻下法的作用机理研究

攻下法与单纯的泻法并不相同，其作用机理比较复杂，大致有以下几个方面。

（1）泻下通便作用：攻下方药多能增强胃肠蠕动推进功能，可通导大便，而能否泻下往往与疗效有直接的关系，一般在通下后，全身症状多可随之好转。但不同的攻下方药，其作用机制有所区别。如大黄可兴奋大肠蠕动，其泻下作用与其通过抑制肠黏膜 Na^+、K^+ 运转及 ATP 酶系统的活性，从而抑制大小肠对电解质、水和水溶性化合物的吸收有关。大黄中含多种泻下成分，其中以番泻苷类作用最强，番泻苷进入肠道后被肠道细菌之 P-糖苷酶水解为大黄酸蒽酮，再进一步被氧化为苷元，成为主要的致泻化学成分。芒硝则为容积性泻药，主要作用于小肠，引起肠管扩张，积存液体增多而引起泄泻。番泻叶、芫花、巴豆、牵牛、甘遂等又属于刺激性水泻药。大承气汤可显著促进肠道的推进功能，其作用是明显增加肠道的蠕动、堆积和推动功能，降低小肠张力而恢复收缩幅度，故对处于高度紧张状态的肠道梗阻可恢复其蠕动，促使排便。实验证明，该方的上述作用是直接作用于肠道，如切断迷走神经，上述作用仍存在。同时，大承气汤还能增加肠血流量，改善肠臂的血运情况，降低毛细血管的通透性，而对炎症早期的毛细血管通透性升高有抑制剂作用。

（2）利胆保肝作用：攻下方药对于胆汁泌泄有重要的作用，而胆道炎症、胰腺炎的发生与管腔内一固形物的形成、胆汁的质地及流量、Oddi 括约肌状态等因素有密切关系，因而通过促进胆汁泌泄，疏通肠道，每可增加胆汁流量，降低固形物含量，松弛 Oddi 括约肌。这一作用一方面是由于泻下时消化道蠕动亢进的同时可反射性地促进胆汁分泌和胆囊收缩，另一方面是由于一些攻下方药直接有利胆作用。如大黄可促进胆汁分泌，又可松缓 Oddi 括约肌；芒硝能促进胆囊收缩，促进胆汁排量。

现代实验还证明，大黄、茵陈蒿汤等攻下方药有一定的保肝作用。如有报道，大黄可推迟半乳糖胺所致急性肝损动物的肝昏迷发生时间，并可减少肝昏迷动物的死亡率和血氨增高的幅度。当然，大黄这些作用还与其能改善肝微循环，减少内毒素吸收、抗炎、抗过敏、抗肾衰竭等作用有关。有实验表明，大黄和茵陈蒿都降低四氯化碳引起的急性肝损害小鼠的死亡率，减轻肝细胞变性坏死，使肝细胞内糖原含量显著上升，从而有利肝功能恢复正常。

（3）改善肠道缺血作用：肠道缺血往往是急性感染性疾病发展到较为严重阶段所出现的病理变化，而肠道缺血后又可对病情发展起到重要的作用，研究表明，肠道缺血可能是许多毒素的产生及恶化的重要原因。因而改善肠道的血液运行，解除其缺血缺氧状态，对于控制病情发展、防治休克有重要的意义。实验证明，大承气汤能明显增加肠血流量、改善肠管血液运行状态、增强肠蠕动，而肠道血液运行的改善也有利于全身血循环的恢复。

（4）抗病原体作用：攻下药中有部分具有抗病原体的作用，如大黄有显著的抗病原体作用，其主要有效成分为大黄酸、大黄素、芦荟大黄素等游离蒽醌类物质，对多种致病菌，如白色葡萄球菌、链球菌、白喉杆菌、志贺痢疾杆菌、钩端螺旋体等都有较强的抑杀作用。大黄与黄连、黄柏等清热解毒药合用时，其抗菌作用还可大大提高，提示清下并用对于病原体有直接的治疗作用。大黄还有较强的抗病毒作用，并对多种致病性真菌、阿米巴原虫、滴虫等都有一定的抑制作用。此外芦荟等泻下药也有较好的抗病原体作用。

（5）抗炎作用：对于感染中的炎症过程，下法方药具有广泛的作用。如能对抗多种致炎物及炎症介质所引起的炎症早期的毛细血管通透性增高、渗出和水肿，大黄、芒硝、大黄牡丹皮汤、桃仁承气汤等即具有这一作用。有报道，对于小鼠金黄色葡萄球菌性腹膜炎，大承气汤能抑制渗出过程，增强吸收过程。近年有报道从大黄中分离得林德霉素，具有与阿司匹林相似的抗炎镇痛作用。以化瘀通腑方对犬的实验性胆汁性胰腺炎治疗表明，其可抑制胰腺注入自体胆汁所致的胰腺肿胀、充血、变硬、细胞浸润、出血及坏死，抑制脓肿的形成，并可使升高的淀粉酶、白细胞和补体迅速下降。

（6）解热作用：在临床上，高热不解者，往往可以通过泻下而很快地解热。现代研究证实，泻下方药中的大黄确具有良好的解热效果。实验表明，家兔投用大黄粉攻下后，注射内毒素所引起的发热幅度及持续时间明显低于不用药的对照组，而且脑脊液中 PGE 的含量也显著降低，提示大黄可直接作用于发热介质。还有报道，清胆汤、清解液等都有直接抑制内毒素、酵母等所致的实验性发热作用。对泻热汤的退热作用机理研究提示，其退热是由于能扩张外周血管，增加散热。当然，泻下方药的解热作用与其可减少或消除肠源性内毒素进入血液循环、抗内毒素、抑制细菌生长及其产毒、清洁肠道等其他作用有密切关系。

（7）对免疫功能的影响：攻下方药的免疫药理活性在其临床疗效上有重要的意义。如生大黄能增加中性粒细胞比例，提高外周血白细胞对金黄色葡萄球菌的吞噬能力；并可提高小鼠腹腔炎性细胞的吞噬活性，提高血中溶菌酶含量及血清总补体水平，促进人体干扰素的产生。这些药理作用对其抗感染显然是有重要意义的。大黄在体外还有抑制 T 淋巴细胞功能及 FC 受体细胞的作用，芦荟也能促进吞噬细胞的功能。清胆汤虽然抑菌能力较弱，但临床上用以治疗胆系感染有较好的疗效，其作用机理除了可利胆抗炎外，与该方可增强炎性细胞吞噬活力、提高血溶菌酶含量、促进抗体生长等作用有关。

（8）改善肾衰竭的作用：许多感染性疾病危重状态下可出现急性肾衰竭，是造成死亡的重要原因。现代报道较多的是流行性出血热发生的急性肾衰竭多采用通腑泻下法奏效。经研究，用大黄经静脉、口服和灌肠三个不同给药途径治疗急性肾衰竭，疗效大致相似。但实验表明"结肠灌注1号"对急性肾衰竭的作用，采用注射给药比经消化道给药要强得多，提示该药的作用虽与致泻有关，但药物吸收后的全身性作用也具有重要意义。实验证明，大黄可通过抑制机体蛋白质分解，提高氨对谷酰胺的生成的利用率而使尿素氮含量降低。还有实验提示，大黄、芒硝为主的复方在攻下通腑后可减轻肾周围疏松组织水肿，使肾血流量相对增加，改善肾组织缺血缺氧，从而可以促进肾功能的恢复。有报道，"灌注1号"可改善肾脏的微循环，加快肾血流量。此外，使用泻下方药后，通过泻下也可使肠道暂时代替肾脏的排量功能，以增加血中尿素、肌酐、钾等物质的肾外清除率。另一方面，攻下方药对道内细菌的抑杀作用和峻泻之对肠道的清排作用，均可能大为减少已泌入肠道的氮质的分解和重吸收，使肠道的清排更迅速、更完全，从而减轻肾衰竭。

（9）止血作用：大黄等攻下方药的止血作用也已得到临床与实验的证实。对大黄的研究表明，其可使血液黏度升高，红细胞聚集性增加，微血管血流减速，大黄尚能缩短出血时间、血凝时间和血浆复钙时间，增加纤维蛋白原，缩短血小板及纤维蛋白的重组形成时间，并可提高血管紧张性与收缩力，增加其自发节律等。以上结果显示了大黄的止血效果有着较为复杂的药理基础。在急性感染性疾病中，出血也是一个常见症状，其与血管损害、血凝性质改变及 DIC 形成等原因有关，大黄等攻下方药的止血作用适用于何种情况还需做进一步研究。但一些实验提示，大黄对血液的凝固度、黏度、血小板聚集性等方面有双向调节作用，即对处于高凝、高黏、高聚病理状态下的机体有降低血液凝度、黏度、血小板聚集率等作用，所以在许多出血病证中也能使用。

攻下药除了上面介绍的药理作用外，还有其他一些药理作用。如实验证明，大承气汤能促进腹腔内陈旧性异种血的吸收，所以能预防术后腹腔内粘连；对消化酶的活性和胰蛋白酶、脂肪酶、淀粉酶等有明显的抑制作用等。总之，攻下法在温病的治疗中之所以能取得显著疗效，是由于该法具有广泛的药理活性和独特疗效原理，值得进一步研究和推广。

五、祛 湿 法

由于温病中有一大类是属于湿热性质的，而即使是温热性的温病，也往往兼夹有湿邪，所以祛湿法是治疗温病的一个重要方法。而在温病中较常用的是祛湿解热法，该法的主要作用是宣通气机、运脾和胃、通利水道以化湿泄浊。祛湿解热法大致分为以下几种：①宣气化湿法，代表方剂如三仁汤。②燥湿泻热法，代表方剂如王氏连朴饮。③分利湿邪法，代表方剂如茯苓皮汤。

运用祛湿清热法时，应注意以下几点：①应权衡湿与热的偏轻偏重，所用祛湿、清热之品有所侧重。②如湿邪已化燥，即不可再盲目使用祛湿之品，以免助热伤阴。③素体阴液亏虚者应慎用，以免更伤阴液。④对温病中出现的小便不利，应区别不同情况而施治。如属气化不利而湿邪内阻，致水湿不能外出者，主以宣化气机以利湿；如属阴液消耗而小便不利者，应主以清热养阴，而不能滥用分利水湿之法。

1. 祛湿法的现代临床应用

芳香化湿法在现代临床上有较广泛的应用，如藿香正气散多用于外感寒湿之邪，或外感风寒、内伤湿滞的病证，治疗肠胃型流行性感冒、急性胃肠炎，每有较好的疗效。如有用该方治疗非特异性急性肠炎，一般用药第二日即见效。还有用该方治疗荨麻疹而取效的报道。三仁汤具芳香流气化湿之效，现代临床上被作为治疗肠伤寒的主方，有的提出，肠伤寒只要出现变证，可以自始至终用该方加减治疗。此外，该方还可以用以治疗肾盂肾炎、小儿急性肾炎等报道。甘露消毒丹除了在治疗肠伤寒中常用外，还用于治疗感冒发热、急慢性黄疸型肝炎、胆囊炎、急性胃肠炎、慢性湿热胃炎、钩端螺旋体病黄疸、小儿鹅口疮、慢性子宫内膜炎等，有报道用该方治疗获得性免疫缺陷综合征湿热秽浊较甚者。以上三方都是以芳香化湿法为主治疗湿邪为病者。比较而言：藿香正气散主要用于湿未明显化热者；三仁汤主要治疗湿邪已开始化热，但热象不著者；甘露消毒丹主要用于湿热有化毒之势者；连朴饮则属辛温与苦寒合用者，即苦辛开降之剂，主要用于肠伤寒、急性胃肠炎、细菌性痢疾等病的治疗，适合于湿邪已明显化热、湿热俱盛者。至于藿朴夏苓汤，在临床上有用于感冒、伤寒并发肝功能损害、水肿、黄疸等。有报道用该方治疗肌肉深部多发性脓肿。

至于茵陈蒿汤，则成为治疗湿热黄疸的主方，被广泛用于治疗黄疸型肝炎、胆囊炎、胆结石、钩端螺旋体病黄疸等病证属湿热性质者。其他，有用该方治疗蚕虫病黄疸小儿胆汁黏稠症而取效者。

在淡渗利水剂中，五苓散在临床上多用于治疗各种肾炎水肿、特发性水肿、急性肠炎、尿潴留、脑积水、结核性胸膜积液、内耳性眩晕等病证。猪苓汤则多用于治疗兼见阴虚的小便不利病证，如用于各种急慢性的泌尿系统感染性疾病、肾炎，也有用于流行性出血热少尿期的治疗。

2. 祛湿法的作用机理

现代实验研究证实，祛湿法的方药的药理作用较复杂，主要有以下几方面。

（1）调整胃肠功能：芳香化湿药多含有挥发油，口服后能刺激胃肠黏膜反射性地增强胃肠的蠕动，促进消化，并驱除胃肠中的积气，所以可用于消化不良引起的腹部胀气和肠绞痛。这些药并能增加消化液的分泌，促进消化和增进食欲。如苍术的100%煎剂，按（0.5～10）ml/30ml浓度可使离体兔小肠张力下降；苍术浓度为3.3ml/30ml时，对肾上腺索引起的兔肠肌松弛有明显的促进振幅恢复的作用。厚朴煎剂对小鼠离体肠管有兴奋作用。藿香正气水不同浓度营养液时，可分别抑制氯化钡、组织胺和乙酰胆碱所致的离体豚鼠回肠紧张性收缩。藿香正气液0.5ml能抑制家兔十二指肠平滑肌的自发活动，还能对抗水杨酸毒扁豆碱所引起肠痉挛，与阿托品对抗肠痉挛作用相似，提示其可能通过阻断M受体而解除肠痉挛。而另有实验证明，藿香正气水和腔囊都能抑制胃肠平滑肌推动功能。而不换金正气散（藿香、苍术、陈皮、厚朴、姜半夏、甘草）的1g（生药）/ml药液，能明显提高大鼠胃酸分泌量，同时，血中的5-HT、5-HLAA（5羟吲哚乙酸）含量、血浆胃泌素含量、血清K^+含量都明显高于对照组。藿香正气丸溶液对于小鼠灌服硫酸镁引起的腹泻有明显的治疗作用，使胃肠功能恢复正常。

（2）抗病原微生物：实验提示，苍术制剂在进行烟熏时，可对流感病毒、腮腺病毒等多种病毒有灭活作用，对口腔支体、肺炎支原体、肺炎球菌、乙型溶血性链球菌A群、黄曲霉菌等有杀灭作用。体外实验证明，厚朴煎剂对多种细菌显示抗菌作用，其作用强于黄连、黄芩、大黄等中药，而且不因加热而被破坏。其对多种霉菌也有抑制作用。日本学者报道，在88种中药对支链菌的抑菌作用比较中，厚朴的作用最强，其有效成分为厚朴酚及和厚朴酚，最小抑菌浓度为6 mg/ml。离体实验证明，浓度为5%～15%的藿香煎剂对许兰毛癣菌等多种致病性真菌有抑制作用。1%的藿香乙醇浸出液及3%乙醇提出物都有抗真菌作用。藿香正气水在浓度为0.02ml/ml时，对金黄色葡萄球菌、大肠杆菌、沙门氏杆菌、枯草杆菌、痢疾杆菌、铜绿假单胞菌等多种病菌都有杀灭作用。

（3）抗溃疡作用：实验表明，古立苍术和西北苍术的50%甲醇提取物具有抗溃疡作用。以200mg/kg给大鼠灌胃，对幽门结扎型、组织胺型、阿司匹林型、应激型胃溃疡都有一定的抗溃疡作用，表明其对各种实验性胃溃疡有预防作用。厚朴的50%乙醇提取物，对大鼠由盐酸-乙醇引起的黏膜损伤有保护作用。而厚朴酚按50～200mg/kg灌胃给药时，对应激型胃溃疡有抑制作用，并能抑制应激引起的胃酸分泌。对大鼠灌胃100%生厚朴和姜炙厚朴煎剂，对幽门结扎型及应激型溃疡均有抑制作用，有效剂量为10g/kg，而以姜炙厚朴作用为强。

（4）对中枢神经系统作用：苍术提取物茅术醇和p桉叶醇，按500mg/kg剂量灌胃，30分钟小鼠可出现明显的镇静作用。自发活动减少。两者混合物有剂量依存性的抗痉挛作用，说明苍术提取物对中枢神经系统有抑制作用。厚朴的乙醚提取物按（0.5～1）g/kg腹腔注射时，也能抑制小鼠的自发活动，并能对抗甲基苯丙胺或阿朴吗啡引起的兴奋。厚朴酚及异厚朴酚也有抑制中枢神经系统的作用，可使大鼠脑电渡变为高幅慢渡。厚朴的乙醇提取物可使脑内5-羟色胺及其代谢产物含量增加，但对儿茶酚胺含量无明显影响。

（5）其他作用：实验表明，用苍术浸膏对家兔做皮下注射，有降血糖作用。苍术苷对小鼠、大鼠、兔、犬等都有降血糖的作用，认为是促进糖酵解之故。另外，苍术的水提取物对小鼠灌胃也有降血糖的作用，并能使胰岛素水平升高，提高血清淀粉酶活力。厚朴煎剂对小鼠离体支气管有兴奋作用，厚朴中分离的一种水溶性生物碱对家兔进行静脉注射，有松弛肌肉的作用。藿香正气水具有镇痛作用，表现在对乙酸引起的扭体反应有明显的抑制作用。

六、活血化瘀法

活血化瘀法是针对温病中瘀血倾向或瘀血形成所采用的重要治法。在温病过程中由热毒与瘀血互相搏结而形成的热瘀是一种常见的病理变化，能否正确认识热瘀的实质并对其进行诊断治疗，具有重要的理论和实际意义。

对温病过程中形成瘀血的原因，一般论著中较注重邪热的煎熬、阴血的枯竭和热伤血络后外溢之血成瘀，而对于气机郁滞和脏气虚衰等因素较少论述。气机是否通畅对血液运行的作用是毋庸多言的，在温病中亦不例外。邪热除可炼血为瘀外，亦可郁阻气机，如陈平伯说："热毒内壅，络气阻遏。"吴坤安也指出："热毒蒸灼，气血经络凝塞不通。"古人治疗温病瘀血证时也每加入一二味行气药，如《松峰说疫》中治疗下焦蓄血时提出以生地黄汤（生地、干漆、生藕汁、豆叶、大黄、桃仁、归尾、红花）加枳实；《医林改错》治疗瘟毒气血凝结而致吐泻的解毒活血汤中，也在清热活血药内加用了理气的柴胡、枳壳。实验结果则提示了在清热解毒、活血化瘀、滋养阴液等方药之中加入枳实，对改善热毒血瘀状态下动物的多项病理变化有促进作用。由此可以推断，气机郁滞确是温病热瘀证形成的一个重要因素。另一方面，人体的气血运行又有赖于脏腑的正常功能，其中包括了心主血脉、肝主藏血、脾主统血、肺朝百脉等。在温病过程中，由于邪热对脏腑功能和实质的损害，特别是温病后期可出现出脏腑功能的衰竭，从而导致血行无力，血行缓慢，同样可以成为形成瘀血的一个因素。古人和现代临床对厥脱证的治疗均重视在回阳固脱药中配合活血化瘀之品，《医林改错》中对瘟毒吐泻而元气大伤者所用的急救回阳汤即是以参、附、姜、草配合桃仁、红花。曾有实验报道，对处于热瘀气脱状态的家兔使用益气养阴的生脉注射液可以加强解除血细胞聚集的作用。这些都说明了脏气虚衰与瘀血形成的关系。

有临床资料指出，在多种外感热性病过程中，往往出现血液流变学指标的变化，如不同程度的血浆黏度的升高等，这一变化在卫气营血各阶段都可以出现。同时，亦有通过微循环积分统计，提出在卫气营血各阶段都有微循环障碍的发生。又有报道营血型流行性乙型脑炎脑患者的红细胞沉降率（简称血沉）、K值、红细胞电泳、纤维蛋白原等都高于正常值。所以有人认为，在温病过程中，始终存在着"瘀血"的病理变化。即温热病变中出现热瘀，虽为热血相结，但不仅仅见于营血分阶段，而可见于卫气营血各个病变过程。在温病过程中，血液检测显示呈高凝、高黏、高聚状态，无疑与瘀血有一定的关系但是否必然是热瘀，则应结合其他因素，特别是临床体征，方可下结论。首先，中医诊断的目的是为了指导治疗，即辨证施治，如果诊为热瘀，治法中要投入活血化瘀之品。而热瘀的产生，一般都与邪热的炽盛，尤其是与邪热影响到营血分有关，这是热瘀形成的必要条件，因而在一般情况下，卫、气分病变不至于出现热瘀的病理。虽然，这一阶段可能有血液流变学的某些改变，但不能据此而诊断为热瘀形成，治疗时一般也没有必要使用活血化瘀药物。当然，如患者原有瘀血内阻，如叶天士所说的"其人素有瘀伤宿血在胸膈中"，虽在卫、气分阶段，也有可能出现热瘀病变。同时，整体的宏观辨证是中医进行临床诊断的主要方法，对瘀血的诊断也不例外，判断瘀血存在的主要根据是瘀血于全身的外在征象，而不是内在的微观变化。如传统认为体内存在瘀血的表现有：舌色紫红或青紫，或舌下有瘀斑、瘀点，舌下静脉曲张；面部或口唇青紫；目珠红赤或有红丝绕目，或眼部有瘀斑、眼周有青紫色；发生出血或斑疹，出血多暗红或有瘀块；疼痛有定处，或如针刺；其他如口渴不欲饮、黑便、神志不清（如狂、发狂）、肌肤甲错、脉细涩等。出现上述见证者往往是内有瘀血的反映，此时投用活血化瘀之法就可以取得预期的效果。至于现代的各种实验室检查，多是从微观上来检测血液的流变及凝聚情况，其虽然加深了对温病中瘀血的认识，但因为中西医理论的差异，这些检查结果与中医的热瘀概念还有不尽符合之处。如在温病的某些阶段，特别是热入血分后，可出现"低黏、低凝、低聚"的出血倾向,但此时按中医辨证据其斑疹或某些腔道的出血,仍可诊断为瘀血,投用活血化瘀药。又如由于藏疗法的广泛使用,许多温病患者虽然形成了瘀血,其血液黏度并不明显升高时也不能以此而否定瘀血的诊断。因而,现代的微观检查与传统的辨证施之间尚未形成互相配套的一个体系,仅根据微观检查而诊断中医所说的瘀血可能是片面的。当然,微观检查对于早期发现温病中瘀血的形成还是有参考价值的。所以温病中的瘀血状态可以分为"瘀血倾向"和"瘀血形成"两类。即临床上有瘀血证表现者,称为"瘀血形成";实验室检查出现了血液的某些"高黏、高凝、高聚"变化而尚无瘀血证表现者则称为"瘀血倾向"。在"瘀血形成"状态实验室的检查可以表现为"三高",也可以不出现"三高",提出这一点,对于区别中西医"瘀血"的不同概念、指导诊断和治疗是有一定意义的。而瘀血的存在又对温病的发展及预后有重要的影响,如热邪与瘀血互相搏结,邪热更难解除;瘀血郁阻体内,助热化火,致邪热之势更其;瘀血内阻,致脏腑能失常,从而致阴液化生障碍;瘀阻心窍、肝络、肺络,一方面出现神昏、抽痉等危急症状,另一方面又进一步使这些脏腑司血行的功能失常;瘀阻血络,络伤而导致出血等。因此,温病过程中瘀血既可以是病变之"果",又可以成为影病变之"因",两者又互为因果,提示运用活血化瘀法祛除瘀血对于温病治疗具有重要的意义。

1. 活血化瘀法在现代临床上的应用

犀角地黄汤目前在临床上多用水牛角代犀角,应用范围甚广泛。如用于治疗肝昏迷、弥散性血管内凝血、尿毒症、血小板减少性紫癜、过敏性紫癜、急性白血病、癫狂、外伤、宫外孕及许多急性感染性疾病的血分证。同时,对桃核承气汤的运用,提出了应掌握以下几点:一是疼痛部位应固定,多在小腹部,属刺痛拒按;二是排出紫黑色血,或夹血块;三是舌呈紫暗或有瘀点;四是脉沉涩或沉实有力。桃核承气汤常用于治疗急性盆腔炎、附件炎、肠梗阻等。有的用以治疗大面积阴道血肿。有的用该方加黄芩、黄连、木香、马齿苋,结合补液和抗生素治疗暴发性痢疾取得较好的效果。有的提出,用该方加味配合抗生素、激素、扩容及调整水电解质平衡等方法,治疗急性坏死性肠炎,有较好疗效,而不用西药止血药。有报道,在流行性出血热中存在微循环障碍,而投用活血化瘀药后可有效地改善微循环。如在西药治疗的同时,静脉滴注复方丹参注射液,并口服犀角地黄汤加味,其病死率大大低于未用活血化瘀方的对照组。其他也有报道用丹参制剂、桃仁承气汤、二鲜牛角汤(鲜茅根、鲜生地、水牛角、栀子、通草、甘草)等活血化瘀方药治疗流行性出血热而取得较好的疗效。在治疗急性感染发生 DIC 时,活血化瘀方药也是常用的方法。如有治疗 DIC 伴有休克者,在固脱的基础上,加用血府逐瘀汤,取得了较高的治愈率;有报道治疗暴发型流行性脑炎出现 DIC 者,以丹参静脉滴注或静脉注射,病情恢复较快而且无不良反应。在对小儿肺炎的治疗中,有报道对其中有"血瘀证"者,当用活血化瘀法为主的治疗方法,认为可以大大减低病死率,提高疗效。也有人报道,治疗成人肺炎时,在用清热解毒法的同时,配合活血化瘀药(红花、川芎、赤芍),可提高疗效。活血化瘀法还用于重症肝炎的治疗,认为活血化瘀又通过改善肝脏微循环来防治急性肝衰竭。如有的用虎黄合剂(虎杖、生大黄、白茅根、郁金、黄芩、丹皮、苦参)治疗重症病毒性肝炎,其生存率大大高于单纯用西药治疗的对照组。有人对用凉血活血法(赤芍、生地、丹参、丹皮、葛根)、激素、清热解毒三法治疗瘀胆型肝炎的结果做了分析比较,结果凉血活血法的疗效显著高于其他两法。目前,复方丹参注射液(丹参、降香)已广泛用于防治 DIC,其抗凝作用虽不及肝素快速有力,但较为安全,易于掌握运用。血府逐瘀汤在临床上主要用于治疗冠心病心绞痛、风湿性心脏瓣膜病、胸部挫伤和肋软骨炎引起的胸痛、脑血栓、高血压、脑震荡后遗头痛头晕等。

2. 活血化瘀法的作用机理

活血化瘀法的药理作用主要表现在对心血管系统和血凝系统的影响,但其他的药理活性也不容忽视。具体表现在以下几个方面。

（1）对血液系统的作用：瘀血的实质与血液的生理、生化、形态的改变有密切关系，一般多表现为"高黏、高凝、高聚"的状态，每有血栓形成倾向，具体表现在血小板数量与血凝系统、纤溶系统、血栓形成、血液流变性质等方面，而活血化瘀药物对上述状态都有一定的改善作用。

如实验表明，不少活血化瘀方药有抑制血小板聚集功能的作用，川芎、红花、赤芍、鸡血藤、丹参、当归等均可抑制 ADP 及胶原诱导的家兔血小板聚集，可能与其降低血小板表面活性有关。川芎嗪、当归的有效成分阿魏酸钠、红花色素、赤芍总苷、丹参酮等在体内外也表现出明显的抑制血小板聚集作用。具上述作用的活血化瘀药还有丹皮、血竭、没药、益母草、苏木、毛青、刘寄奴、红藤、姜黄索等。有报道，测定了 53 种中药的抗血小板聚集作用，现有明显抑制作用的中药是鸡血藤、生大黄、黄芩、泽泻，而体外试验显示肿节风、毛冬青、益母草三种药物抑制率达80% 以上，但体内试验却无明显作用。有人曾对 20 余种中药做体外血小板聚集抑制试验，发现抑制作用最强的并不是传统的活血化瘀药，而是生地（86.12%）、连翘（68.16%），其后依次为复方丹参注射液（68.04%）、赤芍（63.65%）、丹皮（51.12%）、玄参（50.95%）等，提示在非活血化瘀类药物中也可能有能显著改善凝血倾向的药物。此外，丹参注射液、益母草、当归、三棱、莪术等药物还使大鼠血小板计数减少，并减弱血小板聚集功能。赤芍、泽兰等活血化瘀药不降低血小板计数，却可减弱其聚集功能。对于活血化瘀方药抑制血小板功能的机理，各种方药各有不同特点。另外，血小板的 CAMP 含量与血小板的聚集有密切的关系，即 CAMP 含量高则血小板聚集率降低，反之则增高。赤芍精、丹参注射液、血竭、红藤、川芎嗪等都能提高血小板内CAMP 的含量，这是这些药物能抑制血小板聚集的机理之一。Ca^{2+} 与调钙素对血小板功能有重要的调整作用。实验表明：具有活血化瘀作用的 150 种药物，有 86 种具有不同程度的钙拮抗作用，其中川芎、当归、桃仁、红花、丹参、赤芍、三棱的作用较强。

活血化瘀方药对血凝系统的作用也是比较显著的，一般多表现为抗凝作用。有报道用试管法测定 53 种药物对凝血酶所致兔抗凝血凝固及肝素化血黏度比值的影响，发现具有不同程度的抗凝作用药 34 种，其中有完全抗凝作用的 13 种药物中有 12 种属于活血化瘀药。也有人用灌胃给药，颈动脉放血测定药物对犬鼠血液凝固的影响，发现益母草、赤芍、当归、三棱等药可使凝血酶原时间、白陶土部分凝血活酶时间延长。丹参被发现能明显延长血浆复钙时间，认为其抗凝作用在于影响血液凝固的第三阶段。实验还证实，赤芍总苷、红花、姜黄、莪术、三七、川芎在体内或体外都显示抗凝作用，桃仁能明显延长实验动物的出血时间、凝血时间及血浆复钙时间。

活血化瘀方药对于纤溶系统也有一定的影响，多表现为增强纤溶活性，从而可溶解新生的血栓，阻止血栓的进一步发展。实验发现，服用冠心Ⅱ号后 90 分钟，可使血浆纤维蛋白溶解活性增高。同时也发现该方对纤溶性处于高水平者，不仅没有增加的作用，反而可明显地抑制，提示了对纤溶系统的调节作用。其他如丹参注射液、赤芍总苷、红花黄色素、姜黄素、唐虫、水蛭、虻虫等，均可显著提高纤维蛋白溶解活性。有报道，对 21 种中药体外纤维蛋白溶解作用观察的结果发现，红花、当归、五灵脂、薤白、赤芍、丹参等有增纤溶作用，而党参、黄芪、白术等有抗纤溶作用。

活血化瘀方药对实验性血栓的影响主要表现在两个方面：一是预防血栓形成，二是促进血栓的溶解。如川芎嗪、川芎总碱、丹参等对大白鼠体外特异性和纤维蛋白血栓形成时间、血栓长度、血栓重量等均有抑制作用。丹参、红花、川芎、赤芍、三棱、莪术等活血化瘀药可明显抑制血小板血栓和纤维蛋白血栓形成。当归及其有效成分阿魏酸钠能明显抑制大鼠颈总动脉颈外动脉旁路血栓的形成。此外，赤芍、丹参、桃仁、血竭、䗪虫、虻虫、水蛭等均可活化纤溶系统而促使血栓溶解。

活血化瘀方药大多还可降低血液黏度，改善"高黏"状态。有报道用家兔静脉注射高分子右旋糖酐方法制备的实验性血瘀动物模型，比较了 20 种活血药物对该模型实验性高血黏滞症的影响，在四种切变率下有18种能非常显著地降低血液黏度，8种能显著降低红细胞聚集性，其中益母草、郁金、桃仁降低红细胞聚集性作用最为显著，红花、三棱、当归、川芎次之。又有以冰水刺激加用肾上腺素而形成的血液呈高黏、高凝状态的大鼠"血瘀"模型，比较了丹参、鸡血藤、桃仁的作用，发现丹参可使血液的黏、凝状态恢复，鸡血藤仅见红细胞电泳加速，桃仁则只可使雌鼠之低切变率全血黏度降低。有报道认为，活血化瘀药对凝血过程有规律性的影响，其中以破血药的抗凝血能力最强，并随活血化瘀药性的增强，血液黏度及红细胞聚集等指标有下降趋势。实验还发现，凉血解毒药（如水牛角、生地、黄连、穿心莲等）和养阴药（如石斛、玉竹、麦冬、玄参等）作用于实验动物时，有时可引起血液黏度的增加，但如与桃仁、赤芍、丹皮等活血化瘀药一起使用，则不会引起血液黏度的增加，提示了活血化瘀药对血液流变性质的改善作用。

（2）对心血管系统的作用：实验证实，许多活血化瘀方药可增强心肌收缩力，如川芎、红花、三七、牛膝、紫草、虎杖等。但红花、蒲黄等药在低浓度时呈兴奋心肌作用，而高浓度时则抑制之。当归则表现为抑制心脏收缩力。有报道用蟾蜍离体心脏发现丹参也可降低心肌收缩力，并随浓度增加而增强，但低浓度的丹参不损伤心肌细胞，也不影响心功能的恢复。川芎、红花、蒲黄等活血化瘀药在增强心肌收缩力的同时，还可减慢心率，其他如丹参、三七、当归等也可减慢心率。

有报道，丹参、三七、延胡索、红花、川芎、赤芍等可显著提高小鼠常压和减压条件下的缺氧存活率，延长其存活时间。对于心肌氧代谢，活血化瘀药物中以当归的作用为好，其在增加冠状动脉血流量，降低冠脉阻力的同时，能明显地降低麻醉犬的心肌耗氧量。活血化瘀药物对机体耐缺氧能力及心肌氧代谢的影响在温病的治疗中也有着重要的意义。

与此同时，活血化瘀方药对冠状动脉、脑动脉、外周动脉都有一定的扩张作用。例如，有报道，观察20种活血化瘀药对麻醉犬心脏血流动力学的影响，其中当归、赤芍、丹参、鸡血藤、红花、丹皮、川芎、益母草、五灵脂等可增加冠状动脉的血流量。有人按对麻醉犬股动脉血流量的影响所显示的扩张外周动脉作用的强弱，把活血化瘀药分为四级：一级有乳香、没药、丹参、蒲黄等，二级有三棱、莪术、赤芍、红花、当归等，三级有川芎、延胡索、鸡血藤等，四级有桃仁、益母草、穿山甲、水蛭等，其中以破血散结类活血化瘀药的增加血流量作用为最强。

活血化瘀方药对微循环、中毒性休克、弥漫性血管内凝血（DIC）、急性呼吸窘迫综合征（ARDS）、急性肾衰竭（ARF）也有一定的作用。以上的病理变化多在感染的危重病证中出现，其发生的原理多与有关脏器的微循环障碍和血液灌注不足有关，临床上可出现类似瘀血的症状。实验证实，复方丹参、川芎嗪等均有抗内毒素休克的效果，这与其改善微循环、保护心脏作用有关。另有报道，归红液（当归、红花）对内毒素所致的血清溶酶体活性水平升高有显著的阻遏效果，并认为可能与其能抑制血小板聚集和血栓形成、扩张血管、改善微循环从而稳定溶酶体膜有关。实验证明，三七对内毒素性DIC有明显的效果，表现在抑制血小板及纤维蛋白原量的减少、活化纤溶系统、减少肝脏出血性坏死灶数等方面。川芎嗪静脉滴注，可以改善肺微循环，增加肺血流量以改善通气功能，为纠正低氧血症的重要而有效的措施之一。部分活血化瘀方药还可改善肾缺血状态，增加肾血流量，因而可以治疗急性肾衰竭。有人用6种指标比较研究了20种活血化瘀药物对实验性微循环障碍的作用，发现其中13种有显著改善作用，以红花、莪术、刘寄奴、延胡索、五灵脂等作用最强，其次为川芎、益母草、丹皮、没药、山楂、苏木、当归等，而鸡血藤反而可促进微循环障碍的发展。另外，实验表明，补阳还五汤、冠心Ⅱ号方等方剂也有较好地改善微循环的作用。同时，许多活血化瘀药能改善微血流和微血管形态。

从以上介绍可见，活血化瘀方药对心血管系统的作用也是相当复杂的，种种不同方药的作用机制不尽相同。

（3）对炎症过程的作用：炎症过程中所表现如红、肿、热、痛、功能障碍等，表明炎症中也存在着血液的瘀滞，所以对急性炎症过程的治疗配合活血化瘀法可以减轻炎症过程。有报道用23种活血化瘀药物观察对炎症早期毛细血管通透性亢进的影响，发现当归、红花可明显地抑制，而乳香、五灵脂、血竭却能明显地增强，提示不同活血化瘀药物对炎症过程有不同的影响。

有报道，活血化瘀药物与清热解毒药物合用，可对其抗炎作用起到协同增效的作用，如活血化瘀Ⅱ号与清解液同用时，其抗炎作用可以增强。

（4）抗生作用：有一些活血化瘀药物，特别是属于凉血化瘀、通下化瘀的药物具有明显的抗生作用。其中如大黄、丹皮、赤芍、紫草等对多种病毒有一定的抑制作用。大黄、虎杖所含的大黄酸和大黄酚、丹皮酚、丹参酮、地锦草素等，均对多种细菌有抑制作用。

（5）对神经系统的作用：疼痛与瘀血阻络有关，通过活血化瘀可以起到止痛作用，即所谓"不痛则痛，通则不痛"。实验表明某些活血化瘀药物确实具有镇痛作用。如有人用乙酸扭体法研究了23种活血化瘀药物，发现乳香、没药等镇痛作用最强。其他如延胡索、三七、莪术挥发油等有明显的镇痛作用。其他如当归、赤芍、川芎、丹参等也有镇痛作用。丹参、延胡索、川芎、丹皮酚、芍药苷等还有明显的镇静安定作用。

（6）对免疫功能的影响：活血化瘀药物对机体免疫功能的影响各有不同。如由益母草、当归、川芎、白芍、广木香等组成的方剂对体液免疫有明显的抑制作用；当归、桃仁等可抑制抗体的形成。但另有一些药却有增强免疫作用，如丹参及其复方制剂有显著提高的细胞吞噬能力的作用；当归补血汤，当归及其成分阿魏酸钠、红花黄色素，蒲黄等也可提高单核吞噬细胞系统的吞噬能力。

根据现代的药理研究，活血化瘀药物还具有其他的药理作用，在临床上充分利用活血化瘀药物的作用，对于治疗温病有重要的意义。

（7）其他作用：某些活血化瘀药物可抑制良性的异常组织增生，可能与抑制胶原合成、促进分解等作用有关。有些药物如丹参，可促进骨折愈合，并能减轻心肌组织损伤促进组织再生和病变修复。益母草、当归、川芎、红花等可以加强子宫收缩。赤芍可以抑制胃肠平滑肌运动。

七、开　窍　法

神志昏迷在中医学中多称之为"神昏"、"昏厥"、"大厥"、"昏蒙"，也有称为不知人、神识如蒙，在温热病的论著中，也常称为神昏谵语等。开窍法是通过开通心包机窍，促使神志苏醒的一种治法，适用于邪入心包或痰浊内蒙机窍而引起的神志异常证，其作用主要为清泻心包邪热、芳香透络、利窍清化湿热痰浊等。现代研究提示，开窍醒神法方药的作用大致有解热、减轻脑水肿、降低颅内压、纠正体内电解质平衡紊乱、镇静、强心等。根据开窍醒神法作用和适应证的不同，分为以下几种具体治法。

（1）清心开窍：是用清解心热、透络开窍之品以促进神志清醒的一种治法。主治温病热邪陷入心包而神志异常者，症见身热，神昏谵语，或昏愦聩不语，舌蹇肢厥，舌质红绛或纯绛鲜泽，脉细数等。代表方剂有安宫牛黄丸，或至宝丹、紫雪丹，现代临床常用醒脑静注射液、清开灵注射液等。

（2）豁痰开窍：是用清化湿热痰浊之品以宣通窍闭，促进神志清醒的一种治法。主治湿热郁蒸，酿生痰浊，蒙蔽机窍者。症见发热，神识昏蒙，时清时昧，时有谵语，苔白腻或黄腻，舌质红，脉濡数等。代表方剂如菖蒲郁金汤，现代临床上亦有用石菖蒲注射液者。

温病出现神志异常者，病变有在气、在营之别：清心开窍法主治者邪已入营，所以在临床上往往还要配合清营凉血之品；豁痰开窍法所治之证仍属湿热性温病的气分病变，故主以清化痰湿，如痰湿秽浊甚者，还可配合苏合香丸等温开之品。但湿热酿痰蒙蔽心包者亦可化火，而表现为痰热闭阻心包之证，此时，病变不限于气分，亦可用安宫牛黄丸等凉开之品。

运用开窍醒神法时，应注意以下几点：①该法是针对温病过程中出现神志异常症状者而设的，如未出现这类症状，一般不宜投用。②引起神昏的原因有虚实之别，如有因邪闭心窍引起者，也有因心阳外脱而引起者，后者不可投用开窍方药。虚实二证的治法不可相混。③开窍醒神法属应急治法，一旦神志恢复正常，即不可再用，可根据病情而辩证论治。④在临床运用时应注意祛除引起神志异常的原因，如气分热盛者应配合清气或攻下实结之法，营血分热盛者应配合清营或凉血之法。

开窍法是针对外感内伤疾病中出现神志昏迷而采用的一种治法。在温病过程中，出现神昏是病情危重的反映，开窍法对于这类病证具有独特的治疗作用。近年来对开窍法的研究和临床应用有较大的发展，特别是随着中医药治疗急证工作的深入，对开窍法的研究更得到了重视。

1. 开窍法的现代临床应用

温病中的开窍法主要分为清心开窍和豁痰开窍两法，两者各有适应证，但两者之间并无绝对界限：清心开窍法不仅用于温热性的温病，在湿热性温病中也常运用，但主要是用于热甚湿轻者，在治疗湿热性温病的神昏时每与化湿辟秽之品配合使用；豁痰开窍法主要用于湿热俱盛或湿重于热者，每与其他清化湿热之品配合使用。而当湿热之邪化热，以致邪热亢盛时，就可用清心开窍之法。如湿热性温病出现湿盛热微，甚至转为寒湿时，又当用苏合香丸等温开之品。古人的经验和现代临床实践都强调对温热病神昏的治疗应注意以下几点：一该本法应及早应用。在出现了神昏表现时固然应及时投用，而现代有许多报道指出，对一些急性传染病，如流行性乙型脑炎、流行性出血热等的治疗，在未出现神昏前就可以先投用开窍药，如安宫牛黄丸之类。有报道，治疗流行性乙型脑炎时，早期即使用安宫牛黄丸对于减轻病情、缩短病程有明显的作用。并提出这是一种"药先于病"的治法。对于开窍法的使用能否"药先于病"的问题，有人提出不同的看法，认为不是任何情况下都能采取"药先于病"的方法，更不能滥用开窍法。对于流行性乙型脑炎这类疾病，在病机上存在着易化火内陷厥阴、热闭心包的特点，所以在闭窍现象出现之前就提早用开窍药足有一定的依据。但若认为不论什么外感热病都能早期使用开窍药，显然是不确切的。二是对神昏的治疗不能着眼于开窍一法，而应注意祛除引起神昏的原因，包括对兼夹之邪的治疗。引起神昏的原因有各种各样，其中因邪热而致者就有阳明、营分或血分的邪热，还有阻塞于心窍的痰热或瘀血，闭积在肠腑的燥屎或湿热积滞等。其他还有因心之气阴大伤，心神失养而致者；有痰浊蒙蔽心窍而致者。至于在内伤杂病中的神昏原因就更为复杂，其治疗原则和方法各不相同。古人提出"勿见昏治昏"，就是强调这一点。三是应注意窍闭之证由实转虚的变化。邪闭心包属邪实之证，但邪闭心包也可导致正气外脱，从而形成内闭外脱之证，此时如只知开窍，反而加速正气的耗亡。对这类病证的治疗应配合固脱之法，如与人参、附子、生脉散、加减复脉汤等同用。如已完全成为正气外脱证，则不应再用开窍剂，而应急投固脱方药。

在现代临床上，治疗温病所用的开窍法大致可分为以下几类：一是清心开窍，主要用于邪热内闭心包者，以"三宝"（安宫牛黄丸、至宝丹、紫雪丹）为代表；二是豁痰开窍，主要用于湿热酿痰蒙蔽心包者，以菖蒲郁金汤为代表；三是攻下开窍，主要用于邪闭心包又有阳明腑实者，以牛黄承气汤为代表；四是化瘀开窍，主要用于瘀热闭阻心包及下焦蓄血而神昏者，以犀地清络饮或桃仁承气汤为代表。现代临床报道在运用这些开窍法方药的同时，对于在开窍之中配合攻下、活血化瘀的作用及其方药的选择进行了较为深入的讨论。有报道提出，对邪闭心包之证，即使未有明显的腑实或瘀血表现，在加入攻下或活血化瘀药后，疗效有明显的提高。实际上在中医常用的"三宝"中也有配合通下泻热之品者，而药理实验提示这些开窍药也有一定的活血化瘀作用。开窍药物用于临床的疗效报道甚多，有报道安宫牛黄散治疗 62 例流行性乙型脑炎，有效者 75.8%，显效者 54.8%，平均退热时间 46 日，意识恢复时间昏迷者 48 日，半昏迷者 44 日，嗜睡者33日。由于中医传统所用的开窍"三宝"的药源（如犀角）困难，以及使用的不便，目前在临床上已致力于新剂型和新配方的研究，如已在使用的有新安宫牛黄丸（针）、牛黄醒脑注射液、清热安宫丸、牛麝散（人工牛黄、丁香、菖蒲、麝香、羚羊角、藏红花）、醒透散（麝香、牛黄、冰片）、清开灵、醒脑静注射液、石菖蒲注射液等。与传统用法不同的是，在临床上还有用辛香温通开窍之品治疗热病昏迷的报道，如用麝香治疗重症流行性乙型脑炎昏迷、用石菖蒲注射液治疗病毒性脑炎和其他中枢神经系统疾病引起的昏迷等，都取得较好的疗效。另有用石菖蒲挥发油注射液治疗肺性脑病属痰浊闭窍者279例次，总有效率达75%。目前临床上还把一些开窍药物用于治疗一般的高热病证，如紫雪丹、新雪丹、牛黄清心丸、清开灵等用于治疗热毒引起的高热和咽喉肿痛。也有用醒脑静治疗高热，总有效率为96%。

2. 开窍法的作用机理

对开窍方药的现代药理研究表明，这些方药对中枢神经系统、循环系统等具有复杂的作用，不仅提示了这些方药的部分作用机理，而且为其中某些方药扩大临床运用范围提供了药理学依据。

（1）对中枢神经系统的作用：开窍方药能起到恢复神志清楚的作用，其机理是多方面的。如在对清开灵治疗肝性昏迷作用机理的研究中发现，其作用有以下三方面：一是可激发蓝斑神经元乙酰胆碱脂酶的活性，并能促进蓝斑去甲肾上腺素的合成和释放。因蓝斑是脑内激活许多区域、调节各级中枢活动的中心，所以由此而可恢复脑干网状结构上行激活功能而起到复苏作用；二是可对抗处于中毒状态动物血氨、血尿素氮、乳酸等的升高，降低了氨和胺在脑内的浓度；三是有明显的保肝作用，从而防止了中枢伪神经递质的形成。开窍方药对中枢神经系统有一定的作用。如麝香对中枢神经系统有双向性影响。冰片中所含的少量樟脑对中枢神经有兴奋作用。冰片所含的主要成分为龙脑，也有兴奋中枢神经作用。同位素实验证明，龙脑极易透过血脑解障，在中枢内的浓度高而持续时间长。实验表明，某些开窍药本身具有催醒作用，如麝香在小剂量时能兴奋中枢神经系统，而在大剂量时却反而起抑制作用，所以其既能治疗神昏，又能用于治疗惊厥。

实验提示许多开窍方药具有中枢抑制作用，如水菖蒲、石菖蒲、牛黄、安宫牛黄丸、新安宫牛黄丸（针）、紫雪丹等都有镇静、抗惊作用，提示了开窍药对中枢神经系统功能具有一种双向调节的复杂作用，这也为开窍药往往也能于治疗惊厥而起到息风的作用提供了药理学的依据。

（2）对循环系统的作用：实验表明，以麝香、苏合香、冰片等芳香开窍药为主制成的多种制剂都具有扩张冠状动脉、增加冠状动脉血流量、降低心肌耗氧、增加心肌的耐缺氧能力、抗心律失常等作用，所以这些制剂被广泛地用于治疗心绞痛、心肌梗死等内科疾病；开窍药物对循环系统的作用表现在其具有显著的强心作用，如麝香、牛黄、清开灵等都能增加心肌的收缩力，增大收缩的幅度。实验提示，清开灵的强心作用与其能抑制心肌细胞膜ATP酶的活性有关。因为在温病过程中发生神昏，每见有心功能的低下，所以开窍药物所具有的强心作用对于神昏患者的治疗有很重要的意义。

（3）对血液性质的作用：在对麝香、牛黄、清开灵等开窍方药的药理作用研究中发现，这些方药对改善血液的性质也有明显的作用，特别是可以改善血凝、血液流变性质，抑制了"瘀"的形成，这对于外感热病中热瘀的治疗有重要的意义。如实验表明，麝香、牛黄、蟾酥等有开窍作用的药物能显著抑制因注射内毒素而引起的血小板的减少，延长纤维蛋白原凝固时间；麝香、牛黄能抑制血小板聚集，牛黄能激活纤溶、抑制肝脏出血性坏死灶的形成。正因为具有这些作用，所以一些开窍方药被用于治疗脑梗死引起的半身不遂等内伤杂病，如清开灵用于治疗中风后遗证等心脑疾病有较好的疗效。

（4）解热抗炎作用：临床上一些开窍方药用于高热病证的治疗，其解热作用也得到了实验的证实。实验发现牛黄有明显的解热作用，能对抗由细菌内毒素和二硝基酚引起的发热，人工牛黄及其组成成分胆酸钙、猪胆酸、猪胆酸盐、牛羊胆酸、牛羊胆酸盐都有明显的解热效果。实验还证明，安宫牛黄丸等开窍药对内毒素及酵母引起的发热有很强的抑制作用，紫雪丹的解热作用出现迅速，其降温效果优于阿司匹林。另外，水菖蒲和石菖蒲的提取物也有解热作用。

开窍方药对感染性疾病的治疗作用与其所具有的抗炎作用有密切关系。如麝香、牛黄对早、中期炎症及变态反应炎症有很强的抗炎作用，有研究提出，麝香的抗炎作用机制可能与其对前列腺素环氧酶途径的抑制有关。另外，安宫牛黄丸也能明显地抑制二甲苯所引起的小鼠水肿和大鼠血清性脚肿。

（5）其他作用：实验提示了某些开窍药除了上述的作用外，还有一些其他的作用。如石菖蒲和水菖蒲具有平喘作用；石菖蒲有明显的解除平滑肌痉挛的作用，豚鼠离体回肠实验表明在石菖蒲油成分中以 α 细辛醚的解痉作用最强。麝香对子宫平滑肌有强烈的兴奋作用，牛黄有明显的利胆作用等。

八、息 风 法

息风法是针对肝风动内动所致痉厥而设的治法，用于热甚动风或阴虚风动证。其主要作用为凉泻肝经邪热、滋养肝肾阴液，以控制抽搐。由于引起肝风内动的原因有热盛动风和阴虚风动之别，所以息风止痉法有以下两种。

（1）凉肝息风：是用清热凉肝之品以息风止痉的一种治法。主治温病邪热内炽，引动肝风、风火相煽者。症见身灼热，手足搐搦，甚或角弓反张，口噤神迷，苔黄舌红，脉弦数等。代表方剂如羚角钩藤汤。

（2）滋阴息风：是通过滋养肝肾、潜镇肝阳以平息肝风的一种治法。主治温病后期因肝肾真阴亏损而致筋脉失于滋养，虚风内动者，症见手指蠕动，甚或瘈疭，肢厥神倦，舌干绛而痿，脉虚细等。代表方剂如大定风珠。

痉厥是温病过程中一个较危重的症状，应立即采取有效措施以迅速制止痉厥。在使用息风止痉法时，除了要分虚实而论治外，还要根据具体的临床表现而配合其他治法，如在热盛动风时，每同时有热闭心包，即热入手足厥阴，应开窍息风并施。在虚风内动时，可兼见气液外脱，则应配合益气固脱之法。

运用息风止痉法时，应注意以下几点：①该法是针对温病过程中出现痉厥而设的，如未出痉厥就不宜投用。②引起发痉的原因有虚实之别，即有实风、虚风之异，实风之治重在凉肝，虚脱之治重在滋潜，二证的治法不可相混。③息风止痉法在临床运用时应注意祛除引起痉厥的原因，如由气分热盛引起者应配合清气或攻下腑实之法，营血分热盛者应配合清营或凉血之法。④小儿患者病在卫、气分阶段，每可因高热而引起痉厥，此时往往只需投用清热透邪之剂，或用物理降温方法，热退而抽搐自止，不一定要用息风之法，应注意辨别。

1. 息风法的现代临床应用

息风法常用的方剂羚角钩藤汤在现代临床上多用于治疗各种热盛动风证，特别是在温热病中出现高热、烦躁、手足抽搐者，多用该方加减，一般可配合全蝎、蜈蚣、僵蚕、蝉蜕等息风之品。另外，该方还可用于治疗重症脑出血、结核性膜炎等，也多用于治疗中风后遗证、先兆子痫、面肌痉挛、危重支气管肺炎、流行性乙型脑炎、散发性脑炎等。另外，在中成药里有用羚羊角配合其他药物者，如与桑寄生、黄芩、夏枯草配合制成的复方羚羊降压片，治疗肝阳上亢的头痛晕、高血压；与贝母、青礞石、大黄、甘草、朱砂、生石膏、黄芩、人工牛黄配合制成羚羊清肺散，治疗肺热咳嗽证；与珍珠粉、牛黄、僵蚕、朱砂、琥珀、胆南星、冰片、石菖蒲等配合，治疗风热感冒、扁桃体炎、水痘、痄腮等病毒性感染。还有用水解羚羊角制成注射液治疗各种病毒性发热，疗效较好，用量较小而无不良反应。息风之另一药物钩藤在现代临床上，还多用于治疗高血压，还有用该品配合薄荷煎服治疗百日咳者。现代临床上有用蜈蚣研末，以防风煎汤送服，治疗周围性面神经麻痹。还有用蜈蚣冲剂治疗复发性口腔溃疡、急慢性肾炎、无名肿毒等多种疾病的报道。全蝎在现代临床上有用以治疗癫痫、各种痛证、慢性荨麻疹、腮腺炎、百日咳等病证的报道，还可与瓜蒌共研成全虫散，治疗乳腺小叶增生。至于地龙在现代临床上有用以治疗精神分裂症属瘀实证者，并有配合白芷为末内服治疗中风后遗症的报道。该品还常用于治疗慢性支气管炎，可以焙干研末服，或配合猪胆汁粉同用。还可用其粉剂治疗消化性溃疡，疗效优于一般的辨证论治。临床上用地龙散12g口服，对各种原因，特别是感染性发热有明显的解热作用，但对正常体温无降低作用。另外，该品的注射液可用于治疗慢性荨麻疹等。

2. 息风法的作用机理

息风法方药的作用主要有如下几方面。

（1）镇静、抗惊厥作用：息风的药物基本上都有镇静、抗惊厥作用。如息风方五虎追风散用于腹腔注射，能对抗致惊剂引起的惊厥死亡，并部分解除家兔由烟碱引起的肌肉震颤。羚羊角外皮醇浸出液能降低小鼠朝向性运动反应，且缩短巴比妥及乙醚麻醉的诱导期。腹腔注射其注射液，能使小鼠自发活动明显减少，并对巴比妥钠有协同作用。腹腔注射其醇提取物、水煎液、水解液，可延长硫喷妥钠的睡眠作用。其醇提取物还可延长水合氯醛的睡眠作用。实验表明，给小鼠腹腔注射羚羊角醇提取物10g有抗休克作用。而小鼠灌服羚羊角水煎液10g，能降低咖啡因致惊率和提高恢复率，但对士的宁所致的惊厥无效。表明羚羊角有一定的抗惊厥作用。而地龙的热浸液、醇提液对小鼠及兔均有镇静作用。地龙乙醇浸出液对小鼠腹腔注射20g/kg，与注射巴比妥钠20mg/kg的作用相似，并认为其抗惊厥作用部位在脊髓以上，而其作用可能与所含的琥珀酸有关。全蝎所含的蝎毒具有较好的抗实验性癫痫作用，其成分抗癫痫肽是一种抗惊谱广、毒性低的抗惊厥剂。钩藤煎剂或醇提取物0.1g/kg腹腔注射能抑制小鼠的自发活动，并能对抗咖啡因引起的动物自发活动增强，但加大剂量无催眠作用，同时还能降低大鼠大脑皮层兴奋性，使部分大鼠阳性反射消失，反射时间延长。其醇浸液皮下注射，能制止豚鼠的实验性癫痫反应发生。天麻（天麻素、天麻苷元）、僵蛹、白僵蚕（草酸铵）等对由戊四氮、咖啡因、士的宁、烟碱等引起的惊厥或电惊厥有对抗作用。天麻的水浸剂（1～10）g/kg或皮下注射其水醇提取液（10～20）g/kg都能明显抑制小鼠自发活动，且可对抗咖啡因的兴奋作用。给小鼠腹腔注射天麻注射液（10～20）g/kg等，可以对抗戊四氮所致的惊厥、延长惊厥潜伏期、缩短阵挛时间、提高半数致惊厥量或降低死亡率。

（2）降压作用：实验证明，钩藤（钩藤碱、钩藤总碱）、萝芙木、罗布麻叶、天麻、臭梧桐、旱芹等都有不同程度的降压作用。给麻醉猫静脉注射50%羚羊角水煎液2ml/kg，可使血压很快下降，继而回升，但又下降。有报道钩藤碱20mg/kg腹腔注射，当日血压即下降。而其作用机理可能是刺激心血管系统的感受器，通过迷走神经和窦神经反射性抑制了血管运动中枢，促进外周血管扩张所致。静脉注射羚羊角提取液1g/kg，也可引起麻醉大鼠血压明显下降。地龙的降血压作用得到实验的证实，如其热浸剂或乙醇浸出液100mg/ml静脉注射对麻醉犬有明显降压作用。该药口服给药也有明显降压作用，特点是起效慢，要经3～7日才起效，但停药后持续时间可长达一周。天麻液及其注射液也有明显的降压作用。

（3）解热作用：羚羊角注射液、水提液、醇提液对发热家兔、大鼠有明显的解热作用。实验表明，地龙中的蛋白质经加热或受酶分解后才有解热作用，其有效成分是蚯蚓解鼻碱、花生四烯酸、琥珀酸等。蚯蚓的水浸剂、蚯蚓解热碱对大肠杆菌引起的发热动物模型有较好的解热作用。但有报道说，天麻能升高小鼠的皮肤温度。

（4）其他作用：地龙对多种药物造成的心律失常动物模型有明显的对抗作用，而这一作用与其所含的K^+无关。地龙还有较好的抗凝和抗血栓作用，对凝血酶-纤维蛋白原反应有直接抑制作用。该药还有促纤溶作用，使已形成的血栓溶解。有认为这是由于地龙液中含有一种耐热、耐碱的小肽或含双键的化合物。而钩藤、天麻等对血小板聚集也有抑制作用，能抗血栓形成。另外，地龙提取物对多种肿瘤有抑制作用，并具有放射增敏作用，增加放射疗效。地龙对子宫平滑肌有兴奋作用，并具有杀精作用。全蝎所含蝎毒有较强的镇痛作用，能提高痛阈，在小鼠侧脑室注射蝎毒镇痛活性肽，抑制电刺激三叉神经皮层诱发电位 N 波（82±12）%，与等量的吗啡相似。天麻水醇提取液 5g/kg 腹腔注射小鼠，镇痛率达41.4%。或用其皮下注射小鼠能对抗冰醋酸引起的扭体反应。实验还证实，天麻液及其成分可增强心脏的收缩力、对脑垂体后叶素引起的大鼠急性心肌缺血有一定的保护作用，而皮下注射后，能明显提高小鼠耐缺氧能力。此外，还具有抗炎和促进免疫等功用，尤以天麻多糖的提高特异性和非特异性免疫功能的作用较显著。

九、益气养阴法

益气养阴都属于扶正的范畴。对于温病的治疗，一般来说当以祛邪为主，这是由于外邪是引起温病的致病因素，因外邪的入侵，才导致了人体功能的失调及实质性的损害。然而，当人体正气素虚，或病邪已显著耗伤了正气时，邪正兼顾就成了温病的重要治疗原则，而在补正之中，以养阴生津和扶阳益气法最为常用。

顾护阴液是治疗温病的一个重要原则，而顾护阴液除了在治疗用药时要时时注意不伤及阴液、及时驱除病邪以保护阴液外，直接补充阴液无疑也是一个重要的方面。按温病学的理论，滋阴法的作用大体上在以下几个方面：一是补充人体阴液的耗损，即吴鞠通所说"实其阴以补其不足"；二是通过补水以制火，即吴鞠通所说的"以补阴之品为退热之用"，也就是古人所说的养阴方药可以"沃焦救焚"；三是对于温病初起因阴液不足而内伏之邪不能外达者，养阴可以有助于透邪外达，即柳宝诒所提出的"养阴托邪"法；四是养阴以润下大便，即对肠液不足所致的便秘，用养阴方药可以"增水行舟"；五是对于阴液耗竭而阳气失去依附导致的脱证，补阴有敛阳救脱的作用。本节所要讨论的是滋阴法中具有代表性的分别滋养肺胃、肠、肝肾阴液的治法。其中滋养肺胃法主用味甘寒凉之品，其清邪热之力较弱，所以对邪热甚者不能胜任，所以多用于温病后期邪热已衰而肺胃阴液大伤者。其用药主以清润，滋而不腻，常用沙参、麦冬、玉竹、生地、天花粉、石斛等。在使用该法时，如肺胃尚有邪热，可适当配合清肺胃之品，如石膏、知母等。同时还要注意与调畅气机之品相配合，在临床上有肺胃阴伤、舌灰燥而干者，投用清滋之剂，但越清越燥、越滋越干，多属气不化液、无阳则阴无以化之故，对这类病证，可在滋阴方中少加砂仁以振气机，有助于滋阴方药发挥作用。在临床上，肺阴伤与胃阴伤每并见，而且治疗肺阴伤的药物与治疗胃阴伤的药物也多类似，正如曹炳章所说："燥伤肺阴与燥伤胃阴同法，鄙论所谓救胃即所以救肺也。"肺阴伤与胃阴伤虽每并见，但两者的主症毕竟有所不同：肺阴伤必有肺经见证，如干咳、气促、胸痛等；胃阴伤则有不饥不食、便秘口咽干燥、口渴、舌光红少苔，甚至舌红绛光亮等。临床上根据见证的不同可判断病机的重点在肺或在胃。增液润肠法是针对温病后期因肠液不足所引起的便秘。在临床运用时，应注意是否有肠腑热结的存在，如症见苔黑而干燥、腹部疼痛拒按者，每与通下法台用，即前所讨论的增液通下法。该法用增液汤润下大便，所以用药剂量应大，否则达不到通便的目的。填补真阴法用药多味厚质重，性滋腻，其中多用咸寒药，所以又称为"咸寒滋肾"法，但该法也多用甘寒加酸寒药，所以用咸寒来概括该法的用药特点并不全面。常用药物如：生地、白芍、鳖甲、龟板、牡蛎、阿胶、淡菜、鸡子黄等。前所论及的滋阴息风法，实际就是在本法的基础上配合重镇息风之品。

在温病过程中，也容易损耗阳气，所以扶阳益气也较为常用。其中益气敛阴法的作用有益气和生津敛阴两个方面。其益气主用人参，取其补益元气和生津的作用。但如津气受伤较甚者，可用西洋参，补益津气的作用更佳。方中所用的麦冬和五味子可酸甘化阴，并能敛津，阴津得敛，则阳气自能得固。回阳固脱法则是针对过分失汗、下泄、出血等而导致阴液大伤，阳气无以依附的病证，常用药物如人参、附子、干姜、肉桂等，多为辛热之品，能急补外脱之阳气。在临床上为了加强固摄阳气的作用，又多配合龙骨、牡蛎等重镇收敛之品。

1. 养阴法的运用探讨

(1) 补胃阴与补肾阴：在热病的病理变化过程中，胃阴与肾阴的关系甚为密切，其损伤程度反映了热病病变的浅深和病情的轻重，在治疗方面，也往往相互关应。胃与肾的病理变化，主要表现为邪热亢盛于胃而耗伤胃阴及进而消灼肾阴。每当肺卫邪气不除，多传入阳明胃经，致胃的纳谷生津功能失调，加上邪热易伤阴津，以使胃阴受伤亏耗。此阶段病证多表现为高热、烦渴、汗大出、脉洪大、舌质红等阳明无形热盛的特征，病情多属正气尚强，邪气亢盛的实证阶段，此时少阴肾阴多未累及，故治疗主以清泻阳明胃经之热，常用辛寒清气的白虎汤治之，白虎汤清热作用较强，但其滋养胃阴之力则嫌薄弱，在胃阴明显受伤时，常加沙参、石斛、玉竹、花粉之类，既能滋养胃阴，又可增强清热药物的作用，疗效往往较单纯的白虎汤为佳。邪热在阳明久羁，胃阴损伤明显，而邪热已消退，可用如沙参麦门冬汤、益胃汤之属，以滋养胃阴为主。如邪热未净，又当配合清解余热之品。邪热在阳明胃经耗伤胃阴，属于气分阶段，如邪热深入营血，损伤营阴血液，阴津耗伤更为显著，若进一步发展，"穷必及肾"，每可消灼真阴，出现肾阴亏虚之候，此时多见有低热、手足心热甚于手足背、舌质光亮无苔、甚或干枯而萎、脉细而数等症，施治之法，重在填补肾阴，方如加减复脉汤等。由些可见，在温热病病变中，邪热多先侵入中焦阳明胃，耗伤胃阴，病情进一步发展，病入下焦，消灼肾阴。病情是从轻至重的发展过程。在临床上，邪热伤胃阴和耗肾阴的病变阶段不是截然分开的，常可见到邪热耗伤胃阴的同时，肾阴已累及，当然病已深入下焦伤耗肾阴时，胃阴耗伤也会同时存在，只是两者病变轻重的侧重面不同。在治疗上应根据胃阴伤与肾阴伤孰轻孰重的程度，施以滋养胃阴为主或填补肾阴为重。

在诊断上，可从舌质变化七判别胃阴伤或肾阴伤。一般地说，在胃，舌质多红或绛，质体未见枯萎，病已发展至肾阴耗伤，其舌质多呈紫暗、枯萎而干。如叶天士所说："舌绛而光亮，胃阴亡也……绛而不鲜，干枯而萎者，肾阴涸也。"

另外，在验齿方面，同样有胃肾病理上浅深轻重之分，如叶氏说："齿为肾之余，龈为胃之络，热邪不燥胃津，必耗肾液。"此中很有诊断价值。如牙齿光燥如石而有光泽者，属于胃热盛，只需清胃热，牙齿即可转润；若是牙齿色如枯骨，而无光泽者，属肾液枯涸，病情深重，多为难治。再如在病深热甚动血时，齿龈上常见有结瓣，阳热盛而渗血者，其色必紫，紫如干漆样；肾阴虚而虚火内炎，渗出之血，其血必黄，黄如酱瓣样，此中亦有虚实可辨，治法各异，如因阳热盛而动血结瓣者，宜清泻胃热为主；因于阴虚内热而动血结瓣者，则当以填补肾阴为主要方法。

齿缝流血之症，亦有属胃属肾之分，如齿缝流血，血色鲜红而量较多，齿龈且肿痛，是为胃火冲激，病多属胃热实证；若齿缝流血，其血涓涓渗出而量少，齿龈无肿痛，患者面部呈晦滞色，多为肾阴亏虚，虚火上炎，其病属虚。其属胃热实证者，治以清法或泻法为主兼以养阴；肾阴虚者，宜用咸寒滋补肾阴法。

还需指出，热邪传阳明胃，可以在经，也可在腑。在经为无形热炽，可以由胃及肾；在腑者为有形热结，也可由胃及肾。有的医家认为，胃为五脏六腑之海，位居中土，最善容纳，邪热入胃则不复它传。然证之临床实际，并非如此。若是热结阳明，已成腑实证者，如不及时通下，往往由胃及肾，耗伤肾阴，如吴鞠通所说："温邪久羁中焦，阳明阳土，未有不克少阴癸水者"，又说："阳明大实不通，有消亡肾液之虞"。此即所谓"土燥水干"之证。阳明腑实，肾阴又亏，其表现除腑实见证外，还有咽干口燥唇裂、舌红而干甚或神倦欲眠等，当此之际，虽可用承气之类急泻存阴，以救少阴之消，然肾阴亏虚已极，若单凭攻下，已不足以救少阴之液，必须攻下与滋阴复合使用，一面攻下存阴，一面滋肾救液，方为善法。如因循迟疑，迨至肾液枯滴，多有难以挽回者。正如吴鞠通所说："阳明大实者死。"因之不可"阳明无死证"之说。在热病过程中，若胃热亢炽，或久羁不解，往往有伤及肾阴之虞，尤其是素体亏虚者，病变更易传至肾，此时多可在清泻阳明之热、滋养胃阴的同时，酌加之品如生地、玄参、龟板之类以顾护肾液，此即叶天上所说的"先安未受邪"在湿热性温病中，病变重心在中焦脾胃，在湿热化燥化火后，也可见阳明热蒇胃阴耗伤之症。其后亦可深入下焦而耗及肾阴。另一方面，由于湿为阴邪，一时也可耗伤阳气，或因滥用苦寒等，亦可造成脾胃阳气不足，甚至出现寒湿之象，治疗当从温化入手，脾胃阳虚也就进一步发展而出现脾肾阳虚。治法上除了护脾胃之阳外，还须顾护肾之阳气。

总之，在热病诊治中，熟悉胃阴与肾阴的关系，掌握由胃及肾、从轻至重、由浅入深的病变特点，了解此病理变化的重要规律，对指导热病的临床诊治，有重要的意义。

（2）温病养阴法研究概况：近年来，温病养阴法的理论、临床和实验研究取得了一定进展，其越来越受重视，以下简要总结一下近年来温病养阴法研究成果。

1）理论研究

A. 温病养阴法的地位：温邪致病，最易耗伤阴液。有的学者根据叶天士"温邪不耗胃阴，必伤肾"，吴鞠通"本论始终以救阴精为主"，雷少逸"凡有一切温病，总宜刻刻顾其津"等有关论述为依据，结合临床实际，认为养阴法在温病治疗中具有重要意义，而养阴为温病治疗之基本大法，这一法则应贯穿于温病治疗之始终。

B. 经典著作的学术探讨：《温病条辨》（以下简称《条辨》）自始至终贯穿着"存阴"思想，许多学者对经典著作中温病养阴法的探讨也多是以《条辨》为对象。有的对吴鞠通运用养阴法治疗温病的经验进行了系统的整理，从理、法、方、药方面进行了剖析，并综合为九大治疗法则，即宣散护津法、退热生津法、凉血滋阴法、攻下存阴法、养阴润下法、益气滋阴法、补气滋阴法、泻火滋阴法、养阴息风法。并对每一法的适应证及方药的运用要点做了具体评述。有的则从吴氏指出的阴伤机理、治疗宜忌及预防等，总结出吴氏滋阴法：未伤先防、津伤在肺则润肺、津伤在胃则养胃、保津寓于清气之中、邪入营血必用滋阴、暑伤津气则宜祛暑热益津气、温病禁汗慎勿误下、慎用淡渗、忌纯用苦燥、少阴液亏则滋填下焦、阴亏液竭者救阴为要、阴竭阳脱则固脱为急、温病疫后当养胃肾。突出了吴氏对顾护阴液的重视。有的根据吴氏在温热类温病中，视病程不同阶段、温邪不同特点、阴伤不同部位程度，运用养阴方药的规律，进行了归纳，认为大体有四个方面：肺津被伤，甘润之品生其津；燥伤肺胃，甘凉濡润复其津；肠胃阴灼，甘凉复阴咸寒润便；肝肾阴亏，滋填下焦生精血。从吴氏清、滋配合使用的角度，归纳出清、滋合用十六法：清表生津法、清宣润燥法、清暑保肺法、清气生津法、泻热养阴法、清燥救肺法、清营益阴法、清心养阴法、凉营养阴法、清气凉血养阴法、滋阴泻热法、滋阴泻火法、救胃清热法、补水柔木清火法、滋阴温阳清热法等。总的来说，吴鞠通治疗温病以养阴为第一要法，在处方上以祛邪不伤阴、养阴以祛邪为原则。一般说来，温病初起以祛邪为主，兼以养阴；极期祛邪养阴并重；末期存阴复正为大法。体现了时时以保津养阴为要务。

古代温病学家对湿热性温病的治疗同样也重视顾护阴液。如有人对薛生白《湿热病篇》保津养阴思想进行了分析，认为湿从燥化是运用保津养阴的病理基础；清热以存阳明之液，阳明之邪，需假阳明为出路；凉血解毒，救阴而泄邪；养阴逐湿，宜远腻滞阴药。

C. 运用养阴法的病理、证候依据和法则：温病阴津耗伤的原因很多，但最主要的有以下几个方面热邪伤津、失治误治、素体阴虚。在临床上，津伤主要体现在舌苔舌质、牙齿、白㾦、脉象及临床征象等方面，而养阴法又有许多具体的方法，其中有保津保阴（如辛凉保津、清热保津、泻热存津、清心保津等）和养阴滋阴（如甘寒生滓、咸寒滋阴、滋阴息风、滋阴凉血等）之不同。一般说来，温热性温病阴伤的特点是：温病初起时即有津液耗伤，而在温病过程中，热邪更易伤阴。而湿热性温病初起时，阴伤多不甚，至后期则化燥伤阴。而阴伤又可引起新的病理变化，如温病肝肾阴虚常见到虚风内动，阴虚又可导致虚热，阴伤可导致小便不利和瘀血互结，同时还可发生热邪深入，伤及五脏之阴的危候。治则上应求认证之真，辨温热病还是湿热病，注意先安未受邪之地，忌辛温发汗，不可纯用苦寒，且要兼顾阳气。有人也提出顾阴应包括护阴与救阴两方面，临床运用时，病在上焦以护阴为主，中焦包括护阴、救阴，下焦以救阴为主。笔者认为养阴法在温病治疗中能起到两种作用：一是减少阴液耗损，减轻病情；二是滋养阴液（包括甘寒生津、咸寒增液、增液润肠、综合养阴）。而营血分证阴伤的特点是津液、营阴、血液、阴精等的耗伤，其本质是各种阴液量的耗伤和功能的严重异常，并伴随出现全身脏腑组织的功能障碍和实质损害。营血分证中的阴伤不仅会导致阳热亢盛难解，而且可致瘀血、出血倾向，降低人体抗邪、透邪外出能力，加重脏腑的损害。而运用养阴能较好地改善营血分阴伤状态。笔者还认为运用养阴法，贵在掌握时机，及时权衡扶正与祛邪之侧重：当温病初起，热盛津未伤或津伤不甚时，应清热或泻热，以祛邪为主，或兼以顾阴，如辛凉保津法之类；中期津亏热盛，应养阴与祛邪并用，如清热保津法之类；后期津液不足或津液枯涸者，应滋养阴液、填补真精，如咸寒增液之类。从阴伤所在脏腑部位看，多在肺胃肾，以浅深程度言之，肺津伤为轻，胃阴伤重，肾液伤者尤重。许多学者认为养胃阴在温病过程中更重要。五脏六腑之津液，但必须通过脾胃生化以补充，故脾胃实属阴液之源泉。所以滋补胃阴旨曛润，沃焦救焚，对热病治疗、转归预后等都具有重要意义。

2）临床研究：养阴法在温病临床治疗中得到广泛应用，并取得了较好效果。如有用养阴法配合益气、宣肺等法治疗小儿温热病恢复期的常见病证，如低热、汗症、咳嗽血等。有用养阴与清热配合治疗时行感冒、肺炎、急性扁桃体炎、猩红热、中暑。还有用养阴生津法治疗高热、温病厥脱、食物中毒、高热吐泻等病证。养阴在临床其他各科也得到了广泛应用。如运用滋阴清热方药治疗糖皮质激素不良反应，结果表明治疗后的症状积分值、各症状出现的百分率较治疗前明显降低，蛋白血症及异常的体液免疫反应都有不同程度的改善。

3）实验研究：为了进一步探索温病养阴法作用机理和评价养阴药物的疗效，近年来，许多学者开展了实验室的研究。如有人在制作模拟温病营血分证的家兔实验性弥漫血管内凝血（DIC）动物模型的基础上，探索了营血分证阴伤的实质，并从抗凝血、病理状态和血液流变学等多项指标观察养阴方药的作用，结果表明养阴方（麦冬、元参、玉竹、石斛）对注射大肠杆菌内毒素所造成的实验性 DIC 有明显的阻断作用，能显著减轻实验动物发热程度、缩短发热时间、改善凝血机制、减轻组织损伤，从而起到保护脏腑的作用，认为这与传统温病理论中所说养阴药可以"沃焦救焚"，"以养阴之品为退热之用"等论述颇为吻合。同时还在制作血黏度动物模型的基础上观察养阴方对血液流变学指标变化的影响，结果表明：养阴方能有效防治低血黏度状态，显著提高动物血浆比黏度（$P<0.05$）；同时还表明，在养阴药物中加入活血化瘀药物后，可减轻养阴药物的"滋腻"性质。在建立巴氏杆菌性家兔温病气营传变模型的基础上，验证了解毒凉营护阴法阻断温病气营传变中的治疗作用。实验结果表明，解毒凉营护阴注射液（生地、黄连、玄参）能明显降低模型动物的高热、改善症状、控制病变、减轻病情、延缓存活时间。有的在成功复制家兔热瘀模型基础上，发现养阴方药对机体凝血和抗凝血的动态平衡有重要作用，如玄参、生地、麦冬等有明显的抑制体外血栓形成的作用，而且对凝血学指标及血液流变学等指标的异常变化可起到良好的改善作用，该研究为扩大养阴法应用范围提供了实验依据。

2. 益气养阴法在现代临床上的应用

在现代临床上，益气养阴法是治疗温病的重要方法，其中尤其是对危重病证的救治应用更多。如有用人参注射液静脉注射或穴位注射抢救流行性乙型脑炎等传染病呼吸衰竭或循环衰竭取得效果；有用参附汤治疗肺炎、毒痢、肠伤寒等病出现中毒性休克及心力衰竭者；有用附子、炮姜、炙甘草、白芍、肉桂、黄连、川朴、萸肉等水煎服，治疗中毒型痢疾属阳虚衰竭型者；在流行性出血热低血压休克期，参附汤、独参汤、生脉散、加减复脉汤等益气养阴、回阳固脱更得到了广泛运用。在对温病的治疗中，尤其重视养阴生津法的运用。许多作者认为，伤阴耗津是温病最突出的病理变化，是造成逆传、内陷，导致惊厥闭脱诸种危候的重要原因，因而在病之早中期就应当注意邪正兼顾，常用滋阴解表、清气生津、增液通下、凉营养阴、凉血散血养阴、壮水泻火等法；而至病的后期，邪退正衰，宜扶正为主，常用甘寒生津、咸寒滋阴、育阴潜阳、养阴搜邪等法。有报道在流行性出血热的治疗中，应该早用、重用滋阴生津。所谓"早"，是指在发热期见舌红少华、口渴、汗出较多者，即在清热解毒方中加入生地、石斛、麦冬、芦根等；所谓"重"，即用药量较大，如生地用至60～120g，玄参用至30～60g，其他如西洋参、麦冬、龟板、鳖甲、阿胶、鸡子黄等，用量亦较大。也有提出在流行性出血热低血压期用生脉散养阴，而在少尿期，由于肾阴受伤，化源枯涸，可用知柏地黄汤加沙参、麦冬等。有把增液汤研制成10%供静脉注射用的针剂，经临床与实验研究，认为其安全性与西药大型静脉滴注相近，对内脏无毒副反应及蓄积反应，而且具有抗炎、改善毛细血管通透性、解热等治疗作用。

十、外 治 法

外治法是通过皮肤、九窍给药以治疗温病某些证候的一种治法，适用于温病各阶段的多种病证。早在《伤寒论》中，就有诸如针刺、火熏、水噀、猪胆汁导、蜜煎导、白粉外扑等许多外治方法。因人体的皮肤、九窍与内在脏腑及全身的功能活动密切相关，特别是经穴对内在脏腑有很好的调节作用，因而通过皮肤、九窍给药也可以起到祛除病邪、调整脏腑及全身功能活动等作用。温病由于传变迅速，变化多端，许多传统的内服汤剂往往用之不及，此时如能不失时机地使用外治法，可望能收到立竿见影的效果，并能补充内服药之不足。正如清代外治法大师吴师机在《理瀹骈文》中所说："谓温证传变至速，非膏药所能及。不知汤丸不能一日数服，而膏与药可一日数易，只在用之心灵手敏耳。"

温病外治法的种类繁多，对于难以内服药物的昏迷患者或小儿患者等，尤为适用。外治法的作用机理，除了药物可通过皮肤、黏膜吸收而发挥疗效外，还与药物对皮肤及穴位的刺激而起到调整体内免疫功能、促进毒素排泄、增强散热和调节脏腑功能活动等作用有关。温病中较为常用的外治法举例于下。

1. 洗浴法

即用中药的煎剂进行全身沐浴或局部浸洗，以发挥散热、透疹、托毒外出的作用。洗浴法治温病表证无汗、热势壮盛或疹出不畅之证。如小儿麻疹，疹色淡红、而不透时，可用鲜芫荽煎汤外洗。感受风热病邪而致高热、无汗，可用荆芥、薄荷各等份煎水擦浴等。此外，对高热而无恶寒者，还可采用25～35℃ 30%左右的乙醇擦拭全身皮肤，或用32～34℃温水擦浴，都有明显的散热降温效果。紫苏叶、葱白浸酒以帛或棉花渍之擦胸腹，可疏通气血，用于血热瘀滞之证。此外，有用白虎汤、天水散等清热方煎汤洗浴而退热之法。

2. 灌肠法

即把根据辨证论治所确定的方剂，煎成一定浓度的汤液做保留灌肠或直肠滴入以发挥疗效。主治病证范围较为广泛，对较难口服煎剂的患者，如小儿及处昏迷状态者尤为适用，对于各种原因引起的大便不通也是常用的治疗方法。具体用法，如风温病肺胃热盛者用白虎汤加千金苇茎汤煎汤灌肠，痢疾病用白头翁汤煎汤灌肠等。现代临床上治疗流行性出血热或其他急性传染病引起的急性功能衰竭，用泻下通瘀合剂做高位保留灌肠，取得了较好的效果。灌肠用的中煎液应滤过去渣，温度保持在38℃左右，患者取侧卧位（左侧卧为宜），肛管插20～30cm，将药液灌入，灌肠次数依病情而定。如大便不通者，可用蜜煎导等通便。

3. 敷药法

即用药物制成膏药、搽荆、熨剂等在病变局部或穴位作外敷。主治各种温病局部出现热毒壅滞症状者，也可用于治疗一些全身性的证候。如温毒所发生局部肿痛，可用水仙膏外敷，在敷后皮肤出现小黄疮如黍米者，改用金黄散。又如温病热盛衄血，可用吴茱萸、大蒜捣敷于涌泉穴，以引热下行而止衄；用二散（甘遂、甘草各等份）外敷神阙等穴或用毛莨捣烂敷内关穴以治疟疾等。

4. 搐鼻法

即把药物研成细末，抹入鼻孔少许，使药物通过鼻腔黏膜吸收，或使患者打嚏以达到治疗目的。主要用于感冒鼻塞、窍闭神昏等病证。吴师机认为：大凡下焦之病，以药研末，搐鼻取嚏发散为第一捷法。表明对该法作用的推崇。如有用皂角、冰片按 6∶1 比例研细，取少许放入鼻孔以取嚏，可治严重的鼻塞呼吸不畅、高热头痛或神昏等证。又有用蟾酥、冰片、雄黄各 2 分，细辛、牛黄各 1g 研细，取少许放鼻孔以取嚏，可治疗中暑昏迷、卒倒、牙关紧闭之证。

温病的外治法还有许多，如针灸、熏蒸、发泡、点眼、吹耳、雾化吸入等。这些外治法多数可以与内服药合并运用，使用得当，可以取得相得益彰的效果。外治怯使用灵活、奏效较快、毒副作用较少，值得进一步研究推广。

外治法在使用时应注意以下几点：①许多外治法在方药的选择上也要注意辨证论治，不可一概机械搬用。②部分外治药物对皮肤、黏膜有一定的刺激性，因而必须注意剂量、用药时间和使用方法，以免造成不必要的皮肤、黏膜损伤。

第九章　温病预防

多数温病具有不同程度的传染性,有的在一定条件下可引起传播流行,给人类生命造成极为严重的威胁,因而对温病除了要采取有效的预防措施外,还必须重视其预防,事实证明,温病是可以预防的。做好预防工作,是与温病作斗争的首要任务。我国人民历来非常重视温病的预防,在历代文献中有许多关于温病预防的记载,但是由于时代的原因,温病的预防学进展很慢。过去的温病学专著中对预防的论述比较零散,某些预防措施的效果还不够确切。通过本章的论述,主要介绍温病的预防意义,系统地回顾我国在温病预防学方面取得的进展与成就,并讨论从中医学角度如何预防温病的方法。由于预防医学涉及的范围较广,不仅限于温病,所以在介绍古代预防温病的成就时,有些内容也不只是针对温病而言。至于古代预防温病的许多具体措施,其中有些是有效的,直至今天仍在广泛采用,有些则效果不确切,也有些方法虽然目前已不采用,但可能是有实验价值的。所以在了解前人成就时,既不能全盘肯定而照搬,亦不可轻易否定。此外,在古代预防温病的措施中也掺杂了一些迷信的糟粕,因此应批判地运用。

第一节　温病预防的意义

一、温病预防的概念

温病的预防是在人体未发生温病时就采取一定的措施,以避免温病的发生。

预防二字首先见于《周易·下经》:"君子思患而豫(预)防之。"虽然这不是专指预防疾病,但体现了古人的预防思想。至于对疾病的预防,早在《内经》中就有较多的论述,并明确提出了预防疾病的重要性。如《素问·四气调神大论》中说:"圣人不治已病治未病",认为:"夫病已成而后药之,乱已成而后治之,譬犹渴而穿井,斗而铸锥,不亦晚乎"。《灵枢·逆顺》篇中亦说:"上工治未病不治已病。"这些都是强调一个高明的医生必须把"治未病"放在第一位,同时也说明我国很早就重视预防疾病的发生。

二、温病预防的重要性

温病是一类急性外感热病,一般发病急、病情重,其严重者每可危及生命或造成难以恢复的后遗症,多数具有传染性、流行性,因此,是一类严重威胁人类健康以致生存的急性疾病。在我国历史上,由于长期以来阶级社会的存在,社会经常有战乱饥荒,加上统治阶级的残酷压迫、剥削,广大人民经常处在贫病交加之中,又由于当时生产和卫生水平的低下,温病的发生极为频繁,波及范围甚广,一直到近50年来,大力开展以除害灭病为中心的群众性爱国卫生运动,推广了预防接种,取得了巨大成就,温病的发生率明显下降。

由于历史的原因,在新中国成立以前,温病的发病率和死亡率是最高的一类疾病,当时把温病在较大范围内流行蔓延者称为"瘟疫"、"疫病"。如据史书记载，温病的发生此起彼伏，如清代在 267 年的统治中，据不完全统计，发生大疫流行达 300 多次，平均不到一年就有一次，而每次疫病流行都会造成成千上万人死亡，严重时死者达几十万。汉代曹植在《说疫气》中真实、生动地描述了疫病流行的悲惨情景："厉气流行，家家有僵尸之痛，室室有号泣之哀，或合门而殪，或复族而丧。"在文献上经常有因瘟疫流行而导致某地区"死者过半"，甚至"城廓邑居为之空虚"者。有些地区瘟疫接二连三发生，造成大批人员死亡。如据《明史·卷二十八》载，1408 年福建的建宁、邵武地区绝户者达一万两千户。据文献记载，在我国历史上，最多的一次死亡人数发生在 1232 年金兵汴京解围后的一次疫病。按李东垣《内外伤辨惑论》统计，该次疫病造成了几乎达百万人的死亡。直到新中国成立前，我国传染病的流行仍十分严重，如 1932 年霍乱再度在我国流行，患者达十余万人，死亡者在三万人以上。在疫病流行时，确实呈现出如毛泽东同志在《送瘟神》诗中所写的"千村薜荔人遗矢，万户萧疏鬼唱歌"的一派凄惨景象。

目前，天花、鼠疫等烈性传染病已被消灭，过去对小儿健康造成严重危害的脊髓灰质炎也基本绝迹。还有许多严重危害人民健康的传染病如麻疹、流行性脑脊髓膜炎、霍乱、疟疾、猩红热、百日咳、痢疾、白喉等，发病率也大为下降。事实证明，温病是必须预防，又是可以预防的。人们要继续总结经验，进一步掌握温病发生和流行的规律，采取各种切实有效的措施，包括发掘中医学和民间的方法，更好地预防温病的发生。

第二节　温病的预防方法

温病的发生和传播必须具备三个基本环节，即传染源（体内有病原体生存、繁殖并能将病原体排出体外的人或动物）、传播途径（病原体从传染源传染给其他易感者所经过的途径）、易感人群（对某种传染病容易受感染的人群）。这三个环节同时存在并相互联结，缺少其中任何一个环节，就不可能发生传染，形成流行。针对这些环节，预防工作要采取综合措施，如发动群众除"四害"，保护水源，妥善处理粪便、污水、废气、垃圾，搞好饮食卫生等。一旦发生疫情，应立即按规定上报，并采取各种防疫措施，以减少或杜绝其传染和形成流行。

温病的预防总体来说，不外是防止感染病邪和增强体内正气这两个方面。也就是《素问·刺法论》中所说的"正气存内，邪不可干"和"避其毒气"。具体可分以下几个方面。

一、培固正气，强壮体质

"邪之所凑，其气必虚"，增强人体正气，就可以提高机体抗御温邪入侵的能力，从而使温邪不能侵犯人体，或即使感受了温邪也不会发病，或即使发病其病情也较轻微，易于治愈、康复。培固正气，强壮体质的方法甚多，以下列举几个方面。

1. 锻炼身体以增强体质

身体的适当运动，对于提高身体素质、提高抗御疾病发生的能力有很大的作用。我国人民创造了许多保健强身的方法，如气功、太极拳、五禽戏、八段锦、保健按摩及各种其他的武术运动等，都可以增强体内正气。现代的各种体育运动也同样可以增强体质。可以根据自身的年龄、职业、居住条件、爱好等，选择锻炼项目，持之以恒，可提高自身抵抗力，有助于抵御外界温邪的侵袭。

2. 顺应四时气候变化

人类生存在自然界中，与自然界条件息息相关，如这些条件的改变超过了人体的适应能力，容易导致温病的发生与流行。所以应尽量避免气候变化对人体的影响。同时，人们在日常生活中，应根据季节的变化和气温的升降，合理安排作息时间、及时调整衣被和室内温度。冬日不可受寒，但也不宜保暖过度；夏日不宜在炎日下过分劳作，但也不宜贪凉露宿、恣食生冷。这对于小儿来说尤为重要，因小儿在生活上自理能力较差，加上脏腑娇嫩，容易受外界气候变化的影响，更应重视适应四时气候的变化。顺应四时气候变化是保护人体正气的重要方面，如忽视了这一点，人体往往会减弱对温邪的抵御能力而患病。

3. 避免过度消耗正气

《内经》中提出了"藏于精者，春不病温"，所以人体内阴精是否充盛，对于能否抵御外来温邪的侵袭有重要的作用，因而必须注意保护阴精。保护阴精实质就是保护体内防御温邪侵入的正气，除了要避免房劳过度，不宜早婚、早育外，还要注意日常生活的劳逸结合，保持心情舒畅、情绪稳定等。正如吴鞠通《温病条辨》中所说："不藏精三字须活看，不专主房劳说，一切人事之能摇动其精者皆是。"但节制房事对于提高抵御外邪的入侵有一定的作用，所以还是应予注意的。

4. 注意环境、个人、饮食卫生

应经常保持生活和工作环境的整洁卫生，居处要空气新鲜、阳光充足、温度适宜。养成良好的个人卫生习惯，不随地吐痰，饭前便后洗手。在饮食上不食用腐败变质食物，不过食辛辣炙煿之品，不嗜烟酒等。

5. 开展人工免疫接种

现代对许多传染病制成了免疫苗，进行大规模的接种，这对于控制以致消灭传染病起了极大的重要作用。

二、及时诊治，进行隔离

对具有传染性的温病患者，必须早期发现、早期隔离、早期诊断治疗，并及时向有关防疫部门报告，使防疫部门能随时掌握疫情，采取相应措施。这不仅有利于患者及早得到诊治，有利于治疗和恢复健康，同时也有助于及早控制疾病的传播，防止发生流行。

为了有效地控制传染性温病的传播，除了对患者进行隔离外，还可对曾经接触过患者的人进行必要的检疫或其他检查，有时还要采取措施控制人群的流动。患者在隔离期，应避免与健康人或其他疾病患者的接触。如需接触时应有一定的隔离措施，如戴口罩、隔离帽，穿隔离衣、鞋等。在病室及其周围采取一定的消毒处理措施。患者的痰液、呕吐物、粪便、血液等都不可随便向外排放，应集中起来做消毒处理。患者的衣物及其他生活用具也要经过消毒处理。

根据温病的感受途径不同，对各种温病可采取不同的措施来阻断其感染传播的途径。如对通过呼吸道传染者，可在流行期间进行室内空气消毒，并保持公共场所的空气流通，尽量避免或减少去公共场所，外出时可戴口罩等。对通过消化道传染者，应特别注意饮食和环境卫生，不饮生水，注意饮食用具的消毒，勤剪指甲，消灭苍蝇等害虫，管理好水源、粪便等，以防"病从口入"。对于通过蚊子、跳蚤、虱子、老鼠等动物传播者，则要采取各种方法进行防虫、驱虫、杀虫或捕杀老鼠等。

三、预施药物，防止染病

预施药物是指在温病流行期间，于一定范围里，对可能感染温邪的人群使用药物，以防止温病的发生与传播。目前较多使用的预防方法有以下几种。

1. 熏蒸法

熏蒸法即用药物加温燃烧烟熏，或煮沸蒸熏。此法一般适用于以呼吸道为传播途径的温病预防。如在流行期间，用食醋按每立方米空间 2～10ml 加清水一倍，在居室内煮沸蒸熏一小时，主要用于流行性感冒的预防。又如采用苍术、艾叶烟熏剂在室内燃烧烟熏，可用于腮腺炎、水痘、猩红热、流行性感冒等传染病的预防。

2. 滴喷法

滴喷法即用药物滴入鼻孔，或喷入咽部。此法一般也用于呼吸道传染病。如在流行期间，把食醋用冷开水稀释后滴鼻可预防流行性感冒、流行性脑脊髓膜炎等。或用白芷 3g、冰片 1.5g、防风 3g，共研细末，取少量吹入两侧鼻孔，或放在口罩内任其慢慢吸入，也有预防作用。又有在白喉流行时，用锡类散喷入咽喉部，有一定预防作用。

3. 服药法

服药法即用一味或多味中药煎服，或制成丸、散剂内服。如预防流行性感冒可选用金银花、连翘、野菊花、桉树叶、贯众、螃蜞菊、黄皮叶等；预防流行性脑脊髓膜炎可选用大蒜、金银花、连翘、九里光、贯众、野菊花、蒲公英、鲜狗肝菜、鲜鬼针草等；预防流行性乙型脑炎可选用大青叶、板蓝根、牛筋草等；预防肠伤寒可选用黄连、黄柏等；预防猩红热可选用黄芩、金银花等；预防麻疹可选用紫草、丝瓜子、贯众、胎盘粉等；预防甲型传染性肝炎可选用糯稻根、茵陈等；预防痢疾可选用马齿苋、大蒜、食醋等。在使用时，可选其中一味或数味煎汤内服，每日一剂，连服 2～4 日。

此外，还有不少流传于民间的简便易行的预防温病的方法，有待于进一步挖掘。

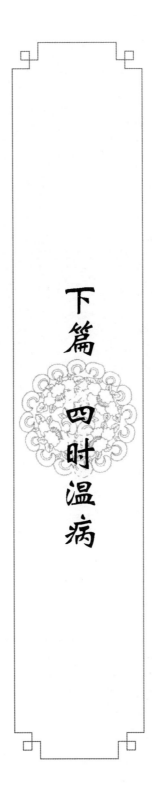

下篇　四时温病

第十章 温病主要症状的证治

引 言

对温病的治疗,目前既要按传统的温病辨治理论,特别是卫气营血和三焦辨治理论进行辨证论治,又可按现代医学确定的病名进行中医的辨治。由于温病过程中病机和症状变化多端,在临床上温病治法的运用应注意以下一些问题。

1. 对温病的治法应灵活运用

卫气营血和三焦治则对指导温病的治疗有重要的意义。但是也要看到卫气营血和三焦的治则只是较为概要的提法,在实际应用时还要进一步具体地采取各种治法,如温病解表法中有疏风泻热、透表清暑、宣表化湿、疏表润燥等具体的治法,各种治法的适应病证和所用方药各不相同。同时,在临床上,由于病证的复杂性,若干种治法又可合并使用,如解表与清气法的合用、养阴与通腑法的合用等。温病的治疗固然有一定的原则和大法,但由于温病的病证千变万化,既有规律,又有特殊情况,所以治法应随之而变,不能拘泥、固守一法,必须知常达变,灵活掌握。如治温病当用寒凉药而忌用温热药,这是一个基本原则。但当温病出现"寒包火",即里热炽盛又兼外寒束表时,在清里热之中可加入辛温发散之品。又如在温病后期可见阳虚欲脱,此时必须改用温热药以回阳固脱。在现代温病临床上也有提出"截断法",即在卫分阶段即使用清热解毒等气分药物,也有提出未见营血分证而提前使用清营凉血药等。对此目前仍有一些争议,一般认为应根据温病的具体病机和在提高临床疗效的基础上进行积极的探索,更准确、全面、灵活地运用温病的治则和大法。

2. 应重视体质和正气状况

人的体质和正气状况是决定温病的发生发展和预后的主要内在因素,所以是温病治疗中不可忽视的环节。如叶天士提出对于肾水素虚的温病患者,为了防止病邪乘虚深入下焦,必要时可酌用补益肾阴药,以"先安未受邪之地"。又如叶天士对温病患者素体阳气不足而使用清法时,提出应用至十分之六七,就应审慎,不宜寒凉过度而更伤其阳气。另一方面,对素体阴虚火旺者,在使用清法后纵然热退身凉,仍须防其"炉烟虽熄,灰中有火",引起余热复起。在温病的治法中,有一些是针对正气不足而设的,如滋养阴津、固脱救逆等法。

3. 温病的治疗一般当以祛邪为治疗的关键

在温病的治疗中,由于外邪是引起温病的致病因素,并进而造成人体功能失调和实质的损伤,所以祛邪是治疗温病的关键。对温病的病邪强调祛邪务早、务快、务尽。正如吴又可《温疫论》所说:"大凡客邪贵乎早治,乘人气血未乱,肌肉未消,津液未耗,病人不至危殆,投剂不至掣肘,愈后亦易平复。欲为万全之策者,不过知邪之所在,早拔去病根为要耳。"及早地祛除病邪不仅可以使患者早日解除病痛,而且人体正气的损害较少,有利于康复。对温病的祛邪,历来很重视"透"与"泄"。所谓"透"是侧重于使病邪由里向外,特别是通过体表向外透达,用药上注重运用轻清宣透之品。不仅在表之邪可通过"透"而外解,在里之邪热也往往运用"达热出表"、"透热转气"等透法而可向外透解。所谓"泄"则包括了祛邪外出的各种治法。其中使病邪从下而外出的"泄"法不仅是为了通利二便，更重要的是使邪热等病邪通过二便而得以外泄。在温病的治法中，大多是针对祛邪而设的，如泄卫解表、清解气热、通下逐邪、和解祛邪、祛湿解热、清营凉血、开窍醒神、息风止痉等。

4. 要注意分别新感与伏邪论治

在温病的治疗中还要针对新感与伏邪之异而采取不同的治法，如新感温病初起时多以表证为主，治当以辛凉疏解为大法，不可过分使用寒凉之品，否则不利于表邪的外透。如章虚谷说："病初解表用辛凉，须避寒凝之品，恐遏其邪，反不易解也。"伏气温病初起即见明显的里热症状，治疗主以清里热。如柳宝诒说："伏气由内而发，治之者以清里热为主。"如属新感引动伏邪而发温病，原则上宜先用辛凉以解其外邪，继以清里热。如叶天士说："若因外邪先受，引动在里伏热，必先辛凉以解新邪，继进苦寒，以清里热。"必要时也可使用表里双解法。

5. 要把注重整体与着眼局部相结合起来

当病邪侵犯人体而引起疾病后，必然会造成人身整体脏腑与气血的病变，同时，在温病发生后，还会有局部的病变，而局部的病变又是与整体的病变密切联系、相互影响的。如风热病邪所引起的病变部位主要在肺卫，但在病变过程中可以引起发热和头痛等全身性的症状，或导致热闭心包等其他脏腑的病变。所以在治疗时，既要着眼于局部的病变，根据局部病变的各种症状进行有针对性的治疗，又要密切注意全身性的整体变化，并采取相应的治疗方法。

第一节 风 温

提示：风温是冬春季较常见的一种急性外感热病，在温病学中每作为新感温病的代表病种，因而本节讨论的内容极为重要。通过本节的介绍，应着重熟悉该病的病因、发病机理、初起证候特点和传变，并要掌握该病发生发展过程中各种证候类型的辨证治疗。在本节的学习中应注意风温的概念在历史上屡有变化，至到现在还有人主张风温可以概括春温的内容。但本节所述的风温以叶天士、陈平伯所论为对象，属于新感瘟病之范畴。不仅如此，还把文献所载的冬温亦包括在内。本书是将风温和春温作为两个病种来讨论，分别代表了新感和伏邪两类不同的发病类型。然而，两者在在病变过程中所出现的证型表现有许多地方是相同的，因而在证治上可以互相参照。

一、病因病机

风热病邪为风温的致病因素。春季最易形成风热病邪，因立春后阳气渐旺，峰木当合，气候转暖，阳气外发，阳动为风，使整个自然界生意盎然，欣欣向荣，即春三月此为发阵，天地俱生，万物以荣，在这种温暖多风的季节环境中，易于衍生出一种既带风邪致病特点，又有温热特征的致病病邪，即风热病邪。正如叶天士所说："春月受其风其气以温。"吴鞠通说："风温者，初春阳气始升，厥阴令行，风夹温也。"吴坤安在《伤寒指掌》中说："凡天时晴燥，温风过暖，感其气者，即是风温之邪。"春季风木司令，天气转暖，或冬季应寒反温，每易形成风热病邪。当人体素禀不足，或气虚弱，或阴分有亏，或卫外不固，或起居不慎、寒温失调之时，风热病邪就会乘虚而入，侵袭人体而导致风湿病的发生。

风热病邪属阳属热，其性升散疏泄，多从口鼻皮毛而入。《素问·太阴太明论》曰："伤与风者上先妥之，肺居高位，为五脏六腑之华盖，外邪入侵，多先犯之。"可以该病初起以邪犯肺卫，病病在上焦肺经者居多。如吴鞠通所说，凡病温者始于上焦于太阴《温病条辨·上佳篇》。由于肺主气属卫，与皮毛相合，卫气敷与皮毛，卫气闭郁，肺气失宣，故有发热微感寒、咳嗽等表现，肺卫之邪感不甚，经及时治疗，则可终止病情发展，获得早日痊愈。若感邪较重，或肺卫之邪不解，则其传变趋势有二：一是传于胃，二是传于心包。邪热在肺卫不解，由卫入气，则顺传于胃，多呈阴明热炽的表现；壮热、汗出、口渴、舌红苔黄燥、脉洪大等。邪在肺卫不解，或感邪重，在人体心气不足，心阴素亏或治疗失当等因素下则邪传于心包，叶天士称之为"逆传心包"，出现机窍闭塞之证，如神昏谵语等，甚则内闭外脱。在风温病病发发展过程中，若邪热壅肺，可出现痰热喘急，热入血络则可外发红疹等。病变后期，多呈现肺胃阴伤的病理变化。

对于温病卫气营血传变，历代有关医家认识不一，叶天士"温邪上受，首先犯肺，逆传心包"，只点明了传于心包者为逆，而不言明顺传为何，导致了种种争议，归纳起来，大致有两种看法，一是认为逆传即指由肺卫传至心包，此叶氏已点时明，而顺传则是沿卫气营血方向渐进性的由表向里传变发展，其病情逐渐加重。心包属于营分，传于心包即传入营分，故称为逆传。顺传则是逆卫气营血方向由里及表的传变发展，其病情逐渐减轻。以上两种观点各有依据，后一种认识更能解释伏气温病的传变。

二、诊断与鉴别诊断

1. 诊断依据

（1）该病的症候特点是：初起见有发热、微感风寒、咳嗽、口微渴、脉浮数等肺卫表现症候，继则出现肺热壅盛等气分里热证候，后期多致肺胃阴伤。

（2）该病易见逆传心包，甚则出现内闭外脱，但传入营血分者较少见。

（3）发病季节多在春、冬两季，但其他季节也有发生。

2. 鉴别诊断

（1）与伤寒的鉴别：伤寒为感受风寒之邪，病邪初犯太阳经，因而其见症与感受风热病邪的风温不同。在初起之时，伤寒的主要表现是恶寒重、发热轻，同时伴有头痛疼痛、脉浮紧等表寒见症。风温初起则以表现见症为主。

（2）与春温的鉴别：风温与春温两者均可发生于春季，但风温是感受风热病邪引起，其初起以肺卫表热证为主要表现，如发热、微感风寒、咳嗽、口微渴、舌边尖红、脉浮数等；其病变以肺经为中心；后期易伤肺胃阴津。春温则是感受温热病邪引起，初起即见里热炽盛之候，如身灼热、烦渴，其则神昏谵语、痉厥、斑疹等。若为新感引发，可兼有恶寒表证，但仍以里热证候为重。春温初发其病变可在气分，成在营分，春温病情较重，病情缠绵，病程较长，后期易伤肝肾之阴。

（3）与麻疹的鉴别：发热后 2～3 日，口腔可查及特异的麻疹黏膜斑；儿童多见，而易流行。

（4）与感冒的鉴别

1）风寒感冒以风寒之邪外袭肌表所致，证属表寒，表现恶寒重，发热轻，身痛，项强，口不渴，无汗，苔白而舌不红，脉浮缓等。与风温易于鉴别。

2）风热感冒与风温都是感受风热病邪引起，但风热感冒以卫气功能失常、清窍不利的恶寒发热、头疼、流涕、咳嗽、咽痛、喷嚏等为主要表现，全身症候较风温轻，病史短，是自限性，一般数日自愈，很少传变。且一年四季皆可发生。而风温较重，易于传变，具有流行性，多见于冬春二季。

（5）与肺痈的鉴别：两者初起临床表现相似，但肺痈症状较重，常见寒战高热持续不退，咯吐浊痰。常在病理第二周后咳吐脓血痰，味腥臭。X 线检查肺部大片密度增深的阴影或出现液平的空洞。

三、辨 证 论 治

1. 辨证要点

（1）风温以手太阴肺为病变，初起即见发热、恶寒、咳嗽等肺卫表证，少有骤然寒战高热者；继则邪热壅肺，症见身热、咳嗽、汗出、口渴，其损伤肺络者兼见胸痛、咯吐血痰，其引动肝风者，则兼见抽筋；肺经病变严重者，可致化源欲绝，而见汗涌、鼻扇、脉散大等急重证候。该病肺经病变及其症状变化复杂多样，应重视肺经病变不同阶段证候的辨析。

（2）重视肺经病变与相关脏腑病变可产生证候的联系与区别。如肺热移胃，症见壮热、汗泄、口渴、脉洪大；肺热移肠，其热结者可见潮热、便秘，热迫大肠者下利色黄热臭，肺经邪热波及营分，窜扰血室者，则见肌肤红疹等。此外，可见灼津为痰，结于胸膈胃脘而见胸脘痞闷，按之疼痛等。

（3）邪由肺卫传入肺、胃、肠腑气分，其热势虽盛，但若不出现神志异常，一般病情较轻。该病出现神昏谵语，多为肺病逆传所致，应注意辨别其性质是内闭心包抑或内闭外脱。此外，神志异常也可出现于心包病变以外的其他证候中，但程度较轻，不伴见舌质绛等。

2. 治则及注意事项

（1）初起邪在肺卫宜辛散凉泄，透邪外达；其表邪已解，肺经邪热壅盛者，宜清热宣肺平喘。

（2）肺经邪热灼津为痰，结于胸膈胃脘者，宜辛开苦降，使痰热分解而易清化。

（3）肺经邪热里传胃肠，其在阳明之经者，犹可辛透寒泄，达邪出表；其热结而腑气不通者则宜苦寒攻下，导热下行而解；后期肺胃阴伤者宜甘寒滋养肺胃之阴。

（4）邪传心包，机窍内闭者以开通为急；其阳气外脱者，以固气敛阳为要。

（5）该病初起大忌辛温消散，因为辛温发汗，一则劫夺心液，二则耗散心阳，而致昏谵；温病最善伤阴，发汗则加重伤阴，加速病情变化。正如邵新甫说："风为天之阳，温乃化热之邪，两阳相熏灼先伤上焦，种种变幻情状，不外手三阴为病薮，头胀、汗出、身热、咳嗽并见，当与辛凉轻剂，清热为先，大忌辛温消散，劫灼清津。"《临证指南医案·风温》（邵新甫按）此外，该病初起也不可重用寒凉，以免冰伏卫气，阻碍气机，邪热难于外达，反致病变内陷。

3. 对症处理

（1）高热：高热是正气抗邪，邪正相争的全身反应，若对高热不做及时正确的处理，可导致伤阴、窍闭、动风、动血等严重后果。以下处理方法可参：与清开灵注射液或双黄连注射液或穿琥宁注射液静脉滴注，如以清开灵注射液 10～30ml 加入 5% 葡萄糖氯化钠液或 5% 葡萄糖液中静脉滴注，每日 1～2 次。也可用柴胡注射液 2～4ml 肌内注射。还可配合十宣放血，针刺大椎、少商、曲池、太冲等穴。对高热导致的津气耗伤、肺之化源欲绝者，可用生脉注射液 20～30ml 加入 5% 葡萄糖液中静脉滴注，每日 1～2 次。高热动风，可用琥珀抱龙丸每次 1 粒。一日 3 次，吞服。高热神昏，口噤目张，两手握固，痰气壅盛，可与安宫牛黄丸每次 1 粒，一日 3 次，口服，同服静脉滴注清开灵注射液。

（2）咳嗽：剧烈、频繁的咳嗽，在风温中常见，给患者带来了极大地痛苦。可选用急支糖浆、川贝枇杷糖浆、复方罗汉果止咳露等。咯痰不爽者可配合鲜竹沥水。

（3）喘息：风温中常出现喘息，呼吸急促，可伴有黏痰，咯出不爽。在辨证论治的基础上，可用洋金花片，一般片剂以东莨菪碱为准，首剂剂量为 0.6mg，每晚睡前一次。

（4）胸痛：风温病患者出现胸痛多为肺络损伤所致，其疼痛较轻者可不做特殊处理，随着病情的好转疼痛较轻者可不做特殊处理，随着病情的好转，疼痛逐渐减轻。其疼痛较甚者，可选用罗通定 30～60mg 肌内注射。止痛药物剂量不宜过大以免抑制呼吸而加重感染。此外，要防止止痛药物导致成瘾性。

（5）头痛：对头痛可用针刺治疗，其前额痛者可取头维、阳白、攒竹、合谷、列缺等。痛在颞部可取穴太阳、风池、外关、中清等。痛在枕部者可取穴天柱、风府、申脉等。痛在巅顶者可取穴百会、上量、后枕、太冲等。先用强刺激，得气后留针。也可选用止痛中成药川芎茶调片，每次 4~6 片，每日 3 次。必要时可用玄胡止痛片。

（6）咽痛：咽痛较轻者，可口服牛黄解毒丸，每次 1~2 粒，每日 3~4 次。也可选用玄麦甘桔冲剂，每次 1 包，一日 3~4 次，或用草珊瑚含片、健民咽喉片含化等。若扁桃体有脓点者，可用穿心莲注射液 2~4ml 肌内注射，每日 3 次。

小结：风温是感受风热病邪引起的急性外感热病，初期以发热、微感风寒、咳嗽、口微渴等肺卫症状为其特征。该病虽四时都可发生，但以冬春季节为多，其中发于冬季者又称为冬温。

风温病属于新感瘟病范畴，发病之初为风热病邪从口鼻犯于肺卫，出现肺卫表证，继则或顺传于胃，出现肺卫热盛证候，或逆传于心包，出现昏、厥症状。在病之后期多表现为肺卫阴伤。

风温病的治疗方法是，初起邪在肺卫时宜辛凉宣解；邪在气分则宜辛寒清热或苦寒攻下；邪陷心包当清心开窍；如属后期肺胃阴伤，又宜甘寒清养肺胃之阴。

风温病也有邪热深入营血而见迫血妄行，热盛动风或邪热耗伤肝肾阴液等病症者，但较少见。其证治可参春温等其他证候。

四、病案举例

田某，男，12 岁，1986 年 8 月 6 日初诊。

一周前因淋雨出现发热，咳嗽，鼻塞，轻微恶寒，三日来复见右侧胸痛，咯痰色黄，偶有痰中带血，遂于今日来院诊治，查体温（T）38.7℃，脉搏（P）90 次/分，白细胞（WBC）24.8×10⁹/L，中性粒细胞 0.85，淋巴细胞 0.15。胸部 X 线片示：右上肺呈现炎性模糊阴影。查舌质红，苔薄白而微红，脉浮滑数。诊断：风温病（温邪由表侵里）。治宜辛凉解表，宣肺泻热。方用银翘散加减：金银花 15g，连翘 10g，薄荷 4g（后下），牛蒡子 6g，桔梗 10g，瓜蒌仁 10g，生甘草 5g，荆芥 6g，鱼腥草 15g，鲜芦根 30g。

二诊　1986 年 8 月 9 日，患儿服上方三剂后，发热轻（T 37.4℃），咳嗽咯痰均减轻，痰中已未带血，自述三日未解大便，守上方加大黄 6g，葶苈子 10g。

三诊　1986 年 8 月 12 日，服上方后便通，纳谷正常，发热、咳嗽、咯痰诸症悉除。查血常规：WBC 9.6×10⁹/L，中性粒细胞 0.67，淋巴细胞 0.33，胸部 X 线片示右上肺炎性模糊阴影消失。

按　唐祖宣在治疗温病邪犯肺卫方面，虽然延用银翘散加减，但是在用法上有几点比较奥妙。首先是薄荷的后下值得玩味，因为薄荷本身就是比较质轻的药物，重煎或正常煎煮都会使其挥发油耗散，会影响整个方药的疗效。其次是对此类患者多用泻下药，如葶苈子、大黄，取肺与大肠相表里之意，唐祖宣在治疗此类患者每用泻下药，无论患者大便是否干结，但用无妨。

唐祖宣在运用银翘散时，时常讨论方中荆芥、薄荷等解表药何为主药时，他常引用秦伯未在《谦斋医学讲稿》中说："一般用银翘散，多把银花、连翘写在前面。"在温病上采用银翘散，当然可将银、翘领先，但银翘是否是君药，值得考虑。如果银、翘是君，那么臣药又是什么呢？银翘散的主病是风温，风温是一个外感病，外邪初期都应解表，所以银翘散的根据是"风淫于内，治宜辛凉，佐以苦甘"，称为辛凉解表法。这样它的组成就应该以荆芥、薄荷的疏风解表为君；

因系温邪，用银翘为臣；又因邪在于肺，再用牛蒡子、桔梗开宣上焦；最后加上生甘草清热解毒，以鲜芦根清热止渴煎汤。处方依此排序，似乎比较妥当。

> 王某，男，65岁，1995年6月15日就诊。
>
> 患者系某机械厂锅炉工，三日前因工厂加工某产品而日夜加班，昨晚8时许突然出现昏仆，醒后发热，自汗出如水流，渴喜冷饮，烦躁呕吐，四肢末端发凉，遂即由"120"急救车送至我院。
>
> 急查：T 39℃，P 102次/分，呼吸（R）30次/分，血压（BP）130/80mmHg，血常规正常。诊断：西医为中暑；中医为风温病（阳明热盛）。治宜清热保津，急则华佗夹脊穴刮痧，待症情稳定后处方：石膏250g，知母30g，粳米30g，生甘草15g，水煎服，频服。
>
> 1995年6月15日晚11时许，患者汗出，烦躁症减减轻，唯觉口渴喜冷饮，T 38.2℃，时有谵语，嘱前方加沙参30g、知母30g，水煎频服。
>
> 1995年6月16日4时许，患者身热转凉，四肢末端已温，遵照白虎汤原方加味治疗四日后痊愈出院。

按 唐祖宣治疗此类疾患多用"猛剂"，石膏在临证中多用30～90g，他为何敢用250g？盖以《伤寒论》的立方本意来述。白虎汤是治疗阳明经热盛，或外感热病气分热盛证的主方。该病从某病变来说，并未入里化营，均属肺胃实证。从其病证来说，属阳证、热证、实证、里证。由于阳明属胃，外感而趋里，内属脏腑，邪属肌表，故不可发汗。该症虽内外大热，但尚未至腑实便秘，故又不宜故下，根据《素问·至真要大论》"热者寒之"的治疗原则，应当选用大清里热之品尔排下泻之品。但是由于热盛伤津，若用苦寒直折，愈伤其阴，则恐伤津化燥，亦即柯韵伯所谓："土燥火炎，非苦寒之味所能治免。经曰：甘先入脾，又曰，以甘泻之……以是知甘寒之品，乃泻胃火生津液之上品也。"由此可以看出，唐祖宣对此疾患只有选用甘寒滋润、清热生津之剂较为符合之需。之所以用石膏250g，与其在数十年的临证经验所获相关。故人云重症需用猛剂，这里就突现了一个"猛"字，且能体现中医辨证施治观。

唐祖宣在临证中突出了石膏辛甘大寒，质重气轻，长于清热的作用，实为退大热复津液平稳可靠之品。张锡纯认为："用石膏以治外感实热，较证亦未必至两许，诸实热炽盛，又恒重用至四五两，或七八两"，又说："前哲之用石膏，有一证而用至十四斤者（《笔花医镜》）；有一证而用至数十斤者（《见吴鞠通案》）；有产后亦重用石膏者（见徐灵胎医案。然饮用白虎人参汤以玄参代知母，生山药代粳米）。然所用者皆生石膏也（《医学衷中参西录》）"。现在也有人认为：石膏用量不宜过大，以免发生不良反应。所以，对于白虎汤的应用应该慎重。正如吴鞠通所云："白虎慓悍，邪重非其力不举，用之得当，原有立竿见影之妙，若用不当，祸不旋踵。懦者多不敢用，未免坐误时机；孟浪者，不问其脉证若何，一概用之，甚至石膏用至斤余之多，应手而效者固多，应手而毙者亦复不少。皆未真知确见其所以然之故，故手下无准的也。"

第二节 春 温

一、概 述

春温是发生于春季的急性外感热病。发病之初即见里热盛于气分或营分的表现，在温病中每作为伏邪温病的代表病种。通过本节的讨论，着重要了解该病关于病因病机的基本理论，熟悉其诊治原则和大法，并掌握各个类型的辨证施治。该病初起发于气分的"热郁胆腑证"和发于营分的"热灼营阴证"，是两个重点证型，在临证时要准确辨证，因势利导地把好这一关，这对于阻止病势向深重方向发展有重要的意义。该病的阳明气分病变，各种证候类型与风温相似。但是热结肠腑之证，风温以肺失宣降、热邪结腑为多，每见肺与大肠同病；而春温多见热盛伤阴而结大肠的腑实阴伤表现。该病在发展过程中热盛阴伤较突出，易内陷营血而出现营（血）两燔，迫血妄行及热与血结等证候，此与风温的病程变化有所不同。同时，该病还易出现邪热内陷手足厥阴的病变，故常见窍闭神昏和动风痉厥的危重症候。该病发展致下焦肝肾，以真阴耗竭为主要特征，由此可造成虚风内动。本节所讨论的热灼真阴诸证既为春温立法，也可为其他温病出现下焦肝肾病变时的证治方法，故有一定的普遍意义。

二、病 因 病 机

该病乃是冬日感受寒邪，藏伏体内，郁而化热，至春外发，或因春日感受外邪，引动内伏温邪所致，内因是阴精先亏，正气不足。由于正虚邪袭，病邪在里，故起病即见里热炽盛表现。若兼见表证者，为时亦是短。根据该病初起临床表现的不同，可把其发病类型分为两种：前者称为"伏邪内发"，病发即见里热炽盛之证；后者称为"新感外发"或"再感激发"，初见病时除有里热炽盛之外尚兼有短暂的恶寒等卫表证候。

《灵枢·邪气脏腑病形》说："正邪之中人也微，先见于色，不知于身，若有若无，若亡若存，有形无形，莫如其情。"所谓正邪即使从时令旺方而来者，如冬令以寒为正邪，其中人也微，故人不觉；若正气充足者，也不知藏伏，反之寒气便伏匿体内，甚至逐渐化为温热之邪，至春季而发病，即为春温。但若冬令感寒较重者，即中即病，也不至伏藏成温。故近代医家张锡纯说："是以寒气之中人也，其重者即时成病，即冬令之伤寒也。其轻者，微受寒侵，不能即病，由皮肤内侵，潜伏于三焦脂膜中，阻塞气机之升降流通，即能暗生内热。适至内热积而益深，又兼春回阳生触发其热，或更薄受外感以激发其热，是以其热自内爆发而成温病，即后世书所谓伏气成温也。"显然寒内伏化热，是春温发病的外因。

至于春温发病的内因，早在《内经》中即有冬不藏精、春必病温之说。清代医家柳宝诒在《温热逢源》中也指出："经曰冬伤于寒，春必病温。又曰：冬不藏精，春必病温。合而言之，则惟其冬不藏精而肾气先虚，寒邪乃得而伤之。"显然，肾气先虚则是其内在因素。但此处所言肾气先虚，就一般而论，当以阴精亏损为主，而肾阳亏损者，也不能完全排除。故柳又进一步说："寒邪潜伏少阳，寒必伤阳；肾阳既弱，则不能蒸化而鼓动之。每见有温邪初发而肾阳先馁，因之邪机冰伏，欲达不达，辗转之间，邪即内陷，不可挽救，此最难着手之危证。若在小儿稚阴稚阳之体，则更为突出，一旦呵护失当，或为阴伤，或为阳损，甚或阴阳皆虚，则更易感寒而伏藏，至春而温发，更是辨证蜂起，甚至不可挽救。"即便救治脱险，部分患者尚可留有后遗症。故对机体内在因素的认识，既应重视阴精不足的一面，但也不能忽视阳气亏损在春温发病过程中的重要位置。

寒邪伏于体内何处，历来医家看法迥别。有的从邪气特征考虑，认为寒邪入内，当伏少阴寒水之脏；有的则认为当因体质而异，劳作体健之人，正气相对较盛，寒邪多伏于肌肤、膜原、三焦、胆腑等部位，如在少阴、厥阴等处。以上看法，皆有其合理内涵，值得进一步研究。而从临床角度来理解这个问题，则一般多在春温发病之初，以里热首先发于何处来判断邪气所伏部位。如里热首发于少阳，则寒邪所伏即为少阳。这种看法虽然不一定准确，但对辨证施治有一定指导意义，故目前仍为多数医家习用。

春温虽为伏寒化热所致，但其发病却离不开诱发因素。其中尤以天时因素至为重要。春季阳气生发，机体顺应自然而阳气内动，即便是阳气本弱之人，此时机体阳气也相对较盛，更何况阴虚阳弱之体，内阳一旦发动，冬令所伏之寒也即迅速化热外发。正如柳宝诒所云："逮春时阳气内动，则寒邪化热而出。"此乃春阳诱发，一般称为"伏热自发"。另有一种情况是，一般则称为"新感引动伏邪"。除此而外，饥饱劳碌、房事不慎、忧思烦恼等导致机体抗病力削弱，正不制邪，也可诱使伏热迅速由里外发。

春温在病机及病理转归上具有以下特点：①本已伏邪充斥，一旦外发，即可表现一派里热症候。若系新感引动，病发初起可兼见风热或风寒表证。因其内热炽盛，外邪则可迅速化热入里，故表证一般为时甚短。②本已伏邪久羁，蓄势骤发，故其发病大多急爆。③先已正气不足，加之在伏寒化热的过程中，更是暗耗正气，正不能驱邪故伏热一旦外发，大多病情危重，变化迅速。若因伏邪深沉，不得一齐外出，虽治之得当，也难尽透，故病情多有反复，犹如抽丝剥茧，缠绵难愈，致使病情延长。④温病后期，大多阴精受损。而该病在发病不久，伏热也可迅速耗伤阴精，发生诸多肝肾精血亏损之证，或邪毒内陷，阴竭阳脱，乃至阴阳离决，迅速导致患者死亡。即救治生迁，也因肝、胃、心、脑、脉经之气血阴阳过度损伤，而后遗痴呆、抽搐等难愈之症。⑤在不同个体，由于正气之盛衰、感邪之轻重、伏邪之深浅等因素均有所不同，故春温初发之时，里热证候表现，有在气、在营、在血之区别，而证候的转归，则有顺逆之异。一般来说，发病于气血而止于气分，邪热未在深入，且能透达于外，属顺；病发于营分，而伏热尚可由营转气，具有外透之机，亦为顺；若邪热深伏营血，不得外出，甚至变证蜂起者，则为逆，愈后不佳。总之，该病因系伏热内发，故其转归应以由里达外，由深及浅，即由血及营，由营及气，进而外达者，为顺。反之，由气及营，自营而血，邪热步步内逼，正气时时见亏，乃至内闭外脱，或邪陷正脱者，皆为逆。

三、诊断与鉴别诊断

1. 诊断要点

（1）该病多为发于春季或冬季之交的急性外感热病，具有发病急、病情重、变化快的特点，初起即见里热炽盛证，如高热、头痛、呕吐、项强、或躁动不安及神智改变等。少数患者亦可伴见恶寒头痛、无汗或少汗等卫表见证。

（2）该病在病变过程中极易出现斑疹、痉厥、神昏等危重症候，后期易出现肾阴耗竭、虚风内动等表现。如皮肤、黏膜出现瘀斑、瘀点及脑膜刺激征等要考虑该病。

（3）该病根据发病特点，其临床表现，感邪轻重及患者阴精先亏的程度，可以分为里热初发证、热结肠腑证、热在营血证、热盛动风证、热烁真阴证和邪险正衰证等不同证型，在临床上有上述的一般表现结合其他证候表现即可作出诊断。

（4）凡疑似该病者，可做相应的实验室检查，如重型流行性感冒、流行性脑脊髓膜炎及其他化脓性脑膜炎、败血症等均可参考该病。

2. 鉴别诊断

（1）与风温的鉴别：两者均发生于春天，同是温热性质的温病，但风温是新感风邪之邪，初起邪在肺卫之表热证为主，春温是温热之邪伏里外发，初起以里热证为主，两者不难鉴别。

（2）与感冒的鉴别：西医学中的重型流行性感冒属于春温范畴，不在鉴别之列。需要鉴别的是轻型流感和普通感冒。春温若为新感外发者可伴见恶寒、无汗或少汗等表证，易于这类感冒相混淆，但感冒不特于春季，四季皆可发生，以咳嗽、喷嚏、流涕、咽痛等肺卫证候为主，恶寒消失后，其发热等证亦随之减轻，一般5~7日即愈。春温则特发于春季，发病急，病情重，以突发高热、烦渴尿赤等里热炽盛证候为主，短暂的恶寒消失后，里热证候反而羁留不解，病程明显长于感冒，甚至很快出现神昏、斑疹、惊厥或厥脱等症。

四、病案举例

竹叶石膏汤治验：

程某，男，36岁，1989年5月20日就诊。

患者一周前因外感引起高热，头痛，肢体酸困，口大渴，在当地卫生院静脉滴注，服药高热已退。现症见：呕逆烦渴，口干唇燥，喉干呛咳，心胸烦闷，眠差，舌红少苔，脉虚而数。诊断：春温（余热未消，气津两伤）。治法：清热生津，益气和胃。方用竹叶石膏汤加味：竹叶15g，石膏30g，半夏2g，麦冬9g，党参30g，生甘草12g，草石斛30g。

二诊 1989年5月25日，服上方后烦渴，胸闷减轻，时有呕吐，纳呆，余症稳定，守上方加枳实15g、竹茹12g。

三诊 1989年5月30日，服上方5剂，目前神清气爽，四肢有力，纳谷知香，烦满呕逆症状均消失，嘱其每日口服生脉饮10ml，一日三次，以善其后。

按 本案病例，是唐祖宣在临证中经常运用的方剂，体现了他对伤寒经方应用的扎实功底。该患初期因高热，口大渴的阳明经证，后期转变为病后余热未尽，气阴两伤。治之若只用清热而不用益气生津，则气液难易恢复，若只用益气生津而不清热，又恐邪热复炽，死灰复燃。正中叶天士所谓："炉烟虽息，灰中有火，不可不防。"唯有清补并行，既要清热生津，又要益气和胃，方为两全之策。故方中以石膏、竹叶，清阳明余热，既可消暑热，又可泻胃火，共为主药。辅以参、麦冬益气生津，使余热得清，复液得复。则虚羸少气，咽燥口渴，舌红少苔等可解。佐以半夏和胃降逆止呕而呕逆呛咳可除。半夏虽温，但配于清热生津药中，则温燥之性去而降逆之用存，不仅无害，且能转输津液，活动脾气，使参、麦生津而不腻滞，有利无弊。本证气津已伤，又恐石膏寒凉伤胃，故配以甘草，既可助参补气，又可扶助胃气，为佐使。诸药合而用之，清热而兼和胃，补虚而不恋邪，实为一首清补之剂。所以《医宗金鉴》说："以大寒之剂，易为清补之方。"实为白虎与本方扼要之别。

在应用竹叶石膏汤时，唐祖宣在本病基础若见口舌糜烂，常加天花粉以增强清生津作用。本方也运用于流行性脑炎后期；夏季热，中暑烦躁口渴等证。对糖尿病的干渴多饮，百日咳里热者亦可用。

黄连解毒汤治验：

杜某，男，30岁，1981年5月6日就诊。

患者一周前外感引起发热，恶寒，头痛，在当地卫生所按感冒治疗，症情未见好转，且呈加重趋势，遂求治于唐祖宣。现症见：大热烦扰，口燥咽干，错语不眠，颈下皮肤发斑，舌质红，苔黄，脉数有力，诊断春温（三焦热盛）。治宜泻火解毒。方用黄连解毒汤加减：黄连9g，黄芩9g，黄柏12g，生栀子12g，石膏30g，知母15g，玄参30g，生甘草9g。

二诊 1985年5月9日，服方后身热有所好转，错语失眠症消，口燥咽干等症均减轻，饮食及二便尚可，守上方继服。

三诊 1985年5月12日，患者初诊时症状消除，现症见胃脘发凉，泛酸，纳呆，后用香砂六君子汤加减调理而诸症悉除。

按 黄连解毒汤源自《外台秘要·卷一》引崔氏方，文中曰："又若胃中有燥者，令人错语，正热盛亦令人错语。若秘而错语者，宜服承气汤；通利而错语者，宜服下四味黄连除热汤。……前军督护刘东者，得时疾三日已汗解，因饮酒复剧，苦烦干呕，口燥呻吟，错语不得卧，余思作此黄连解毒汤方。"唐祖宣在治疗温病中多以此方化裁应用，他在对毒的认识有三个方面，一是指病因，二是指病症，三是指药性。而本方言毒，乃是指病因而言。中医的毒证又分阳毒、阴毒的不同，本方所治，乃为阳毒之证。

唐祖宣在应用黄连解毒汤时，常依据柳宝诒"伏气由内而发，治之者以清里热为主"，"即初起者，亦以清泄里，导邪外出为主"之说，临证时若新感外邪，加金银花、连翘；头痛加石决明、杭菊、蒺藜、天麻；便秘合承气汤；壮热烦渴加石膏、竹叶、麦冬；痰盛合涤痰汤；狂乱谵语加紫雪丹、牛黄丸；昏迷者加石菖蒲、远志、竹沥；抽搐加全蝎、蜈蚣、钩藤、杭菊；血斑疹加丹皮、生地。

第三节 暑 温

一、概 述

暑温是感受暑热病邪所致，发于夏季，且起病即以阳明气分热盛证候为主的急性外感热病。其临床特点是：发病急骤，往往起病即见壮热、汗多、烦渴、面赤、脉洪大等阳明气分热盛证候；病变过程中极易伤津耗气；变化多端而迅速，易出现闭窍动风及津气欲脱等危重证候。该病大部分患者可获痊愈，但其变证，如神昏、抽搐、厥脱等，证情凶险，若治不及时或处理不当，易致死亡。也有部分患者，虽经救治而幸存，但遗有痴呆、耳聋、瘫痪、肢体强直、手足拘挛、言语不利或失语失明等症，其中有的经过调治，可获恢复或症状改善，有的则可能成为终身遗患。该病有明显的季节性，一般发生在农历夏至到立秋这一时段。

暑温的病名，确立于清代。在此之前，有关暑温的论述一直隶属于暑病范畴。早在《内经》就有了关于暑病的记载，如《素问·热论》载曰："凡病伤寒而成温者，先夏至日者为病温，后夏至日者为病暑。"认为暑病是由冬令感寒，伏藏体内，发于夏季的一种伏气温病。《素问·生气通天论》则进一步描述了暑病的临床表现，指出："因于暑，汗，烦则喘喝，静则多言，体若燔炭，汗出而散。"汉·张仲景指出了暑病的病因、主要症状和治疗方法，如《金匮要略·痉湿暍病脉证治》说："太阳中热者，暍是也。汗出恶寒，身热而渴者，白虎加人参汤主之。""中热"和"暍"，尤在泾在其《金匮要略心典》解释为："中暍即中暑，暑亦六淫之一"，"中热亦即中暑，暍即暑之气也"。故仲景所称中热、中暍，即为暑病。西晋·王叔和《伤寒例》说："暑病者，热极重于温也。"对暑病的病理性质有了进一步的认识。并且这一看法，也代表了晋、隋、唐时期多数医家的见解。迨至宋元，对暑病的认识和分类有了进一步的深化。如《太平惠民和剂局方》即有"中暑"、"伤暑"、"冒暑"、"伏暑"之别，并列具了相应的治疗方药。杨士瀛的《仁斋直指方·暑》则明确指出，"暑气自口鼻而入"，而非冬令感寒伏匿体内；其病在三焦肠胃之间，因"心包络与胃口相应"，故可传入心包络，而出现神志异常。朱丹溪在其《丹溪心法·中暑》亦明确指出"夏暑乃夏月炎暑也，盛热之气也"，亦非冬月伏寒所化。明·戴思恭《证治要诀·中暑》在病理上提出了"有暑即有痰"的观点。张元素、张景岳则将暑病分为阳暑和阴暑。至清代，对该病的认识则更臻准确、全面和系统。如喻嘉言指出："盖暑病乃夏月新受之病，岂有冬月伏寒春时不发，至夏始发之理乎？"力主暑病当属新感而非伏气。至于集该病之大成者，当是吴鞠通。他将暑病之偏于热者命名为"暑温"，从而首次确立了"暑温"这一病名，曰："暑温者，正夏之时，暑病之偏于热者也"，"形似伤寒，但右脉洪大而数，左脉反小于右，口渴甚，面赤，汗大出者名曰暑温"。并在其《温病条辨》中，对该病的病因病机、变证转归、治法方药及与湿温等病的鉴别，均做出详细论述，不仅开创了该病作为一个独立病种而被系统研究的新时代，而且奠定了该病的辨证论治体系。此后，程芝田《医法心传》提出该病与霍乱、痢疾、风温等，"俱能传染，谓之杂疫"的见解，从流行病学角度更加丰富了对该病的认识。

根据暑温的发病季节和临床特征，西医学中的流行性乙型脑炎，以及其他发生于夏季的传染病如登革热和登革出血热、钩端螺旋体病、流行性感冒等，属于暑温范围，可参考该病予以辨证论治。

二、病因病机

暑温病的外因是感受暑热病邪。夏季暑气当令，暑热病邪活跃，一旦侵入人体即可发生暑温。正如雷少逸所说：夏伤于暑者，谓夏季小暑大暑之令，伤于暑也。

暑温病的内因是人体正气不足。炎夏之际，人若正气素亏，或劳倦太过，或汗泄过多，津气耗伤，机体抗御外邪能力低下，暑热病邪便可乘虚而入，导致该病发生。正如王安道所说：暑热者，夏之令也，大行于天地之间，人或劳倦、或饥饿、元气亏乏，不足以御天令之亢热，于是受伤而为病。

暑温病的病机具有以下三个特点。

（1）发自阳明暑热病邪由口鼻而入，先犯肺卫，但因其性酷烈，传变迅速，故能迅即传入阳明，所以该病往往一病即见壮热、烦渴、面赤、汗多等阳明气分热盛证候。此即吴鞠通何以本证为暑温之提纲，叶天士何谓"夏暑发自阳明"之故。

（2）易伤津气，经曰"壮火食气"，故暑热炽盛，不仅灼津耗液，亦可损耗正气。暑热迫津外泄，汗出太过，不仅津丢液失，正气亦可随之外泄，致使正气再度耗损，所以该病又极易出现津亏气耗，甚至发生津气欲脱之危候。

（3）易致窍闭风动，暑性炎热，本性属火，火气通于心，故暑热最易内陷心营，再加之暑热煎熬津液为痰，故可迅速出现痰热闭窍之神昏；暑热引动肝风，风火相煽，故又极易发生暑热动风之痉厥。此即所谓"窍闭风动"。此证有的发生于病变过程中，由气分迅速内陷而成；有的则因病邪猖獗，而又恰逢人体正气不足，尤其在小儿娇嫩之体，邪气得以直中厥阴，则于起病之时即可见到。

该病后期，邪气渐退，正气未复，故多见正虚邪恋或津气两虚之证。部分病例，在病变过程中，神昏、痉厥持续时间较长，则可因其痰热蛰伏心包、痰瘀阻滞经脉，而于大病瘥后留有后遗之症。

三、诊断依据

（一）发病季节

夏季（农历夏至—立秋，公历6~8月）发生的急性外感热病应考虑该病的可能。尤其对发于这个季节，并具有流行性的这类疾病更应高度警惕。

（二）临床特点

（1）发病急骤，初起即见壮热、烦渴、汗大出、脉洪大等阳明气分热盛证候。少数病例可见发热、恶寒、无汗、咽痛、身痛、苔薄白、脉浮数等肺卫表证，但为时短暂，很快便邪气内传阳明，而见阳明气分热盛证候。

（2）病情变化较快，可以由气分而迅速深入营、血。而有的病例则在出现短暂的肺卫表证后，即可迅速出现神昏、肢厥、抽搐等窍闭动风之证；或由阳明气分而迅速转变为高热、肢厥、大汗、昏愦、脉微等暑热内闭、正气外脱之候；或热退而即见汗出不止、气短喘息、脉散大等津气欲脱之象。凡此诸多变证，在该病部分病例，尤其是小儿及正虚之人的病变过程中，往往是突然发生，应当引起高度重视和警惕。

（三）实验室检查

凡西医学中疑属该病的疾病，如流行性乙型脑炎、钩端螺旋体病等，可做相应的实验室检查，对该病诊断有重要参考意义。

四、类病鉴别

（1）与暑湿鉴别：两者均发生于夏季，但暑温为暑热病邪所致，暑湿则是暑湿病邪所致，故后者除有暑热见证外，必有胸痞、身重、苔腻、脉濡等湿邪郁阻之象；初起邪气在卫表逗留时间较长，寒热、身痛等卫表证候亦较明显；邪入气分之后，大多留连，或困阻脾胃，或壅滞肺络，或弥漫三焦，均有不同程度的湿邪郁阻证候。而暑温大多起病即见气分证候，且以阳明热盛为主，所涉脏腑较为局限。再就是，暑湿很少发生津气亏损、邪犯心包、窍闭动风之证，即使发生，亦较轻微，但若出现黄疸、咯血，其证亦甚凶险。再从发病季节和气候来看，暑温多发于盛夏酷暑之时，暑湿多见于夏季或夏秋之交，雨水较多之际。

（2）与湿温鉴别：两者都是夏季常见温病，湿温为感受湿热病邪所致，多发于夏末秋初雨湿较盛，气候炎热之时；发病较缓，起病之时，卫表以湿重热轻为主，且持续时间较长；入气，则以湿热困阻脾胃为病变中心，多在气分羁留，以致缠绵难愈，病程较长；若湿热化燥化火，亦可深入营血和损伤阴液，以肠络损伤便血为主；若湿热病邪寒化，损伤脾肾阳气，则是湿温较为独特的病理变化。故两者亦不难鉴别。

（3）与中暑鉴别：两者均发生于夏季，都有可能发生神志昏迷，但中暑为卒中暑热或暑湿秽浊之气所致，病发之前无高热等症，神昏肢厥具有突然性，经妥善处理，能很快苏醒，醒后即使有困倦或轻微不适，亦能很快恢复正常。而暑温之神昏却发生于高热极盛之时，神昏之前已经经历过一段时间的暑热病变过程，故其出现往往不如中暑陡然，其苏醒亦较困难，醒后，暑温的原发症状依然存在。

（4）与疟疾鉴别：疟疾中的暑疟、瘴疟发于夏季或夏秋之交，严重时，亦有高热、神昏、抽搐，易与暑温混淆。但暑疟和瘴疟多具反复发作，高热烦渴随汗出而退的特点，外周血及骨髓涂片可发现疟原虫，故与暑温亦不难鉴别。

（5）与疫毒痢鉴别：疫毒痢亦多见于夏季或夏秋之交，临床上也具有起病急骤、动风、窍闭，甚至内闭外脱等特点，与暑温往往不易鉴别。除疫毒痢的厥脱出现更具暴发性外，两者主要靠实验室检查，方能作出鉴别。

五、辨证论治

（一）辨析要点

（1）辨识表证该病发病急骤，传变迅速，卫表证候大多非常短暂，易被忽视，而少数病例出现明显表证，往往又易误诊为一般暑月感冒（见"暑湿·附·冒暑"）。故于夏季，特别是当有暑温流行之时，若见发热、恶寒、身痛、苔薄白、脉浮数等肺卫证候者，应予高度警惕，并考虑暑温表证之可能，以免漏诊。但若症见高热、背部恶寒、汗出烦渴、脉洪大者，则又不可因其背部恶寒而误诊为暑温表证。其背部恶寒，实乃暑温阳明热盛，汗出太多，阳气随汗而泄所致。

（2）辨析气阴损耗程度：该病最易损耗气阴，导致多种凶险变证，故对气阴耗损程度应予高度重视。凡口渴引饮，舌干少津即为津伤；神倦脉虚即为气耗，两者同见，即为津伤气耗。如进而出现消渴不已，或渴不咽水，舌光绛而干，脉细数，则为肝肾真阴受灼。兼见咳血，则为肺阴灼伤，络脉受损；兼见心烦不眠，则为心阴亏损，心神不宁；若汗出淋漓，喘喝脉散，则为元气欲脱。

（3）辨析窍闭风动之先兆：该病之神昏、抽搐往往突然发生，为了掌握治疗上的主动，故对其先兆应详加辨析。凡见嗜睡，进而沉睡，或烦躁不寐，静而多言者，均为神昏之兆；手足不时微微抽动，筋惕肉瞤，项强者，则应防其风动。

（二）治则及注意事项

（1）该病的基本治法是清暑泻热。"夏暑发自阳明"，该病初起，阳明气热大甚，应以辛寒之剂，清泻暑热；如进而暑热伤津，则用甘寒之剂，清热生津；若暑热去而津气大伤，则宜甘酸之剂，益气敛津。叶桂引张凤逵所说：暑病首用辛凉，继用甘寒，终用甘酸敛津，不必用下。可谓总结了该病气分阶段不同时期的治疗大法。但须指出的是，其所谓首用辛凉是指辛凉重剂，即辛寒清气之法，非指辛凉解表，该病易耗气伤津，很少形成腑实之证，故一般不必使用下法，否则徒伤津气，但若出现腑实见证，又当急予攻下。

（2）若暑邪入营，宜清营透热；入血直须凉血散血；若有神昏、痉厥之变，其治虽与风温相同，但尤宜早投清心开窍、息风救逆之剂，若稍有迟疑，则恐不治。

（3）病变后期，出现津气两虚或兼余邪留恋者，则应益气养阴或兼清余邪，以为善后之策。

（4）该病部分病例传变甚为迅猛，必要时亦可试用"截断法"。如初见发热恶寒、苔薄脉浮等卫表证候时，即予两清表里；或病在气分之际，即加营血之药，以"截断"其病势发展。

（三）对症处理

高热、神昏、抽搐是暑温病的三个主要症状，往往互为因果，形成恶性循环，甚至威胁患者生命。故须在辨证论治基础上，及时而适当地予以对症处理。

1. 高热

可用清开灵注射液：肌内注射，每次 2 ~ 4ml，每日 2 ~ 3 次；静脉滴注，20 ~ 40ml 加入 5% 葡萄糖注射液 500ml 之中静脉滴注，每日 1 ~ 2 次。或用神犀丸，每次 1 丸，日服 1 ~ 2 次，小儿酌减量，温开水送下。亦可针刺大椎、曲池、曲泽、内庭、十二井穴放血。耳针：神门、肾上腺、耳尖，强刺激，留针 15 ~ 30 分钟。

2. 昏迷

除用"三宝"及清开灵注射液外，还可使用醒脑静注射液，肌内注射，每次 4 ~ 6ml，每日 2 ~ 3 次；静脉注射，每次 4 ~ 6ml，加于 10% 葡萄糖注射液 10ml 肌内注射；静脉滴注，每次 20 ~ 40ml，加于 5% 葡萄糖注射液 500ml 内静脉滴注，每日 1 ~ 2 次。小儿清热散，每服 0.6g，每日服 2 次，温开水冲服，周岁以内小儿酌减。龙脑安神丸，成人每服 1 丸，每日 2 次，研碎温开水送服，小儿酌减。亦可针刺：水沟、承浆、内关、十二井穴放血。

3. 抽搐

可用牛黄抱龙丸，每次1丸，每日2~3次，薄荷煎汤或温开水送服，周岁以内小儿酌减。琥珀抱龙丸，1~3岁每次1丸，每日2次，周岁以内酌减，薄荷煎汤或温开水送服，回生救急散，每次服0.6g，每日服1~2次，空腹温开水送服，周岁以内服0.3g。亦可用牛黄粉，每次0.6~0.9g，每日1~2次，温开水送服，儿童减半。羚羊角粉，每次0.9~1.5g，每日1~2次，温开水送服，儿童减半。还可针刺：百会、大椎、曲池、风府、太冲、十宣。耳针：肝、皮质下、神门、脑干，泻法，留针30~60分钟。

4. 厥脱

热厥痰火壅肺者，可用泻火平喘汤（金银花、连翘、石膏、大青叶、杏仁、滑石、知母、葶苈子、浙贝母、甘草等）；腑结肺痹者，可用泻火承气汤（大黄、芒硝、厚朴、枳实、知母、石膏、连翘、金银花、瓜蒌、杏仁、葶苈子等）。气阴两脱者，可用生脉针，每次40~60ml，用等量5%葡萄糖注射液或0.9%生理盐水稀释，静脉注射或静脉滴注。阳衰喘脱者，可用加味参附汤（熟附子、人参、五味子、山萸肉、怀牛膝等）。

六、病案举例

神犀丹治验：

尚某，男，4岁，1986年7月25日就诊。

患者两日前因随父冒暑而患病，出现高热神昏，斑疹密布，色呈紫黑，吐血，四肢抽搐，且症情呈进一步加重局势。查：白细胞23.6×10^9/L，中性粒细胞0.8，淋巴细胞0.2，T 39.5℃，心率110次/分，遂由家属送至我院急诊科。鉴于患儿症情危重，在西医常规急救处理前提下，邀唐祖宣前去会诊。依据症情，中医诊断为暑温（暑入血分），治宜凉血解毒，清心开窍。方用神犀丹加味：乌犀牛角（水牛角研末）15g，石菖蒲6g，黄芩2g，生地5g，连翘4g，金银花5g，板蓝根6g，玄参5g，天花粉5g，紫草4g，丹皮3g，生甘草2g，煎汁鼻饲，频服。

二诊 1986年7月26日，患儿经西医急诊处理及上方频服后，今晨神志朦胧，四肢抽搐停，皮肤斑疹有所减退，余无特殊，药中病机，守上方继服。

三诊 1986年7月30日，患儿经服上方后，目前神清，皮下斑疹清退，现气短乏力，纳呆，便溏，腹胀，继服香砂六君子汤加味调理一周痊愈出院。

按 王士雄谓："温热暑疫诸病，邪不即解，耗液伤营，逆传内陷，痉厥昏狂，谵语发斑等证。但看病人舌色干光，或紫绛，或圆硬，或黑苔，皆以此丹救之。若初病即觉神情昏躁，而舌赤口干者，是温暑直入营分，酷暑之时，阴虚之体，及新产妇人患此最多，急须用此，多可挽回。切忽拘泥日数，误投别剂，以偾事也。兼治痘疹毒重，夹带紫斑危证，暨痘疹后余毒内炽，口糜咽腐，目赤神烦诸证。"

唐祖宣在治疗此类疾患时，考虑患儿神昏口噤，为了尽快救治，多采用鼻饲频服的方法，以期达到早用早见效目的。方中犀牛角价格昂贵，多选水牛角研末水煎，效果同犀牛角。另外，除了暑温病，唐祖宣在临证中，如急性黄色肝萎缩、肝昏迷、弥漫性血管内凝血、尿毒症、紫癜病、急性白血病、流行性脑炎、再生障碍性贫血、斑疹伤寒、溃疡病出血、败血症、疔疮走黄等出现高热、出血者均可用此方治疗，效果均优于它方治疗，可供参考。

白虎加人参汤治验：

程某，女，8岁，1992年8月5日就诊。

一周前因外感引起发热，口渴心烦，头痛目晕，在当地按感冒治疗，昨日症情加重，遂由家属陪同求治于唐祖宣。现症见：壮热多汗，口渴心烦，恶心，头痛目晕，四肢倦怠，脉洪大而芤。诊断为暑温（暑入阳明，气津亏虚）。治宜清暑泄热，益气生津。方用白虎加人参汤加味，药用：石膏30g，知母15g，粳米30g，西洋参15g，生甘草10g，半夏12g。

二诊　1992年8月8日，服上方后体温有所下降，查T 37.5℃，汗出、口渴减轻，纳呆，等症稳定，守上方加山药15g、扁豆20g、枳壳12g。

三诊　1992年8月15日，体温正常，口渴心烦除，现症见：气短乏力，自汗出，纳呆，舌淡苔白而干，脉细数。此乃气津两虚，治宜益气生津。方用生脉散加味，药用：党参20g，麦冬9g，五味子12g，白蔻仁10g，山药15g，枳壳12g，炙甘草9g。

四诊　1992年8月20日，服上方后目前唯觉纳呆，上腹不适，遂用香砂六君子丸调服一周而愈。

按　白虎加人参汤源自《伤寒论》，条文中曰："服桂枝汤，大汗出后，心烦满不解，脉洪大者白虎加人参汤主之。"本方具有清热益气生津之功效。因此，唐祖宣在治疗暑温病时多用此方化裁运用。他常说："白虎汤一般应用于感染性疾病的中期和极期或化脓期。"唐祖宣认为，气分热证的主要矛盾是高热，机体为了适应高热则心跳加速，出现脉洪大而数；为加强散热，汗腺分泌加快，出现大汗；大汗、高热的结果，导致失水，出现大渴。因此在大热、大渴、大汗、脉洪大的四大症状中，大热是关键的环节，大热一除，诸症自消。所以白虎汤则正是为此而设，几千年来沿用至今，效果肯定。

第四节　湿　温

一、概　述

"湿温之脉，阳濡而弱，阴小而急"。晋·王叔和则首先论述了湿温的病因和证治。他在《脉经·病不可发汗》中说："常伤于湿，因而中暍，湿热相搏，则发湿温"，其主症为"病苦两胫逆冷，腹满又胸，头目痛，苦妄言"，并指出"治在足太阴，不可发汗，汗出必不能言，耳聋，不知痛所在"。鉴于《难经》叙脉不叙证，而《脉经》论证不论脉，因之后世认为《难经》与《脉经》所言湿温不同。《难经》所言者系先受温而后感湿，重在热而不重在湿；《脉经》所言者，为先受湿而后受热，重在湿不重在热。宋·朱肱《伤寒类证活人书》指出白虎加苍术汤为治疗该病之主方。金元医家刘河间在《素问病机气宜保命集》中提出"治湿之法，不利小便，非其治也"，并创制"天水散"（六一散）等方，开湿温病清热利湿法之先河，为湿温的治疗提供了基本的方法。朱丹溪则提出"东南地卑弱，湿热相火为病十居八九"，其关于湿热为患的论述，对后世产生了较深的影响。但在此之前，对湿温的认识仍隶属于广义伤寒之中，局限于热病（暑病）夹湿个别证治的体会，缺乏较为系统、全面的论述。迨至明清，吴又可《温疫论》中所论者实为湿热相搏之温疫，创"邪在膜原"之说，主张用达原饮治湿热疫初起邪在膜原者。

叶天士《温热论》中将温病分为"夹风"、"夹湿"两大类，又提出该病的发生是"里湿素盛，外邪入里，里湿为合"，提出"在阳旺之躯，胃湿恒多；在阴盛之体，脾湿亦不少，然其化热则一"，并主张对湿热的治疗应"渗湿于热下，不与热相搏，势必孤矣"。薛生白所著《湿热病篇》是第一部系统论述湿温的专著，对湿温病的发生发展、辨证治疗做了全面、具体的论述，并创立了按水湿在上、中、下三焦辨证的方法，被称为水湿三焦辨证。此后，吴鞠通借鉴叶天士论治湿温的经验，在《温病条辨》中湿温为专病，详细阐述了其三焦分证论治规律，并载有众多治疗湿温的名方，如三仁汤、五个加减正气散、黄芩滑石汤、薏苡竹叶散、三石汤等，均为后世所沿用。以后又经王孟英、雷少逸、张聿青、何廉臣等医家不断补充，使湿温病的辨治内容更加丰富、充实。

湿热病邪引起的疾病除湿温外，常见的尚有痢疾、痹证、淋证等，但它们与湿温的发病规律不同，所以吴鞠通将其称为湿热之变证，如云："其变证也，则有湿痹、水气、咳嗽、痰饮、黄汗、黄瘅、肿胀、疟疾、痢疾、淋证、带症、便血、疝气、痔疮、痈脓等证，较之风、火、燥、寒四门之中，倍而又倍，苟非条分缕析，体贴入微，未有不张冠李戴者。"

现代医学的伤寒、副伤寒、沙门氏菌属感染、某些肠道病毒感染、钩端螺旋体病、病毒性肝炎、大叶性肺炎、支气管肺炎、流行性感冒等具有湿热见症者，均可参考该病的理论辨证施治。

二、病因病机

外感湿热病邪是湿温病的主要致病因素。该病邪四季皆可产生，而以夏末秋初气候炎热，雨湿较多之时，更易滋生，中人以病。正如雷丰所说："论湿温在夏末秋初者，与《内经》'秋伤于湿'之训颇不龃龉；又与四时之气，大暑与白露湿土之主气亦相符节。"吴坤安亦指出："凡暑月淫雨之后，日气煦照，湿浊上蒸，人在湿浊蒸腾之中，骤发而重者，均为湿温。"故该病又具有明显的季节性。

该病的发生，除因外感湿热病邪之外，尚与机体脾胃功能状态有着密切关系。在湿热交蒸的季节，人体脾胃功能大多较为呆滞，内湿易于留困，若素禀脾胃虚弱，或因饮食不节，劳倦过度，则脾胃更易受损，以致内湿停聚。此时，若感受外来之湿热病邪，邪气便可乘虚而入，与内湿相合而酿发该病。

湿温的发病是外因与内因相互作用的结果。这就是叶天士所说的"外邪入里，里湿为合"，吴鞠通所谓的"内不能运水谷之湿，外复感时令之湿"，又如薛雪所说："太阴内伤，湿饮停聚，客邪再至，内外相引，故病湿热，此皆先有内伤，再感客邪，或先因于湿，再因饥劳而病者，亦属内伤痰湿，标本同病。"由此可见，湿温病的发生是由内外合邪导致了该病的发生。

该病起病较缓，传变较慢，病势缠绵，病程较长，病机演变虽有卫气营血及其相关脏腑的病理变化，但其以留连气分为病机重点，以脾胃为病变中心。中气实，病变中心在阳明胃；中气虚，病变中心偏重于太阴脾。湿热困阻中焦，伤脾胃之阳者十居八九，伤脾胃之阴者十之一二。其中阳虚湿留可转变为寒湿；伤阴化燥可入血伤络，便下鲜血，甚者气随血脱而亡。

湿温病的病机具有以下三个特点。

(1) 脾胃为病变中心：湿热病邪侵犯人体多由口鼻而入，由肌表而伤者仅占少数。正如薛雪所说："湿热之邪，由表伤者，十之一二，由口鼻入者，十之八九。口鼻者，居于上，邪由上受，则直趋中道而归于脾胃。"再加之湿为土之上气，而脏腑之中，脾为湿土之脏，胃为水谷之海，同属中土，湿土之气同类相召，内外相引，故湿热病邪侵犯人体，多阳明太阴受病，而以脾胃为病变中心，并根据脾胃阳气的盛衰转化。中气实则病在阳明，中气虚则病在太阴。亦即章虚谷所注："外邪伤人，必随人身之气而变。"若素体中阳偏虚者，则邪从湿化而病变偏于太阴脾，发为湿重热轻；素体中阳偏旺者，则邪从热化而病变偏于阳明胃，发为热重湿轻。若中阳之盛衰无明显偏颇，则发为湿热并重之证。薛生白曾曰："病在二经之表者，多兼少阳三焦；病在二经之里者，每兼厥阴风木。二经，即太阳、阳明二经。"仍是以脾胃为病变中心来审视该病的病理变化。同时，也可由此而知，该病的病变中心虽在脾胃，但湿热病邪之为病，亦可出现较为复杂的证候。

（2）以清阳困阻，气机闭郁为其主要病理变化。

湿为重浊阴邪，具有闭阻之性，而湿温初起，又往往湿重于热，故当湿热病邪初犯人体之际，大多困郁卫、气，而见卫阳受困、胸脘气机受阻之证。待其进入气分，湿得热蒸而越横，热得湿遏而越炽，湿热氤氲，则可导致脾胃枢机不利、三焦气化或升降失司，膜原阳气被郁、神窍壅塞、小肠泌别及大肠传导失职等气机闭郁、清阳困阻之证。而当湿热病邪化燥化火伤阴，深入营血之时，则与其他温病的病机基本相同。但若湿热病邪从阴而化，以致寒湿困脾，或湿胜阳微者，则是湿温病不同于其他温病的一种独特的病理机转，不仅能困阻阳气，而且能因久困阳气而致阳气损伤，故凡湿重热轻者，多数邪从寒化，而见此转归。

（3）以邪气稽留气分为其病变：湿邪黏滞，与热胶合，更是如油入面，黏腻淹滞，留连难解，故湿温大多病程较长，缠绵难愈，病后亦易复发。其间，尤以湿热病邪长期稽留气分更为突出。即使气分之邪得以逐渐消除，病程进入恢复期，往往仍有余邪留滞，或因邪气于气分稽留过久而同见脾胃损伤，须以适当调治，使邪气尽去，正气恢复，其病方可渐愈。更可见该病之缠绵难解。但若热重湿轻，湿热病邪从阳而化者，邪气亦可迅速内传营血，而见神昏、动血、生风等急危证候。其中，又以肠络损伤、迫血下溢多见，甚至气随血脱。

三、诊断与鉴别诊断

1. 诊断依据
（1）发病季节多在夏秋季节。

（2）起病缓慢，初起有恶寒发热，热势不扬，脉缓，继则热势渐升，持续难退，伴有头身疼痛，胸闷脘痞，腹胀，呕恶，舌苔厚腻者。

（3）传变较慢，病程缠绵，病程中易出现白痦，后期出现便血者。

2. 鉴别诊断
（1）暑湿：暑湿属于暑温的一种，亦为湿与热相夹者，但暑湿以暑热炽盛为主，发于夏秋之季，初起以阳明气分热盛见证为主，兼湿邪困阻太阴，而见脘痞身重、苔腻等症。湿温为湿中蕴热，起病较缓，初起即有恶寒少汗、身热不扬、头身重痛、脘痞苔腻等症。

（2）湿阻：湿阻系湿邪郁阻脾胃引起的脾胃运化功能失调为主的病证。虽然也见脘腹胀满，饮食无味，中满不饥，便溏，苔腻等，但不发热，或仅有低热，更无卫气营血的演变过程。

（3）疟疾：某些疟疾的临床表现与该病初起的一些类型相似，容易混淆。但疟疾发病急骤，发热伴寒战，热退时多汗，寒战发作有定时，骨髓涂片可发现疟原虫。

（4）内伤发热：湿温病程较长，午后身热较甚，缠绵难解，"状若阴虚"，故易误诊为阴虚型内伤发热。但湿温为夏末秋初外感湿热病邪而发，初起有表证，并有身重、胸脘痞闷，苔腻脉濡等湿热郁遏证候。而阴虚型内伤发热乃属内伤杂病，四季皆可发生，如未兼感外邪，绝无表证可言，其热虽也热于午后，但多间断发生，并有咽干口燥，五心烦热，盗汗，舌红少苔，或干咳少痰，脉细数等阴虚火旺见症。

四、辨证论治

1. 辨析要点

（1）辨湿与热之孰轻孰重：湿为阴邪，热为阳邪，湿重者中阳偏衰，热重者中阳偏旺。所以，湿温邪在卫、气阶段，尤其在气分阶段，无论证情怎样复杂，而辨别湿与热的孰重孰轻，对于把握其主要病机，决定治疗大法，均具有十分重要的临床意义。

湿重热轻者，多见身热不扬，早轻而暮重，头身重痛，大便溏，小便混浊不清，渴不引饮，或竟不渴，口淡无味，苔白腻，白滑，或白如积粉，舌质略红等证候。正如何廉臣在《重订广温热论》中云："其舌苔必白腻，或白滑而厚，或白苔带灰兼粘腻浮滑，或白带黑点而粘腻，甚或白苔满布，厚如积粉，板贴不松。脉息模糊不清，或沉细似无，断续不匀。神多沉困嗜睡，证必凛凛恶寒，甚至足冷，头目胀痛，昏重，如裹如蒙，身痛不能屈伸，身重不能转侧，小便短涩黄热，大便溏而不爽或水泻。"

热重湿轻者，多见热势较高，汗出不解，大便秘，或下利黏垢，秽臭难近，小便短赤，渴不多饮，口苦，口秽，苔黄厚腻，舌质红等证候。亦如何廉臣所说："其舌苔必黄腻，舌之边尖红紫欠津，或底白罩黄混浊不清，或纯黄白，或黄色燥刺，或苔白底绛，或黄中带黑，浮滑粘腻，或白苔渐黄而灰黑。脉息数滞不调。症必神烦口渴，渴不引饮，甚则耳聋干呕，面色红黄黑混，口气秽浊，余则前论诸症或现或不现，但必胸腹热满，按之灼手，甚或按之作痛。"

总之，湿重热轻者，多见于素体脾虚、中阳不足之人，多表现为湿邪蕴脾、困阻清阳的证候，热象多不显著；热重湿轻者，多见于素体中阳偏旺之人，多表现为阳明热盛伤津的证候，而湿象较轻。舌苔的变化，往往能够直接地反映湿与热的多寡，而何氏对舌苔的记载较为详细，可供临床参考。另外，临床上亦有湿热并重者，多表现为发热汗出不解，口渴不欲饮，脘痞呕恶，心中烦闷，便溏色黄，小便短赤，苔黄腻，脉濡数。此证介于两者之间，既有湿邪困脾之证，又有热盛于里之证。

（2）辨湿热在三焦部位：湿温虽以脾胃为病变中心，但湿邪有蒙上流下的特点，因而，临床之际，必须辨清湿热之所在三焦部位，以利于制订治疗大法。

偏于上焦者，多见恶寒发热，头胀重，胸痞闷，或因湿酿痰而蒙蔽心包，轻者神志淡漠，甚则时有昏蒙谵语。

偏于中焦者，多见脘腹胀满，恶心呕吐，便溏不爽，知饥不食，四肢倦怠。

偏于下焦者，多见小便不利，或小便不通而兼热蒸头胀，或大便不通，腹满，或下利黏垢。

（3）辨卫气营血浅深层次：湿温与其他温病一样，仍有卫气营血浅深层次之分，唯其卫分与气分阶段的界限很难截然分开，初起往往卫气同病，湿邪偏盛，继则邪气完全进入气分。此时，湿热胶合，最难分解，稽留时间最长，证候亦最复杂，待其化燥伤阴，邪气方才深入营血。营血阶段的辨证与其他温病基本相同。故对湿温的辨证，除当辨其卫气营血外，关键还在于掌握气分阶段的辨证，其中又须特别注意辨别湿与热的偏重，及邪在三焦的所在部位。

（4）辨别证情的转化：一般而言，湿温的整个过程中，除后期邪退正虚外，其他各个阶段，大多以邪实为主。但临床亦有邪实阶段，由实证骤然转化为虚证的情况，如气分湿郁过久，阳气受损而致的"湿胜阳微"；血热妄行，出血过多而致的"气随血脱"。对此类情况的辨别，关键在其即将发生之前，从面容、体态、体温、呼吸、舌苔、脉象等方面把握其先机。如叶天士曾指出："且吾湿邪害人最广，如面色白者，要顾其阳气，湿胜则阳微也，法应清凉，然到十分之六七，即不可过于寒凉，恐成功反弃，何以故耶？湿热一去，阳亦衰微也。"他又讲："舌黄或浊，须要有地之黄，若光滑者，乃无形湿热中有虚象。"即是从舌色和舌苔表现来辨别湿温可能由实证转为虚证，或实证之中已伏虚象的例证。又如病变过程中，若身热骤降，突见面色苍白，精神萎顿，呼吸急促，脉象细微短促者，即为湿温由实转虚之变证，应予高度警惕。

2. 治则治法要点

该病系湿中蕴热，蒸酿为患，病情复杂。正如薛生白说："热得湿而愈炽，湿得热而愈横，湿热两分，其病轻而缓，湿热两合，其病重而速。"故其施治颇为棘手。汪廷珍说："盖湿温一证，半阴半阳，其氤氲黏腻，不似伤寒之一表即解，温热之一清即愈。施治之法，万绪千端，无容一毫执著。"又如吴塘说："徒清热则湿不退，徒祛湿则热愈炽。"根据该病病因病机特点，其治疗原则重点在分解湿热，使湿去热孤而易消解。分解湿热的方法，随湿热之多少，病变部位而异。

（1）注重祛湿清热：该病的辨证，首重分辨湿热之偏盛程度，其次应辨别病变所属部位；在治疗方面，当重在分解湿热，湿去热孤则易消解。初起卫气同病，湿邪偏盛，宜芳化之品宣透表里之湿；邪在中焦，湿浊偏盛者，宜以苦温开泄佐以清热以祛湿清热；若湿邪化热，湿热俱盛，宜苦辛通降、化湿清热并进；若见热重于湿，当主以清热，佐以化湿。湿邪流注下焦，泌别失司，治当淡渗利湿，湿有去路则易化。吴塘谓："徒清热则湿不退，徒祛湿则热愈炽。"即指出了治疗该病当详审湿热之多少，合理应用祛湿与清热的关系。

（2）祛湿分三焦因势利导：祛湿清热治疗中，更应注意祛湿，湿去则热孤，其热易清解。湿郁上焦宣表化湿为主，酌加芳化，使卫表之湿邪得宜宣透；湿阻中焦者，治以运中化湿为主，使中阳得展而湿浊得祛；湿在下焦者，宜以淡渗利湿为主，使湿浊从膀胱而泄。因湿性下趋，淡渗利湿是因势利导，顺其性就近去之，如《温热论笺正》所云："通利小便，使三焦弥漫之湿得达膀胱以去，而阴狸湿浊之气既消，则热邪自透，阳气得通矣。"

三焦虽然有上、中、下之分，但实为一个整体，相互为用。三焦分治，并非截然分开，而是相互配合使用。如宣表化湿与运中化湿同用，以淡渗利湿佐之。

（3）祛湿重视宣肺：在祛湿的过程中要重视宣肺化湿的作用，湿热郁阻上焦宣肺化湿为主，湿热阻于中焦，运中化湿时，仍须佐以宣肺，此乃脾主运化，尚需有肺之输布。如何廉臣所谓："肺主一身之气，气化则脾湿自化。"而淡渗化湿，亦须宣肺，如《临证指南医案》说："若湿阻上焦者，用开肺气，佐淡渗通膀胱，是即启上闸，开支河，导水势下行之理也。"

（4）湿热化燥后按温热辨治：湿热完全化燥化火，则治疗与一般温病无异，如热炽阳明气分，则治以清热生津；腑实燥结，治以通腑泻热；热入营血，损伤肠道血络而致大便下血，治宜凉血止血。如因下血过多而导致气随血脱时，又当急予补气固脱之品，及至脱回血止，再按病机所在辨证施治。该病恢复期阶段，余邪未净，脾胃气机未畅者，治宜清泄余邪，宣畅气机；若病邪已解而胃气未醒或脾运不健时，则须根据具体情况投以醒胃健脾之品以善其后。此外，还要审察证情的虚实转化。该病缠绵较久，湿热易化燥伤阴而入血动血，进而导致气随血脱。湿为阴邪，易伤阳气，在病程中可出现湿胜阳微的病证。临证时当注意病情变化，予以相应治疗。

五、唐祖宣对湿温病的总结

湿温是湿热病邪引起的外感热病，多发生于夏秋湿热偏盛的季节。其特点是：发病较缓，传变较慢，病热缠绵，病程较长，脾胃为湿热困阻所导致的临床证候显著等。该病的发生，外因于湿热病邪的侵犯，内因于太阴内伤，湿邪停聚，郁久化热。外受时令之湿热与中焦内蕴之湿热相合而发病。阳明为水谷之海，太阴为湿土之脏，脾胃同属中土，而湿为土之气，湿土之气同类相召，故湿热病邪始虽外受，终归脾胃，而以其为病变中心。湿热病邪入侵中焦脾胃后，每随人体中气的虚实而转化。一般说，中气虚者，病变偏重于太阴脾；中气较实者，病变偏于阳明胃。偏于太阴者，则呈湿重热轻证；偏于阳明者，则见热重湿轻证。该病的辨证，重在分辨湿和热的偏盛程度及病变所在的部位。湿温的治疗主要是分解湿热，其湿邪偏盛者，重在化湿，兼以清热，例如，湿温初起卫气同病，宜宣化表里之湿，可用藿朴夏苓汤或三仁汤；湿浊郁伏膜原，以疏利透达湿浊为治，可用达原饮或雷氏宣透膜原法；湿困中焦，脾胃升降失司，宜燥湿化浊，不可早投寒凉之剂，可用雷氏芳香化浊法；湿邪注下，泌别失司，应用淡渗利湿为主，可用茯苓皮汤，若兼湿浊上蒙，可同时送服至宝丹或苏合香丸；肠腑湿郁气结，传导失司，治宜宣清导浊，可用宣清导浊汤。湿热俱盛者，治宜清热化湿并重。其中湿热蕴毒者，治以解毒化湿，可用甘露消毒丹；湿热中阻，治宜苦辛通降、清化湿热，可用王氏连朴饮；湿热酿痰蒙蔽心包，宜清热化湿、豁痰开蔽，可用菖蒲郁金汤；热邪偏盛者，主要表现为阳明热炽兼太阴脾湿，治当以清泄阳明为主，兼化太阴之湿，可用白虎加苍术汤。该病营血分的治疗与风温等病基本相同，唯宜注意湿邪是否完全燥化。若气分尚有未尽之湿，则不宜纯用凉润，庶免助湿恋邪之弊。该病出现便血，是邪入血分的严重病变，宜大剂凉血解毒、化瘀止血，可用犀角地黄汤加味；若便血不止，阳气随阴血外脱，则宜益气摄血、回阳固脱。若湿邪愈盛，或过投寒凉，中阳损伤，湿热可转化为中焦寒湿，此时宜温中化湿，可用四加减正气散或五加减正气散。该病经过顺利者，湿热在气分即被消解。若湿邪外羁，损伤阳气，或过用寒凉伤阳，湿胜阳微，则宜温阳化湿，方用扶阳逐湿汤。若遗有未净之湿热，则以轻清芳化，涤除余邪而善其后。

六、病 案 举 例

白虎加苍术汤治验：

白某，男，12岁，1987年6月30日就诊。

患者两周前因淋雨引起鼻塞，咳嗽，发热，恶寒，当地卫生所按感冒处理。昨日出现高热汗出，面赤气粗，口渴欲饮，身重脘痞，苔黄微腻，脉滑数。查T 39.1℃，心率106次/分，诊断为湿温（阳明热炽，太阴湿阻），治宜辛寒清泻胃热，苦燥兼化脾湿。方用白虎加苍术汤加味。药用：知母12g，甘草6g，石膏18g，苍术10g，粳米10g，白蔻仁6g。

二诊 1987年7月4日，患儿服上方后，高热减轻（T 37.5℃），面赤气粗，汗出消失，口仍渴，身重脘痞，不思饮食，舌质红，苔黄微腻，脉滑数。药中病机，守上方加苡米15g、枳壳12g。

三诊 1987年7月10日，热退身凉，口不渴，仍觉四肢困倦，纳谷不香，舌质淡红，苔白厚，脉濡缓。此乃湿困中焦，脾失健运，治宜利湿健脾，方选三仁汤加减。药用白蔻仁9g，苡米12g，杏仁6g，川朴6g，滑石12g，半夏9g，竹叶6g，通草6g，枳壳9g，山药9g，甘草6g。

四诊 1987年7月15日，目前诸症悉除，唯觉肢倦乏力，后用香砂六君子汤调理而愈。

按 白虎加苍术汤出自《类证活人书》，主治湿温多汗，夏暑季节，暑温交错，感此温湿之邪之患者，唐祖宣多选用此方化裁。具体针此患儿，一诊表现为阳明热炽较重，太阴湿阻较轻，故以白虎汤直达病机，佐以苍术、白蔻仁燥湿醒脾；二诊高热渐退，湿困显现，故在原方基础上加苡米、枳壳利湿行气健脾；三诊阳明热证已除，唯有湿困脾土之证，故更用利湿健脾三仁汤而获效；四诊湿温证已除，用香砂六君子汤调理脾胃，以资其气血生化，增强患儿体质，与前方药相得益彰。纵观唐祖宣在诊治此病的整个过程，体现了针对病因病机，时时更改治疗法则，有是症用是药的灵活诊治思路。

唐祖宣在运用此方时，时常告诫笔者，此方药辛寒伤胃，固护胃气时刻牢记心里，且忌阳明热证消除后，导致湿困脾胃之证难以治疗的弊端。

犀角地黄汤治验：

李某，男，48岁，1981年7月21日就诊。

患者4日前因冒暑突然出现昏迷，烦躁，在当中暑治疗神清。昨日突然出现便下鲜血，烦躁，肌肤灼热，小便短赤，脘腹痞闷，舌质红绛少苔，脉细数。诊断为湿温病（湿热化燥，深入营血），治宜清热解毒，凉血散瘀。方用犀角地黄汤加味，乌犀角（水牛角60g研末代），生地黄30g，白芍12g，丹皮9g，紫苏12g，侧柏叶15g，茜草根12g。

二诊　1981年7月24日，服上方后便血消失，肌肤仍灼热，但明显比一诊时减退，小便仍灼热，脘腹闷胀，守上方加鲜茅根30g、白蔻仁10g。

三诊　1981年7月28日，肌肤灼热消，小便时有灼热刺痛，脘闷纳呆，四肢困倦，舌红苔黄，脉滑数。治宜清热利湿，健脾和胃。方用六一散加味，药用滑石30g，生甘草10g，苡米30g，白蔻仁10g，通草10g，枳壳15g，川朴12g。

四诊　1981年8月2日，诸症悉除，嘱其调饮食，加强体育锻炼，预防疾病发生。

按　犀角地黄汤出自《备急千金要方·卷十二呕血第六》，论中曰："犀角地黄，治伤寒及温病，应发汗而不汗之内蓄血者及鼻衄吐血不尽，内余瘀血，面黄，大便黑，消瘀血方。……喜妄如狂者，加大黄二两，黄芩三两；其人脉大来迟，腹不满，自言满者，为无热，但依方不须加也。"唐祖宣在应用此方时，依据病情发展多配入止血药或清热药。若郁怒而夹肝火者，加柴胡、黄芩、栀子等清肝解郁泻火。若心火炽盛，加黄连、黑栀子以加强消泻心火。若热甚神昏者，可同时服用紫雪丹或安宫牛黄丸以加强清热开窍之功。若吐血可加侧柏叶、白茅根、三七、花蕊石等清胃止血。若衄血可加黄芩、青蒿、白茅根等以清肺止血。若便血可加槐花、地榆等以清肠止血。若尿血者，可加小蓟、白茅根等以利尿止血。若发斑者加青黛、紫草以凉血解毒。若血热妄行与气不摄血两种机理同时存在，可加人参、黄芪以益气摄血。

第五节　伏　暑

提示：伏暑是四时温病中发于秋冬季节而临床表现却有暑邪致病特点的一种急性热病，因而在传统上将其作为典型的伏气温病之一。通过本节的介绍，着重要掌握伏暑的病证特点和该病在发生发展过程中各种证型的辨证治疗。特别应注意该病发病的证候表现有发于气分和发于营分之别，而同时又每兼具表证，故可属于新感引动伏邪之类。其发于气分和发于营分者在证候表现上固然不同，在病情轻重和转归上亦有所差异，因而必须细加辨察。关于该病的致病原因历来都按伏邪学说来阐述，即夏日感受暑湿之邪，当时未发，伏至秋冬为时邪所引发。有的医家指出其与暑温、湿温在病因性质上有一定的联系。目前对伏暑的病因尚有进一步探讨的必要。本节所介绍的伏暑证型较少，主要是列举了几个有特点的证型，至于其他可能出现的证型，其证治可以参照其他温病。

一、概　　述

伏暑是感受暑热或暑湿病邪，发于秋冬季节，初起以内有暑湿或暑热见证、外有时令之邪客表为特征的一种急性热病。其病候特点是：发病初期与感冒相似；继而形似疟疾，唯其寒热不规则；以后则恶寒罢而但发热，夜间热甚，至天明得汗身热稍减，而胸腹灼热而不除，大便可见溏而不爽，其色如酱。该病起病急骤，病势既重，而且缠绵难解。

该病因发生于暑令之后，在发病季节上又有迟早不同，有发于秋季的，也有发于冬季的，所以有"晚发"、"伏暑秋发"、"冬月伏暑"等名称。

伏暑病名的确立，是有一个过程的。《内经》虽未明确提出"伏暑"名称，但已有暑邪伏而为病的记载，如《素问·生气通天论》"夏伤于暑，秋必痎疟"，此与该病的病因、症状及发病季节等，有所近似。宋《太平惠民和剂局方·卷二》曾载有"伏暑"之名，如"黄龙圆治丈夫妇人伏暑发热作渴，呕吐恶心，黄连一味为丸"，"水浸丹治伏暑伤冷，冷热不调，霍乱吐利，口干烦渴等，巴豆一味腊丸"。明·方广《丹溪心法附余》也载有桂苓甘露饮治疗"伏暑引饮过度，肚腹膨胀，霍乱泻利"等。根据原文分析，两书所称"伏暑"，实际是指病因，而非病名。明·李梴《医学入门》对伏暑邪伏部位、病机和临床表现进行了论述，并提出了伏暑的病名，如该书中载："伏暑即冒暑久而藏伏三焦肠胃之间。热伤气而不伤形，旬日莫觉，变出寒热不定，霍乱吐泻，膨胀中满，疟痢烦渴，腹痛下血等症。"明·王肯堂曾指出："暑邪久伏而后发者，名曰伏暑。"于此，伏暑病名，始正式确立。其后，清代许多温病学家在他们著作里都有所论及，如周扬俊《温热暑疫全书》、俞根初《通俗伤寒论》、吴鞠通《温病条辨》、吴坤安《伤寒指掌》、陆子贤《六因条辨》等对伏暑均有专章论述，对该病发生发展的认识和证治的探讨日臻完善。综合前人论述，该病属于伏气温病的范畴。但伏气温病因感邪不同，其病又并非只有一种，如薛瘦吟说："伏气有二：伤寒伏气，即春温夏热病也；伤暑伏气，即秋温冬温病也。"由此可知，伤寒伏气，主要是指春温；伤暑伏气，主要是伏暑。值得指出的是：此处提到的秋温、冬温，实际所指为"伏暑秋发"，"冬月伏暑"，与感燥邪而发于秋季的秋燥及感风热病邪而发于冬季的冬温，名虽同而含义有别。

伏暑病根据其初起的临床表现，大致可分为两种类型：一为发于气分，即发病之初见有暑湿内郁气分的证象；一为发于营分，即发病之初见有邪热在营的证象。伏暑的发生，不论发于气分，抑或发于营分，均为新凉所触发，初起必兼有表证。所以说，气分伏暑，实为卫气同病；营分伏暑，实为卫营同病。

根据伏暑病的发病季节与临床表现及病候特点衡量，现代医学中所说的流行性感冒、流行性乙型脑炎、钩端螺旋体病、流行性出血热、伤寒、登革热和登革出血热、败血症等病，如符合伏暑病理特点的，均可参考该病辨证论治。

二、病　因　病　机

病因和发病：伏暑的病因是暑热或暑湿病邪。传统认为，该病的发生是由于夏月摄生不慎，感受暑邪，未即时发病，至深秋或冬月，复感当令时邪触动诱发而成伏暑。由于暑热或暑湿非秋冬当令邪气，所以根据该病的特征，将其归属于伏气温病的范畴。

感受暑邪后是否发病，主要决定于人体正邪两方面的因素。根据邪正强弱之不同，有不病、即病、邪气隐伏过时而发三种可能。若人体正气盛，邪气弱，不为外邪所伤，则不发病；若邪盛正虚，或正盛邪实，均可感邪即病；若邪气较微，而正气亦虚，邪微不足以致害，正虚不足以抗邪外出，则邪气伏藏于内不出现病状，大多不被人察觉。但随着时日的迁延，病邪不断耗伤正气，正邪双方的力量对比逐渐发生变化，甚至失去平衡，至秋冬复感时令之邪触动，则往往引起发病。可见，夏月感受暑邪后之所以能在体内伏匿，并于秋冬始发，与人体正气不足和邪正双方的力量对比密切相关。总之，病邪因气虚而侵入人体，隐伏不发，进而耗损正气，降低了人体的防御功能，待秋冬寒凉之气激发，便突然发动，这便是伏暑的发病原理。

病机演变：病邪作用于人体而发生疾病后，因暑湿病邪最易阻遏气机，故该病以发于气分者为多见。但人体素质对发病也有一定影响，在阴虚阳盛之体，病邪则又多舍于营分。因此，该病的发病证候类型有邪在气分与邪在营分之分。一般说，发于气分者，病势较轻；发于营分者，病势较重。如俞根初《通俗伤寒论》说："夏伤于暑，被湿所遏而蕴伏，至深秋霜降及立冬前后，为外寒搏动而触发。邪在募原而在气分者，病轻而浅；邪舍于营而在血分者，病深而重。"前人还认为，该病病情的轻重每与发病的迟早有关。如吴鞠通在《温病条辨》中所说："长夏受暑，过夏而发者，名曰伏暑。霜未降而发者少轻，霜既降而发者则重，冬日发者尤重。"但不论发于气分或发于营分，均为时令之邪所诱发，故发病之初必兼有卫表见证，此与春温伏气温病随春阳上升可以伏邪自发而初起不一定出现表证者有所不同，这也是该病的特点之一。若该病为发于气分者，又多表现为湿热交混之证，则其症状和病机与暑温兼湿及湿温大体相同。吴鞠通说："伏暑、暑温、湿温，证本一源，前后互参，不可偏执。"此即指出三者之间，在病因病机和证治方面有共同之处，按伏暑的病变过程可分为初起、传变和后期三个阶段。

（一）发病初期

起病急骤，一病即见有暑湿或暑热内伏特性的证候，但有邪在气在营的不同。邪在气分者，多呈里有暑湿而兼有表证，为卫气同病；邪在营分者，多呈营分郁热而兼有表证，为卫营同病。

（二）传变过程

伏暑初起表现为气分兼表或营分兼表，如表解而里邪不解者，邪在气分，其暑湿之邪则多郁蒸于少阳，出现寒热如疟的见症；若暑湿之邪蕴阻中焦，多表现为湿热交蒸之证；如内有积滞，往往湿热之邪与之胶结于胃肠，出现大便不爽、胸腹灼热不除等症状。若邪在营分，表证解除之后，每可发展为血分证，气营（血）两燔证，还可出现痰热瘀血闭阻心包或热盛动风、出血、发斑等症。发于气分的伏暑，其暑湿之邪流连过久，亦可逐渐化燥化火传入营血，而出现营血热炽或热灼营阴等见证。

（三）后期病变

伏暑后期，上述这些病理变化，经过积极治疗，其病得解，可望痊愈。否则，该病病程虽长，但病情大多由实转虚。留下终身后遗症者较少见。

三、诊断与鉴别诊断

1. 诊断依据

（1）发病季节：该病有一定的季节性，多发生于秋季霜降以后，冬季亦有发生。

（2）典型的临床表现：初起以起病急骤，一病即见暑湿或暑热内伏的症状为特点。但有邪在气在营之分，发于气分的，则见发热、心烦、口渴、胸痞、苔腻等症；发于营分的，则见发热、口干、心烦、舌红少苔等症。不论初起发于气分或营分，均兼有恶寒等表证。

（3）病变过程特点：暑湿发于气分，初似感冒，表解后，邪多留于少阳，而呈不规则寒热，形似疟疾。后则但热不寒，入夜热甚，天明得汗热减，但胸腹之热不除，大便多如酱状。此多为湿热夹滞郁于胃肠之候，这是该病的特征之一。湿热流连气分，可以郁发白㾦，暑热发于营分，表解之后，易入血分或痰热瘀血闭阻心包，出现斑疹、昏谵等证。

2. 鉴别诊断

（1）暑温：多发生在夏季小暑大暑期间，以阳明气分热盛为主，初起极少有卫表见证，易伤津气，尤易动风。兼湿的则每多见脘痞身重等症。

（2）湿温：多发生在夏末秋初，每以脾胃为病变中心。病势缠绵，在气易发白㾦，入血每多出现便血。

（3）冬温：发生于冬季的新感温病，常以肺卫表证为主要临床表现。无暑湿或暑热内郁等症。

（4）疟疾：一年四季均可发生，夏秋为多，以寒热往来，周期性发作，汗后诸症若失，一身轻松为特点。

四、辨 证 论 治

1. 辨析要点

伏暑的临床表现有与其他温病的不同之处，因之在诊断时必须注意以下几个方面。

（1）辨疾病性质，明确表里同病：伏暑是内有暑湿之邪、外有时令之邪而发病，始起即现表里同病之证，故不同一般新感温病开始只有表证而无里热见症，也不同其他伏气温病伏邪自发开始只有里热而无表证者。必须外有表证内有暑湿或暑热内郁症状者，方可称为伏暑病。

（2）辨邪在气在营，明确病势轻重：伏暑初起临床表现，除了外有表证外，在里必有暑湿或暑热内郁之证。凡见发热、心烦口渴、脘痞苔腻等证而外有表证者，是病发于气分。若见发热、口干、心烦、舌赤无苔等症而外有恶寒者，是病发于营分。据此可判断病势轻重，发于气分者较轻，发于营分者较重。

（3）辨病理特点，明确转归传变：伏暑初起虽然必有表证，其表邪仅为诱发因素，而表证解后即现里热见证。里热以暑湿或暑热内郁为主要的证候表现。暑湿多郁于气分，常影响少阳胆腑或阳明胃肠，因之常表现为身热夜甚，天明得汗热稍退而胸腹之热不除。暑湿邪热，易与积滞相搏结，胶结于肠。其大便常溏黏而便下不爽；流连气分时，多发白㾦。至于暑热内郁，多热炽于营分，且可热迫血分，每可发斑，最易形成痰热瘀闭心包之证。

总之，伏暑病的诊断，可根据发病季节、临床证候特点，明确其在气在营、病情轻重及其传变趋势，即可掌握该病的各个证型的诊断。

2. 治则治法要点

传统认为该病属伏气温病，其治疗须分清在气在营及虚实两途。何廉臣说："春夏间伏气温热，秋冬间伏暑晚发，其因虽有伤寒伤暑之不同，而蒸变为伏火则一，故其证候疗法，大致相同，要诀在先辨湿燥，次明虚实。"何氏所说的燥湿和虚实，意指在治疗时必须辨清邪在募原，还是邪舍于营。正如俞根初所说："邪伏募原，在气分属湿属实；邪舍于营，在血分属燥属虚。"这对指导治疗均有一定意义。而该病初起临床表现却多为表里同病，故其初起治疗原则为解表清里。然里证有病发气分与病发营分之分，因之有气分兼表与营分兼表两种不同证型。若是气分兼表，则宜解表清气；若是营分兼表，则宜解表清营。如表邪已解，而暑湿之邪郁于少阳气分，治宜和解宣透。如湿热夹滞而郁于肠腑，则宜通降导滞，以疏泄其郁热湿滞之邪。若暑湿之邪完全燥化而传入营血，出现热盛动血，或热闭心包，或肝风内动等证，其治法与其他温病邪入营血分者相同。

以上为伏暑病的治疗原则及其具体治法的大概，下面讨论伏暑病各个阶段主要证型的辨证治疗。

五、唐祖宣诊治伏暑体会

伏暑是属于发于秋冬季节，初起呈里有暑湿、外有时令之邪客表见症的一种急性热病，发病初起多以表里同病的症型出现，但里证有邪在气分与邪在营分之别。在气分者，多为暑湿郁蒸，在营分者，暑热证象较为突出。该病起病急骤，病情较重，且缠绵难解。

伏暑发于气分，开始颇似感冒，继而寒热如疟，但寒热不规则，常在天明时得汗热减而胸腹之热不除，抚之如炙。暑热或兼积滞，易郁于肠腑，常表现为大便黄赤如酱，且解而不畅，肛门灼热，此为该病之特点。在气分留连时，可以郁发白㾦。伏暑发于营分，暑热证象较著，易出现营血分见证，或见邪闭心包，或热盛血，或发斑动风等。

该病初起多为表里同病，故治疗原则宜用表里双解，或是气分兼表，宜解表、清暑、化湿，若是营分兼表，则宜解表清营。如暑湿之邪化燥入营入血，则与其他温病邪入营血者治疗相同。

该病在临床症状和病机方面与暑温兼湿及湿温有其类似之处，应作出鉴别。

六、病案举例

玉女煎临床治验：

陈某，女，1994年10月20日就诊。

患者一周前出现轻微恶寒发热，倦怠乏力，未经治疗。三日前因外出郊游出现口干口苦，饮冷饮后夜晚出现寒战高热，T 39.0℃不降，遂由家属陪同前来诊治。查 T 39.2℃，心率110次/分，神清，皮肤及巩膜无黄染，全身皮肤未见皮疹及出血点，心肺、肝脾及神经系统检查未发现异常。血常规：WBC 7.8×10^9/L，中性粒细胞0.7，淋巴细胞0.3。现症见：高热，烦热口渴，伴头痛牙痛，齿松龈衄，舌干红，苔黄而干，脉浮洪滑大数，按之有虚象。诊断为伏暑（热灼阴伤）。治宜清胃滋阴，泻火解毒。方选玉女煎加减。药用：石膏30g，生地15g，麦冬9g，知母9g，牛膝15g，玄参30g，黄芩6g，生甘草10g。

二诊　1994年10月22日，服上方2剂后，高热转为低热（T 37.6℃），烦热口渴轻，头痛、牙痛及齿龈衄血均减轻，药投病机，守上方不更。

三诊　1994年10月26日，服上方后体热正常，烦热口渴诸症均除，唯觉烦闷纳呆，四肢困倦，此为伏暑后湿困脾胃，纳运失常，后用六君子汤加减调理一周而愈。

按　玉女煎源自《景岳全书·卷五十一新方八阵寒阵》，论中曰："治水亏火盛，六脉浮洪滑大，少阴不足，阳明有余，烦热干渴，头痛牙疼，失血等证。如神，如神。若大便溏泻者乃非所宜。"唐祖宣认为，原方所主证中，"水亏"与"火盛"，"少阴不足"与"阳明有余"并列；石膏、知母的清热与生地、麦冬的养阴并重，故临床运用该方时，可根据"水方"与"火盛"之孰轻孰重，斟酌加减清热药与养阴药的用量，不必勉强分类。虽然本方原载"新方八阵·寒阵"，但从其原意分开，并无分别清补之义。至严苍山增辑《汤头歌诀》续集时，将本方收入清热剂，近代新编的方剂亦都仿此。唐祖宣认为，这只是分类方法的问题，不可因为分类而影响本方原意，而应当始终抓住本方清热与滋阴并重的特点。

具体本案病者，唐祖宣抓住了患者"阳明有余"与"少阴不足"的特点，依据病因病机及时投之清胃滋阴之剂，药中病机，服之立竿见影。由于此类患者初期多用大量清热滋阴之药，多有腻胃之弊，因此后期多需调理肠胃，以期达到痊愈的目的，值得深思。

导赤清心汤治验：

袁某，女，28岁，1981年9月20日诊治。

患者今年夏暑多从事高温工作，一周以来出现发热日轻夜重，心烦不寐，口干，渴不欲饮，小便短赤涩痛，舌质红绛少苔，脉细数。诊断为伏暑（热在心营，下移小肠），治宜清心凉营，清泻火腑。方选导赤清心汤加减，药用：生地15g，云神15g，木通12g，麦冬9g，丹皮10g，竹叶10g，莲子心12g，栀子9g，生甘草9g。

二诊　1981年9月25日。发热减轻，夜晚能入睡，仍口干而不欲饮，小便短赤，舌质红，苔薄白而干，脉细数。守上方加玄参15g。

三诊　1981年10月2日。诸症均除，唯觉纳呆，四肢困倦，后用三仁汤加减调理而愈。

按　导赤清心汤来自《通俗伤寒论》，其论中，何秀山谓：热陷心经，内蒸包络，舌赤神昏，小便短涩赤热，必使其热从小便而泄者，以心与小肠相表里也。但舌赤无苔，又无痰火，其为血虚热盛可知。故以鲜生地凉心血，以泻心火，丹皮清络血以泻络热为君。然必使其热有去路，而包络心经之热乃能清降，故又臣以茯神、益元、木通、竹叶，引其热从小便而泄。佐以麦冬、灯芯均用朱染者，一滋胃液以清养心阴；一通小便以直清神识。妙在使以童便、莲心咸苦达下，交济心肾以速降其热，是以小便清通者，包络心经之热，悉从下降，神气即清矣。此为清降虚热，导火下行之良方。服后二三时许，神识仍昏者，调入西黄一分，以清神气，尤良。

唐祖宣在诊治此类患者时强调，心与小肠相表里是治疗的关键，导赤散在方中起了至关重要的作用。他说，"心热"，有认为是"实火"，有认为是"虚热"。但若言心经实火，则当首先黄连以苦寒直折，而不用生地黄之阴柔滋腻；若言心经虚热，则当以滋阴清热为主，而不用或少用木通、竹叶等渗利伤阴之品。两种说法虽各有道理，但亦各有说理不通之处，故至今仍存有争议。唐祖宣认为是"水虚火不实"之证，此说似觉符合此证的病因病机。

第六节　秋　燥

提示：秋燥是发生于秋季的一种急性外感热病，其病状与风温相类而初起即有明显的津液不足之燥象。通过本节的介绍，要熟悉秋燥的病因病理和病证特点，掌握该病的传变规律和辨证治疗。由于历代文献中对燥邪的寒热属性论述不一，所以有认为秋燥属寒，有认为秋燥属热。本节讨论者，系感受温燥病邪而致病的，故属于四时温病之一。为了对秋燥有较全面的认识，并便于对比，在本节中亦附有凉燥一证。在讨论该病时可与风温病相对照，两者初起皆出现肺卫表证，病变以肺为中心，后期多出现肺胃阴伤见证，但该病一般病情较轻，甚少出现逆传心包等变证。

一、概　　述

秋燥是秋季感受燥热病邪所引起的急性外感热病，初起邪在肺卫时，即有以咽干、鼻燥、皮肤干燥等津气干燥征象为其特点。该病多发生在秋季，病势轻浅，除少数可以传入肝肾者外，一般较少传变，病程较短，易于痊愈。

根据上述定义所述，初步对秋燥有一认识，即发病季节为秋季，以秋分后小雪前为多见；病因为燥热病邪。

临床特征初起除肺卫症状外即见有津气干燥征象，如咽干鼻燥皮肤干燥等。由于秋燥为燥热病邪，故易于耗伤气阴，少数可传入肝肾。

对秋燥的认识，在《内经》中已有记载，如"燥甚则干"，并指出燥邪为病的治疗原则是"燥者润之"。但《素问·生气通天论》中只有"秋伤于湿，上逆而咳"的记载，并无"秋伤于燥"的明文，病机十九条也无燥邪为病的论述，至金·刘河间《素问玄机原病式》补充了燥邪致病的病机"诸涩枯涸，于劲皴揭，皆属于燥"，对燥邪的致病特点，做了进一步发挥。同时代的医家朱丹溪以四物汤加减。李东垣从养荣血、补肝肾、润肠液等方面立法制方论治燥病，但他们所论的多属津血干枯的内燥证。自明·李梴指出燥有内、外之分后，才引起了医家对外感燥邪致病的重视。清代医家对燥病的认识渐趋完善。喻嘉言在《医门法律》中提出了《内经》中"秋伤于湿"应为"秋伤于燥"，并做《秋燥论》，对内伤之燥、外感之燥做上比较系统的论述，首创秋燥病名，制清燥救肺汤用于秋燥病的治疗。从此秋燥开始成为一个独立的病种。其后，叶天士、吴鞠通、俞根初等对秋燥病均做了重要的论述。在诸多论述中，对秋燥性质的说法又不尽一致。有认为燥性属热，如喻嘉言说："燥金虽为秋令，虽属阴经，然异于寒湿，同于火热。"有认为燥性属寒，如沈目南说："燥病属凉，谓之次寒。"有认为燥有温凉两类，如俞根初说："秋深初凉，西风肃杀，感之者多病风燥，此属燥凉……若久晴无雨，秋阳以曝，感之者多病温燥，此属燥热。"吴鞠通则以胜复气化来论述燥气，大旨以胜气属凉，复气属热。王孟英、费晋卿亦均认为秋燥有温凉两类。于此可见，前人所说的秋燥有温燥与凉燥之分。就凉燥而论，它并非温热病邪引起，不属温病范畴，故本节所论述的秋燥，仅指燥热病邪引起的外感热病。

根据秋燥的发病季节和临床表现，对于现代医学所说的发于秋季的呼吸系统感染。如秋季感冒、急性支气管炎、肺部感染等具有秋燥临床特点的，可以参考该病的辨证论治。

二、病 因 病 机

病因和发病：该病的发生，是感受秋令燥热病邪而成。燥热病邪的产生和致病与季节、气候有直接的关系。秋季久晴不雨，秋阳以曝，此时的气候多干燥而温热，易形成燥热病邪。同时，在这种气候条件下，如人体不能适应，则易于感受燥热病邪而发为秋燥。

对于秋燥的病因和发病，综合起来，可以这样认识：致病主因为外感燥热病邪。发病条件因久晴无雨，秋阳以曝，又加之正气不足，不能适应气候变化。

病机演变：由于秋为燥金主令，内舍于肺，燥热之邪多从口鼻吸入，故燥热之气内应于肺，肺合皮毛，所以该病初起多出现肺卫证候而最先见到发热、恶寒、咳嗽等症状。此与风温初起的证候表现大致相似。因而叶天说秋燥"证似春月风温证"。所不同者，该病初起即有津液干燥见证。

肺卫燥热之邪不解，势必内传入里，由于燥气易于耗伤津液，一经传里热盛，其津液干燥之象更为明显，燥热在气分病变所涉及的脏腑有肺、胃、肠等，但其重心则在肺，气分病变的病理特点一般表现为热盛与阴伤，可出现多种证型，而证型之间有一定的联系，某些证型又可相互转化。如燥热在肺，易成肺燥伤阴，若是燥热已衰而阴伤为著，即可转变为肺胃阴伤；肺热伤络，肺热下移大肠，又可形成肺燥肠热，络伤咳血；肺受燥热，肺津不能下布，大肠失润，又可引起肺燥肠闭；燥热结滞胃腑而阴伤，又可致腑实阴伤。若气分燥热不解，可引起热入营血或气血（营）两燔之证。如传入下焦而伤及肝肾真阴，可致肝肾阴伤导致水不涵木、虚风内动等病证，但该病甚少出现热入营血分和肝肾阴伤的病变。

总之，秋燥的病情较轻，较少传变，易于痊愈，只要及时、正确地予以治疗，或患者素体较好，则一般不致发展到深入下焦肝肾阴涸的地步。

三、诊断与鉴别诊断

1. 诊断依据

（1）有明显的季节性：该病发于秋令，多见于秋季燥热偏盛的时节，一般多为八月上旬至十月上旬，尤以八九月份为多。

（2）有一定的证候特点：初起时邪犯肺卫，而见发热、恶寒、咳嗽，同时可见津液受伤的见症，如口、鼻、咽、唇、皮肤等处干燥欠润少津，痰少干咳等，而在病变过程中更易出现津气耗伤的见证。

（3）病变重心在肺，以卫气分见证为主，病情较轻，传变较少，预后较好。

2. 鉴别诊断

（1）秋燥与风温的鉴别：秋燥与风温初起均为邪犯肺卫，出现发热、恶寒、咳嗽等见症，病变的重心又均是在肺。但风温多发于春季，感受风热病邪所引起，初起干燥见症不著，易于逆传心包。该病发于秋季，所感为燥热病邪，初起即有明显津液干燥见症，少见逆传心包，两者自是不同。

（2）秋燥与伏暑的鉴别：秋燥与伏暑都可以发生在秋季，但伏暑所感为暑湿病邪，病变重心在脾胃，以初起如感冒，继而寒热如疟，胸腹灼热，便溏不爽为证候特点，病情较重，传变较多。该病所感为燥热病邪，病变重心在肺，初起以邪在肺卫伴有津液干燥见症为证候特点，病情较轻，传变较少，两者有明显区别。

（3）秋燥与风寒感冒的鉴别：两病均可发生于初秋季，风寒感冒为感受风寒病邪，多发生于深秋近冬之季。尤好发于冬季，初见恶寒重，发热轻，无汗，头痛，肢节疼痛，口不渴，脉浮紧，苔薄白。而秋燥多发生于初秋之后，初见发热，微恶风寒，少汗，咳嗽少痰，咽干痛，鼻燥热，口微渴，舌边尖红，苔薄白乏津等症。

四、辨 证 论 治

1. 辨析要点

秋燥病临床表现与其他温病比较虽不甚危重，但证候类型亦较为复杂，在诊断时需掌握以下几个环节。

（1）辨感邪性质，明确疾病属性：秋燥所感受的病邪性质有凉、温之分，如俞根初所说："深秋初凉，西风肃杀，感之者多属风燥，此属凉燥；若久晴无雨，秋阳以曝，庶之者多病温燥，此属燥热。"一温一凉，两者有明显区别。如临床上见有邪在肺卫，卫有燥热伤津见症者，便可确诊为温燥。

（2）辨阴伤程度，明确病势轻重：由于燥热病邪的性质偏热，就决定它有耗伤津液的特性。因之在疾病初期，即有津液干燥见症，邪越传里则阴伤越重。但因燥热之邪所在脏腑及其病机不同，其阴伤程度则有轻重之殊，燥热在肺者，津伤较轻，进而热邪入胃，则将成肺胃之阴两伤，如邪热久羁，传入下焦，亦可耗伤肝肾之阴。因而在临床诊断时，必须辨清是肺胃阴伤还是肝肾阴伤，这对指导治疗用药有极其重要的意义。

（3）辨病理特点，明确传变变化：秋燥病在发展变化过程中，有一定的规律性可循，一般是由轻而重，由气及血，故俞根初将其病理变化归纳为"上燥则咳，中燥则渴，下燥则结"。说明了燥热"先伤肺津，次伤胃液，终伤肝血肾阴"，临床上如能掌握了这些病理变化，则可进一步了解其传变趋势和预后转归。

2. 治则治法要点

秋燥是燥热病邪为患，燥热病邪最易耗伤津液，故该病的治疗原则应以滋润为主，即《素问·至真要大论》中所提出的"燥者润之"之意。但燥邪为病，不仅必然造成津液干燥，而且引起体内邪热亢盛，因此，在以滋润为主的同时，还须予以清泻热邪。再者，秋燥病毕竟是外感燥气而成，初起每兼有表证，因之，在治疗时，尚须辅以解表以透邪外出。从总的方面来看，秋燥的治疗，当以辛凉甘润为主。

再从秋燥各个阶段的病候特点来说，前人提出的"上燥治气、中燥增液，下燥治血"，可作为治疗秋燥初、中、末三期之大法，所谓上燥治气，除用甘寒养肺阴外，还主以辛凉宣肺，使肺气得宣，则肺可布津，而燥自解。中燥增液，是指因病发展至胃肠，引起胃肠内津液耗伤，药用甘寒以补养胃阴，而补养胃阴亦可滋润肺津，如曹炳章说："燥伤胃阴与燥伤肺同法……救胃即所以救肺也。"故上燥与中燥均主用甘寒，药物选择亦要相似。所谓下燥治血，主要是指滋养肝肾真阴，药宜甘咸酸寒之品。

秋燥治疗的用药宜忌，最主要的是"宜柔润，忌苦燥"。这可以说是秋燥用药与其他温热病的不同之点，具体言之，一般的温热病初起，大多不用滋阴之品，而秋燥在初期即须用滋润药物。更须指出的是，一般温热病化热入火后，常用苦寒清热泻火药物，而秋燥则甚忌苦寒，因苦燥易伤阴而加重燥象，所以在选择用药上宜谨慎，如芩、连、知、柏等苦寒药物不可滥用。正如汪瑟庵说："燥证路径无多，故方法甚简，始用辛凉，继用甘凉，与温热相似，但温热传至中焦，间有当用苦寒者，燥证则唯喜柔润，最忌苦燥，断无用之之理矣。"

燥气的性质虽近于火，但又不同于火。对于温热病中治燥与治火之区别，前人提出："治火可用苦寒，治燥必用甘寒；火郁可以发，燥胜必用润；火可以直折，燥必用濡养。"这对于燥证的治疗颇有临床指导意义。

五、唐祖宣对秋燥病的体会

秋燥是秋季感受燥热病邪而引起的一种外感热病。在证候上具有初起邪犯肺卫、津气干燥的特点，病变以肺为重心，病情较为轻浅，在传变上，邪热由卫传气分者为多见，少数患者亦可传入营血，而深入下焦致肝肾阴伤虚风内动者较为少见。

秋燥初起的治疗原则，以辛凉甘润为主，燥邪化热所引起的各种病证的治疗，不仅适用于秋燥，其基本精神同样也可适用于其他各种温病化燥、津气两伤的病证。因而该病的证治，对指导温病的治疗是有广泛的、重要的意义。

还应了解该病与风温、伏暑的鉴别，以及燥热在肺卫与凉燥犯于肺卫的不同证治要点。

六、病案举例

清燥救肺汤治验：

> 李某，男，68岁，1980年11月5日诊治。
>
> 今冬长时期气温偏高，气候干燥，患者两周前因外感引起身热（T 37.5℃），干咳无痰，气逆而喘，咽喉干燥，鼻干，两肋胀痛，心烦口渴，舌质红，苔薄白而燥，脉数。诊断为秋燥（燥热伤肺），治以清燥润肺，方选清燥救肺汤加减。药用：冬桑叶9g，石膏15g，西洋参3g，胡麻仁6g，阿胶9g（烊化），麦冬9g，杏仁6g，枇杷叶9g，生甘草6g。
>
> 二诊　1980年11月8日，服上方后肺经燥热得以缓解，气逆而喘未见好转，此病为肺阴之虚所致，守上方合泻白散，即加桑白皮9g、地骨皮9g继服。
>
> 二诊　1980年11月12日，身热已退，咽、鼻已不干燥，口渴心烦已解，舌质红，苔白而干燥，脉细数。
>
> 四诊　1980年11月18日，初诊诸症均消除，唯觉气短无力，自汗出后用生脉数加味调理两周而愈。

按　清燥救肺汤出自《医门法律·卷之九热湿暑三气门请方附秋燥方》。论中曰："自制清燥救肺汤，治诸气膹郁诸痿喘呕。"昌按云：诸气膹郁之属于肺者，属于肺之燥也。而古今治气郁之方，用辛香行气，绝无一方治肺之燥也。诸肺痿喘呕之属于上者，亦属于肺之燥也。而古今治法，以痿呕属阳明，以喘属肺，是则呕与痿，属于中下，而惟喘属之上矣。所以千百方中，亦无一方及于肺燥也。即喘之属于肺者，非表即下，非行气，即泻气，间有一二用润剂者，又不得其肯。总之内经之气，脱误秋伤干燥一气，指长夏之湿，为秋之燥，后人不敢更其说，置比一气于不理，即成明指理燥，而用药夹杂，如戈获飞虫，茫无定法示人也。今拟此方，命名清燥救肺汤。大约以胃气为主，胃土为肺金之母也。其天门冬，虽能保肺，然味苦而气滞，恐反胃阻痰，故不用也。其知母能滋肾水，清肺金，亦以苦而不用，至如苦寒降火，正治之药，尤在所忌。盖肺金至于燥，所存阴气，不过一线耳，倘更以苦寒下其气，伤其胃，其人尚有生理乎？诚仿此增损以救肺燥变生诸症，如沃焦救焚，不厌其频，庶克有济耳。

唐祖宣在治此类患者时多守原方味增减药物剂量多收奇功。初诊用原方虽然诸症有可减轻，但气逆而喘未见好转，所以合用泻白散而诸症逐渐消除，说明了中医"肺主肃降"理论在此应用的奥妙。证如上述，该方病机为燥燥伤肺，气阴两伤。当此之时，既不能用辛香之品，以防耗气，亦不可用苦寒泻火之品，以防伤津。只宜清燥润肺法。正如柯韵伯所说："古方用香燥之品以治气郁，不获奏效者，以火就燥也。惟缪仲淳知之，故用甘淳滋润之品，以清金保肺立法。喻氏宗其旨，集诸润剂，而制清燥救肺汤，用意深，取药当，无遗蕴矣。"方中桑叶轻宣肺燥，《本草撮要》曰："桑叶，得麦冬治劳热；得生地、阿胶、石膏、枇杷叶，治肺燥咳血。"石膏清肺金肺燥热，《用药心法》谓其："胃中大寒药，润肺除热，发散阴邪，缓解益气。"两药会用，能清泻肺胃燥热，以治其致病之源，共为主药；燥热伤肺，耗津灼液，故用阿胶、麦冬、胡麻仁润肺滋液，同为辅药。《难经·十四难》曰："损其肺者益其气。"故用参、草益气生津。《素问·藏气法时论》云："肺苦气上逆，急食苦以泻之。"故用杏仁、枇杷叶味苦之品以泻肺气，兼润肺燥，以治咳喘，此四药为佐药；甘草调和诸药，为使。诸药合用，使肺金之燥得以滋润，肺气之膹郁者，得以肃降，则诸症自解。以上是清燥救肺汤的方解，效之临床，唐祖宣在临证中多合泻白散，其意何谓？盖泻白散与清燥救肺汤合用有异曲同功之妙。经云："金郁泄之。"肺热喘咳，治当清泻肺热，平喘止咳。方中桑白皮甘寒入肺，清肺热泻肺气而平喘咳，凡肺中"实热郁遏，肺窍不得通畅，借此渗之散之，以利肺气"（《药品化义》）。又因其"气薄质液"，不燥不刚，虽泻肺气而无伤于娇脏，地骨皮甘淡而寒，归肺肾经，能直入阴分而泻肺中深伏之火，阴虚有热者尤宜。故清燥救肺汤合泻白散至此用意是清热而不伤阴，泻肺而不伤正，俾肺气清肃，更因中土得益，金有水源，则肺羌可廖。故李时珍谓泻白散为："此乃泻肺诸方之准绳也。"

桑杏汤治验：

汤某，女，48岁，1989年10月28日诊治。

患者于10日前因外感引起发热，鼻塞，咳嗽，咽痛，在当地按"上感"治疗，一日前出现头痛，发热（T 37.8℃），微恶风寒，咳嗽少痰，咽干鼻燥，口渴，舌质红苔白，脉数大。此乃秋燥外感温燥（外感温燥），治宜清宣润凉，方选桑杏汤加减。药用：冬桑叶9g，杏仁9g，沙参15g，川贝母9g，淡豆豉6g，栀子6g，鲜梨皮12g，桔梗12g，生甘草6g。

二诊　1989年11月3日，服上方后肺卫热证均减，T 36.8℃。患者自述服上方便溏，日2~3次，无腹痛，饮食及二便正常，守上方加山药15g、白术12g继服。

三诊　1989年11月10日，患者今来自述，"病已消除"。嘱其多食蔬菜，加强锻炼，以善以后。

按　桑杏汤出自《温病条辨·卷一上集篇》，论中曰："秋感燥气，右脉数大，伤于太阴气分者，桑杏汤主之。"该方证为温燥外袭，肺阴受灼，是邪在肺卫的证治。治当以清宣燥热，内以凉润肺金，故立"清宣凉润"之法。方中桑叶轻宣肺热，《本草经疏》："桑叶，甘所以益气，寒所以凉血，甘寒相合，故下气而益阴。"杏仁苦辛温润，宣利肺气，《医药启源》："杏仁除肺中燥，治风燥在于膈。"两药共为主药；淡豆豉助桑叶轻宣解表，沙参、鲜梨皮生津润肺，同为辅药；栀子清泻上焦肺热，贝母止咳化痰，为佐使药。诸药合用成为清宣燥热、凉肺润金之剂，使燥热除而肺津复。故《温热经纬》曰："以辛凉甘润之方，气燥自平而愈。"

唐祖宣在治疗这类病患时，常考虑每年的气候变迁，在此方的基础上加桔梗、生甘草，此意与原方本意并无冲突，而是起相辅相成的作用。他在临证时，若合并阴虚血热，加生地黄养血清热、益阴补血；咳血者加侧柏叶、仙鹤草、石仙桃，甚或加白及以止血；声音嘶哑，常用此方加挂金灯、诃子治疗效果颇佳，可供参考。另外，他用此方配合润肠通便的药物，如火麻仁、肉苁蓉、桃仁等，治疗肺燥肠闭有很好的疗效；用该方配合补肾壮骨的药物，如杜仲、狗脊、菟丝子等，治疗痿废症；治疗尿血配藕节、小蓟，严重者配三七，有清心利尿止血作用。

第七节　大　头　瘟

提示：大头瘟目前虽不多见，但仍然存在，故不应忽视。通过本节的介绍，要明确大头瘟的概念，并掌握大头瘟的辨证治疗。对该病的病因应理解风热时毒与风热病邪的关系，以该病的临床表现，既要注意其头面红肿的特征，又不能忽视其具有温病的基本特征。在审视病机演变时，应注意邪毒充斥肺胃和上攻头面两个方面，前者引起全身性的证候，后者则表现为局部的病变。在治疗方面要注意口服汤剂与局部敷药相结合。该病在概念上不必与痄腮纠缠，这两个病的名称比较混乱，有的医家视为两种病，有的则将两病混称。目前一般文献中多不把痄腮称为大头瘟。

一、概　　述

大头瘟是属于温毒范围的一种急性外感热病，因而有些温病学著作，包括以往几版《温病学》统编教材，都把该病列入"温毒"内讨论。鉴于温毒并不是一个独立的病种，而大头瘟是一个独立的病种，所以本书将大头瘟设专章讨论。

大头瘟是感受风热时毒而引起的一种以头面焮赤肿大为特征的急性外感热病。该病多发生于冬春两季。

从上所述可以看出，大头瘟发生的病因为风热时毒，其临床特征是头面焮赤肿大，发病季节以冬春为多见。

所谓风热时毒，是指风热性质的病邪夹毒具有较强的传染性，并可引起局部红肿疼痛等临床表现。清代医家陈平伯《外感温病篇》中已有"风温热毒"、"风温毒邪"之说，即是风热时毒。吴鞠通《温病条辨》中所说："温毒者诸温挟毒。"也指出了该病病因夹毒的特性。

对于该病的临床表现，与其他温病有较显著的区别，如吴鞠通所描述的："咽喉肿痛，耳前后肿，颊肿，面正赤，或喉不痛，但外肿，甚则耳聋。"但因其也具有一般温病的发病规律及发热等基本临床表现，所以仍然属于温病的范围。

在《内经》、《伤寒论》等文献中并无该病病名的记载。隋·巢元方《诸病源候论》虽未明确提出该病的病名，但在丹毒病诸候、肿病诸候中有类似该病临床表现的记载。唐·孙思邈《千金翼方》疮痈卷中所叙述的丹毒，似包括了该病在内。金·刘河间在《素问病机气宜保命集》中首次将该病列"大头论"专篇论述，称该病为"大头病"。《古今医案按》记载，金元时期泰和二年（公元1201年），"大头伤寒"流行，李东垣制普济消毒饮，广施其方而全活甚众。明·陶华《伤寒全生集》称该病大头伤风，认为其病因"一曰时毒，一曰疫毒，盖天行疫毒之气，人感而为大头伤风也"，治宜"退热消毒"。明·张景岳在《景岳全书·杂证谟·瘟疫》中称该病为"大头瘟"或"虾蟆瘟"。清·俞根初《通俗伤寒论》又把该病称为"大头风"。吴鞠通《温病条辨》将该病归于"温毒"之中，并谓该病"俗名大头温、虾蟆温"。

该病与现代医家所说的颜面丹毒、流行行腮腺炎有类似之处，它们可参照该病的辨治方法进行处理。但中医历代文献上记载的大头瘟有强烈的传染性，可引起大范围的流行，并有较高的死亡率，这与颜面丹毒、流行性腮腺炎又有不尽相同之处。

二、病因病机

（1）病因和发病：该病的致病因素是风热时毒。在温暖多风的春季及应寒反暖的冬季，风热时毒容易形成，并造成传播。当人体正气不足时，就可以感邪而发病。其感邪的途径，风热时毒从口鼻而吸受，与风热病邪致病的入侵途径相同。

（2）病机演变：风热时毒自口鼻而入，先犯于卫气分。因卫受邪郁，故先有短暂的憎寒发热，气分热毒蒸迫，肺胃受病，故相继出现壮热烦躁、口渴引饮、咽喉疼痛等里热炽盛的临床症状。由于该病致病因素具有风邪上犯的特性，所以邪毒向上攻窜于头面，搏结脉络，导致头面红肿疼痛，甚则发生溃烂。如《诸病源候论·诸肿候》所说："肿之生也，皆由风邪、寒热、毒气客于经络，使血涩不通，壅结皆成肿也。"因肺与大肠相表里且胃肠一气相通，故毒壅肺胃，可致肠道腑气不蠕，表现为身热如焚、头面赤肿、大便秘结等热结肠腑之证。后期肺胃热毒渐解，呈现胃阴耗伤征象，如邪毒内陷，亦可深入营血，或犯手足厥阴经，出现动血耗血、神昏惊厥等病理变化，但目前临床上甚少见到。所以，该病预后较好，很少引起死亡。

该症的病位主要在头面，病变脏腑在肺胃，基该病理变化为风热时毒壅盛肺胃，热毒蒸迫。

三、诊断与鉴别诊断

1. 辨病依据

（1）具有特殊的临床表现：起病急，初起憎寒发热，伴有头面焮赤肿痛。

（2）以肺胃为主要病位，热毒蒸迫为基该病理变化，病情发展少有深入营血者，预后较好。

（3）多发生于冬春季节。

2. 鉴别诊断

（1）痄腮：两者都多见于冬春季节。亦有头面部颈肿胀等相似处，但从发病年龄、肿胀部位、肌肤色泽等方面比较，两者易于鉴别。痄腮以儿童罹患为多，且以一侧或两侧腮肿为特征，其肿胀呈以耳垂为中心的漫肿，与健康皮肤间没有明显界限，皮肤紧张而不红，后期热毒从少阳内窜厥阴经脉，可继睾丸肿痛，大头瘟则无此并发症。并发睾丸肿痛时，白细胞总数及中性多核细胞增多。

（2）发颐：两病都憎寒壮热、面颊红肿热痛等，但发病的经过、肿痛的部位有区别。大头瘟首发病即在头面部，发颐乃由伤寒或温病余邪热聚于少阳、阳明，为继发病。大头瘟虽可三阳发病，但以面颊阳明为重点，而发颐以少阳为重点，常为单侧，初起颐颌外颌角疼痛，肿如核桃，开口困难，成脓时疼痛加剧，红赤肿胀，可波及同侧耳前耳后及颊部，脓肿溃破后可从内颊部流出，与大头温不难鉴别。

（3）面部风毒：两病皆发病突然，以面部焮热红肿为特征，但面部风毒红肿界线不明显，一般无恶寒、发热，与大头瘟相异。

（4）漆疮：漆疮可有面部红肿，但界线不明显，灼热发痒，但无疼痛发热，且漆疮有与油漆、生漆接触史、发病部位也不局限于头面部。

四、辨 证 论 治

1. 辨证要点

（1）该病初起恶寒较甚，不久即热势陡增而憎寒罢，以气分肺胃热毒蒸迫为主要病机变化。

（2）肿毒征象突出，虽见头面红肿或咽喉疼痛，但一般不破溃糜烂。

（3）气分热势虽盛，但很少深入营血分。

2. 治则治法要点

该病治疗以清热解毒为基本原则，热毒得清则壮热可退、肿痛可消。因该病初起卫分症状表现短暂，或起病即呈卫气同病，故该病初起治疗不宜单行解表，一般应卫气同治，即透表清热、解毒消肿，并佐以疏畅气血，既免凉遏之弊，又可助邪毒疏散。此外，可配合清热解毒、行瘀止痛之方外敷，以增加内服汤剂之力。后期热退津伤，则治以滋养胃阴，清泄余毒。

该病的病理变化比较单纯。病之初起，邪偏卫表，若卫分之热已解，热毒入于气分，则出现毒壅肺胃之候。

五、唐祖宣诊治大头瘟体会

大头瘟是由风热时毒引起的以头面焮赤肿大为特征的外感急性热病。初起时，邪袭卫表而见憎寒发热，继则热势渐增，迅速充斥肺胃，上攻头面，出现壮热、渴饮、烦躁、苔黄、脉数实等气分邪热炽盛证，并有头面焮赤肿痛、咽喉疼痛等邪毒聚结于上的表现。该病病程多呈自限性，病变部位较局限，一般不深入营血分。对该病的治疗，须内治法与外治法相结合，一般内服透卫清解、解毒消肿的普济消毒饮，外敷泻火解毒、散瘀消肿的三黄二香散，或金黄散等。若风热时毒壅盛于肺卫未能清解，又进一步波及肠腑之候，可运用通圣消毒散清透热毒、攻下泻热。后期肺胃热毒已解，出现津液受伤之候，可运用七鲜育阴汤以滋养胃阴。该病一般预后较好。

大头瘟肺胃热盛，火毒上攻（《丁甘仁医案》）：

朱左，头面肿大如斗，寒热，口干，咽痛，腑结，大头瘟之重症也。头为诸阳之首，惟风可到，风为天之阳气，首犯上焦，肺胃之火乘势升腾，三阳俱病，拟普济消毒饮加减。

荆芥穗一钱半　青防风一钱　软柴胡八分　酒炒黄芩一钱半　酒炒川连八分　苦桔梗一钱　连翘壳三钱　炒牛蒡二钱　轻马勃八分　生甘草八分　炙僵蚕三钱　酒炒川军三钱　板蓝根三钱

二诊　肿势较昨大松，寒热咽痛亦减，既见效机，未便更张。

荆芥穗一钱半　青防风一钱　薄荷叶八分　炒牛蒡二钱　酒炒黄芩一钱半　酒炒川连八分　生甘草六分　苦桔梗一钱　轻马勃八分　大贝母三钱　炙僵蚕三钱　连翘壳三钱　板蓝根三钱。

三诊　肿消热退，咽痛未愈，外感之风邪已解，炎炎之肝火未靖也，再予清解。

冬桑叶三钱　生甘草六分　金银花二钱　甘菊花二钱　苦桔梗一钱　连翘三钱　粉丹皮一钱半　轻马勃八分　黛蛤散五钱（包）　鲜竹叶二十张。

按　本案在初诊时，大头瘟的证候较典型，且较严重。因其热毒化火、充斥肺胃，上攻头面，三阳俱病，故用荆芥穗、防风、柴胡透泻三阳之风热，用黄芩、黄连、大黄、板蓝根、连翘等以清泻肺胃之火毒，并用桔梗、牛蒡、马勃等以清利咽喉。因处方用药能紧扣病机，故一剂而效，肿势大减。复诊时仍以透泄邪毒、清火泻热为治，三诊肿消热退。此时因肺金受邪，木无所畏，炎炎之肝火未息，故以凉肝泻热而善其后。

大头瘟风热上迫，肝风内扰（《重印全国名医验案类编》）：

病者：叶绍芹，年十二岁，住安徽黟县，小学肄业。

病名：大头瘟。

原因：冬令感寒，伏而不发，至春三月，地气上升，复感时行温毒，上攻头部而始发，发即病势剧烈。

证候：咳嗽气喘，口渴舌燥，壮热便结，神识昏迷，头痛难举，红肿一周，若戴箍焉，箍之内外，红肿成块，游走不定，红块之上，细泡无数。

诊断：脉象浮数，风温热毒显然。今头痛难举，红肿一周，风热上迫也。红肿成块，游走不定，风之善行数变也，壮热不退。神识昏迷，风火内扰也。火乘所胜以侮所不胜，而肺金受烁，故咳嗽昏迷，口渴舌燥，由是而来。

疗法：用羚角、钩藤以息风，金银花、甘草以解毒，连翘、贝母清心肺，菊花、白芷散头面，人中黄、黑山栀、酒炒生军以泻火，芦根、石斛以清胃，每日煎药两次。

处方：羚羊角五分（锉末、炖冲），鲜芦根三钱，金银花四钱，连翘心三钱，双钩藤五钱，鲜石斛三钱，生甘草节一钱，川贝母二钱（去心），黑山栀二钱，人中黄二钱，香白芷一钱，酒炒生军一钱，甘菊花钱半。

效果：上方服三剂，风热渐解，头肿见消，减去羚角、钩藤、生军三味，加冬桑叶三钱、紫马勃一钱（包）、元参心钱五分，再服四剂而痊。

何廉臣按：大头瘟症，当以东垣普济消毒饮为正治，今仿其法而略为加减，宜乎应手奏功。若病势尤重者，砭法外治，亦当相助以求速效。

按　本案系风热时毒充斥肺胃、逼扰神明、引动肝风证，故用人中黄、黑山栀、酒炒生军、银花、连翘清泄肺胃火毒，用芦根、石斛、贝母清养肺胃，用羚羊角、钩藤、菊花凉肝息风。本处方重在清泄肺胃火毒和凉肝息风，至于透泻风热之法则须谨慎，庶免痉厥兼臻之变，故方中仅用少量白芷以散头面风热。三剂之后热减肿消，内风已息，故减去凉肝息风之品，加入养阴制火的元参等而获痊愈。

第八节　烂　喉　痧

提示：烂喉痧在目前发病率不高，较易被忽视而贻误治疗。本节所讨论的辨病要点、初起证治、毒火燔灼气营（血）证治等系重点所在。麻疹易与该病混淆，应从痧出时间、分布部位、色泽形态、其他临床表现等方面作出鉴别。同时还应注意识别顺、逆病证的征兆。该病的病机以邪毒充斥肺胃及热毒燔灼气营（血）为主。毒燔气营（血）病情严重，可发生多种险恶证候。该病的治疗重在清泻热毒，其不同病变阶段，清泻之法有异：初起热毒为表邪所郁纯乎清热有冰伏邪机之弊，故以清透为主；中期则宜清泄清下；后期宜投清养。对该病的治疗应彻底，若留有遗毒，必须注意清解和善后调理。

一、概　　述

烂喉痧是属于温毒范围的一种急性外感病，由外感温热时毒引起的，以发热、咽喉肿痛糜烂、肌肤丹痧密布为主要临床特征，多发生于冬春二季。

根据文献所载，该病曾有好多不同的名称。因其肌肤发出丹痧，故清·顾玉峰《丹痧阐介》中称为"丹痧"；因其有咽喉溃烂，肌肤丹痧，故叶天士医案中称其为"烂喉痧"。金保三《烂喉丹痧辑要》中称为"烂喉丹痧"；因其以喉部肿痛糜烂和丹痧为主要特征，曹心怡《喉痧正的》中称为"喉痧"；因其相互传染而流行，陈耕道《疫痧草》中称为"疫喉"、"疫喉痧"。所谓"痧"，即邵新甫在《临证指南医案·癍痧疹瘰》中按道：痧者，疹之通称，但这里一般是指丹痧而言。

对于烂喉痧的文献记载究竟始于何时，有不同的说法。有人认为《灵枢·痈疽》篇所载"痈发于嗌中，名曰猛疽，猛疽不治，化为脓，脓不泻，塞咽。半日死"，似包括该病在内，但上述记载更接近于咽喉的化脓性疾患。有人认为《金匮要略》所说的"阳毒"，症见面赤斑斑如锦纹，咽喉痛，唾脓血，颇与该病类似。隋·巢元方《诸病源候论》将"阳毒"归于"时气候"，示明其有传染性和能造成流行。唐·孙思邈《千金翼方》列有"丹胗"的证治，以方测证，其所用方药多系治疗该病者，故推测其所说"丹胗"似即为烂喉痧。但也有人认为该病系18世纪左右才传入中国，在此以前并无明确可靠的记载。清·叶天士《临证指南医案·卷五》中记载了一些以咽痛、痧疹为主要表现的病案，其中有的与该病酷似。可认为是该病首次较可靠的病例记录。清代有关该病的专著较多，如金保三的《烂喉丹痧辑要》、陈耕道的《疫痧草》、夏春农的《疫喉浅论》等，都较系统、详细地论述了烂喉痧的发生、发展机理、证治理论和防治经验等。烂喉痧即现代医学所说的猩红热。

二、病因病机

病因和发病：该病的病因是温热时毒，毒寓邪中。凡风热病邪、暑热病邪、湿热病邪、燥热病邪等皆可夹毒为患。烂喉痧多系感受发生于冬春两季的温热毒邪而引起。当人体正气亏虚时，更易感邪罹患。冬春季节，邪毒从口鼻吸入即可致病；或家有烂喉痧患者，其温热时毒之气足充一室，室内之人更易吸受其邪毒而迅速发病。陈耕道《疫痧草·辨论疫气感染》中说："其人正气适亏，口鼻吸受其毒而发者为感染，家有疫痧人，吸受病人之毒而发者为传染。所自虽殊，其毒则一也。"陈氏虽分为感染传染，只是传染的形式有所不同，其实并无差异，不仅感邪相同，其发病均为口鼻吸受毒邪，并皆与正气不足有关。

病机演变：该病的病理变化主要有以下三个方面。

（1）邪毒初袭，充斥肺胃：温热时毒自口鼻而入，肺胃首先受病。肺主气而合皮毛，邪毒犯肺，肺气不宣，卫受邪郁，则见憎寒发热之表证。邪毒迅速传里，阳明受邪，正气奋起抗争，可见里热蒸迫的病证。正如何廉臣所说："其症虽一团火热内炽，而表分多风邪外束。"喉咽为肺胃之门户，肺胃热毒上攻，搏结喉咽，血为毒滞，壅遏不通，则致喉咽红肿疼痛、破溃糜烂。如陈耕道《疫痧草·自叙》说："自口鼻吸入，着于肺胃，肺主咽喉，故疫痧多兼烂喉也。"肺胃热毒窜扰于外，肌肤脉络充血，甚则迫血动血而外溃肌腠，故发为丹痧密布。正如何廉臣说："疫痧时气，吸从口鼻，并入肺经气分则烂喉，并入胃经血分者则发痧……喉痧气血同病，内外异形，其病根不外热毒，热胜则肿，毒胜则烂。"若感邪轻者，由于正气抗邪，往往邪毒在肺胃之时即被顿挫，故不能深传，病邪外透，渐趋痊愈。

（2）毒陷营血，内闭心包：湿热时毒可从气分内陷营血，形成气营（血）两燔的病证，进而亦可陷入包络，闭阻心窍。症见神昏谵语，四肢厥冷，语謇舌绛，丹痧紫赤等。此证也可因感邪重，邪毒自手太阴经陷厥阴，如《疫痧草·辨论疫邪所由来》说："疫毒直干肺脏，而喉烂气秽，盛者直陷心包，而神昏不救，瞬息之间，人命遂夭殂，毒气传染，枉死甚众。"由于心肺相通，位居膈上，邪毒犯肺，易直入心包，堵塞机窍，逼乱神明。邪毒内闭心包，热聚膻中，消烁阴津，阴津耗竭，致阴阳不能相互维系，则阴阳离决，阳气外脱。同时，因为心之机窍闭塞，心气不能与肺气相接。即肺所主一身之气，与心所主全身之血，不能贯通衔接，则离异而致外脱。症见肢体厥冷，昏愦如迷，舌质转淡，甚至淡白无华，丹痧急隐，约略可见，濒于死亡。

若喉咽大片腐烂，阻塞气道，闭锁喉关，肺气闭郁，窒滞不通，周行失司，不能鼓血运行，以致机窍瘀阻。症见闷瞀异常，神昏躁扰，难以安卧，丹痧紫赤重迭，舌质紫绛，病情重险。一般把此证称为烂喉痧中的闷证。

也有病甚者，其温热时毒溃散，或窜入耳内，或结于项颈，或流于颌下，使耳内溢脓，项颈、颌下形成肿块硬结，甚则破溃腐烂。因其热毒充斥，高热亦持续难退，故病亦凶险。

（3）余毒未尽，阴液已伤邪毒充斥肺胃，燔灼气血，或因正气抗邪，或因治疗及时确当，每可使病变局限而不再发展，渐趋痊愈。此时往往有余毒留滞，而阴液已经受伤。余毒未尽则见午后低热；肺胃阴伤，致形体失于滋养，则见身体瘦削，肌肤甲错，颈、胸、四肢等部肌肤甲错，呈糠屑状脱皮，口干喜饮，舌红而干。此外，因火灼阴伤，络失濡养，每有四肢酸痛，甚则难以屈伸等症。

该病后期或在愈后，亦可因正虚邪恋，余毒留于关节、心、肾等处，出现关节红肿疼痛、心悸、水肿等症。

三、诊断与鉴别诊断

1. 辨病依据

（1）临床表现特点：起病急骤。发热，咽喉肿痛糜烂，肌肤丹痧密布，舌红绛起刺，状如杨梅。

（2）发病季节，多发生于冬春两季。

（3）接触史：每有与烂喉痧患者密切接触的病史。

2. 鉴别诊断

（1）白喉：白喉虽有咽喉肿痛，但有典型的白色伪膜，较之该病咽喉糜烂的白色分泌物不易擦掉，且无丹痧外观，面颊不显红晕而是苍白。

（2）麻疹：麻疹的皮疹于起病后 3 日出现，先从发际、头面开始，然后遍布全身，最后手足心均显疹点，皮疹之间可见正常皮肤。疹点呈逐渐分布，先疏后密，通常 3 日出齐。有糠皮样脱屑及棕色斑痕。90% 的患者于发病 2～3 日，可于口腔两侧颊黏膜靠第一臼齿处出现麻疹黏膜斑。无咽喉糜烂。

（3）风疹：虽其疹子初现及出齐时间与烂喉痧相近，但疹色淡红，稀疏均匀，皮肤有瘙痒感。发热等全身症状轻微。疹子收没较快，一般 2～3 日即可隐退，无脱屑。

（4）药疹：药疹四季皆可发生，有在近期服用药物的病史，无杨梅舌，一般无咽喉红肿糜烂。

四、辨　证　论　治

1. 辨析要点

对于烂喉痧的辨证，首先应辨其证候的顺逆。其辨别方法，主要是观察痧疹、咽喉、神情及脉象的变化。凡痧疹颗粒分明，颜色红活，咽喉浅表糜烂，神情清爽，脉浮数有力者，系正气较盛，能使邪透达，属于顺证；若痧疹稠密，急现急隐，颜色紫赤，咽喉糜烂较深，神昏谵语，脉细数无力等，则为正不胜邪，邪毒内陷，属于逆证。正如《疫痧草·辨论疫痧治法》云："医者当视其喉，喉烂宜浅不宜深也；观其神，神气宜清不宜昏也；按其脉，脉宜浮数有神，不宜沉细无力也；察其痧，痧宜颗粒分明，而缓达透表，不宜赤如红纸而急现隐约也，合而论之，以定吉凶。"

2. 治则治法要点

该病的治疗，重在清泄热毒。如《疫喉浅论·疫喉痧论治》云："疫喉痧治法全重乎清也，而始终法程不离乎清透、清化、清凉攻下、清热育阴之旨也。"即初期邪在卫表，治宜辛凉清透。及至中期，病邪传里，偏于气分者，宜清火解毒，或苦寒攻下；偏于营分者，宜清气凉营（血）。后期宜清热育阴。对于有兼夹之邪者，应兼顾之。如《疫喉浅论·疫喉痧论治》中说："首当辛凉透表，继用苦寒泄热，终宜甘寒救液。兼痰者清化之，兼湿者淡渗之，兼风者清散之。辛温升托皆在所禁。"

五、唐祖宣诊治烂喉痧体会

烂喉痧系感受温热时毒引起的一种外感热病。该病以发热、咽喉肿痛、糜烂、肌肤丹痧密布为临床特征。邪毒从口鼻入侵，肺胃首先受病。邪毒上冲咽喉则致肿痛、糜烂，邪毒窜入血络则肌肤丹痧密布。邪毒可自肺胃外解，预后尚好，但亦可从气分内陷营血，形成气营（血）两燔的病证。感邪重者，邪毒则从手太阴而径陷厥阴，导致机窍阻闭，神明逼乱。若喉关大片腐烂，阻塞气道，可引起气机窒滞，迅速危及生命。该病的治疗以清热解毒、透泻邪热为基本原则。初起表证甚者，用清咽汤畅汗透表，若里热较重而表证较轻者，以清咽栀豉汤辛凉清透。如邪毒入里，壅结上焦气分，宜清心凉膈散清气泻热。若热毒入营，气营（血）两燔，则当气营（血）两清，可用凉营清气汤。邪毒内闭心包者，急予清心开窍，可选用安宫牛黄丸、紫雪丹等。内闭外脱则以回阳救逆为急务，可用参附龙牡汤。病至后期，邪毒渐退而阴液已伤者，可给予清咽养营汤以养阴清热。烂喉痧配合外治法极为重要，当毒侵肺卫时可外吹玉钥匙，热毒盛于气分着可外吹锡类散。如喉头腐烂，阻塞呼吸，可用卧龙丹等搐鼻取嚏，以通关开窍。

烂喉痧肺胃蕴热（《张聿青医案》）：

金某，痧点较昨稍透，兼有起浆白疹，咽赤作痛，偏左起腐，肺胃蕴热，未能宣泄，病起三朝，势在正甚。

连翘壳　马勃　荆芥　薄荷叶　桔梗　射干　牛蒡子　蝉衣　广郁金　灯心

二诊　痧点虽布，面心足胫尚未透发，烦热，胸闷咽痛，舌苔黄糙少津。肺胃之邪，不克宣泄，夹滞不化，恐化火内窜。

净蝉衣　牛蒡子　连翘壳　麻黄　苦桔梗　苏薄荷叶　广郁金　炒枳壳　煨石膏　茅根肉

三诊　咽痛稍轻，肌肤丹赤，投辛温、寒，宣泄肺胃，热势大减，苔黄大化，而舌边红刺，邪欲化火，再以清泄。

连翘壳　广郁金　滑石块　炒枳壳　煨石膏　黑山栀　淡豆豉　杏仁　牛蒡子　竹叶心

四诊　肌肤丹赤，而痧点未经畅透，肺胃蕴热不能宣泄，邪势化火，劫烁阴津，舌绛干毛。恐邪热内传而神昏发痉。

犀角尖三分（磨）　丹皮二钱　鸡苏散四钱　玄参三钱　杏仁三钱　荆芥一钱　牛蒡三钱　鲜生地五钱　连翘三钱　广郁金钱半　茅根肉八钱　竹叶三十片　灯心三尺

五诊　丹痧渐化，而火风未能尽泄，咽痛甚重，大便不行，舌绛无津，拟急下存阴法。

犀角尖三分（磨）　丹皮二钱　玄参肉二钱　防风一钱　元明粉一钱半　生广军三钱　鲜生地五钱　大贝母二钱　荆芥一钱　黑山栀三钱　生甘草五分　桔梗一钱

六诊　大便畅行，咽痛大减，然仍热盛于里，舌红尖刺无津，痧化太早，邪势化火，劫烁阴津，未为稳当。

玄参肉　细生地　连翘壳　桔梗　金银花　郁金　天门冬　山栀　生甘草　竹叶鲜芦根

七诊　咽痛渐定，热势大减，舌绛刺亦退，然舌心尚觉干毛，还是阴津未复也。

细生地四钱　连翘三钱　金银花一钱五分　鲜石斛五钱　天花粉二钱　大玄参三钱　生甘草五分　天门冬三钱　绿豆衣三钱　山栀三钱　芦根一两五钱　竹叶兰十片

八诊　脉静身凉，履夷出险，幸甚。拟清养肺胃，以彻余炎。

大天冬　大玄参　连翘　白银花　茯苓　绿豆衣　川贝母　竹叶心　鲜芦根

按　本案二至四诊时，其病变部位皆在肺胃，其病理变化是肺胃蕴热，故连续用辛凉清透之法，特别是第三诊，透表之药辛温与辛凉并用（麻黄、豆豉），即张氏所说"投辛温、寒，宣泄肺胃"，其目的在于使肺胃蕴热外达。然而至第四诊，热毒仍未畅透，故邪毒从肺胃里结肠腑，且致阴液耗伤，渐及营血，故第五诊以攻下凉解为主，投用元明粉、生大黄泻下肠腑热结，撤热以存阴；并用犀角、丹皮、玄参、生地、黑山栀凉解营热、滋养营阴。但张氏此时仍用防风、荆芥、桔梗宣透，仍冀邪毒能从表而解，但实际上病邪已结于肠腑，内陷营分，故透表之药似属不必。第六诊时腑气已通，热毒始泄，故咽痛大减，然而邪毒尚盛，津液已伤，因而六诊、七诊主以清解热毒、养阴退热而获捷效。

烂喉痧热燔气血（《重印全国名医验案类编》）：

病者：汪元洪之令侄，年七岁，住大义。

病名：瘄夹喉痧

原因：去年冬瘄疫盛行，轻者但发时瘄，重者或夹斑，或夹痘，极重者夹烂喉丹痧。今儿感染疫毒而并发。

证候：一起即壮热烦渴，咳嗽气喘，先发瘄疹，色赤如丹，继则痧密肌红，宛如锦纹，咽喉肿疼，神昏谵语。

诊断：脉右洪盛滑数，左沉弦小数，舌赤且紫，刺如杨梅。此疫毒外窜血络，瘄与丹痧并发，乃瘄疫最重极险之恶候也。

疗法：凉解血毒为首要。上午先进普济消毒饮加减。以透其瘄疹；下午续进清营解毒汤，以化其丹痧。

处方：苏薄荷一钱　炒牛蒡二钱　青连翘三钱　金银花二钱　西紫草二钱　鲜大青五钱　粉丹皮钱半　元参心二钱（直劈去皮）

先用活水芦笋二两、鲜茅根二两（去皮）煎汤代水。

次方：鲜生地八钱　拌捣淡香豉二钱　金银花二钱　粉丹皮钱半　连翘心一钱　元参心二钱　粉重楼二钱　甘中黄一钱

先用野菰根尖二两、紫背浮萍五钱（藕池中取）煎汤代水。

次诊：前方各进两头煎，均无大效。而面色青晦，神昏不语，唯烦躁阵作，发躁时将臂乱挖，若不知痛，挖破处血出紫暗不流，喉间紫赤，间有白腐，舌仍从前，脉浮诊混糊，沉按细数，左寸搏劲而躁，此瘟毒郁于营中，半从外溃，半攻心肺，其寿可立而倾也，欲图急救，必使瘟毒有外泄之机，乃有挽回希望。故以紫雪丹芳透于前，神犀丹清解于后，再用大剂清营逐毒汤，尽人工以听天命。

三方：紫雪一钱　叶氏神犀丹一颗

均用鲜卷心竹叶三钱　灯心五分　鲜石菖蒲根叶钱半（剪碎后煎）　煎取清汤调下。

四方：犀角尖八分（磨汁）　鲜生地四两（同）　生川军四钱（开水浸半点钟，绞取清汁）　生玳瑁三钱（剪碎）　金银花三钱　玄参心二钱　粉重楼三钱　羚角片钱半（先煎）　青连翘三钱（带心）　陈金汁二两（分冲）　藏红花一钱

三诊　陆续频灌，从上午至黄昏，仅得大便溏黑者一次，灌至次日清晨，尽药两剂，又得黑溏极臭不可闻者两次，神识时清时昏，昏少清多，舌上翻出浮腻黄苔，喉间白腐，时退时起，颈肘腰腿，发现紫痕硬块，大小不一，脉皆浮洪搏数。此血毒虽从下泄，而

营中之伏火尚炽也。故用伍氏清血解毒汤合绛复汤、叶氏神犀丹，凉透血毒，宣络清神，以消息之。

五方：鲜生地一两　粉丹皮二钱　藏红花八分　青连翘三钱（带心）　老紫草三钱　真新绛二钱　旋覆花钱半（包煎）　拌神犀丹三颗

先用紫花地丁八钱　银花露一斤　煎汤代水。

四诊　一日夜药尽两剂，大便又秘，小溲赤涩，神识多昏少清。凡上部如颈肩手臂，下部如腰脊膝胴等处，从前有紫痕硬块者，亦皆红肿作脓，不特咽喉溃烂，并肛门亦溃烂流脓，脉仍搏数按之有力，血毒虽从外溃，病势总在险途。急拟救阴活血，败脓逐毒，背城一战，以图幸功。用仲景败脓散合大黄牡丹皮汤加味。

六方：生锦纹三钱　粉丹皮二钱　小枳实钱半　生赤芍五钱　元明粉二钱（后入）　光桃仁钱半　桔梗一钱　鲜生地一两

先用冬雪水、银花露各一汤碗，代水煎药。

五诊　药仍陆续频蔼，灌至一昼夜，约服四五汤碗，二便始畅，唯粪带脓血杂下，一节黄燥。一节溏黑。从此神识清醒，时时叫痛，咽喉肛门溃烂均减，六脉搏数已转弦软。治以养阴活血，败脓化毒，与五汁饮加味，外用紫金锭一钱、制月石三分，和以净白蜜，时时扫喉，清化其毒。

七方：鲜生地二两（开水浸，捣汁）　雅梨汁两瓢　甘蔗汁　生藕汁各一瓢　陈金汁二两（分冲）

先用鲜茅根二两（去皮），金银花五钱，蒸取清汤；再炖四汁，滚十余沸，冲金汁，时时灌之。

六诊　连服三日，咽喉及遍身溃烂处，均已渐次收功，便中亦无脓瘀，胃纳绿豆清汤，舌转嫩红，脉转虚数。此瘟毒虽皆外泄，而血液已经两亏，与五鲜汤滋养，以善其后。

八方：鲜生地六钱　鲜梨肉一两　鲜建兰叶五钱　鲜石斛五钱　鲜茅根一两

效果：连服六日，胃健纳谷，喜笑语言如常。嘱其用北沙参四钱、光燕条一钱、奎冰糖三钱，日进一剂，以调补之。

按　此案系烂喉痧重险之证，救治成功确属不易。因其感邪极盛，故初发时邪已窜入血分。初进凉营（血）、解毒之剂，未能遏止病邪深入，迅速内陷心包，闭塞神明，故二诊以清心开窍、凉血解毒为始，药后其神识时清时昏，提示窍闭似敞将开。但颈、肘、腰、腿等处热毒结聚，形成紫硬肿块，此系血分"痧毒"结块，故三诊以凉血解毒、化瘀开窍为治。至第四诊，血分结毒破溃，化腐成脓，且大便秘结，则以凉血攻下为急。投剂之后，毒泻热清，溃烂减轻，五六诊以养阴清热之剂而善其后。从该案可吸取急重证的一些救治经验：①投剂要勤。本案初诊时，即一日两剂，四诊时"一日夜药尽两剂"。②服药要频。案中常有"频灌"进药的方法。③诸方合用。案中初诊即进两方：普济消毒饮和清营解毒汤；二诊同进三方：紫雪、神犀丹、清营逐毒汤；三诊亦同进三方：清血解毒汤、绛复汤、神犀丹。

烂喉痧热毒壅结（张锡纯《医学衷中参西录》）：

天津瑞云里，沈姓学生，年十六岁，于仲春得温疹兼喉痧证。

病因：闻在体育场中游戏，努力过度，周身出汗为风邪所袭，遂得斯病。

证候：初病时微觉恶寒头痛，翌日即表里俱壮热，咽喉闷痛。延医服药病未见轻，喉中痛闷似加剧，周身又复出疹，遂延余为诊治。其肌肤甚热，出疹甚密，连无疹之处其肌肤亦红，诚西人所谓猩红热也。其心中亦自觉热甚，其喉中扁桃腺处皆红肿，其左边竹如榆荚一块发白。自言不唯饮食痛难下咽，即呼吸亦甚觉有碍。诊其脉左右皆洪滑有力，一分钟九十八至。愚为刺其少商出血，复为针其合谷，又为拟一清咽、表疹、泻火之方，俾服之。

处方：生石膏二两捣细　玄参六钱　天花粉六钱　射干三钱　牛蒡子三钱捣碎　浙贝母三钱　青连翘三钱　鲜芦根三钱　甘草钱半　粳米三钱

共煎汤两大盅，分两次温服下。

复诊：翌日过午复为诊视，其表里之热皆稍退，脉象之洪滑亦稍减，疹出又稍加多。从前三日未大便，至此则通下一次。再视其喉，其红肿似加增，白处稍大，患者自言此时饮水必须努力始能下咽，呼吸之滞碍似又加剧。愚曰：此为极危险之病，非刺患处出血不可。遂用圭式小刀，于喉左右红肿之处，各刺一长口，放出紫血若干，遽觉呼吸顺利。拟再投以清热消肿托表疹毒之剂。

处方：生石膏一两捣细　天花粉六钱　赤芍三钱　板蓝根三钱　牛蒡子三钱捣细　生蒲黄三钱　浙贝母三钱　青连翘三钱　鲜芦根三钱

共煎一大盅半，分两次温服。

效果：将药连服两剂，其病脱然痊愈。

说明：《内经·灵枢·痈疽》篇谓：痈发嗌中，名曰猛疽，猛疽不治，化为脓，脓不泻，塞咽，半日死。此证咽喉两旁红肿日增，即痛发嗌中名为猛疽者也。其脓成不泻危在目前。若其剧者必俟其化脓而后泻之，又恒有迫不及待之时，是以此证因其红肿已甚有碍呼吸，急刺之以出其紫血而红肿遂愈，此所谓防之于预也。且化脓而后泻之，其疮口恒至溃烂，若未成脓而泻，其紫血所刺之口半日即合矣。

按　此案初诊时，表邪已净，热炽肺胃，喉头红肿疼痛，尚未至破溃糜烂。处方以清泻肺胃、解毒利咽为法。因其"扁桃腺"红肿，呼吸有碍，故刺少商穴出血，针刺合谷，以泻热消肿。复诊时喉头红肿加剧，呼吸窒碍，故用圭式小刀于红肿处刺一长口，放出紫血，使呼吸畅通。此案处方并无甚特殊之处，唯其用刀、针外治之法，有其独到之处，但以刀刺患处，应谨慎操作，避免邪毒扩张。

第九节　温　疫

提示：温疫是温病中具有较强传染性，能引起较广泛流行的一类疾病，一般病情较重，对人类的生命健康有较大的威胁。以下讨论的几种温病如果发生了较广泛的流行，也可归属于温疫的范畴，所以温病与温疫在本质上并无区别。本节所讨论的主要是明清时代针对当时流行的温疫病而编著的两部重要的温疫病专著——《温疫论》和《疫疹一得》所论述的内容，同时也结合了现代的一些具有较强传染性疾病的中医诊治内容，以作为现代临床所可能见到的一些传染病的诊治参考。因而本节的内容与前几节的内容有的有所重复，有的则可以作为前几节内容的补充，即前几节所讨论的内容有许多也可以用于温疫的诊治，而本节所讨论的内容也可以用于一般温病的诊治。

一、概　述

温疫是感受疫疠毒邪引起的一类急性外感热病，以急骤起病、传变迅速、病情凶险，具有较强的传染性并能引起流行为主要特征。该病一年四季都可发生，一般通过呼吸道传染的温疫多发于冬春季，而通过肠道传染的温疫多发生于夏秋季。

温疫并不是指某一种具体的疾病，凡是具有上述特点的温病都可称为温疫，所以前面讨论的一些温病，如风温、春温、湿温、暑温、烂喉痧、大头瘟等，一旦发生了较大范围的流行，也可称为温疫。如在温疫过程中，肌肤有明显的斑疹出现，则又称为疫疹。本节讨论的温疫主要有肺热疫、湿热疫、暑（温）热疫等。其他如烂喉痧、大头瘟及四时温病成疫者，其证治在前面已有讨论，本节不再重复。

古人对疫病早有认识，早在《左传》、《礼记》中就有"疫"、"疠"等疾病的记载，并已认识到疫病流行与气候异常密切相关。如《礼记·月令》提出："季春行夏令，则民多疾疫，孟夏行秋令，则其民大疫。"《内经》对疫病的记载则更为详细，如《素问·刺法论》说："五疫之至，皆相染易，无问大小，病状相似。"强调了疫病发病具有传染性并能引起流行。汉代医学家张仲景在《伤寒论》序中说："余宗族素多，向余二百，建安纪年以来，犹未十稔，其死亡者，三分有二，伤寒十居其七。"可知该书讨论的伤寒即包括了温疫在内，而书中的一些方药也被后世广泛用于温疫的治疗。其后，隋·巢元方在《诸病源候论》中列有专章论述疫病，该书"疫疠病候"指出："其病与时气、温热等病相类，皆由一岁之内，节气不和，寒暑乖候，或有暴风急雨，雾露不散，则民多疠疫，病无少长，率皆相似。"明清时期，温疫的流行更为严重，如鼠疫、霍乱、白喉、天花、烂喉痧、肠伤寒、斑疹伤寒等都在许多地区流行，民国时期在山西等地还有"肺疫"流行。许多温病学家，对疫病的病因病理和诊治规律有了更深入的认识。其中贡献和影响最大者，当推明末医家吴又可的《温疫论》。书中对温疫的病因、病机、诊断和治疗做了全面系统地阐述，认为温疫是感受"疠气"所致，治疗应重在祛邪，并创疏利透达等法以作祛邪之用。吴又可为其后温疫学派的形成起了奠基作用。至清代，医家余霖撰《疫疹一得》，主论温疫中以肌肤外发斑疹为特点的疾病，主张治以清热解毒为主，对后世产生了深刻的影响。以上吴又可所论之疫，属于湿热性质之温疫，称为湿热疫，而余师愚所论之疫，属于暑燥性质之温疫，称为暑热疫。此外，尚有众多医家对各种温疫病的辨证论治做了深入的论述，如戴天章的《广温疫论》、杨培的《伤寒温疫条辨》、刘辛的《松峰说疫》、熊立晶的《治疫全书》、陈耕道的《疫痧草》及汪期莲的《温疫汇编》、王士雄的《霍乱沦》等，使有关温疫的辨治理论渐趋完善。中华人民共和国成立后，随着生产、生活水平的不断提高，卫生防疫工作取得了重大成就，温疫的发生大大减少。但有时仍有一些疫病的流行，如2002年冬至2003年初夏在我国、东南亚各国以至全球许多国家流行的传染性非典型肺炎，给我国的国民经济和正常的社会生活造成了重大的影响，近年全球散在发生的人禽流感也引起了人们的高度重视，这就提醒人们，对温疫的防治决不能掉以轻心。

由于温疫是一类温病的总称，所以其包括的疾病甚多。根据温疫的临床特征，现代医学中的鼠疫、霍乱、获得性免疫缺陷综合征、登革热和登革出血热、斑疹伤寒、流行性出血热、传染性非典型肺炎、人禽流感、流行性感冒等，凡引起较大范围流行者，都可参照温疫病进行辨证论治。

二、病　因　病　机

病因和发病：温疫的病因可统称为疫疠毒邪，又称"疠气"、"疫邪"、"疫疠病邪"，但其可分别兼具有风、热、暑、湿、燥之性，所以具体而言，其中又有风热疫邪、暑热疫邪、湿热疫邪、燥热疫邪等区别。疫疠毒邪具有较强的致病力，触之者易感染而病，所以温疫具有较强的传染性，并可引起程度不等的流行。疫疠毒邪的形成往往与反常的或灾害性的气候条件有一定关系，或由于战乱、饥饿、卫生条件低劣、空气不流通、污秽不洁之物处理不善等原因，都能导致疫疠毒邪的形成并侵犯人体。

在不同的气候和环境条件下产生的疫疠毒邪各别，如在冬春温风过暖的条件下，其邪属性偏风热；在夏季暑热偏盛的条件下，则其邪属性偏暑热；在夏秋雨湿偏盛的条件下，则其邪属性偏湿热秽浊。属风热疫邪者引起的温疫与风温相似，但易兼夹秽浊之性，临床特点是以肺热和肺气壅闭为主要表现；具湿热秽浊之性的疫疠毒邪，易致湿热疫，临床特点是侵袭人体后多遏伏于膜原，初起常见湿热蕴伏膜原的证候；另一类为暑热性质的疫疠毒邪，易致暑热疫，性质暴疠猖獗，临床特点是初起病变重心大多在阳明胃。但病势常可充斥表里上下内外，易发斑疹，病情复杂，传变迅速。

该病的发病，与人体正气的强弱、邪气的盛衰有着十分密切的关系。《温疫论》说："本气充满，邪不易入；本气适逢亏欠，呼吸之间，外邪因而乘之。"《疫疹一得》亦认为："以其胃本不虚，偶染疫邪，不能入胃。"说明人体正气强盛，疫疠毒邪不易伤人而致病，即使发病病情也相对较轻。相反，若素禀正气亏虚或疫疠毒邪太盛，超过人体的防御能力，均易导致温疫的发生。

病机演变：疫疠毒邪侵犯人体往往因疫邪的种类不同，病位各异。但由于疫邪性质暴戾，侵入人体后往往迅速充斥表里、内外，弥漫上、中、下三焦，造成多脏腑、多组织的广泛损害，心、肝、脾、胃、肠等皆可受累。倘若患者出现明显神志症状、发生痉厥、肤发斑疹或有多部位出血，甚至正气外脱，则大多病势凶险，预后不良。由于感邪方式、病邪性质及毒蕴部位的差异，所以温疫发病后的病机和临床表现十分复杂，更是病情多变的直接原因。肺热疫为感受风热疫邪所致，邪自口鼻而入，先犯肺卫，继则很快引起肺热亢盛，且能郁闭肺气，甚至导致化源欲绝。湿热疫为感受湿热疫毒所致，疫邪自口鼻而入，可直达膜原，出现邪遏膜原的见证。继之病邪向里传变，可见表病、里病、表里同病三种不同类型，其表病为邪热壅于肌表或里热浮溢于表，里病又有上中下三部之分，有湿热内溃胸膈、阳明实热、劫烁阴液等病理变化。暑（温）热疫多为感受暑热火毒所致，初起即见表里同病之象，即淫热火毒燔炽阳明，伴有太阳表证。同时，疫邪可在短时间内迅速外窜经络，内攻脏腑，出现热毒充斥表里上下内外的复杂证候。病程中热毒极易侵扰营血、灼伤血络而引发斑疹，亦可内陷厥阴而导致昏谵、痉厥，或可引起发疮、肿毒。此外，疫邪又可直犯于脾，运化失司，则可见腹痛、吐泻；邪伤于肾，膀胱气化失常，则可见少尿、多尿等。如疫邪乘虚深入，病变常可波及于十二经，致使变证蜂起，危象毕现。病之后期，还可出现阴液耗伤、脾胃虚弱、心神失常、热流经络等表现。

三、诊断与鉴别诊断

1. 诊断要点

（1）初起特点：起病急骤，初起或先见发热恶寒、咳嗽等肺卫表证，或见憎寒壮热，继则但热不寒，苔白如积粉，舌质红绛等邪伏膜原之证，或见身大热，头痛如劈，吐泻腹痛，或吐衄发斑，舌绛苔焦，脉浮大而数等热毒盛于内外之证。

（2）传变特点：症状复杂，病情凶险。可在短时间内出现闭窍抻昏、动风痉厥、伤络动血、喘急、厥脱、尿闭等危重证候。

（3）传染特点：有强烈的传染性，易发生流行，在一个短时期内即有较多的人患病。应注意有无与相关温疫患者接触史。

由于温疫涉及多种现代医学的急性传染病，所以不仅要重视中医诊断和辨证，还必须及时结合现代诊断方法，如血常规、尿常规、胸部 X 线及血清学检查等，作出西医传染病的诊断，并应迅速上报疫情，以便有关部门采取相应的预防和控制措施。

2. 鉴别诊断

温疫应与一般的四时温病作鉴别。一般的四时温病，包括温毒等病在内，不致造成明显的流行。而温疫起病急骤，传变较快，病势凶险，具有强烈的传染性和流行性。当然，温疫与温病并无绝对的区别，如一般的温病发生了大范围的流行，即可称为温疫。

四、辨 证 论 治

1. 辨析要点

（1）辨病机明病位。温疫起病急骤，传变迅速，可在短时期内危及患者的生命。因此，应辨清疫疠毒邪在卫气营血的深浅层次，明确其病变部位在何脏、何腑。

（2）辨病邪明属性。温疫由疫疠毒邪引起，其邪大多分为湿热疫邪和暑热疫邪，两者致病特点不同，初起病位和传变趋向亦有明显区别。所以，临床治疗尤应强调辨明病邪的属性。若发病后热势不甚，身热不扬，一身重滞，胸脘痞满，口渴不欲饮，舌苔腻浊或白如积粉，则多为湿热疫毒之邪侵袭；若发病后热势亢盛，症见高热口渴，唇燥舌干，肌肤斑疹，小便短少，大便秘结，则多为温热（暑）疫邪所感。

（3）辨病势明预后。温疫起病后发展变化十分复杂，病情可在转瞬间突变，因此，正确推测病势的发展方向，以判断预后的良恶，并及时制订相应的治疗方案，也是非常重要的。一般可从热势、神志、斑疹的色泽及分布等方面进行判断。若热势由低转高，或突然降至正常以下，神志由烦躁转为昏谵昏愦，甚至厥脱、动风，肌肤斑疹色深稠密，甚至融合成片，均属病势严重、预后不良之象。相反，若热势逐渐降低，或身热夜甚转为白昼热势亢盛，神志无明显异常，虽外发斑疹，但色泽明润不深，分布稀疏，则大多提示病势有好的转机，预后亦较好。

2. 治则治法要点

（1）治则：对于温疫的治疗，总以祛邪为第一要义。正如《温疫论》所言："大凡客邪贵乎早逐，乘人气血未乱，肌肉未消，津液未耗，病人不致危殆，投剂不至掣肘，愈后亦易平复。欲为万全之策者，不过知邪之所在，早拔去病根为要耳。"

对疫邪的治疗，往往用药较猛，并投以重剂，意在逐邪务早、务尽。

（2）治法：首先应针对病邪在卫气营血和脏腑部位的不同而确立治法。如属邪犯肺卫；卫气同病者治以解表清里；邪遏膜原者治以辟秽化浊，开达膜原；邪热壅肺者治以清热宣肺；阳明热盛者治以清泻邪热；热盛迫血外发斑疹者治以凉血化斑；热陷厥阴者治以开窍息风；后期余邪未净、阴伤络阻者治以养阴泄热，清透络脉。

同时应根据疫邪性质的不同，分别采取不同的治法。如风热疫邪侵袭，治疗主以疏透泄热，如兼夹湿浊，则配合化湿泄浊；如湿热疫邪侵袭，治疗应以湿辟秽为主，待湿热疫毒化热化燥，方可治温热、暑热；如为暑（温）热疫邪所感，治疗应注意清热解毒、清气凉营（血）、生津救阴。

治则：祛邪为第一要义——用药较猛，投以重剂。

五、唐祖宣对温疫诊治体会

温疫是感受疫疠毒邪而引起的急性外感热病，发病急，传染性强，容易造成广泛的流行。临床以急骤起病、传变迅速、热势亢盛或见肌肤外发斑疹为特征。疫疠毒邪的性质有湿热和温热之分，前者多见湿热疫邪，后者为风热疫邪和暑（温）热疫邪。风热疫邪和湿热疫邪多从口鼻而入，或先犯肺卫，或伏蕴于膜原；暑热疫毒则多从太阳而干阳明，炽盛于胃。病程中因病邪性质的差异，其传变方式和侵犯脏腑的部位可有显著不同。但其病理特点是疫疠毒邪侵入人体后迅速充斥表里、内外，弥漫上、中、下三焦，造成卫气营血及有关脏腑的广泛损害，临床表现亦复杂多变。

温疫病的基本治则是迅速祛除病邪，其具体治法则应根据病机、病邪、病势等灵活调整变化。肺热疫为感受风热疫邪引起，初起时以邪在肺卫为主要表现，治以银翘散。如疫病初起卫阳被遏而里热已盛，多属卫气同病之候，治以柴葛解肌汤解肌透表、清泻气热，湿热疫为感受湿热疫邪引起，初起邪气直犯膜原，则治以达原饮疏利透达膜原湿浊之邪。暑（温）热疫为感受暑热火毒疫邪而发病，初起卫气同病多形成表寒里热证，治以增损双解散解表清里。不论疫邪初起致病有何表现，在传里后均可出现气、营、血病变。如疫邪致肺热亢盛、肺气郁闭，治以麻杏石甘汤合葶苈大枣泻肺汤；如疫邪化燥化火盛于阳明，或形成阳明热结之证，分别用白虎汤、大承气汤清泄阳明或攻逐里实；热毒亢盛而发斑，为气热入血迫血妄行之证，治以化斑汤、托里举斑汤凉血解毒化斑或和营通络举斑；疫邪化燥化火闭阻心包，引动肝风，则治以安宫牛黄丸或紫雪丹合羚角钩藤汤清心开窍、凉肝息风。如见热毒充斥表里，用清瘟败毒饮清热解毒，气血两清；热毒蔓延脏腑，三阴热毒极盛而阴津将绝，用十全苦寒救补汤退三阴淫热。如疫毒亢极而正气暴脱者，可急以生脉散合四逆汤益气固脱，回阳救逆。温疫恢复期，正虚邪恋，可出现诸多证候，若属肠燥便秘，治以增液汤或当归润燥汤润肠通便；若余邪留滞者，可用三甲散加减以涤除痰瘀等余邪。

六、病案举例

达原饮治验：

孙某，男，68 岁，1983 年 9 月 2 日诊治。

患者 6 日前因淋雨引起鼻塞、发热、咳嗽，在当地按"上感"治疗未解。2 日前出现憎寒壮热，一日一次，发无定时，胸脘痞闷呕恶，头痛燥躁，舌边深红，苔厚腻微黄，脉弦数。诊断为温疫（邪伏膜原），治宜开达膜原、辟秽降浊，方选达原饮加减。药用：槟榔 15g，厚朴 12g，草果 12g，知母 9g，黄芩 6g，青蒿 15g，金银花 20g，生甘草 9g。

二诊 1983 年 9 月 6 日，服上方后仍有发热，但憎寒壮热已消，体温 37.6℃，余症均有所好转，服上方继收。

三诊 1983 年 9 月 12 日，热退身凉，纳谷知香等症悉除，临床治愈，嘱其调饮食，适度体育锻炼，预防感冒。

按 达原饮源自《温疫论·上卷温疫初起》论中谓："温热初起，先憎寒而发热，日后但热而无憎寒也。初得之二三日，其脉不浮不沉而数，昼夜发热，日晡益甚，头疼身痛。其时邪在伏脊之前，肠胃之后，虽有头疼身痛，此邪热浮越经，不可认为伤寒表证，辄用麻黄桂枝之类，强发其汗，此邪不在经，汗之徒伤表气，热亦不减。又不可下，此邪不在里，下之徒伤胃气，其渴愈甚，宜达原饮。"

本方证是温疫初起或疟邪入膜原所致。膜原者，薛生白谓："外通肌肉，内通胃腑，即三焦之门户，实一身之半表半里也，邪由上受，直趋中道，故病多归膜原。"（《温热经纬》）由于邪伏于半表半里，正邪相争，阻通营卫运行之机，故见憎寒壮热；邪在半表半里，出入营卫之间，邪正交争之时，则寒热发作，病邪伏藏，则寒热休止，故见发无定时；温疫每夹湿浊，疫湿阻遏于中，以致气机失调，胃气上逆，则胸闷呕恶；清阳不升则头痛；气机被郁化热而见烦躁，脉弦数。其舌质，舌苔亦是湿遏热伏之象。

唐祖宣在应用达原饮时，他常谓，掌握病机是治疗此病的关键。他对膜原的认识有以下几个方面：①膜原的部位并非肠胃半表半里。而是分布体内外各组织间隙之中的一种刚柔相济的组织。②膜原在机体上是形有质的组织，这种组织相当于腹膜、胸膜、肠柔膜、筋膜、腱膜、淋巴系统及其他网状系统等。③膜原的生理功能有二，一为体液循环与气化功能不可分割的系统，故称为三焦的辅助装置；二为机体上防御病邪之藩篱，因此说膜原接近淋巴器官与网状内皮系统。④膜原在病理上，是为邪之潜入巢穴，但其性质的不同而反映出的病理变化与症状亦不同。

柴葛解肌汤治验：

> 汤某，男，28 岁，1987 年 10 月 20 日诊治。
>
> 患者一周前因外感引起恶寒，渐出现发热，在当地按感冒治疗效果不显，遂于今日前来诊治。现症见：恶寒轻，发热重（T 38.9℃），头痛肢困，目痛鼻干，心烦不眠，眼眶痛，舌苔薄黄，脉浮微红。诊断为温疫（邪犯肺卫），治宜辛凉解肌、清泻气热，方用柴葛解肌汤加减。药用：柴胡 15g，黄芩 6g，葛根 30g，川芎 10g，茯苓 9g，白芍 12g，桔梗 12g，甘草 6g，石膏 30g，生姜 10g，大枣 6 枚。
>
> 二诊　1987 年 10 月 25 日，服上方后恶寒除，发热轻，头痛肢困等症均缓解，药投病机，效不更方。
>
> 三诊　1987 年 10 月 31 日，初诊时诸症均消失，临床治愈。嘱其多饮开水，加强体育锻炼。

按　柴葛解肌汤出自《伤寒六书·卷三杀车捶方》，方中诸药分析来看，外感风寒，本应恶寒较重，但本方证云：恶寒减轻，而身热渐盛。此为寒郁肌腠化热所致，虽然身热增盛而恶寒轻微，但恶寒仍在，说明表证未解，邪未全入里。因为太阳表邪尚未全解，故见头痛肢困、脉浮；同时邪初犯阳经，而出现一系列的阳明经病证，此为无形之热邪犯阳明经，故见阳明经证，而不是阳明腑证。从三阳经来看，阳明属里，但阳明经证亦有表里之分。陶华将目痛鼻干、不眠、头痛、眼眶痛、脉来洪微，认为是阳明胃经受证。后世医家为了将本证与阳阴经证之白虎汤加以区别，而将目痛鼻干、眼眶痛等症为阳明经之表证，其治疗应予解肌，阳明主肌肉也，不能单纯用清阳明经热法。而本方证中又有身热不眠、脉洪，为阳明经之里证，治疗法当清解。由此可见本方证的病位在太阳、阳阴二经。

唐祖宣在运用此方时，他认为白芷、川芎、柴胡、葛根有为药，是以解肌清热，但是白芷，川芎二药，白芷可以解表，善走阳明经，常用于治眉棱骨痛，又善通鼻窍。既言白芷善走阳明经，为何不用之为主药呢？因为白芷辛温，而本方证病机为已化热，故方中不以辛温药品为主药。用之是取其助柴胡、葛根解肌，驱逐阳明经表证。羌活为太阳经药，解表散寒、祛风止痛，是针对太阳表证而用的。另一组辅药是黄芩、石膏以清泻里热，是针对阳明经之里热而设。

第十节　疟　疾

一、概　述

疟疾是感受疟邪引起的以寒战、壮热、汗出交作、休作有时为主要特征的急性外感热病。该病一年四季皆可发生，但多见于夏秋蚊虫孳生繁殖季节。

我国对该病的记载较早。殷商时代甲骨文中就有了象形的"疟"字，表明在三千年前我国已有该病的流行。疟疾病名最早见于春秋战国时期的《春秋左氏传》中，尔后在《内经》中称该病为疟，且对该病已有较深入的认识，对典型的疟疾症状做了描述。如《素问·疟论》说："夫疟气者，并于阳则阳胜，并于阴则阴胜。阴胜则寒，阳胜则热"，"疟之始发也，先起于毫毛，伸欠乃作，寒栗鼓颔，腰脊俱痛。寒去则内外皆热，头痛如破，渴欲冷饮"。其所谓的"疟气"即后世所说的"疟邪"。当时已提出了寒疟、温疟、瘅疟、风疟、日作疟、间日发疟、间二日发疟及肺疟、心疟、肝疟、脾疟、肾疟、胃疟等各种疟名。《神农本草经》记载用恒山（即常山）等治疗疟疾。《金匮要略·疟病》篇中阐发了疟疾的辨证论治，并有了瘅疟、温疟、牝疟、疟母等分类及其相应治法的记载。晋代《肘后备急方·治寒热诸疟》则记载用青蒿一握，以水二升渍，绞取汁尽服之，以治疗疟疾的方法。隋代《诸病源候论》也有心、肝、脾、肺、肾五脏疟的记载。唐代出现截疟疗法治疗疟疾，如《备急千金要方》、《外台秘要》等书记载以常山、蜀漆等为主药的截疟方。宋·陈言《三因极一病证方论·疟叙论》首先提出了"疟备内、外，不内外三因"的理论，认为疟疾的发生"外则感四气，内则动七情，饮食、饥饱、房室、劳逸，皆能致疟"，并分别列有证治内容。金·张子和在《儒门事亲·疟非脾寒及祟怪辨》中说："余尝用张长沙汗、吐、下三法，愈疟极多。"主张用汗、吐、下三法治疟。明代《医学入门·暑类·疟》主张分阴阳、辨寒热、明六经、别异气，以作为辨证、立法、处方之依据，对疟疾辨证论治的论述甚详。邵新甫在《临证指南医案·疟》中明确指出诸疟由伏邪所致，非旦夕之因为患也。该书中所载的一批疟疾病案为后世治疗疟疾提供了宝贵的经验。至此，对疟疾的证治益臻完备。中华人民共和国成立以后，不仅在临床上广泛运用中医药方法治疗疟疾，而且进行了作用机理和有效成分的研究，取得了丰硕的成果。其中尤其是治疟特效药青蒿素的成功提取，为丰富和发展疟疾的治疗起了重要的作用。

该病包括西医学中的各类疟疾，间日疟、恶性疟疾、脑型疟疾、慢性疟疾，以及由疟疾引起的肝脾肿大，临床上某些有类似疟疾表现的热性病，可参照该病辨证论治。

二、病因病机

病因和发病：对该病的病因，虽然在《内经》中有"夏伤于暑，秋必痎疟"的论述，但一般认为其外因是感受疟邪，即具有风寒暑湿性质的疟邪、瘴毒乘虚侵入人体；内因起居不慎、饮食劳倦、情志所伤而诱发。疟邪、瘴毒夹杂时令之邪及痰饮、劳倦、情志等因素而形成不同的疟疾证候。所以该病以疟邪、瘴毒为原发病因，而以风寒暑湿等时令之邪及饮食、劳倦、情志所伤为诱发因素，其中尤以暑湿诱发者居多，因夏秋暑湿当令之际，正是蚊虫、疟邪猖獗之时，故极易导致发病。

病机演变：疟邪侵入人体后，伏藏于少阳半表半里。正邪交争则寒热互作；正胜邪伏则寒热休止。其休作时间及疟发迟早与疟邪伏藏的深浅、部位有关。如邪留浅者，多为一日发、间日发；邪留深者，为三日发。疟发移早，为邪在阳分；疟发移迟，为邪陷阴分。

疟疾的病机转化决定于感受疟邪的强弱、外感时邪的轻重及人体正气的盛衰等。正气强、感邪轻，疟发的部位以少阳为主；若正气虚，复受暑热、瘴毒之邪，与体内伏藏之疟邪交结而动，邪势猖獗，除在少阳与正气相争外，还可涉及肝胆，热迫津液；或壅阻肠道，伤及脂膜血络；甚则邪闭心脑而成险候。晚期每多耗伤阴血而成肝肾不足之证。若感寒湿、瘴气而发者，每由少阳而伤及脾胃，健运失职，聚津成痰。若疟久不愈，则易耗伤气血，或气滞痰凝，或血瘀阻滞，而结成痞块、积聚之证候。

邪正相搏于少阳是各类疟疾的共同病机，但因兼时令之邪的不同、体质阴阳盛衰有别，临床表现各有区别。如以寒热往来、休作定时为典型表现者，称之为正疟；如素体阳盛，感受疟邪后，阳热亢盛者，称为温疟；如疟邪与暑邪兼感为病，则为暑疟；疟邪与寒邪兼感，则为寒疟；疟邪与湿邪兼感，则称为湿疟。又有在岭南山瘴之地感受瘴毒而病者，则为瘴疟。瘴毒亦是疟邪中的一种，因其发病多在山瘴湿热秽浊较盛地区，致病急重，故称之为瘴毒。其中热毒偏甚者，可见壮热、神昏、痉厥，是为热瘴；有因瘴毒湿浊内闭，阻遏阳气而偏于寒者，称为寒瘴。如疟疾反复发作，日久不愈，则可耗伤气血，以致正虚邪恋，每遇劳而发，称为劳疟。如邪阻日久，气血运行不畅，瘀血积于左胁下而形成痞块者，称为疟母。

三、诊断与鉴别诊断

1. 诊断要点

（1）该病一年四季均可发病，但以夏秋季节发病为多见。

（2）疟疾的典型症状为依次出现寒战、高热、汗出、热退身凉，并呈周期性发作，休作定时，或每日一发，或间日一发，或三日一发。

（3）该病亦有一定的地域性：如间日发者在全国各地都有；瘴疟则多发于岭南地区及我国西南部。因而在夏秋季节，有疟疾流行地区旅居史，或有疟疾史、半月之内的输血史，发现原因不明的发热者，应考虑该病的可能性。

（4）实验室检查是诊断的重要手段。寒热初发时，血液涂片可查到疟原虫。若查不出时，可做骨髓涂片检查，阳性率较高。

2. 鉴别诊断

（1）时行感冒：早期症状与疟疾较相似，但时行感冒有明显的肺卫症状，如恶寒，发热，头痛，肢体酸楚，喉痒，咳嗽，鼻塞，打喷嚏，流清涕等；其寒热多无定时。而疟疾的寒战、高热则休作有时，呈周期性发作，在发作间歇期一般无症状，故不难鉴别。

（2）暑湿：暑湿亦可见到寒热起伏等表现，但其热象明显，寒战较少见，无周期性的寒热发作，兼有肢体疼痛、脘痞苔腻等湿邪内郁的表现。可以与该病作出鉴别。

（3）湿温：湿温起病较缓，一般无寒战；如进入气分后可见高热，但无周期性发作，并可伴有身重、胸脘痞闷、呕恶、苔腻等湿热郁阻气分的症状，与该病较易识别。

（4）肺痨：肺痨发热多为阴虚内热，午后或夜间潮热为特征，与疟疾寒热休作定时自不相同。粟粒性肺结核也可见寒战、高热、汗多，颇似疟疾，但粟粒性肺结核有进行性消瘦，并有气急、发绀、盗汗等症，寒热发作无规律性，胸部 X 线可见粟粒样改变。

四、辨 证 论 治

1. 辨析要点

（1）辨寒热盛衰：寒热的偏盛，决定疟疾的类型，如寒战、高热较典型时，为正疟。热甚于寒，以热为主者，为温疟、暑疟。寒甚于热，以寒为主者为寒疟。

（2）辨邪正盛衰：宜根据病情的轻重、病程的长短来辨别邪正盛衰。一般病程短，间日发作者，病情较轻，为正气未衰；若疟疾每日发作，或间二日发作，体温或过高或过低，伴有神志昏迷谵狂，头痛呕吐者，病情较重。若病程较长，反复发作，为邪势渐衰而正气亦虚，多见于劳疟。

2. 治则治法要点

（1）治则：祛邪截疟为该病的治疗原则。祛邪是针对病因，选择具有祛除疟邪较特异方药，截疟是掌握治疗时机，截断疟疾的发作。

（2）治法：对疟疾的辨治，具体应根据病邪兼夹之不同、病情之轻重、寒热之偏盛、正气之盛衰及病程的久暂等，确定属于何种类型，采取针对性的治疗措施。该病初期一般正气未衰，邪气较盛，病变属实，以祛邪截疟为主。如已正虚邪实，治以扶正祛邪；如发作已止，多正气虚衰，应主以扶正补虚，以复正气；如疟发日久，或时发时止，气血日渐亏虚而转化为劳疟者，治当以补虚为主，兼以祛邪，但劳疟复感新邪而发，则又可转化为实证。治疗疟疾的服药时间，一般以症状发作前的二小时为宜，以截断其发作。

五、唐祖宣对疟疾病的诊治体会

疟疾是感受疟邪而引起，以寒战、壮热、汗出休作有时为主要特征的一种急性热病。该病多发于夏秋，其病变以疟邪伏藏于半表半里，出入在营卫之间，正邪交争为主，初起以实证居多，久则气血亏耗，渐致虚邪恋，进而造成血瘀痰凝结于胁下而成本虚标实之证。

该病的治则是祛邪截疟，虚证以扶正补虚为主。按其临床类型分为正疟、温疟、暑疟、湿疟、寒疟、瘴疟（又分为热瘴和冷瘴）、劳疟、疟母等。正疟是典型的疟疾，主以祛邪截疟、和解达邪，方用小柴胡汤加减；偏热盛者为温疟，主以清热和解达邪，方用白虎加桂枝汤加减；偏于暑热者为暑疟，主以清暑化湿截疟，方用蒿芩清胆汤加减；偏于湿浊者为湿疟，主以燥湿化浊、祛邪截疟，方用厚朴草果汤加减；偏寒胜者为寒疟，主以散寒截疟、和解祛邪，方用柴胡桂姜汤加减、附子理中汤加减蜀漆散。感染瘴疫之气而病者为瘴疟，治当辟秽除瘴解毒。其中属热瘴者，治当清热辟秽解毒，方用清瘴汤加减；属冷瘴者，治当散寒辟秽、解毒除瘴，方用不换金正气散加减。如遇劳即发为劳疟，治当补益正气，扶正祛邪，方用何人饮加减。如发作日久而致结成痞块者为疟母，治以软坚散结、祛瘀化痰散瘀、截疟消癖为主，方用鳖甲煎丸。对该病的治疗可在针对疟邪用药，可用青蒿素及其衍生物制剂之类，而在辨证论治方面则对热盛者主以清热、寒甚者主以祛寒、兼暑者清暑、有湿者化湿、夹痰者祛痰、夹食者消滞、夹瘀者化瘀等。疟久而转为虚证者，可以根据不同情况，或调补脾胃，或补养气血。随证调治。如虚实夹杂、寒热交错，则当攻补兼施，温凉并用。

六、病案举例

小柴胡汤治验：

> 翟某，男，26 岁，1984 年 6 月 28 日诊治。
>
> 患者 5 日前因涉水引起发热、肢困、鼻塞，在当地按"外感"诊治。2 日以来出现口苦、咽干，目眩，头痛面赤，心烦，汗出淋漓，发热骤退，诸症消失，或稍觉头昏神疲，舌质红，苔薄白，脉弦。诊断为疟疾（正疟），治宜和解少阳，方选小柴胡汤加减。药用：柴胡 18g，黄芩 6g，半夏 12g，潞参 12g，槟榔 15g，草果 15g，甘草 6g，生姜 10g，大枣 5 枚。
>
> 二诊　1984 年 7 月 1 日。患者服方后口苦、咽干、目眩诸症均减轻，头痛面赤、心烦、汗出淋漓均消失，药投病机，守上方继服。1984 年 8 月 30 日追访早已痊愈。

按　小柴胡汤出自《伤寒论·辨太阳病脉证并治上》，论中曰："伤寒五六日，中风，往来寒热，胸胁苦满，嘿嘿不欲饮食，心烦喜呕，或胸中烦而不呕，或渴，或腹中痛，或胁下痞硬，或心下悸，小便不利，或不满，身有微热，或咳者，小柴胡汤主之。"从方中用药可知：口苦、咽干、目眩，这三个症状为少阳病提纲。足少阳胆经受病，热势渐甚，胆气随之上泛于口腔，则感口苦；热必耗液，且火性上炎，咽部的津液被灼，因而咽干；因为目属于肝胆，少阳风火上腾，所目之眩。往来寒热、胸胁苦满、心烦喜呕、默默不欲饮食，这是少阳病的四大证。往来寒热，是指寒热的交错出现，即恶寒时不发热，发热时不感恶寒；一日数发，无有定时，作无休止。这是由于邪踞少阳，正邪相争的关系，正不胜邪则恶寒，邪不胜正则发热，因此寒热往来。它是少阳病的主要特征之一。胸胁苦满，胸胁部是少阳经脉的循行部位，热邪入于少阳经脉，所以胸胁部感觉胀满不适。心烦喜呕，即心中烦闷不舒，时时欲呕，少阳属木，木火上逆则心中烦扰，胆气横逆，胃土自必受侮，胃受邪袭，失其降下之常，而反气逆而上，所以时时欲呕。默默不欲饮食，是指患者不喜讲话，也不想进食的证候，这是肝木之邪。干犯胃腑，胃受影响，消化滞呆，所以不想进食。其舌、脉二象亦说明肝阳受病的表现。

唐祖宣在运用小柴胡汤时，不单用在治疗的正疟方面，它广泛运用于内科杂病的许多病证中。如治疗妇人伤寒，热入血室之证，如有热伤阴血的表现，可加生地、丹皮以凉血养阴；如瘀血互结，少腹满痛，可去参、甘草、大枣之甘壅，加延胡索、当归、桃仁的祛瘀止痛；若兼寒者，加肉桂以祛寒；气滞者，加香附、枳壳行气。若因胆热所致的咳嗽，加芦根 30～60g。

柴胡桂枝干姜汤治验：

> 杨某，女，48 岁，1986 年 10 月 2 日诊治。
>
> 患者 10 日前因外感引起发热，咳嗽，鼻塞，头痛，在当地按感冒治疗。3 日前出现，每日下午 4 时寒热并作，寒多热少，四肢困痛，口不渴，两肋痞满，欲吐不吐，舌质淡红，苔薄白，脉弦紧。诊断疟疾（寒疟），治宜散寒截疟、和解祛邪，方选柴胡桂枝干姜汤加减。药用：柴胡 24g，桂枝 12g，干姜 10g，瓜蒌根 18g，黄芩 9g，牡蛎 30g，草果 15g，槟榔 15g，炙甘草 9g。
>
> 二诊　1986 年 10 月 6 日。服上方后，昨日下午未出现寒热并作，其他症状均有所减轻，饮食及二便尚可。守上方 5 剂继服。
>
> 三诊　1986 年 10 月 10 日，今日患者自述初诊时诸症均除，唯觉四肢困倦，此乃湿困经络所致，后更用参苓白术散加减调理一周而愈。

按　"本方即小柴胡汤之变法也，去人参者，因具正气不虚，减半夏者，以其不呕，恐助燥也，加瓜蒌根以其能止渴兼生津，倍柴胡桂枝治少阳之表，加牡蛎软少阳之微结，干姜佐桂枝，散往来之寒，黄芩佐柴胡，除往来之热，且可制干姜不益心烦，诸药寒温不一，必须甘草以和之"录自（《医宗金鉴》）。

本方具有和解少阳，兼治水饮功效。"柴胡、黄芩同用，以清少阳半表半里之热，栝蒌牡蛎同用，能逐饮开结，干姜桂枝同用，可振奋胃阳，宣化停饮，诸柴胡剂不言汗自愈，而本方方后言"初服微烦，复服汗出愈，据此，本方不单是和剂，而和剂之中，更有微发汗的功用，这是值得注意的（《伤寒论译释》）。

唐祖宣在临证时，不拘临床表现，但据病因病机，有是证用是药。临床中，汗出不畅者，去牡蛎；若但寒不热，肢体倦怠乏力。胸痞泛恶者，可去黄芩，或用附子理中丸合蜀漆散加减，以运脾阳，临床可把两方药物改为汤剂，并加入草果、槟榔，以增强截疟之力。若头痛甚，可加白蒺藜、潼蒺藜；寒战较重者，可加荆芥、防风；身疼痛者可加川羌、秦艽等。

第十一节　霍　乱

霍乱多发于夏秋季节，以上吐下泻为特征，起病较急，如病势凶险者，易亡阴亡阳，故掌握该病的诊断、治疗具有重要的临床意义。本节论述的是由寒湿或湿热之邪引起的霍乱，其中又有真霍乱和类霍乱之别，真霍乱即主要指现代医学所说的霍乱和副霍乱。

一、概　述

霍乱是时行疫疠之邪随饮食侵入人体胃肠，以起病急骤、卒然发作、上吐下泻、发热、腹痛或不痛为临床特征的一种急性病。该病四季均有发生，但以夏秋湿邪较盛之季尤易发病。如其发生较大范围的流行，又可归属于温疫之内。

霍乱是以临床特征命名的，因其发病急骤、病情严重，病变常在顷刻之间挥霍撩乱，故名霍乱。民间亦有称为"绞肠痧"、"瘪螺痧"或"吊脚痧"等。

该病的记载首见于《内经》。《灵枢·经脉》篇说："足太阴……厥气上逆则霍乱。"《灵枢·五乱》篇说："清气在阴，浊气在阳，营气顺脉，卫气逆行。清浊相干……乱于肠胃，则为霍乱。"《素问·六元正纪大论》说："土郁之发……民病心腹胀……呕吐霍乱。"这里指出了脾胃运化功能失常，厥气上逆，升降失司，营卫清浊相干，乱于肠胃，导致霍乱其病位在于脾胃。《伤寒论·辨霍乱病脉证并治》对霍乱作了专篇论述，指出了霍乱病的特征，分热多、寒多、亡阴、亡阳不同的类型及治法用药，为后世对霍乱病的认识奠定了基础。《诸病源候论·霍乱病诸候》详细论述了霍乱的病因和症状，并首先提出了"干霍乱"之名及其病因和证候的特点。《景岳全书》中提出，之所以称为霍乱，是"以其上吐下泻，反复不宁而挥霍撩乱，故曰霍乱"。清·王孟英所著《霍乱论》指出："凡霍乱盛行，多在夏热亢旱酷暑之年，则其证必剧。自夏末秋初而起，直至立秋后始息"，"迨一朝卒发，渐至阖户沿村，风行似疫"，"热霍乱流行似疫，世之所同也。寒霍乱偶有所伤，人之所独也"。着重论述了霍乱的好发季节，传染特点，并分别指出了寒霍乱、热霍乱之证治方法。有人认为，王氏所论之霍乱即是西医学所说的霍乱，而存此之前的各种文献中有关霍乱的论述，则主要是以上吐下泻为特点的其他胃肠道疾病。

中医学所说的霍乱病包括了西医传染病学中由霍乱弧菌引起的霍乱、由埃尔托弧菌引起的副霍乱，同时也包括了各种急性胃肠炎、细菌性食物中毒等其他一些胃肠道疾病。为了区别疾病的属性和严重程度，一般把西医传染病学的霍乱、副霍乱称为"真霍乱"，将急性胃肠炎、细菌性食物中毒称为"类霍乱"。本节重点讨论真霍乱，但类霍乱也可参照辨证论治。

二、病　因　病　机

病因发病：该病的病因是时行疫疠之气。该病多发于夏秋之际，因其时当令暑湿之气较盛，暑湿蒸腾，充斥上下，若调摄失慎，极易感受暑湿秽浊疫疠邪气；或因贪凉露宿，以致寒湿秽浊之气侵犯中焦，均可导致脾胃受伤，运化失常，气机逆乱，升降失司，清浊相干，乱于肠胃，而成上吐下泻之霍乱。《时病论》指出："霍乱之证，在夏秋为多，得之于风、寒、暑、热，饮食生冷之邪，杂糅交病于中，正不能堪，一任邪之挥霍撩乱，故三焦混淆，清浊相干，乱于肠胃也。"说明暑湿、寒湿之邪对发生该病的作用。说明气候变化的异常，非其时而有其气，也是导致霍乱发生的重要原因。此外，脾胃素虚与该病的发生亦密切相关。脾胃虚弱，疫毒从口乘虚入侵，直犯中焦，肆虐妄行。这亦是同感疫毒，有人发病、有人不发病，有人病轻、有人病重的原因所在。

归纳霍乱发事的原因，主要责之于感受外来时行疫疠之邪和饮食不慎两个方面，两者多互为因果。饮食不慎损伤脾胃，运化失司，则易感受秽浊疫疠之气而发病；人体感受疫疠秽浊之邪，蕴于中焦，损伤脾胃；升降失常，清浊相干，气逆于上则为呕吐，清气不升，湿浊下趋则为泄泻，上吐下泻而发为霍乱。

病机演变：该病多起病急骤，病势凶险。病位在脾胃、大小肠。其病变多因外感疫毒，内伤饮食而损伤脾胃、运化失司、清浊相干、乱于肠胃。因感邪性质及强弱不同，素体阴阳盛衰有异，而有寒热霍乱之分。若为湿热秽浊壅阻中焦，或者阳盛之体，邪火热化，湿热自内而生，则病从热化而成为热霍乱；若素体阳虚，脾不健运，或重感寒湿疫疠之邪，或贪凉饮冷，则病从寒化而成为寒霍乱。剧烈吐泻，津液大量亡失，阴津耗竭，则有亡阴之虞，可出现目眶下陷，皮肤松皱，甚至螺纹干瘪等一系列阴津耗竭现象，进而发展为阴损及阳，阴阳俱脱，危及生命。大量津液丢失，筋脉失去濡养，痉挛拘急，可以引起小腿及腿部肌肉痉挛，即民间所谓"绞肠痧"或"吊脚痧"。亦有疫疠秽浊之气过重，邪滞中焦，升降气机窒塞，上下不通，发为"干霍乱"者，病情尤为深重。由于该病的发生比较急骤，来势凶猛，津液暴泻，极易损伤人体阴津和脾胃阳气。因此，该病发病初起阶段是以邪实为主，到中后阶段常常呈现出邪气未去，而津液亡失、阳气虚脱的虚实夹杂的病理特点。

三、诊断与鉴别诊断

1. 诊断要点

（1）发病季节：该病一年四季均可发生，但多发于夏秋季节。

（2）临床表现：起病较急骤，其中有的来势凶猛，一病即见暴吐下利，每日 4 次以上，一般腹痛不明显，也可伴腹痛如绞的表现，吐泻物可呈米泔水或清水样。

（3）该病的发生与饮食有较大关系，每发生于有暴饮暴食及不洁食物史者。

对该病的诊断尤应重视真霍乱，其病属烈性传染病，危害性极大。真霍乱的发生具有一定的区域性和传染性，所以对于来自疫区的上吐下泻患者，或吐泻物呈米泔水状者，应该考虑真霍乱的可能，必须留大便送检。

2. 鉴别诊断

（1）呕吐：呕吐是许多疾病在发生发展过程中易出现的一个症状，也常见于多种热性病中，每有原发病可循。单纯的呕吐常分无物的干呕与有物的吐两种情况，不伴泄泻，或即使有泄泻也不严重；霍乱则有明显的季节性，上吐下泻并见，可以与之鉴别。

（2）泄泻：泄泻与霍乱的发病季节相似，并且也常有饮食不洁的病史，但泄泻以大便稀薄，甚如水样为特点，较少伴呕吐，或呕吐不甚严重；霍乱则一病即以上吐下泻，吐泻并见，或泻下米泔水样大便为特点，可资区别。

（3）痢疾：痢疾的发病以夏秋季节为多，严重的痢疾亦可以见到发病急骤，呕吐，腹泻，腹痛并见的现象，不过，痢疾尚见有里急后重和下利赤白脓血的特点；霍乱以吐泻兼作或泻下如米泔水样大便为特征，多无里急后重和下利赤白脓血。故两者不难区别。

四、辨证论治

1. 辨析要点

（1）辨真霍乱与类霍乱：即所谓辨吐泻轻重，类霍乱吐泻轻，病情轻；真霍乱吐泻重，病情重。若呕吐仅见恶心或吐出物为食物残渣，为类霍乱；呕吐剧烈，吐出物为米泔水样或清水样，为真霍乱；泄泻次数少，泄泻物为黄色稀便，或混有黏液，气味秽臭，便后无畅快感，为类霍乱；泄泻频繁量多，泄泻物为米泔水样或洗肉水样，粪便不秽臭，或呈鱼腥味，便后畅快感明显，为真霍乱。一般先吐后泻病较轻，先泻后吐病较重。类霍乱病程较短，一般 1~4 日；真霍乱病程稍长，一般 5~7 日。

（2）辨干霍乱与湿霍乱：《医学入门》谓："一种湿霍乱，有物有声；一种干霍乱，有声无物。"若见腹中绞痛，欲吐不得吐，欲泻不得泻，为干霍乱。而能呕吐、泻下出内容物者为湿霍乱。干霍乱病情重于湿霍乱。《医宗必读》谓："干霍乱者，心腹胀满搅痛，欲吐不吐，欲泻不泻，躁扰神愦，俗名搅肠痧。"《景岳全书》谓："干霍乱证，最为危候。……盖邪浅者，易于行动，故即见吐利。邪深者，阴阳格拒，气道不通，故为此证。"

（3）辨寒热真假：弄清霍乱属性的寒热，是辨析霍乱的重要内容。由于频繁剧烈的吐泻及病邪的酷烈，会使得一些症状体征发生变异，形成假象，须对寒热真假仔细辨识。如肢冷脉伏一般出现于寒证，但热极似阴也可有相同表现。《霍乱论·病情》谓："伤暑霍乱，甚或手足厥冷，少气，唇面爪甲皆青，腹痛自汗，六脉皆伏，而察其吐泻酸秽，泻下臭恶，小便黄赤热短，或吐泻皆系清水，而泻出如火……皆是热伏厥阴也，热极似阴。"口渴烦躁一般出现于热证，但真寒假热亦可出现相似症状。《霍乱论·病情》谓："虚冷甚于内则反逼其阳于外矣，故其外候每多假热之象。或烦躁去衣而欲坐地，或面赤喜冷而不欲咽，或脉大虚弦而不任按，是皆元气耗散，虚阳失守。"辨寒热真假，以吐泻物的性质、气味为依据较有参考价值。吐泻物清稀，无臭秽属寒；吐泻物色黄黏涎，秽臭难闻为热。再结合病史、症状、体征综合分析，会正确地判断寒热真假。《素问玄机原病式》谓："大法吐泻烦渴为热，不渴为寒或热，吐泻始得之，亦有不渴者，若亡津液过多，则亦躁而渴也。但寒者脉当沉细而迟，热者脉当实大而数，或损气亡阴过极，则亦不能实数而反迟缓. 虽尔亦为热矣。"

（4）辨津亏程度：频繁地吐泻，大量的津液丢失，必然发生津伤液耗。津液有润泽肌肤、濡养筋脉的作用，观察肌肤之枯荣、肢体有无抽搐转筋等状况，可以判断津液亡失程度，若肌肤干燥松弛，两目凹陷，指螺皱瘪，肢体抽搐，两脚转筋。甚则阴囊收缩，反映肌肤失润，筋脉失养严重，津液亡失太多。若肌肤弹性尚可，无明显螺瘪目陷，两脚无转筋，说明肌肤、筋脉失养不重，津液亡失较轻。

（5）辨闭证脱证：霍乱之闭证多相似，均可出现腹中或胀或痛，颠倒不安，甚则神昏不省，四肢如冰，两手无脉等相似症，若闭脱不辨，则祸不旋踵。《痧疫指迷》谓："但脱证汗多，闭证汗少；闭证神识多于迷蒙，脱证神证多于清爽；闭证小便短涩赤黄，脱证小便清长之不热（按：因大量吐泻，霍乱脱证未必小便清长）；脱证舌苔多于宣润而和，闭证舌苔不拘或黄或白，必黏腻浑浊；闭证之脉，忽然便无，脱证之脉，渐次而绝。以此数款辨之，似可无所逃情。"

（6）辨亡阴亡阳：脱证有亡阴亡阳之别，亦当分辨。亡阴证为皮肤松弛，目眶内陷，指螺皱瘪，心烦口渴，舌干绛红，脉细数；亡阳证为面色苍白，汗出肢冷，唇甲青紫，声嘶息微，脉细欲绝，血压下降。无论亡阴亡阳，均表明证情已发展到危重阶段。

2. 治则治法要点

（1）急则治标，辟秽解毒。

霍乱为危急症，治不及时，会危及患者生命，故"转筋霍乱者，治法如用兵之急，不可缓也"（《素问玄机原病式》）。霍乱由疫毒壅塞中焦、阴阳乖隔、升降逆乱所致，故急则治标，辟秽解毒，祛风散寒，清热化湿，以宣通气机、恢复胃肠升降功能为首要治则。

（2）重视救逆，益阴扶阳。

《痧症全书》谓："痧无补法。"系强调霍乱则疫毒为病，重在祛邪。事实上霍乱剧烈吐泻，大量津液已失，"所泻皆五脏之津液"《霍乱论》，正气极度受累，亡阴亡阳是死亡的病理基础，故应重视救逆，有条件应尽快快速补液，益阴扶阳，是霍乱的又一重要治则。

（3）一法为主，反佐以治。

"寒者热之，热者寒之"，为一般寒热证的治则。而霍乱常因风寒暑湿，饮食生冷杂糅于中焦，胃肠处一种寒热互结。清浊相干。阴阳痞隔的矛盾对立状态，不可企求单纯地清热或散寒治疗，常须一法为主，反佐以治。如辛开苦降。寒热并用才能开痞去结，顺畅中焦。《医宗必读》曰：霍乱"由脾土郁极，不得发起，以致火热内扰，不可过于攻，过攻则脾愈虚。不可过热，过热则火愈炽。小可过于寒，过寒则火必捍格。须反佐以治，火可散。"

（4）内外同治，诸法并举。

霍乱发病急骤，变化迅速，挽救措施不必拘泥于口服给药，应内外同治，诸法并举。如汤剂与丹、丸剂并用；内服药与肌内注射、静脉注射并用；药物与针刺放血、刮痧、探吐等法并举；中医与西医结合救治，不仅能争取到抢救时间，还能极大地提高抢救效果。

（5）重治病因，忌用收涩。

霍乱剧烈吐泻，大量亡津失液，宜急止之，但止之之法重在治疗病因，忌用强力收涩之法以止吐泻。《霍乱论》谓："止，非通因塞用之谓止。"《痧症全书》亦谓："宜驱不宜止。"霍乱为邪气乱于肠胃，只能祛其邪气，疫疠者辟秽解毒，湿者分利阴阳，热者清其暑火，寒者散其风寒，食者消其积滞，邪去正安，不止而吐泻自停，若强为收涩，镇吐止泻，则只有留邪之憾。

小结：霍乱是因饮食不洁且感受秽浊之气导致突然吐泻交作为主要特征的急性疫病。霍乱的主要表现是起病急骤，突起腹痛或不痛，吐泻交作，次数频繁，且有强烈传染性。它有寒证和热证的不同，又有干霍乱和湿霍乱的区分。霍乱的病位在脾胃、大小肠。其病理为秽浊之气阻遏中焦，导致升降失司，清浊相干，乱于肠胃。若吐泻过甚，可以导致阴竭阳亡。

霍乱发病急险，在治疗上应辨其寒热属性，在芳香化浊、和中化湿基础上，分别证佐清热化湿和温化寒湿法。前者以蚕矢汤、燃照汤为代表方，后着以藿香正气汤、附子理中汤加味为代表方。在亡阴时应急以救阴，方用生脉散、大定风珠等；在亡阳时要回阳固脱，方用通脉四逆汤或参附汤等。对于干霍乱表现出来的重危证候，应该采用综合治疗方法，除药物如玉枢丹、行军散等药物外，还可用探吐、取嚏、针刺、熨灸等方法。对霍乱的治疗还应注意及时予以补液，纠正水、电解质、酸碱平衡失调。病情发展而出现亡阴或亡阳时，还应及时采取补益气阴或温补阳气以固脱的方法，来挽回病情。真霍乱具有强烈传染性，预防工作尤其重要，一旦发现疫情要及时上报卫生主管部门。

五、病 案 举 例

湿热霍乱（《丁甘仁医案》）：

居左，疫疠之邪夹暑湿滞互阻，太阴阳明为病，腹中绞痛，烦躁小安，上为呕吐，下为泄泻，四肢逆冷，口干欲饮，脉细欲伏，舌苔薄腻而黄。清气在阴，浊气在阳，刚阳反戾，气乱于中，遂有此变。湿退热伏。气机否塞，所以四肢逆冷，脉道为之不利，霍乱重症。急拟黄连解毒汤加味，辛开苦降，芳香化浊。

川雅连八分　淡吴萸三分　淡黄芩钱半　鲜竹茹三钱　枳实炭一钱　大白芍钱半
灶心土五钱　藿香梗钱半　仙半夏钱半　六神曲二钱　玉枢丹三分　磨冲　阴阳水煎。

按　此例湿热霍乱，治以清热化湿、芳香化浊，方以黄连解毒汤加味治之而愈。丁氏虽然主用苦寒清热之品，但也注重芳香祛湿化浊药的运用。案中以吴萸之辛热与芩、连之苦寒相伍，取辛开苦降之意，也是治疗各种湿热性疾病，如湿热痢、湿热泄泻、湿温病湿热中阻证等常用之法。

霍乱转筋（《王氏医案译注》）：

丁酉八九月间，杭州盛行霍乱转筋之证。沈氏妇夜深患此，继即音哑、厥逆。比晓，孟英诊其脉，弦细以涩，两尺如无，口极渴，而沾饮即吐不已，足腓坚硬如石，转时痛楚欲绝，乃暑湿内伏，阻塞气机，宣降无权，乱而上逆也。为仿《金匮》鸡矢白散例，处蚕矢汤一方，令以阴阳水煎成，候凉徐服，此药入口竟不吐。外以烧酒令人用力摩擦其转皮坚硬之处，擦及时许，郁热散而筋结始软；再以盐卤浸之，遂不转戾，吐泻渐止。晡时复予前药半剂，夜得安寐，次日但觉困极耳！予致和汤数服而瘳。后治相类者多人，悉以是法出入获效；唯误服附子，最难救疗。

按　此例为湿热霍乱，见转筋等症，治以清热化湿、芳香化浊，方以蚕矢汤，并配合外治之法，吐泻渐止，转筋亦解，再与致和汤（《霍乱论》方，由北沙参、白扁豆、石斛、陈仓米、枇杷叶、鲜竹叶、麦冬、陈木瓜、甘草等组成）调治而愈。

干霍乱（《柳宝诒医案》）：

一诊：上不得吐，下不得泄，肢冷脉伏，躁烦不宁，脘腹胀硬，此所谓干霍乱也。病已四日，声音低微。邪锢气蔽，阴阳之气不能交济，即有离脱之象。当此之际，急宜开泄，得以转机，再商煎剂。

先服飞龙夺命丹，接服玉枢丹，西珀，灯心汤下。

二诊　选进开泄之品，大便得泻，足冷得温，手虽未热，两脉均起，气机渐有通达之象；唯腹中按之仍痛，小水未通，其中郁伏之邪，尚未一律外达，病势大有作为。立方宜泄邪为主，再得松机乃吉。

川朴　郁金　豆卷　藿梗　江枳壳　沉香曲　焦楂炭　木香　猪苓　苏叶梗各　木通　玉枢丹

三诊　大便屡次畅行，小水亦通，舌转赤绛，苔转黄燥，口渴引饮；郁伏之邪，燔灼阳明，腹中仍痛，积垢尚多，病情尚有波折。拟方专用清透法，兼泻积热。

鲜生地　豆豉打　鲜石斛　淡黄芩　生枳实　瓜蒌仁　郁金　生锦纹酒炒　苏叶　茅根

四诊　大便屡次畅解，舌苔清润，积垢得以清净；唯夜不安卧，腹中未和。浊热尚未清泄也。方与清化，兼参泄降。

鲜生地　鲜石斛　淡黄芩　姜皮　生枳实　枣仁　川连炒　黑山栀　软白前　竹茹　白茅根。

按　本案属于霍乱，治疗先用中成药开泄，所用的飞龙夺命丹，方出《急救仙方》，由雄黄、蟾酥、铜绿、朱砂、血竭、乳香、没药、胆矾、寒水石、轻粉、麝香、冰片、蜈蚣、蜗牛组成，为治疗疔疮、痈疽之方，又用玉枢丹等，意在辟秽解毒。继用理气、祛湿化浊之剂调治。可见对该病的治疗，中成药的使用是很必要的。

第十一章 现代疾病证治

第一节 流行性感冒

一、概 述

流行性感冒简称流感，是由流感病毒引起的一种急性呼吸道传染病。一年四季皆可发病，尤以冬春季节为多见。该病病原体为甲、乙、丙三型流行性感冒病毒，主要通过飞沫传播，具有高度传染性，常可引起广泛的流行。其临床特点为：起病急，全身中毒症状明显，如鼻塞、流涕、头痛、恶寒、发热、全身酸痛等，一般呼吸道症状较轻。病程较短，有自限性，婴儿或老年人伴有慢性呼吸道疾病或心脏病者易并发肺炎。

该病流行特点是突然发生，发病率高，迅速蔓延，流行过程短但能多次反复。人群对流感病毒普遍易感，与年龄、性别、职业等都无关。抗体于感染后1周出现，2～3周达到高峰，1～2个月后开始下降，1年左右降至最低水平。流感病毒三个型别之间无交叉免疫，感染后免疫维持时间不长，据观察，感染5个月后虽血中抗体存在，但仍能再次感染同一型病毒。流感病毒，尤以甲型，极易变异，往往造成暴发、流行或大流行。甲型病毒经常发生抗原变异而引起流感的反复流行。其发病机制为：流感病毒侵入呼吸道的纤毛柱状上皮细胞，进行复制，借神经氨酸酶的作用而释出，再侵入其他柱状上皮细胞而引起细胞变性、坏死与脱落。

自21世纪以来已有5次世界性大流行的记载，分别发生于1900年、1918年、1957年、1968年和1977年，其中以1918年的一次流行最为严重，死亡人数达二千万之多。我国从1953～1976年已有12次中等或中等以上的流感流行。进入20世纪80年代以后流感的疫情以散发与小暴发为主，没有明显的大流行发生。

根据该病的流行特点和临床特征，在温病学中一般将其归于"时行感冒"、"时气病"范畴，其发生多由于外感时行邪气或疫疠之邪所致。《诸病源候论·时气病诸候》曰："非其时而有其气，是以一岁之中，病无长少，率相近似者，此则时行之气也"，"凡时气病者，皆因岁时不和，温凉失节，人感乖戾之气，而生病者多相染易"。这可能是中医文献中对流感的较早记载。由于该病临床表现虽均以肺卫表证为主，但其属性有寒、有热，故有时又可表现出"伤寒"或"风温"的特性。

该病在临床上以具有传染性、流行性和证候相似性为特点。其发病与否，又与机体卫表不固或卫外功能失调有关。若正气不足，卫外功能减弱，腠理失固，加之气候突变，寒温失常，起居不慎，以及劳累过度，致病邪乘袭为病；或因夏令暑湿之季，复感时行病毒，时邪与暑湿相互胶结，遏于肌腠，卫气不宣而病。一般病邪很少发生传变，病程短而易愈。若人体正气较虚，时行病毒不解，则可循口鼻、皮毛侵犯肺，邪热蒸液为痰，痰热互结，阻塞肺气，肃降失常而致病情加重。亦有少数病情发展，邪毒内陷营血，甚者逆传心包，变生坏证。

该病的发生原因，主要由于感受时令外邪而引起。由于四时主气不同，因此感受外邪亦随着发病季节的差异而有风寒、风热、暑湿、温燥、凉燥之分。四时气候异常，寒温失节，如春应温而反寒，冬应寒反暖，"非其时而有其气"，常是导致外邪侵袭人体，引起发病和广泛流行的一个重要因素。当然，时令外邪虽是该病发生的主因，但外邪能否侵入人体而致病，则与人体正气及肺卫防御功能的强弱密切相关。素禀气虚体弱者，卫表每多不固，故易遭外邪侵袭。生活起居不慎，冷暖失调，以及淋雨、劳倦等，亦能使人体腠理疏松，卫外功能短时降低，而导致时令之邪乘虚侵入而发病。《素问·生气通天论》说："清静则肉腠闭拒，虽有大风苛毒，弗之能害。"林佩琴《类证治裁》指出："平昔元气虚弱，表疏腠松，略有不谨，即显风症者，此表里两虚证也。"均强调了人体体质的强弱与流感发病的关系。现代研究也认为，流感类型的复杂性及传播流行、不易控制的特殊性，与气候异常、体质强弱的关系密切。有人根据该病流行状况与气象报告参合研究，证实该病流行与气候突变有直接关系，这是由于"人处天地气交之中"，对"非时之气"难以"避之有时"所致。还有人则认为该病是疫疠秽浊所致，并引《温疫论》"疫者感天地之疠气，在岁运有多寡，在方隅有轻重，在四时有盛衰。此气之来，无论老少强弱，触之者即病。邪自口鼻而入"之说，认为流感正是一种邪从口鼻而入的传染病，且来势迅猛，传染性强。由于此属秽浊之邪，易于壅遏深伏和郁而生热，所以不能与普通感冒混为一谈。

　　该病的病因虽有四时六气的差异，但其中以风邪为主要的致病因素。因"风者，百病之始也"。风性轻扬，故"伤于风者，上先受之"。肺居上焦，为脏腑之华盖，开窍于鼻，外合皮毛，主一身之表。风邪外侵，无论是与寒相兼的风寒，或与热相合的风热，其侵入人体，均是肺卫首当其冲。燥为秋令主气，其性干燥，但在性质上也有属寒属热的不同。属寒者性近风寒，属热者性近风热。其致病主要限于秋季，故秋令感受燥邪所致的外感病可总称为秋燥，其中感受燥寒之邪的称为凉燥，感受燥热之邪的称为温燥。根据《内经》四时主气，内应五脏的理论，秋季燥金之气与人体肺脏相应，故秋燥之邪的致病特点与风邪相似，多从口鼻上受，先犯于肺。肺卫受邪，外则卫气不和，内则肺气失宣。卫气职司"温分肉，充皮肤，肥腠理，司开阖"，一旦被外邪所遏，则皮毛开合失司，以致出现发热、恶寒、头痛、身疼等卫表见症。肺司呼吸，鼻窍与气道相连，为出入升降的通道，邪从口鼻而入，直犯肺系，以致肺气失于宣肃，而见鼻塞流涕、咳嗽等肺系症状。夏秋暑湿当令，故发生于这一季节的时行感冒多以暑、湿、寒三气交感，表里并困为主，常表现为风寒外束，暑湿内蕴的病机变化。因暑湿易伤气分，好犯中焦脾胃，故感冒暑湿者，其邪多直趋中道，蕴阻气分，而有胸闷脘痞、恶心腹泻等脾胃见症。现代学者认为，从时行感冒的病理变化而言，属时令外邪侵入人体脏腑，主要是肺脏，而在体表上出现症状。所以其既直接反映体表功能失调，同时又间接反映不同脏腑经络的病变，只不过表证的表现显著而脏腑病变的症状较轻微和隐蔽而已。

　　该病一般病程较短，较少传变，外感之风寒、风热或温燥、凉燥，大多在肺卫阶段即可得解。但如肺经素有伏痰、伏火者，则外感之邪便易与之相搏，而形成痰热蕴肺之肺经气分热盛证候；素禀体弱气虚者，易反复感受外邪而感冒频作，缠绵难解，甚或出现正虚邪陷的严重变化。至于因于暑湿者，则病邪亦难骤解，但一般不似湿温那样易于化火伤络，而有大便下血的严重变化。

二、临 床 表 现

　　流感潜伏期较短，为 1～3 日，临床上可分为单纯性流感、肺炎型（肺部并发症）、中毒型（肺外并发症）三种类型。

1. 单纯型流感

　　此型最为多见，临床上急起高热，全身症状较重而呼吸道症状轻微或不明显，表现为畏寒、发热、头痛、乏力、全身酸痛，体温可达 39～40℃，一般持续 2～3 日渐退，在全身症状和发热消退时，而鼻塞、流涕、咽痛、干咳等上呼吸道症状较显著。体检可见眼结膜轻度充血，咽部充血，肺部可闻及干啰音。各种症状约经一周随之消失，但乏力可持续两周以上。病程中可并发呼吸道细菌感染，以金黄色葡萄菌、肺炎球菌、流感杆菌为多。此属外邪入侵、肺卫失宣，证候表现主要有风热型、风寒型、暑湿型、燥热型。

2. 肺炎型流感

肺炎型流感根据病因可分为三种情况，原发性流感病毒肺炎、继发性细菌性肺炎、流感病毒与细菌混合性肺炎。临床表现可出现高热不退、气急、发绀、阵咳、咯血等症状，部分患者可出现食欲不振、恶心、便秘或腹泻等消化道症状，病程可达 3~4 周。若合并金黄色葡萄球菌感染，易发生脓胸、气胸；如并发肺炎球菌感染，可呈大叶或小叶实变；继发性球菌、肺炎杆菌感染，则多表现为间质性肺炎。以上均为邪入气分，热壅肺经所致。证候多表现为邪热壅肺；痰热阻肺，腑有热结；肺热移肠等。

3. 中毒型流感

中毒型流感可分为两种情况，一种系甲型或乙型流感型的肝脏、神经系统并发症。临床上在急性呼吸道感染热退数日后出现恶心、呕吐、继而嗜睡、昏迷、惊厥等神经系统症状。此为邪热内陷、逆传心包、热盛动风所致，证候表现为气营同病。另一种中毒休克综合征，多在流感后期出现，伴有呼吸衰竭，胸部 X 线片可显示成人呼吸窘迫综合征，但肺炎病变不明显。此为邪热闭遏于内，气阴两伤或阳气暴脱所致。证候表现多数内闭外脱。

三、诊 断 要 点

1. 诊断依据

（1）诊断：当流感流行时可根据以下两方面诊断。包括：①接触史和集体发病史；②典型的症状和体征。明显的全身中毒症状，而局部症状较轻。面颊潮红，呈急性病容，眼结膜充血，咽充血，口腔黏膜可有疱疹，肺部呼吸音粗糙，少数患者可闻干或湿啰音。散发病例则不易诊断。若某地在短时期内出现较多的上呼吸道感染患者，则应考虑流感的可能，需做进一步检查予以确定。

（2）实验室检查

1）血常规：急性期周围血白细胞总数减少。淋巴细胞比例增加，嗜酸粒细胞消失。如合并细菌感染则白细胞总数和中性粒细胞比例增高。

2）病毒分离：将起病 3 日内患者的含漱液或咽部棉拭子，经处理后接种于人胚肾、猴肾或其他敏感细胞或鸡胚羊膜腔内，然后进行病毒分离，阳性者可确诊。

3）免疫荧光技术或酶联免疫吸附试验（ELISA）法检测抗原。

取患者鼻洗液中黏膜上皮细胞的涂片标本，用荧光标记的流感病毒免疫血清染色，或 ELISA 抗原，灵敏度高，出结果快，有助于早期诊断。如用单克隆抗体检测抗原，则可鉴别出甲型还是乙型流感。

4）血清学检查：取发病 3 日内和 2~4 周后双份血清做血凝抑制试验或补体结合试验，测定急性期和恢复期血清中抗流感病毒的抗体效价，如效价增长 4 倍以上，即有诊断价值，阳性率一般可达 60%~80%。

2. 鉴别诊断

（1）普通感冒和其他病毒性呼吸道感染：两者起病均较缓，症状较轻，发热不高，无明显中毒症状。但主要靠病毒分离与血清学检查明确诊断。

（2）急性扁桃体炎：可见扁桃体红肿，有渗出或脓性分泌物。

（3）流行性脑脊髓膜炎（流脑）：流脑早期症状可类似流感，但流脑季节性明显，儿童多见，有剧烈头痛、皮肤瘀点、口唇疱疹、脑膜刺激征，白细胞计数高达 $10 \times 10^9 \sim 30 \times 10^9/L$，中性多核细胞居多，脑脊液检查异常。

（4）支原体肺炎：与该病肺炎型的 X 线肺部检查相类似，但支原体肺炎的病情一般较轻，冷凝集试验和 MG 型链球菌凝集试验阳性可资鉴别。

（5）钩端螺旋体病：根据流行病学资料和腹股沟淋巴结肿大、压痛，以及腓肠肌疼痛与压痛以鉴别。

（6）军团病：此病轻型病例类似流感。红霉素、利福平和庆大霉素等抗生素对此病有效，确诊有赖于病原学检查。

3. 一般处理

按呼吸道传染病隔离治疗，卧床休息，多饮水，进易消化食物。高热、中毒症状较重者，可予静脉滴注或物理降温，及时处理并发症。抗病毒治疗，可选用金刚烷胺盐酸盐，但必须在发病的最初 1～2 日给药，方能有效。不良反应有口干、失眠等，肾功能不全者或 65 岁以上老年患者慎用。同类药物也可选用金刚乙胺等。

四、治 疗 方 法

治疗原则和注意点：流感皆由体表卫气不固，营卫不和，在气候突变之时，受时令不正之气或非时之气侵袭而致。其病性以实为主，治疗当以驱除外邪为原则，邪祛正自安。同时还当注意其病邪有风寒、风热的不同，又有夹湿、夹暑、夹食、夹燥等情况。而且，即使初起感受风寒之邪，若邪郁不解，也会化热，因此在治疗中还要处理好辛温与辛凉、辛透与凉解的关系，同时考虑到兼夹之邪。此外流感较一般感冒病变中热毒表现更重，因此在驱散表邪的同时，还应当根据需要酌用清热解毒药。

五、病 案 举 例

葛根芩连汤治验：

任某，男，42 岁，1986 年 5 月 2 日诊治。

一周前因参加婚宴淋雨，出现发热、头疼、恶心呕吐，在当地按"食物中毒"治疗，2 日前出现身热下利，胸脘烦热，口干口渴，下利色黄热臭，肛门灼热，舌质红，苔黄，脉弦数。诊断为感冒（外感袭表，热邪入里），治宜清泄肺肠。药用：葛根 30g，鱼腥草 30g，薏苡仁 30g，甘草 6g，黄连 6g，黄芩 9g，木瓜 15g，白芍 15g，木香 12g，半夏 12g，竹茹 15g。

二诊 1986 年 5 月 6 日，下利及肛门热均消，余症均减轻，药投病机，守上方继服。

三诊 1986 年 5 月 10 日，初诊时症状全消，现唯觉脘闷纳呆，后用六君子汤加味调理 5 日而愈。

按 葛根芩连汤出自《伤寒论·辨太阳病脉证并治上》，论中曰："太阳病，桂枝证，医反下之，利遂不止。脉促者，表未解也；喘而汗出者，葛根黄芩黄连汤主之。"本证表未解而里热炽，故治当外解肌表之邪，内清肠胃之热。方中重用葛根为主药。葛根甘辛而凉，入脾胃经。阳明外主肌肉，内主胃腑，故能发表解肌，以外解在表之邪；又其气轻浮，最能升发脾胃清阳之气而止泻利，使表解里和。柯韵伯谓其"气轻质重"，先煮而后纳诸药，则"解肌之力优而清中之气锐"，故用此"以断太阳入阳明之路"（张元素）；里热已炽，故又辅以味苦性寒之黄连、黄芩，厚肠胃而止下利。其性寒能清肠胃之热，味苦可燥肠胃之湿，肠中湿热除而下利可止；使以甘草甘缓和中，协调诸药，且以协调表里，共成解肌清肠之剂，表解热清则身热下利自止。

唐祖宣认为，此方为治身热下利之代表方，虽能清里解表，但以清里热为主，故对于热痢、热泻，不论有无表证，皆可用之。若兼呕吐者，加半夏以降逆止呕；夹食滞者，加山楂、健曲，以消食；腹痛者，加白芍、木香以行气缓急止痛。临证中，若有发热口渴，泻下臭秽，尿短而赤，肛门灼热，苔黄腻，脉滑数之湿热证，可酌加金银花、车前子以清热利湿。此方为治下利发热，脉数。如下利不发热，脉沉迟或微弱，症属虚寒者，此方则不适用。

新加香薷饮治验：

> 杜某，男，18岁，1988年7月5日诊治。
>
> 患者两日前因冒暑淋雨出现发热恶寒，汗出不畅，头痛神昏，四肢困倦乏力，心烦口渴，胸脘痞闷，小便热痛，大便溏薄，舌质红，苔薄微黄，脉濡数。诊断为感冒，寒邪袭表，暑湿内蕴。治宜解暑化湿，疏表透邪。方选新加香薷饮加减。药用：香薷15g，金银花30g，鲜扁豆花30g，厚朴15g，连翘12g，佩兰15g，滑石15g，生甘草9g。
>
> 二诊 1988年7月8日，服上方后恶寒发热止，汗出较畅，四肢不困，余症均减轻，守上方继服。
>
> 三诊 1988年7月12日，初诊时诸症均除，饮食及二便正常，临床治愈。

按 本方具有清热解暑、化湿和中之功效。方中香薷辛温芳香，能由肺之经而达其络。鲜扁豆花，凡花皆散，取其芳香而散，且保肺液，夏日所生之物，多能解暑，唯扁豆花为最，如无花时，用鲜扁豆皮，若再无此，用生扁豆皮。厚朴苦温，能泄食满，厚朴皮也，虽走中焦，究竟肺主皮毛，以皮走皮，不为治上犯中。以金银花、连翘取其辛凉达肺经之表，纯从外走，不必走中也。温病最忌辛温，暑病不忌者，以暑必兼湿，湿为阴邪，非温不解，故此方香薷、厚朴用辛温，而余则佐以辛凉云，实为经验之谈。

第二节　病毒性肝炎

一、概　述

病毒性肝炎是由多种肝炎病毒所致的以肝脏炎性病变为主的全身性传染病。临床以乏力、精神不振、肝区疼痛、食欲减退、恶心、厌油腻、肝肿大及肝功能异常为主要表现，部分患者可见发热、黄疸。根据病原学诊断，目前该病分为甲、乙、丙、丁、戊等型，但还有一些新型未被发现，是法定乙类传染病。它具有传染性强、传播途径复杂、流行面广泛、发病率高等特点。

中医学认为该病的发生多与外感湿热疫毒之邪、内因正气亏损有关。当夏秋季节，暑湿当令，湿热之邪偏盛，从表入里，内蕴中焦，湿郁热蒸，不得泄越，则可致病。其发病则与人体脾胃功能状态有密切关系。若人体正气不足，素体脾胃虚弱或饮食不节（洁），长期嗜酒，过食肥甘油腻、寒凉生冷，饥饱失常及过度疲劳，均能损伤脾胃，造成脾运不健，外界湿热之邪便可趁机而入，导致该病发生。若感受疫疠热毒之邪或湿热化燥化火，则可导致"急黄"等症。脾为湿土之脏，胃为水谷之海，湿土之气，与外界的湿热之邪同类相召，所以湿热之邪易犯脾胃，并成为该病病变的中心。湿热蕴蒸中焦，又可累及肝胆，导致肝胆疏泄失职，这是该病主要的病理机制。

急性期病机主要为湿热疫毒之邪蕴结，侵犯脾胃，郁蒸肝胆，气机郁滞。病位在肝胆脾胃，病理特点以邪实为主。若湿热疫毒入侵尚浅，中阻脾胃，肝郁气滞，土木失和，胆汁尚能循其常道则发为胁痛（无黄疸型肝炎）。因情志失调，肝气郁结；或气郁日久，气滞较甚，可引起血行不畅，瘀血停积；或脾失健运，湿热内蕴，疏导不利，均可导致胁痛。若湿热疫毒内蕴，熏蒸肝胆，肝失疏泄，胆汁内瘀，不循常道，侵入血分，外溢肌肤，下流膀胱，发为阳黄（黄疸型肝炎)。若因阳黄失治,伤及脾阳,甚至阳虚及肾,或素体脾肾阳气不足,湿热疫毒内侵,邪从寒化,寒湿凝滞,壅遏发黄,浸淫肌肤,则发为阴黄,色泽晦暗如烟熏。若湿热疫毒内侵,与痰瘀胶结,郁阻血分,肝胆疏泄失常,胆汁郁滞较甚,则可发为瘀胆型肝炎。以临床症状而言,湿热蕴阻中焦,脾胃运化失职,可致纳呆、食少;邪困气机,胃失和降,则脘腹痞胀、嗳气、恶心或呕吐;脾主肌肉、四肢,湿邪困脾,则肢体困倦、疲乏无力。脾病反侮肝木,以致肝失疏泄条达,气机郁滞,脉络失和,故胁肋疼痛;气滞血瘀,阻于胁下,故胁下痞块;若湿热熏蒸肝胆,以致胆汁疏泄不循常道,浸渍面目,溢于肌肤,则在临床上又可产生黄疸。以上为各类病毒性肝炎急性期的主要病理变化。

慢性病毒性肝炎的病机颇为复杂,其病理变化以正虚邪恋为主。正虚多表现脾虚、肝肾阴虚,邪恋多以湿热久留不解或瘀血痹阻为主。感邪重或机体正气虚或治疗失时、不当,均是造成该病迁延不愈而转成慢性的原因。因此,该病至慢性阶段常可出现脾虚湿困、肝肾不足、气滞血瘀等病理变化。由于急性病毒性肝炎失治、误治或反复感邪等原因,更由于湿热疫毒所独有的致病特点及感邪者正气的亏虚,使一部分患者的病势向慢性化发展。其病机多为湿热疫毒蕴结不解,深伏血分,加之情志抑郁恼怒、饮食不节、劳倦内伤等诱因,日久导致脏腑功能失调,阴阳气血亏损。临床可见气虚、血虚、脾阳虚、脾肾阳虚、肝肾阴虚、气阴两虚、气血两虚等虚损性变化,以及肝郁气滞、气滞血瘀、络脉瘀滞、肝脾不和、肝气犯胃、心肾不交等失调性变化,其病位在肝胆脾胃肾,有时涉及心,病理特点为本虚标实,正虚邪恋,而以正虚为其矛盾的主要方面。

乙型肝炎(简称乙肝)和丙型肝炎(简称丙肝)常表现慢性肝炎过程,有学者指出该病的病机特点为:其一,毒邪直入营血。输血是乙型和丙型肝炎病毒传播的重要途径。由于毒邪直入营血,临床上气分证者较少见,黄疸病例较少,发热和脾胃症状较少较轻,血清胆红素和转氨酶呈中低度异常;其二,其病毒性质不同于一般的温热毒邪,虽然直入营血,但临床上多无斑疹、舌质红绛、神昏谵语及耗血动血等营血热毒亢盛的证象,相反表现出一种性质属阴的湿性毒邪的特点,具有湿滞、阴凝、聚毒、阻络、伤气碍阳的性质。其三,肾虚者易感,中老年多发。有学者提出,丙肝的发病率与年龄有密切关系,随年龄的增长而增加。中年以后随着肾气亏虚,气血渐弱,全身脏腑经络功能均出现衰退征象,因此毒邪入营血之后往往留滞营血脏腑,藏伏深处,毒藏久聚成积。

重症肝炎发病急剧,病情重笃,中医称为"急黄"或"疫黄"。隋·巢元方《诸病源候论》记载"脾胃湿热,谷气郁蒸,因为热毒所加,故卒然发黄,心满气喘,命在倾刻,故云急黄也。有得病即身体、面目发黄者;有初不知是病,死后乃身面黄者。其候:得病但发热心战者,是急黄也"。对急黄的观察及症状描述细致、具体,与今之重症肝炎的临床表现酷似。清·沈金鳌《杂病源流犀烛》所说:"又有天行疫疠,以致发黄者,俗谓之瘟黄,杀人最急。"沈氏称之"瘟黄",传染性强,且能引起流行,预后极差,与重症肝炎的特点亦颇吻合。疫疠热毒或湿热化火热毒之邪,其性酷烈,传变迅速,故一旦侵入人体,即化热化火,迅速蔓延,内熏肝胆,胆汁泄越,不循常道,浸渍肌肤,出现身热、皮肤黄染,且随病情的发展,黄疸日深一日气分湿热蕴蒸弥漫,上蒙心包。清窍为之壅塞,神明蔽扰,而见神志错乱昏蒙、烦躁不安、时清时昧、时有谵语、舌苔黄浊黄腻;若湿热化燥化火,则易深入营血分,既可内陷包络,阻闭机窍,逼乱神明,使神志异常加重,甚至出现内闭外脱而沉迷不语,又可使血液沸腾,离经妄行,出现急性多部位、多脏器出血,如鼻衄、呕血、肠道出血、肌衄发斑等;心营(血)热盛,引动肝风,可致痉厥。感邪甚者,湿热迅速从脾胃弥漫,充斥上中下三焦,黄疸进行性加深,昏迷随之加重,出血倾向严重,患者濒于死亡。重症肝炎死亡的原因有三:一为秽浊塞窍,即湿热浊邪熏蒸于上、流注于下。熏蒸于上使心窍闭塞而神志错乱,流注于下则前后窍闭,二便不通。正如吴鞠通说:"脾郁发黄,黄极则诸窍为闭,秽浊塞窍者死。"(《温病条辨·上焦篇》)二是湿热秽浊蒙蔽心包,湿热化燥化火,由气入营,由蔽致闭,由闭致脱,而致死亡。三是邪入血分,迫血妄行,气随血脱者死。三种死亡因素常综合作用而致病情危殆。

此外，乙肝表面抗原阳性或E抗原阳性的乙型肝炎病毒携带者，其病因病机变化与慢性肝炎基本相似，只是程度较轻。总的来说，此病以湿热邪毒为主要病因，湿热交阻，蕴结肝胆脾胃，使肝失条达，脾失健运，久则暗伤肝阴，脉络失养，终则形成气滞血瘀之证。有人认为此病以"肝郁"、"血瘀"为主要病理变化，整个病变过程经历正盛邪实、正虚邪恋、虚实夹杂三个阶段。

西医学对病毒性肝炎发病机理的认识也在不断深入。目前特异检查明确的肝炎病毒已有多种，如甲、乙、丙、丁、戊、己等型，分别引起甲、乙、丙、丁、戊、己型病毒性肝炎。其中甲型病毒性肝炎是由甲型肝炎病毒（HAV）直接杀伤肝细胞所致，但近年研究发现机体的免疫反应也起重要作用。HAV是一种微小核糖核酸（RNA）病毒，存在于患者的血液及粪便中，主要通过粪-口途径传播。水源或食物严重污染可引起暴发流行。乙型病毒性肝炎的发病机理和免疫反应相互交织，错综复杂。乙型肝炎病毒（HBV）感染人体后，所引起的肝脏和其他脏器的病变，以及疾病的发生、发展，并非病毒本身所致，而与机体的免疫应答所致的免疫损害有关。若机体免疫反应强烈，则大部分肝细胞坏死，而致重症肝炎；若机体免疫功能低下，可导致慢性HBV携带。HBV为脱氧核糖核酸（DNA）病毒，外壳含有表面抗原（HBsAg）和前S基因产物。核心成分中含有核心抗原（HBcAg）、e抗原（HBeAg）、环状双股DNA、DNA聚合酶等，均为病毒复制成分。HBV主要通过慢性患者、HBsAg携带者的血清和日常密切接触传播，母婴传播也是一重要传播方式。HBsAg携带者中，约1/3出现肝损害的临床表现，可转变为急性或慢性肝衰竭、慢性活动性肝炎、肝硬变及肝癌。丙型病毒肝炎肝细胞损害的机理，多倾向于细胞毒性T淋巴细胞介导的细胞免疫反应，抗体依赖性细胞毒（ADCC）效应也可能参与其中。丙肝的病理学变化以小胆管损伤为主，在小胆管上皮细胞中可见到丙型肝炎病毒（HCV）基因片段。HCV为单股正链RNA，其主要通过输血或血制品、血液透析等途径传播。丁型病毒性肝炎发病机理尚未澄清，很可能既有丁型肝炎病毒（HDV）对肝细胞的直接致病作用，也有宿主免疫反应介导。HDV是一种缺陷的RNA病毒，依赖于HBV的存在，因而常与乙型肝炎病毒混合感染。HDV的传播途径与乙型肝炎相似。戊型病毒性肝炎肝细胞损害可能由细胞免疫反应所介导，没有直接细胞致病性。戊型肝炎病毒（HEV）为正链单股RNA病毒，绝大多数为水型流行，少数为食物型暴发或日常生活传播。其流行多发生在雨季或洪水后，有一定的季节性。HEV多侵犯成人，男性多于女性，孕妇病死率高。各型病毒性肝炎的病理变化主要有肝细胞呈弥散性变性、坏死、再生，及间质细胞的增生和炎性细胞的浸润。根据病变轻重及病程经过，可分为急性、慢性和重型肝炎三种类型。

二、临床表现

1. 症状体征

甲型肝炎潜伏期为2~6周，平均4周。乙型肝炎为6周~6个月。丙型肝炎的潜伏期为2~26周，平均74周；血制品引起的丙型肝炎潜伏期较短，为7~33日，平均19日。急性丁型肝炎与乙型肝炎同时感染，其潜伏期为4~20周；与乙型肝炎重叠感染，潜伏期为3~4周。戊型肝炎潜伏期为2~9周，平均为6周。

（1）急性肝炎

1）急性黄疸型肝炎：病程约2个月，以甲型肝炎和戊型肝炎为多见。一般起病较急，常有晨寒，发热，体温38℃左右，主要症状为全身乏力、食欲减退、恶心、厌油、腹胀、便秘或腹泻、肝区痛等。约一周后尿色加深，继而巩膜、皮肤出现黄染，尿色进一步加深。多于数日至2周内达到高峰。消化道症状如食欲不振、厌油、恶心、呕吐及乏力大多改善。肝区胀痛、肝脏肿大，触、叩痛明显，约10%病例有脾肿大。部分患者在黄疸出现之初消化道症状短期增剧，而后迅速改善。少数病例在短期可出现肝内梗阻性黄疸的临床表现：黄疸日益加深、皮肤瘙痒、大便颜色变浅甚至呈灰白色。2～6周黄疸逐渐消退，症状逐渐消失，肝、脾逐渐回缩至正常。肝功能恢复正常。少数患者有口苦、上腹不适、肝区痛、失眠等症状，迁延较久。病程1～3个月，平均1个月。

2）急性无黄疸型肝炎：本型较黄疸型多见，占急性病毒性肝炎的50%～90%。起病稍缓，一般症状较轻，除始终无黄疸出现外，其他症状和体征与黄疸型相似。多数于3～6个月内恢复，部分病情迁延，转为慢性。多见于乙型肝炎和丙型肝炎。

（2）慢性肝炎：主要见于乙、丙、丁等型病毒性肝炎，病程超过6个月。

1）慢性迁延性肝炎：急性肝炎患者迁延不愈所致，病程超过半年，少数病例可无明显病史。临床表现多样：如食欲不振、厌油、恶心欲呕，或呕吐、腹胀、口苦、低热，肝区隐痛或胀痛，或仅有胀感，或沉闷，常因劳累、情绪改变时发生或加重。可伴有急躁易怒，抑郁焦虑，失眠多梦，记忆力减退，女性月经不调，乳房作胀等症。体征见肝脏轻度肿大、质地中等偏软，肝功能改变以单项ALT波动为特点。以上病情可持续数月至数年。此型患者绝大多数可恢复健康。

2）慢性活动性肝炎：病程持续1年以上，或有明显反复发作的临床表现，如乏力、厌食、恶心、呕吐、腹胀、腹泻、肝区胀痛或刺痛等症状比较严重，或见反复黄疸，或有出血倾向，如齿衄、鼻衄、皮肤紫癜、肝掌、蜘蛛痣、黄疸、皮肤黧黑，肝肿大，质地中等偏硬，有压痛，叩击痛，多数脾肿大。ALT反复或持续升高，浊度试验持续阳性，或血浆白蛋白下降，白蛋白、球蛋白比例异常。由于慢性活动性肝炎的临床表现与肝脏病理变化的严重程度不一定呈平行关系，有相当一部分病例（7.3%～30%）无明显症状，但经肝穿活检可证实为慢性活动性肝炎患者。部分患者可有自身免疫现象和多系统损害。部分患者治疗后可恢复或稳定，部分患者最后可发展为坏死后肝硬化。

（3）重型肝炎：多见于乙型肝炎及乙丙或乙丁病毒合并感染的肝炎。

1）急性重型肝炎：又称"暴发型肝炎"、"急性肝坏死"。发病初期与急性黄疸型肝炎相似，但病情发展迅猛，黄疸进行性加深，肝脏迅速萎缩变小，肝臭明显，甚至出现肝性脑病。病程中有明显出血倾向，有时可出现脑水肿、腹水及急性肾衰竭。ALT升高后迅速下降与血清胆红素急剧增高（SB>170μmol/L），呈"胆酶分离"现象，凝血酶原时间明显延长，血氨有时升高，一般病程不超过2周，每因肝衰竭、肝肾综合征、脑水肿或脑疝等并发症而死亡。

2）亚急性重型肝炎：此型又称"亚急性肝坏死"。临床症状与急性重型肝炎相似，但病程超过10日（2～12周）。其中又可分为几种类型。

A. 重度黄疸腹水型：以重度黄疸（SB>170μmol/L）、腹水和明显出血倾向为特点。可无肝性脑病或晚期才出现。主要死因是肝肾综合征、上消化道大出血（多在20日左右发生）、严重继发感染及颅内出血等。此型占大多数。

B. 亚暴发肝衰竭型：除病程超过10日外，临床表现酷似急性重型肝炎，以肝性脑病为首发突出特点，主要死于脑水肿或脑疝。此型抢救存活后，常演变成坏死后肝硬化。

C. 慢性重型肝炎：又称慢性肝炎亚急性肝坏死，是在慢性活动性肝炎或肝硬化的基础上发生的亚急性重型肝炎。其临床表现与亚急性重型肝炎相似，而又兼有慢性肝病的临床特点，如肝脏肿大、脾肿大、肝掌、蜘蛛痣、食管静脉曲张等。患者以进行性黄疸加深和不断加重的腹水为特征，伴有皮肤、黏膜出血，重度乏力，水肿等，末期出现肝昏迷，常死于肝肾综合征、上消化道大出血等并发症。

（4）淤胆型肝炎：主要表现为长期肝内性黄疸。阻塞时间至少3周以上，有时可达数月甚至1年以上，自觉症状较轻，但黄疸明显，皮肤瘙痒，尿深黄色，大便灰白，伴有明显的肝肿大。

部分患者可见脾肿大。ALT 中度升高，而 AKP、γ-GT、SB 明显升高。

2. 病原学分型

（1）甲型病毒性肝炎。

有以下任何一项阳性，即可确诊：急性肝炎患者血清抗 HAV-LgM 阳性；或粪便免疫电镜找到 HAV 颗粒或 ELISA 法检出 HAV-Ag；急性期和恢复期双份血清抗 HAV 总体滴度>4 倍升高；PCR 法检测血清或粪便中 HAV-RNA。

（2）乙型病毒性肝炎。

有以下任何一项阳性可诊断为现症 HBV 感染：①血清 HBsAg 阳性；或 HBV-DNA 阳性，或 HBV-DNA 聚合酶阳性，或 HBeAg 阳性；或抗 HBcIgM 阳性。②肝内 HBcAg 阳性和（或）HBsAg 阳性，或 HBVDNA 阳性。

急性乙型肝炎的诊断需与慢性肝炎急性发作相区别，可参考下列动态指标，具有其中一项即可诊断为急性乙型肝炎：①HBsAg 滴度由高到低，消失后抗-HBs 阳转；②急性期抗-HBcLgM 滴度高水平而抗-HBcLgG 阴性或低水平。

慢性乙型肝炎的诊断，临床符合慢性肝炎，并且有现症 HBV 感染的一种阳性标志，即可诊断为慢性乙型肝炎。而慢性 HBsAg 携带者的诊断是：凡无任何临床症状或体征，肝功能正常，HBsAg 血清持续阳性 6 个月以上者。

（3）丙型病毒性肝炎。

排除诊断法：凡不符合甲型、乙型、戊型病毒性肝炎诊断标准并除外 EB 病毒、巨细胞病毒急性感染（特异性 IgM 抗体阴性）及其他已知原因的肝炎，如药物性肝炎、酒精性肝炎等，流行病学提示为非经口感染者可初步诊断为丙型肝炎。

特异性诊断：血清抗-HCV 阳性或血清 HCV-RNA 阳性。

（4）丁型病毒性肝炎：血清中抗 HDV-IgM 或抗 HD 或 HDAg、HDV-RNA 阳性；肝组织内 HDAg 阳性或 HDV-RNA 阳性。

（5）戊型病毒性肝炎。

排除诊断法：凡不符合甲型、乙型、丙型、巨细胞病毒、EBV 急性感染及其他已知原因的肝炎，流行病学证明经口感染者，可初步诊断为戊型肝炎。

特异性诊断：患者急性期血清抗-HEV-IgM 阳性或急性期患者粪便中免疫电镜找到 HEV 颗粒或急性期抗 HEV 阴性，恢复期阳转者。

3. 临床分型

（1）急性肝炎：①急性黄疸型；②急性无黄疸型。

（2）慢性肝炎：①慢性迁延性；②慢性活动性。

（3）重型肝炎：①急性重型；②亚急性重型；③慢性重型。

（4）淤胆型肝炎。

（5）肝炎后肝硬化。

4. 主要并发症与后遗症

（1）肝源性糖尿病：常见于慢性活动性肝炎、肝硬化及重型肝炎。在肝炎发病过程中出现高血糖及糖尿。肝源性糖尿病有两型：胰岛素依赖型和非胰岛素依赖型，而以后者居多。由于并发糖尿病与慢性肝炎本身所具有的乏力、消瘦等症状易相混淆，每多漏诊，临床应引起重视。

（2）脂肪肝：慢性肝炎易继发脂肪肝，其机制不明，可能与肥胖、糖耐量异常、血液游离脂肪酸及三酰甘油增多有关。其特点是：肝炎后明显发胖；一般情况好，食欲良好；血清 ALT 轻度或中度升高，常规肝功能其他项目多属正常；血脂含量升高。

（3）肝炎后高胆红素血症：属肝炎良性后遗症。其发病机理可能是肝细胞葡萄糖醛酸转移酶活性降低。特点是：肝炎后血清胆红素在 17～51.3μmol/L，以间接胆红素升高为主；每于劳累或感冒后黄疸轻度上升。肝炎已达临床治愈标准，不随黄疸波动而出现肝炎复发的有关表现。

（4）肝硬化：部分乙型、丙型肝炎可演变为坏死后性、胆汁性或门脉性肝硬化。

（5）原发性肝癌：乙型肝炎病毒、丙型肝炎病毒的长期感染是原发性肝癌的主要危险因素。肝炎病毒与化学致癌物的刺激（如黄曲霉素、亚硝胺等）两者有协同致癌作用。

（6）肝外器官损害：病毒性肝炎是一种全身性疾病，病毒除侵犯肝脏外，还可侵犯其他器官，各系统均可出现并发症。并发症以慢性活动性肝炎多见。常见并发症有关节炎（12%～27%）、肾小球肾炎（26.5%）、结节性多动脉炎，以及胆管炎、胆囊炎等，少见的有再生障碍性贫血、多发性神经炎、胸膜炎、心肌炎、心包炎、脑膜炎等。

5. 实验室检查

（1）血常规：白细胞总数正常或稍低，分类计数中性粒细胞可减少，淋巴细胞相对增多。重症肝炎患者的白细胞总数及中性粒细胞均可增高。血小板在部分慢性肝炎患者中可减少。

（2）尿常规：急性黄疸型肝炎患者在黄疸出现前尿胆原及尿胆红素可呈阳性反应，是早期诊断的重要依据。

（3）肝功能试验

1）血清胆红素：患者在黄疸期血清胆红素逐日升高，多在 1～2 周内达高峰。若 1 分钟胆红素<总胆红素 20% 时，提示微粒体后黄疸；若介于总胆红素 40%～60% 时，不能鉴别肝细胞性黄疸与胆汁郁积；大于总胆红素 75%～80% 时，则提示有胆汁郁积。

2）血清酶学测定：谷丙转氨酶（ALT）在黄疸出现之前就开始升高，在病极期达峰值，恢复期随血清胆红素缓慢下降。慢性肝炎时 ALT 可反复波动，重型肝炎时可见"胆酶分离"。

3）谷草转氨酶（AST）：约 4/5 存在于肝细胞线粒体中（ASTm），1/5 在细胞液（ASTs）中。线粒体损伤时，血清 AST 明显升高，反映肝细胞损伤的严重性。

4）谷胱甘肽-S-转移酶（GST）：在重型肝炎时升高最早，有助于诊断。

5）γ-谷氨酰转肽酶（γ-GT）：为胆汁郁积标记酶，但在反映慢性肝细胞损伤及其病变活动时较转氨酶敏感。γ-GT 活性 75% 存在于肝细胞微粒体中，慢性肝病有活动时，诱导微粒体酶合成，γ-GT 合成增加。在急性肝炎恢复期 ALT 已正常，如 γ-GT 持续升高，提示肝炎慢性化；慢性肝炎即使 ALT 正常，如 γ-GT 持续不降，在排除胆道疾病的情况下，提示病变仍活动；慢性持续性肝炎，γ-GT 轻度升高；慢性活动性肝炎，γ-GT 明显升高；肝细胞严重损伤、微粒体破坏时，γ-GT 合成减少，故重型肝炎、晚期肝硬化时，γ-GT 反而下降。

6）血清碱性磷酸酶（AKP）：在肝内外胆管梗阻、肝占位性病变时可明显升高，而肝实质性病变者则较低。

7）果糖 1，6-二磷酸酶：糖原合成酶之一，各型慢性肝炎血清含量明显升高。

8）其他酶类：血清乳酸脱氢酶（LDH）、胆碱脂酶（ChE）等在急慢性肝损害时都可有改变，但灵敏度及改变幅度均不及转氨酶类。

（4）蛋白代谢功能试验

1）血浆白蛋白（A）：其下降的程度取决于肝病的严重程度和病期。低 Alb 血症和高球蛋白血症是诊断肝硬化的特征性指标。

2）γ-球蛋白：其增高的程度，可评价慢性肝病的演变及预后。慢性迁延性肝炎的 γ-球蛋白正常或基本正常，慢性活动性肝炎及早期肝硬化呈轻中度升高，晚期肝硬化呈显著升高，多在 30% 左右，达 40% 时是近期预后不良的指标。γ-球蛋白升高的机理是库普弗细胞功能减退，不能清除血循环中内源性或肠源性抗原物质，后者刺激 p 细胞产生大量抗体 IgG，以致 γ-球蛋白增高。

3）甲胎蛋白（AFP）：在急慢性病毒性肝炎和肝硬化（活动性）时可有短期低中度升高。AFP 增高标志肝细胞的再生活跃，肝细胞肝癌时其升高幅度明显。

4）血氨测定：重型肝炎肝衰竭时不能将氨合成为尿素排泄，肝硬化门–侧支循环良好者血氨均会升高。氨中毒是肝性昏迷的主要原因之一，但血氨水平与脑病的发生和重度也可不一致。

5）血浆氨基酸：重症肝炎和肝硬化患者的支链氨基酸正常或减少，芳香氨基酸明显升高，其比值明显降低，肝性脑病时可倒置。

6）凝血酶原时间（PT）及活动度（PTA）：肝病时相关凝血因子合成减少，可引起 PT 延长，PT 延长程度标志着肝细胞坏死和肝衰竭的程度，且其相关凝血因子半衰期很短，如Ⅶ（4~6h）、Ⅹ（48~60ht）、Ⅱ（72~96h）因子等，是较敏感指标。轻度肝损伤时 PTA>70%，中度为 40%~70%，重度<40%，PTA 降至 20% 以下，常常预示预后不良。PT 延长也可见于先天性凝血因子缺陷者，弥漫性血管内凝血时及维生素 K 缺乏者等情况，应注意鉴别。

7）脂质代谢有关试验：血清总胆固醇（TC）在重型肝炎时明显降低，有人认为 TC<2.6 mmol/L 时预后甚差。在淤胆型肝炎及肝外阻塞时 TC 可明显增加。血清三酰甘油（TG）在肝细胞损伤和肝内外阻塞性黄疸时可增高。

（5）血清免疫学检查抗原抗体测定，见前病原学分型。

免疫复合物（IC）、补体（C_3C_4）、IgG、IgA、IgM、IgE 及自体抗体（抗–LSP、抗–LMA 等）测定对慢性活动性肝炎诊断有参考意义。

（6）B 型超声波检查：急性肝炎肝内胆汁不同程度的郁积及毛细胆管的不同程度损伤而出现相应的声像图。慢性肝炎时，超声切面呈像示肝表面回声光带增强、变厚，甚至出现波浪样改变，有较密集光点或小光斑，分布不均匀，肝边缘光滑，肝角变钝，胆囊壁常增厚。重型慢性活动性肝炎门静脉增宽，但不超过 1.4cm。急性重型肝炎早期肝脏大小正常，中后期肝脏体积进行性缩小。

（7）肝穿刺病理检查对各型肝炎的诊断有较大的价值。对鉴别慢性活动性肝炎与慢性迁延性肝炎有重要意义。

三、诊 断 要 点

1. 诊断依据

（1）流行病学

1）密切接触史：与病毒性肝炎患者（特别是急性期）同吃、同住、同生活，或经常接触肝炎病毒污染物（如血液、粪便）或有性接触而未采取防护措施。

2）注射史：在半年内曾接受输血、血液制品及消毒不严格的药物注射、免疫接种、针刺治疗等。

（2）临床症状：近期内出现持续几日以上的、无其他原因可解释的症状，如乏力、食欲减退、恶心、厌油、腹胀、便溏、肝区痛等。或出现发热、黄疸。肝肿大并有压痛，肝区叩击痛，部分患者可有轻度脾肿大。

（3）实验室检查

1）肝功能检查：主要可见 ALT 活力增高；慢性肝炎可见絮、浊度试验异常；黄疸型肝炎主要为血清 SR 增高（>17.1μmol/L）；PT 明显延长，"胆酶分离"表示肝功能损害严重；AKP、γ-GT 明显升高，常见于淤胆型肝炎或肝硬化。

2）血清免疫学及病原学检测：见前。

（4）肝穿刺活体组织检查：对肝炎的诊断及各型肝炎的病理改变和分型有较大价值，但应严格掌握指征。

2. 主要的鉴别诊断

该病应与中毒性肝炎、药物性肝炎、阻塞性黄疸、胆囊炎胆石症、原发性胆汁性肝硬化、钩端螺旋体病、沙门菌属感染、传染性单核细胞增多症、流行性出血热、血吸虫病、原发性肝癌、脂肪肝等相鉴别。

四、一般处理

患者应按病毒性肝炎常规隔离治疗。卧床休息，合理营养，避免饮酒，过度劳累，或使用对肝脏有损害的药物。急性肝炎可给予高渗葡萄糖溶液、维生素C、门冬酸氨钾镁等，对急性黄疸乙型肝炎不宜用糖皮质激素治疗。慢性病毒性肝炎西医目前尚缺少特效治疗方法。选用抗病毒药物、免疫调节剂，如干扰素、阿昔洛韦、利巴韦林等可能起一定作用，但需注意其不良反应。

五、治疗方法

治疗原则和注意点：该病的临床表现较为复杂多变，治疗应根据其不同阶段、不同类型的临床主症，来确定治疗原则。由于该病是因湿热疫毒之邪所致，因此清热利湿解毒是其基本原则，同时还应辨清虚实，注意祛邪当护正气，补正需防恋邪。

一般而言，急性黄疸型肝炎多为湿热蕴阻脾胃、熏蒸肝胆所致，故治疗应清化湿热、利胆退黄。若热偏重，应清热解毒为主，佐以化湿；若湿偏重，则化湿为主佐以清热；若热毒炽盛，又应清热解毒、凉血化瘀；若湿热蕴久而从寒化，则当温阳祛寒。无黄疸型肝炎，多为肝脾同病，其病机有偏于气滞或湿困等类型，故治疗可分别采用理气、化湿等法，此外，还可结合辨病治疗，适当配合清热解毒药物。慢性肝炎多为正虚邪恋，虚实错杂，治疗重在扶正祛邪。若脾虚治宜补脾祛湿；肝肾阴虚，治宜养阴柔肝；瘀血痹阻，又应活血化瘀；湿热久恋不解可兼以清化湿热。

六、病案举例

茵陈蒿汤治验：

程某，男，62岁，1980年3月6日诊治。

患者一周来出现身目俱黄，黄色鲜明如橘色，发热口渴，口苦心烦，恶心厌油腻，胁肋胀满，小便赤黄，大便干结，舌质红，苔黄腻少津，脉弦数。诊断为黄疸，热重于温，治宜清热利湿、解毒退黄，方选茵陈蒿汤加味。药用：茵陈30g，栀子15g，大黄10g，金钱草30g，虎杖30g，板蓝根30g，丹参30g，生甘草10g。

二诊　1980年3月15日，服上方后身目黄有减轻，口渴、口苦、心烦好转，饮食有所增加，大便不干。守上方继服。

三诊　1980年3月20日，身目黄消退，小便仍黄，但不灼热，便溏、日3~4次，腹稍胀，饮食尚可，上方去大黄，加枳壳15g、茯苓30g、白术15g。

四诊　1980年3月30日。初诊时症状全消，查肝功能各项指标均正常，嘱其合理调饮食，临床治愈。

按 茵陈蒿汤出自《伤寒论·辨阳明病脉证并治》，论中曰："阳明病，发热汗出者，此为热越，不能发黄也；但头汗出，身无热，剂项而还，小便不利，渴引水浆者，此为淤热在里，身必发黄，茵陈蒿汤主之。"

若外感时疫之邪，入里化热，内伤脾胃饮食失调，脾胃运化失常，湿热内蕴，无汗热不得外越，小便不利不得下泄，热因湿越盛，湿得热而益深，湿热交蒸，由脾胃而熏蒸肝胆，致胆液外泄，侵入肌肤发生黄疸，一身面目俱黄，黄色鲜明如橘子色；湿热内蕴，熏蒸于上则但头汗出。不能布津上承则口渴，影响三焦决渎则小便不利；水湿内蕴，邪食壅滞脾胃则腹微满；苔黄腻脉滑数皆为湿热内郁之象。总之，湿热黄疸为湿邪与瘀热蕴结于里所致。

本方证为湿邪与瘀热内蕴所致，治宜清热利湿。方中茵陈苦微寒，入脾胃肝胆，善清利脾胃肝胆湿热退黄，为治湿热黄疸的主药；栀子苦寒入三焦，清热燥湿、泻肝胆、利三焦，使湿热从小便而出，为辅药；大黄苦寒，荡涤脾胃实热以通腑气，使湿热从大便而去，是为佐药。三药合用，则芳燥脾胃肝胆之湿，寒凉脾胃肝胆之热，且能泻肝胆、决三焦、通腑气使湿热从二便分消。湿热自去黄疸自愈。

唐祖宣在运用茵陈蒿汤时，虎杖、板蓝根、金钱草以加强清热利湿退黄作用。现代药理研究证实上述诸药具有保肝、降低转氨酶作用。加丹参的目的是祛瘀，改善循环，有利肝功能的恢复。此方关于用大黄的问题，唐祖宣认为，三承气汤用大黄，意在泻热存阴、荡涤肠胃、调中和胃。其病机是入里邪热与肠中燥屎相搏结。本方所治之证是由湿热蕴结脾胃熏蒸肝胆，意在清热燥湿利胆退黄。因此，黄疸病有腹满便秘者，故然可用，无腹满便秘者，亦可应用。《神农本草经》曰："通利水谷，调中化食安和五脏。"《大明本草》曰："泻壅滞水气"、"利大小便"。《本草纲目》曰："小便淋利。"由此不难看出，大黄并非专用于荡涤肠胃也。

一贯煎治验：

夏某，女，56岁，1981年6月5日诊治。

患者自述半年以来，右胁肋隐隐作痛，吞酸吐苦，咽干口燥，心烦，失眠多梦，舌质红少津，苔少，脉弦细数。查肝功能示：谷丙转氨酶86U/L，谷草转氨酶66U/L。诊断为慢性迁延性肝炎。中医认为肝肾阴虚，肝气不舒，治宜滋养肝肾、疏肝理气，方选一贯煎加减。药用：沙参15g，麦冬9g，当归10g，生地黄30g，枸杞12g，川楝子12g，丹参10g，五味子15g，酸枣仁15g，生甘草9g。

二诊 1981年6月15日，服上方后右胁肋隐痛减退，口燥咽干、心烦、失眠均减轻，饮食及二便尚可，舌质红，苔白而干，脉细数。药投病机，效不更方。

三诊 1981年7月30日，患者自述上方每日1剂，一日三服至今，现神清气爽，四肢有力，饮食、睡眠及二便均正常，复查肝功能各项指标均正常，临床治愈。

按 一贯煎源自《续名医类案·卷十八心胃痛》。魏之琇（又名玉璜，别名柳洲）在高鼓峰，吕东庄治胃痛的医案说："按此病，外间多用四磨、五香、六郁、逍遥，新病亦效，久服则杀人矣"，"高、吕二案，持论略同，而俱用滋水生（清）肝饮，予早年亦尝用此，却不甚应，乃自创一方，名一贯煎，用北沙参、麦冬、地黄、当归、杞子、川楝六味，出入加减，投之应如桴鼓。口苦燥者，加酒连尤捷。可统治胁痛，吞酸，疝瘕，一切肝病"。王孟英对此方甚为赞赏，将其收入《柳洲医话》。

《辞源》云："'一贯'即以一理贯串于事物中。"肾藏精，肝藏血，肝肾同源。先医云：肝肾之病，同一治。该方以脏腑制化关系的理论为遣药立法的依据。取"滋水涵木"之意，通过滋肾养肝，补肝体以和肝用，而治疗肝肾阴虚、肝气不舒之证，其剂型为"煎"剂，故名"一贯煎"。

该方以脏腑制化关系作为遣药立法的依据。本证的病位在肝，这是关键所在。主要矛盾是肝肾阴虚，肝藏血，肾藏精，肝肾同源，肾为肝之母，虚则补其母，滋水即能涵木，以柔其刚悍之性，故以生地黄、枸杞子滋养肝肾阴血为主药，使阴血充，则肝木柔和；肺主一身之气，肺气清肃，则治节有权，诸脏皆滋其灌溉，而且养金能制木。胃土本受木克，使土旺而不受其乘，故以北沙参、麦门冬清肺益胃，为辅药，肺胃津足则咽干口燥可除；当归入肝，为血中气药，为佐药；更加一味川楝子疏肝解郁，条达气机，以平其横逆，为使药。诸药合用，滋养肝阴、疏肝理气。

唐祖宣在应用一贯煎治疗慢性肝炎时，他常从整体观念出发，治疗必求其本。该方抓住病位在肝这一重点，采取滋水涵木、清金制木、培土涵木三法并用，围绕肝木，集中力量，解决主要矛盾。养阴药与理气药配伍。在养阴药中，少加疏肝理气之药，补中有行，使补而不滞。一般生地黄用量为川楝子的4~5倍。生地黄、枸杞子质稠味厚，前人有"腻膈"之说，但伍以当归、川楝子疏肝通络，则无此弊。另外，唐祖宣认为，肝体阴而用阳，该方根据肝藏血，主疏泄的生理功能，用当归补血活血，川楝子疏肝理气，气血相互为用。又以生地黄、枸杞子滋养肝肾之阴，以柔肝脏刚悍之性。使阴液得充，肝气得疏，则胸脘胁痛等诸症可愈。方中加五味子、酸枣仁、丹皮亦是与其滋补肝肾起到异曲同工作用。

第三节　流行性乙型脑炎

一、概　　述

流行性乙型脑炎，简称"乙脑"。是由病毒引起的一种以中枢神经系统病变为主的急性传染病。临床表现以急骤起病，突发高热、昏迷、惊厥及出现脑膜刺激征等为主要特征。

乙脑由乙脑病毒感染引起，主要侵犯大脑故又称大脑炎。蚊子是此病的主要传播媒介，因此此病有明显的季节性，主要在夏秋季流行。当人被携带病毒的蚊子叮咬后，病毒可侵入脑内生长繁殖，经2周左右的潜伏期发病。此病的早期症状是：突然发病，发热38~39℃，伴有头痛和精神倦怠，有的人有恶心呕吐、寒颤、烦躁、轻度嗜睡和颈部轻度强直，随后体温可升至40℃以上，各种症状加重，由嗜睡转入昏迷，甚至发生强直性抽风及麻痹。治疗若不及时，病死率较高。部分患者治愈后可遗留后遗症，如痴呆、半身不遂、精神失常、记忆力和智力减退等。因此，该病的早期发现、早期治疗很重要。

乙脑最早在日本发现，故国际上通常称为日本脑炎（Japanese Encephalitis）。1871年对这种疾病在临床上有初步认识，到1924年大流行时才认为是一种特殊的传染病。此病在夏秋季流行，曾称为"夏季脑炎"。为了与甲型昏睡脑炎相区别，也称为"乙型脑炎"。1935年日本学者首先从死者脑组织分离到病毒，并证明其抗原性不同于美国的圣路易脑炎病毒，首次确定了此病的病原。1946年日本厚生省确定该病为法定传染病，并统一称为日本脑炎。我国于1922年8月在北京发现1例疑似患者，以后在大连、沈阳、厦门、上海、成都、重庆和台北等地都发现类似的病例。1938年夏北京的部分脑炎患者以中和试验确认为流行性乙型脑炎，并于1940年从死亡脑炎患者的脑组织分离出病毒，经鉴定与日本脑炎病毒同属一型。证明我国确有流行性乙型脑炎存在。

乙脑主要在亚洲及太平洋地区的一些国家中流行，即前苏联的远东滨海地区、朝鲜、日本、中国、印尼、马来西亚、新加坡、菲律宾、泰国、越南、老挝、柬埔寨、缅甸、孟加拉、尼泊尔、印度及印度洋和太平洋的某些岛屿。此病流行有严格的季节性，大多集中在7、8、9三个月，南方稍早，北方稍迟，相差约半个月至1个月。患者大多为青少年，10岁以下儿童最多见，其中以

2~6岁的发病率最高，成人和1岁以下的婴儿患病机会较少。病后可获得持久免疫力，隐性感染者亦能维持较长时间的免疫力。由于连年广泛地在儿童中接种疫苗，此病的发生明显减少，患者的年龄分布也有向大年龄移动的趋势。此病的流行有一个特点，即病例分布非常散在，也很少有一户发病两人，如果1个自然村同时发生20~30例就要考虑其他疾病。

根据该病发生的季节性特点和临床特征，在温病学中一般将其归于暑温、伏暑及暑厥、暑风等病证范围，但由于该病的临床证候有时表现出湿热郁蒸的特点，所以也有人将其归属于湿温范围。

中医对该病病因病理的认识，主要是以温病学的理论为指导，根据该病的发生季节、发病特点、演变规律及临床表现进行探讨。有人综合有关资料将该病的病因概括为暑邪、戾气，而其病机以热、风、痰为主。但亦有人根据临床所见的嗜睡、身热不扬、恶心呕吐、腹胀便溏表现，结合季节气候多雨潮湿的特点提出：乙脑固多属暑温，但亦有属湿温的，当从湿温论治。

现代医学认为，乙脑的发生是因感染乙脑病毒的蚊子叮咬人体后，病毒经淋巴管或毛细血管到达网状内皮系统进行繁殖，达到一定数量后进入血循环，造成病毒血症，并侵入血管内膜及各靶器官，如中枢神经系统、肝、心、肺、肾等，引起全身性病变。乙脑的发病与否决定于病毒的数量、毒力、机体免疫功能，如病毒终止于网状内皮系统，不侵及中枢神经系统，则不发病，呈隐性感染。若发病，由于病毒有嗜神经特性，故能突破血脑屏障侵入中枢神经系统，引起脑实质广泛病变，以大脑皮质、丘脑、中脑病变最为明显；桥脑、小脑和延脑次之；脊髓病变最轻。其病变如下所述。

（1）血管内皮细胞的损害，可见脑膜与脑实质小血管扩张、充血，血管内皮细胞肿胀或坏死脱落，血流瘀滞，甚至血栓形成，血管周围炎性细胞浸润，并形成血管套。

（2）神经细胞变性坏死，液化溶解后形成大小不等的筛状软化灶。

（3）局部胶质细胞呈小结节状或弥漫性增生。部分患者脑水肿严重，颅内压升高或进一步导致脑疝。

以中医时令主气及病因学说为指导，根据该病发生的季节性特点和临床表现。结合有关临床报道，对其病因简要探析如下。

该病好发于炎夏暑热当令之季，其病因主要是感受时令暑热病邪。由于该病具有较强的传染性，故有时亦可将其称为暑热疫毒之邪。临床实践证明，有少数病例确可表现出湿郁热蒸的证候特点，故病因有时亦可归咎于湿热为患。从四时主气特点分析，夏季暑热虽盛但湿气亦重，故暑热易兼夹湿邪为病。特别是在多雨潮湿的气候条件下，更易形成以湿为主，湿中蕴热的致病之邪。从上可见，乙脑的致病原因除主要是感受时令暑热病邪外，亦有因感受暑热而兼夹湿邪的，还有少数是感受湿热之邪而引起。至于病程中产生的风、火、痰等因素，虽与痉厥的形成密切相关，但它只是一种病理产物而非致病原因。

根据六淫病邪学说分析，暑属火热之邪，其性炽烈，伤人最快，传变迅速，变化极多。该病所表现出的病变特点，如发病急骤，发展迅速，病程中易于闭窍动风、邪陷气脱，从而出现高热、昏迷、抽搐甚或喘喝欲脱等变化，即充分体现了这一病因特点。湿为阴邪，其性黏滞，一旦与暑热相合而导致该病，则表现出湿郁热蒸的独特见症，如身热不扬、渴不欲饮、神情呆钝嗜睡、苔腻等。

有关该病的病机演变，有人综合有关资料，概括提出：邪由口鼻和皮毛而入，先入上焦卫分，次传中焦气分，再传下焦而入营入血。无论邪在上、中、下焦，均可内陷心包而出现神昏抽搐。死亡病例以邪入营分、血分者居多。其中又因暑热之邪陷入心营，闭而不开，火热灼金，肺气欲绝而致内闭外脱；或因高热稽留过久，津枯邪滞，化源亏乏，气阴并竭。有些病例由于误治失治，邪去正虚，可产生后遗症。若因感受暑湿之邪而为病者，其病机则有湿化、热化之分，反映在证候上有偏湿、偏热的不同类型。有人指出：湿热所致的乙脑，病在气分应辨湿热并盛、湿胜于热、热胜于湿的不同类型。

该病病机传变一般亦不外卫气营血范围，但由于其传变极速，病程中卫气营血的传变界限往往难以截然划分，所以临床证候常表现为卫气同病、气血两燔等。根据临床观察所见，结合有关报道，对"乙脑"的病机演变概括阐述如下。

该病初起邪从外受，感邪轻者可有短暂的卫分过程，但很快即传入气分，亦有开始即表现为卫气同病者。感邪重者一病即表现为暑入气分而无卫分过程，出现高热、烦渴等热炽气分见症。叶天士所说"夏暑发自阳明"，即反映了这一发病特点。该病暑热燔炽阳明气分除了可出现伤津耗液等一般病理变化外，还极易化火、生痰、生风，从而迅速出现气营两燔、痰热闭窍、风火相煽等症。实践表明，暑热亢盛导致的风、痰、火交炽是该病病变过程的主要病理变化。若暑热燔灼不解，风、痰、火交炽过甚，则可因人体精气耗夺，心肺化源告竭，而出现喘喝气脱的急重证候，少数患者还可同时伴有肢厥亡阳的变化。由于证属内闭外脱，病情甚为重险，故此病极易导致死亡。

该病发生于炎夏盛暑之际，虽属暑热为患，但每常兼夹湿邪。因夏季雨多湿重，加之炎暑下逼，地湿上蒸，暑热既盛而湿气亦重，故暑热、湿邪每兼夹为病。暑兼湿邪致病表现在临床上，初起因湿困肌表，可见身热不扬、身重肢倦；湿阻脾胃则脘痞苔腻、恶心呕吐；湿热酿痰蒙蔽心包，则神呆嗜睡甚或昏迷。

该病恢复期阶段的病机变化，大多表现为病邪新解，津气未复而致正虚邪恋。但临床证候又因具体病机的差异而有所不同。如偏于气阴亏损的，可见低热不退，心悸烦躁，甚或因虚风内动导致手足颤动；若包络痰热未净的，则可见神志迟钝，甚或痴呆、失语；若风痰留滞经络的，则热退之后仍可见手足拘挛，甚或呈强直性抽搐。上述证候通过积极治疗大多能逐渐恢复，但病势严重、昏痉日久者，则可因痰阻清窍，心神失常，而致病后长期遗留神情呆钝、耳聋失语等症；或因痰寝留滞经络，日久气血亏损，筋脉因失却濡养而痿废不用，以致后遗瘫痪，成为终身残疾。

综上可见，该病的发展过程虽亦不出卫气营血、三焦的传变规律，但其病变重心则以邪热燔灼气营，内陷厥阴，闭窍动风为主，故临床证候以高热、昏迷、痉厥等为主要表现。恢复期阶段还可因热邪闭窍动风过久而后遗痴呆、瘫痪等症。

二、临床表现

1. 症状体征

该病潜伏期为 4～21 日，一般为 14 日左右，临床症状轻重不一。轻者仅出现一般呼吸道或消化道症状，或呈一过性发热。重者表现为高热、头痛、呕吐、颈项强直、惊厥、意识障碍以至呼吸衰竭等。临床典型经过分四期。

（1）初热期：指发病至高峰阶段（第 1～3 日）。多急骤起病，发热、头痛、呕吐比较剧烈，并有不同程度的意识障碍如嗜睡或昏睡等。儿童可有腹痛、腹泻或上呼吸道其他症状。极重型患者起病时即出现高热、频繁抽搐、深度昏迷而进入极期。

（2）极期：指体温达高峰持续阶段（第 4～10 日）。主要有以下的临床表现。

1）持续高热：呈稽留热型，热度多在 39～40℃以上，持续 1～2 周，体温的高低与病情的轻重呈正比。而老年患者病情虽重，但热度不一定高，热程延长。

2）意识障碍：为该病主要表现之一，可表现为嗜睡、浅昏迷、昏迷、深昏迷，意识障碍程度不等。一般来说，昏迷越早、越深、越长，病情越重。老年患者尚多见谵妄，定向力障碍。意识障碍发生率为 54%～94%，持续时间大多 1 周左右，重症者可达 1 个月以上。

3）惊厥：发生率为40%～60%，多见于发病后第3～5日，是病情严重的表现。由于引起惊厥原因较多，以及病变部位和程度不同，临床所表现的惊厥程度可轻可重，可为局限性，也可为全身性，或表现为阵发性或强直性抽搐，历时数分钟至数十分钟不等。引起惊厥的原因有脑实质炎症、脑水肿、缺氧、高热、低钠脑病等，渐使病情进一步恶化。

4）呼吸衰竭：发生率为15%～40%，是该病的主要死亡原因。多发生于频繁抽搐或深度昏迷者。多以中枢性呼吸衰竭为主，临床表现为呼吸表浅，节律不齐，双吸气，叹息样呼吸，呼吸暂停，潮式呼吸，中枢性过度换气等，严重者导致呼吸停止。呼吸衰竭同时伴有瞳孔变化。外周性呼吸衰竭常以呼吸困难为主，但呼吸节律规则。

5）颅内压升高：发生率为25%～63%。主要表现为剧烈头痛、恶心、呕吐、血压升高、脉搏变慢等。重症者可发生脑疝，表现为昏迷突然加深，呼吸节律异常，病侧瞳孔散大，上睑下垂，对侧肢体瘫痪和锥体束征阳性。若进一步表现为极度躁动，面色苍白，眼球固定，双侧瞳孔散大或对光反应消失，呼吸节律异常或血压下降，呼吸心跳停止，则表示小脑扁桃体疝已发生。

6）脑膜刺激征：发生率为40%～60%，有颈项强直、凯尔尼格征、布鲁津斯基征阳性。婴幼儿常表现为前囟隆起而脑膜刺激征缺如。

7）其他神经系统症状和体征。

由于中枢神经系统受损部位广泛，病变轻重不一，神经系统症状表现为多样性和可变性。如病理反射多为阳性，浅反射可先消失，深反射先亢进后消失，各种神经反射一日多变，深反射消失后可再亢进等。锥体束受损可出现肢体痉挛性瘫痪，肌张力增强，巴彬斯基征阳性。大脑半球损害表现为去大脑强直。丘脑下部受损可见体温调节障碍，延髓受损可发生球麻痹。该病伴肢体功能障碍者，必伴有意识障碍，此乃该病的特点之一。

此外老年患者除意识障碍和呼吸衰竭发生率较高外，还可出现循环衰竭，表现为血压下降，脉搏细速，心律不齐，甚至出现奔马律。还常并发消化性溃疡、消化道大出血，严重危及生命。

多数患者第10日开始体温逐渐下降，病情逐渐改善，进入恢复期。少数患者病情进一步恶化，导致死亡，或从恢复期进入后遗症期。

（3）恢复期：指极期过后体温降至或接近正常阶段。此期神志逐渐转清，言语、意识及各种神经反射逐渐恢复。部分患者需1～3个月以上的恢复期。症状多表现为低热，多汗，神志迟钝，失语，偏瘫，甚至去大脑强直状态，经积极治疗可望在6个月内恢复。

（4）后遗症期：指神经系统残存的症状超过6个月尚未恢复者。主要表现有失语、强直性瘫痪、扭转痉挛、去大脑综合征及精神障碍等后遗症。

2. 临床分型

（1）轻型：体温在39℃以下，有头痛，恶心呕吐，意识尚清，无抽搐，轻度脑膜刺激症。多数在1周内恢复，无后遗症。

（2）普通型（中型）：体温为39～40℃，持续4～5日，头痛，呕吐，并有短暂浅昏迷，偶有惊厥，腹壁反射、提睾反射等浅反射消失。脑膜刺激征，病理反射明显。

（3）重型：体温持续40℃以上，烦躁，频繁呕吐，反复抽搐，昏迷，浅反射消失，深反射先亢进后消失，并有病理反射。可出现肢体瘫痪或中枢性呼吸衰竭。

（4）极重型（包括暴发型）：起病急骤，发展迅速，持续超高热（40℃以上），反复抽搐，迅速发生深昏迷，并有呼吸衰竭及脑疝的表现。如抢救不及时，可在短期内死亡，幸存者常有后遗症。

3. 理化检查

（1）血常规：发病初期白细胞总数增高；一般在10×10^9～20×10^9/L，中性粒细胞占0.8以上。后期白细胞分类恢复正常。

（2）脑脊液：外观清亮或微浑，压力轻度上升。白细胞大多在50×10^9～500×10^9/L。分类计数早期以中性粒细胞为主，以后则以单核细胞为主。蛋白含量轻度增高，糖和氯化物一般正常。

（3）血清学检查和病毒分类

1）补体结合试验：特异性较高，但抗体出现较迟（发病2周后），且要求双份血清对照抗体效价增高4倍以上。单份血清效价1∶2为可疑，1∶4为阳性，1∶8有诊断价值，1∶32可确诊。临床上多用于回顾性诊断和当年隐性感染者的调查。

2）血凝抑制试验：双份血清增长4倍以上有确诊价值，单份血增效价1∶100为可疑，1∶300可作诊断，1∶640可确诊。血凝抑制抗体出现较早，敏感性高，持续久，但特异性低，有时有假阳性，可用于诊断和流行病学调查。

3）特异性IgM抗体测定：此抗体可在感染后第4日出现，持续3~4周，单份血清即可作出早期快速诊断。阳性率为39.6%~93.5%，其中以免疫荧光法阳性率最高。

另外还有用单克隆抗体致敏羊红细胞进行反相被动血凝试验，检测血清中乙脑病毒抗原，敏感性高，特异性强，是目前比较理想的快速诊断方法。

4）病毒分离：一般不做，但可用于回顾性诊断。取发热初期的血液或脑脊液分离病毒，阳性率较低。如取死后的脑组织或延髓穿刺抽取脑组织，储在50%甘油缓冲盐水中送病毒分离，可有50%以上的阳性率。

4. 主要并发症

以肺部感染最为常见。多发生于昏迷和应用人工呼吸器的重症患者，因呼吸道分泌物排不畅，导致支气管肺炎和肺不张等。其次是泌尿道感染、褥疮、败血症、口腔炎等。近年来成年和老年组并发消化道应激性溃疡伴大出血屡见报道，严重者可引起死亡，应特别注意。

三、诊 断 要 点

1. 诊断依据

（1）流行病学资料：发病季节多在7、8、9月。

（2）症状和体征：有急性起病，高热，头痛，呕吐，惊厥，意识障碍及脑膜刺激征等。重症出现呼吸衰竭。

（3）实验室检查：早期白细胞总数及中性粒细胞增高，脑脊液细胞数轻度增加，压力和蛋白测定往往增高。结合血清特异性IgM阳性，即可作出早期诊断。也可根据血凝抑制试验或补体结合试验作回顾性诊断。

2. 鉴别诊断

（1）肠道病毒脑膜炎：多由柯萨奇病毒和埃可病毒引起，好发于夏秋季节，脑脊液改变酷似乙脑。但临床症状多数较乙脑轻，病程短（7~10日），预后良好，大多无后遗症。确诊需靠咽拭子、脑脊液病毒分离及大便、血清学检查。

（2）单纯疱疹性脑炎：单纯疱疹病毒是散发性脑炎和无菌性脑炎的重要病原，发病率有逐年上升倾向。该病毒分2型：Ⅰ型多引起重症脑炎；Ⅱ型则引起无菌性脑炎为主。临床上有时与乙脑鉴别困难，诊断依靠临床症状、CT、脑电图等检查。确诊依赖病毒血清学检查。

（3）结核性脑膜炎：无季节性，多有结核病史或接触史。起病缓慢，病程较长，意识障碍出现较迟。脑脊液多呈毛玻璃样，细胞数在$500×10^9$/L以下，淋巴细胞为主，蛋白高，糖、氯化物多同时降低，将脑脊液静置24小时，可见薄膜形成，抗酸染色涂片可找到结核杆菌。

（4）中毒型菌痢：此病亦多发生在夏季。起病更急，第1病日即有抽搐、昏迷或循环障碍表现，一般无脑膜刺激征，脑脊液多无变化，大便或肛拭子标本检查可见大量脓细胞，培养痢疾杆菌多阳性。

（5）其他：如化脓性脑膜炎、无腮肿型腮腺炎脑膜脑炎、钩端螺旋体病、各种感染引起的中毒性脑病、脑型疟疾、中暑等亦须注意鉴别。

四、一般处理

患者应隔离于防蚊设备之病室，保持安静阴凉，注意补充热量、液体，做好口腔清洁，防褥疮。高热患者必须降温，常采用物理降温为主，药物为辅，如冰敷、乙醇拭浴，寒战者可用温水拭浴。冰盐水或冻大黄煎液灌肠退热效果也极佳，且可帮助排泄肠腔毒物。亦可使用药物如凡拉蒙等退热，必要时做亚冬眠疗法，并用抗生素防治继发感染。对惊厥患者镇痉药应用宜早不宜迟，用量要足，以达迅速控制发作的目的。常用地西泮量：成人 10～20mg，小儿 0.1～0.3mg/（kg·d）（不超过 10mg），肌内注射，必要时静脉滴注；水合氯醛：成人 1～2g/次，小儿 100mg/（y·次）（一次不超过 1g）鼻饲或保留灌肠；或用亚冬眠疗法。

呼吸衰竭是乙脑主要致死原因，处理除给氧外，应注意分析原因，采取针对性措施。如脑水肿、脑疝引起者，需给脱水剂、皮质激素、呼吸兴奋剂及山莨菪碱、阿托品等。呼吸道阻塞者应及早排除，必要时进行气管切开。

目前，西医尚无对因治疗的较佳方法，应中西医结合积极救治。

五、治疗方法

治疗原则和注意点：暑为火毒，故应以清暑泻热解毒为基本治则。在初起高热而有表邪郁遏时，应先透邪外达；气分热盛者，可予大剂辛寒清热；夹湿者还当泄湿祛邪，宣通三焦；当出现邪陷心营时，又须注意痰和风的兼夹，以防痰阻气道，肺气痹窒，除用凉营透热、清心开窍、化痰息风外，还须中西医结合积极抢救，以免发生内闭外脱，危及生命。

六、病案举例

大承气汤治验：

李某，女，6 岁，1988 年 7 月 25 日诊治。

患儿 1 周前因感冒引起发热，咳嗽，鼻塞，在当地治疗罔效。昨日出现潮热，便秘，腹满胀痛，时有谵语，头痛，项强，舌质红，苔黄起芒刺，脉沉实而数。查血常规：白细胞 19.8×10^9/L，脑脊液微浑，压力轻度上升，白细胞 360×10^9/L。诊断为"乙脑"，中医诊断为温病，胃肠热结，治宜峻下热结，方用大承气汤加减。药用：大黄 6g（后下），厚朴 6g，枳实 5g，芒硝 5g（冲服），石菖蒲 6g，蒲公英 6g，板蓝根 7g，生甘草 3g。

二诊 1988 年 7 月 26 日，服上方一剂（配合西医降温、吸氧、消炎、抗病毒、营养脑细胞等），今日上午查房，患儿神识清楚，潮热、便秘、项强等症均减轻，守上方羚羊角 3g，先煎。

三诊 1988 年 7 月 29 日，发热谵语除，腹部较以前柔软，头不痛，项不强，余症稳定，守二诊方不更。

三诊 1988 年 7 月 31 日，患儿目前精神状态良好，饮食及二便正常，后用银翘散调 1 周，无遗留任何后遗症，临床治愈。

按　大承气汤来自《伤寒论·辨阳明病脉证并治》。本证阳明之里，统属肠胃，肠胃属六腑。六腑者，传化物而不藏，并以通为用。由于伤寒邪传阳明之腑，由寒化热，与肠中燥屎相结，实热与积滞壅结于肠胃，灼伤津液，气机不畅，腑气不通，故不恶寒反恶热，矢气频转，大便不便。此为有形之邪热，故腹满按之硬。日晡时当阳明旺于申酉，阳明经气旺时，经气与邪气相争，故发潮热。燥热之邪夹浊气上攻，心神被扰，故烦燥谵语。里热炽盛，蒸腾于外，则身热汗出。四肢禀气于脾胃，阳明有病，脾胃应之，故手足濈然汗出，此也是燥屎内结之症。《灵枢·大惑论》云："五脏六腑之精气，皆上注于目而为之精。"若热盛灼津，阳亢阴竭，则两目转动不灵，视物不明。热盛伤津，燥实内结，故见苔黄起芒刺，甚则焦黑燥裂，脉沉实。此时治宜釜底抽薪，急下存阴。

本方证，前人归纳为"痞、满、燥、实"四字。痞是自觉胸脘有闭塞压重感，"满"是指脘腹胀满，按之有抵抗感；"燥"是指肠中粪便，既燥且坚，按之坚硬；"实"是指肠胃有燥粪与热邪互结，而见便秘、腹痛拒按，或下利清水臭秽，而腹痛拒按。"痞"、"满"是由于肠中宿食停滞、肠胃运化失司、腑气蓄积结滞所致，它是一种无形的气滞；而"燥"、"实"是由于津液被灼，形成实热积滞，是一种有形的热结。然而"痞"、"满"与"燥"、"实"是相互影响而互为因果的。气滞可以导致热结，"痞"、"满"可加重"燥"、"实"，可以加重气滞的形成，而气滞更能促进热结的不通。

唐祖宣运用大承气汤治疗乙脑，辨证的要点，应以痞、满、燥、实四证及脉实为依据，正如《温病条辨》指出："承气非可轻尝之品……舌苔老黄，甚则黑有芒刺，脉体沉实，确系燥结痞满，方可用之。"临证时，他依据症情，酌加羚羊角、石菖蒲、蒲公英等清热开窍醒脑之品，则病情好转较快，而且能减少乙脑后遗症的发生。

参附汤治验：

> 刘某，男，7岁，1989年8月8日诊治。
>
> 患儿两周前因"乙脑"而在某市人民医院传染科住院治疗（用药不详），一日前出现高热骤退，神昏，时有抽搐，突然出现喘喝，呼吸不规则，面色苍白，四肢厥冷，舌红少津，脉微细欲绝。遂邀唐祖宣前去会诊。会诊意见为正气外脱，治宜回阳、益气、救脱，方选参附汤加味鼻饲。药用：红参6g，附片5g，麦冬3g，五味子6g，诃子4g，煅龙骨6g，煅牡蛎6g，炙甘草3g。
>
> 二诊　1989年8月10日，患儿经吸氧、降颅压、消炎、抗病毒、营养脑细胞等措施，配合鼻饲上方后，今日凌晨神识较以前清醒，呼气稍快，但均匀，面色有光泽，四肢已不厥冷，余无其他变化。方药投症，效不更法。
>
> 三诊　1989年8月18日，患儿目前已能自理饮食、起居，精神较以前大为改观，守上方继服。1989年8月25日，患儿临床诸症均消，痊愈出院，无任何后遗症发生。

按　参附汤来源于《校注妇人良方·卷十九虚汗不止方论第六》，论中曰："治阳气虚寒，自汗恶寒，或手足逆冷，大便自利，或脐腹疼痛，吃逆不食，或汗多发痉等证。"该方是为抢救阳气暴脱所致四逆，汗出垂危证而设。《素问·之微旨大论》中曾形容阳气在人生理上的作用时指出："非出入则无以生长壮老已"，"非升降则无以生长化收藏"。说明人身有一分阳气便有一分生机，如阳气暴脱，其升降出入之功停止，则人的生命也就完结或处于垂危之际。今阳气暴脱，四肢无阳气温煦而见厥冷；阳气暴脱则腠理不固，阴液随之外溢，故见冷汗出；肺主气，可呼吸，今阳气暴脱，肺气不足故见气息奄奄、呼吸微弱之象；"气为血帅"，气脱鼓脉无力，故见脉微欲绝等症。

"寒淫于内，平以辛热"故配大辛大热之附子温补元阳，肾为先天之本，元阳之根，附子能通行十二经，辅助人参使其补气之力更宏，正如虞博曰"附子禀雄壮之质，有斩关夺将之气，能引补药行十二经以追散亡之元阳"。两药配合药专效宏作用迅速，正如《删补名医方论》云："补后天之气无如人参，补先天之气无如附子，此参附汤之所由立也……"两药相须用之得当则能瞬息化气于乌有之乡，倾刻生阳于命门之内，方之最神捷者也。参附配伍，具有上助心阳、下补肾阳、中健脾气的强大作用，先后二天齐健，气、阳同救，使生命垂危之候得以抢救。

唐祖宣在运用参附汤时常告诫人们，气盛则化血之功自强，气能生血之理，也可用该方治产后或经来崩漏及外伤出血等导致血脱亡阳者，即"血脱益气"之法，待阳气来复，病情稳定后再行调理。用该方加生龙骨、牡蛎、白芍，炙甘草等敛汗潜阳、固脱强心之品，可用于抢救休克、心力衰竭、手足厥冷、脉微欲绝、大汗不止者。唐祖宣常说四逆汤与参附汤均属回阳之剂，主治均为阳衰之四肢厥逆、脉微弱等，临床运用当需鉴别，四逆汤证阳虽衰而气未脱，故以附子为主，配合干姜，意在回阳而救逆。参附汤证阳衰极而气暴脱，证情更加危重，除见上证外尚见冷汗淋漓、气息微弱、脉微欲绝等症，故以人参为主药，配伍附子，意在回阳而固脱。

第四节　登革热和登革出血热

一、概　　述

登革热及登革出血热是由埃及伊蚊或白纹伊蚊传播登革病毒所致的急性传染病。流行特点为传播迅速，发病率高，并有季节性。登革热表现为突发高热或双峰热型，剧烈头痛，明显的肌肉、关节痛及皮疹。淋巴结肿大及白细胞、血小板减少，但病死率低。登革出血热是登革热的一种严重类型。临床特征除见登革热症状外，在发热 2～3 日之后突然加重，发生出血和休克，血小板减少，白细胞增高，病死率较高。该病好发于夏秋季，特别以 6～10 月为发病高峰。患者以青壮年为多，其中 20～29 岁年龄组发病率最高。主要发生在东南亚、西太平洋，加勒比海、地中海地区等，我国东南沿海各省亦有流行。

由于该病在我国的流行时间不长。在古代文献中尚无直接的记述。但根据该病的特点，可将其归属于温病中的"湿热疫"、"暑热疫"、"疫疹"的范畴。也有根据其临床特点，将该病称为"断骨热"、"蝶鞍热"、"红疹"等。一般认为该病的病因是一种具有湿热或暑热性质的疫疠毒邪。多因夏季摄生不慎，感受毒邪，而夏暑之邪又多兼湿，故该病多具暑湿性质。或感受疫疠之邪，热毒内盛，外发于肌肤所致。《疫病篇》："疫既曰毒，其为火也明矣；火之为病，其害甚"，同时指出："火毒达于太阳、阳明二经，则头痛如劈；淫热之气，流于肾经，则骨疼腰痛"。

中医认为该病的发生乃人体正气不足，阳盛阴亏，抗邪能力低下，复感疫疠毒邪致病。疫疠毒邪从肌肤入侵，先犯卫气或侵犯膜原；疫疠毒邪夹湿热秽浊阻遏中焦，则出现运化功能异常。疫疠炽盛则内传营血，耗损营阴，扰乱心神，故见烦躁、神志昏蒙；疫毒灼伤血络，则出现斑疹，迫血妄行则出现各种出血证，且因血不循经，瘀滞络脉而致毒瘀交结；疫毒内闭心脑则神志昏迷。若因邪热亢盛引动肝风而见痉厥。病程中若因疫毒亢盛，耗伤元气或出血过多，气随血脱，则可致厥脱。病变后期，疫毒渐退，每表现为余邪留恋。概而言之，该病的病机为：疫毒内侵，毒盛致热，热毒壅盛，迫血妄行，疫毒交结，津液、气血耗伤，心、肝、肾、脑、胃肠等脏腑功能失常或实质损害而出现一系列病证。

登革热属 B 种虫媒病毒，原有 4 个血清型（Ⅰ型、Ⅱ型、Ⅲ型、Ⅳ型），近年又分离出 Ⅴ型、Ⅵ型，型与型之间各具有特异性抗原；同型不同病毒株也表现有抗原差异。其发病原理是带病毒蚊虫叮咬易感者后，病毒在血管内皮细胞、淋巴结、肝、脾和其他部位网状内皮细胞内繁殖。内皮细胞胀破后，大量释放病毒，产生病毒血症，出现恶寒、发热、头痛、肌肉疼痛、皮肤及黏膜潮红等毒性症状。病毒再次侵入毛细血管致内皮损害而发生皮疹。登革出血热的病理变化主要为毛细血管内皮损伤，引起通透性增加，导致出血及血浆蛋白渗出。病理解剖可见胃肠黏膜、心包、心内膜、胸膜、腹膜充血或间见瘀斑状出血，浆膜腔积液。淋巴结及脾脏肿大，脑部及肺部有炎症浸润。肝脏出现肝细胞灶性坏死。肾脏可见肾小球肾炎型的免疫复合物，并在三周左右被清除，无残留性改变。骨髓巨核细胞成熟障碍。毛细血管内皮细胞肿胀。血管周围水肿和单核细胞浸润形成皮疹，活检未见包涵体。

二、临床表现

1. 症状体征

该病的潜伏期为1～15日，多在5～8日。

（1）无症状登革病毒感染：指无临床表现，但血中可分离出登革病毒和检测到登革抗体者。

（2）登革热：主要的临床典型表现如下所述。

1）发热期：发病急骤，临床表现有恶寒，高热（达39℃上），头痛及眼眶后痛，厌食，背、腰、四肢肌肉及关节疼痛，乏力，恶心，呕吐等。少数病例见腹痛，腹泻或便秘，颜面潮红，咽及眼睑结膜充血，相对缓脉。全身浅表淋巴结肿大，脾大质软，肝轻度肿大。经2～4日症状很快消除。

2）缓解期：多出现于第4病日。表现为迅速退热，症状减轻或全消，部分患者即痊愈。本期经过仅1～3日。

3）出疹期：发病后4～7日又发生高热及侵袭初期的症状。手掌、足底、前臂、小腿及外露关节部位等出现斑丘疹或粟粒样皮疹，并逐步延及上臂、大腿与躯干，除面部外可遍及全身，皮肤瘙痒，疹间有正常皮肤，压之褪色，皮疹1～5日消退，疹退后很少脱屑。部分患者手、足、腿背面、踝部、腋窝等处出现小瘀斑，甚至发生鼻出血、皮下出血、胃肠道出血，并伴有虚弱、乏力、抑郁等症状。此外，部分患者心电图可有传导阻滞改变，但病死率极低。此外，临床尚有非典型登革热，据病情轻重分为以下两种。

A. 轻型登革热：症状体征较典型登革热轻。发热较低，全身疼痛较轻，皮疹稀少或没有出血倾向，浅表淋巴结肿大，其表现类似流行性感冒。1～4日痊愈。

B. 重型登革热：患者在病程3～5日病情突然加重，出现剧烈头痛、呕吐、谵妄、狂躁、昏迷、抽搐、大汗、血压骤降、颈强直、瞳孔缩小等脑膜炎表现。有的表现为消化道大出血和出血性休克。此型发展迅速，多于24小时内死亡，死亡原因常为中枢性呼吸衰竭或出血性休克。

（3）登革出血热及登革休克综合征

1）发热期：其症状和体征与登革热相似。2～3日后，面部前额及四肢出现瘀点或瘀斑，部分患者有鼻出血、牙龈出血，尚可见斑疹或斑丘疹。束臂试验阳性。

2）休克期：登革出血热患者少数在持续发热或退热后病情突然恶化，出现皮肤变冷、湿润、烦躁不安、口唇发绀、脉搏快而弱、脉差低（脉差在20mmHg或以下），血压下降甚至不能测出等正气暴脱表现。休克期一般很短，如不及时抢救，可于12～24小时内死亡，部分患者可有消化道大出血或有皮肤大块瘀斑等。偶有昏迷，少数患者可并发支气管肺炎、脑水肿、颅内出血等，持续12～24小时。预后严重，又称为登革休克综合征。如能及时正确处理，渡过危险期后可迅速恢复。

3）恢复期：经及时抢救，患者休克出血控制后1～2日好转，迅速而完全恢复，无软弱或抑郁现象，偶有心动过缓或期前收缩。

2. 并发症

以急性血管内溶血为常见，多见于 6-磷酸葡萄糖脱氢酶缺乏的患者，可出现溶血性黄疸和血红蛋白尿，发生率为 1%；其他并发症有精神异常、心肌炎、尿毒症、肝肾综合征、格-巴综合征、眼部病变等，但发生率较低。

3. 实验室检查

（1）周围血常规：80% 以上病例的白细胞数低于 $4×10^9/L$，中性粒细胞减少，有核左移现象。严重病例合并感染者白细胞可增高，最高可达 $20×10^9/L$ 以上。血小板减少，常在 $100×10^9/L$ 以下。热退 1 周后可恢复正常。血红蛋白、红细胞数和血细胞比容增高，呈血浓缩现象，此时白细胞也随之较前相对增高，但血小板减少，最低可达 $10×10^9/L$ 以下。

（2）病毒分离：取患者 1～3 日血清或全血接种于乳小白鼠脑内或腹腔中分离病毒。猴、猪、地鼠、豚鼠的肾细胞，人的脾、肺、淋巴、甲状腺细胞或 Hela 细胞均为登革病毒的易感细胞。近年国内用 C6/36 白纹伊蚊细胞纯系为检材获得良效。但未灭活人血清对 C6/36 株细胞有毒性，及早补加新鲜细胞可避免细胞脱落。白纹伊蚊细胞微量培养微斑法可显著提高病毒分离的阳性率。

（3）血清免疫学试验：登革热病毒不稳定，抗原性不强，同属及型之间抗原有交叉，使血清学检查产生一定困难。除传统留取双份血清作补体结合试验或血凝抑制试验外，还可用葡萄球菌凝集抑制试验法、免疫粘连血凝法、间接赢凝抑制法及固相放射免疫电镜等以检测抗体，或用酶联免疫吸附间接法检测各型的抗登革 IgG、IgM。用对流免疫电泳法、免疫荧光技术或放射免疫法可快速检得抗原。也可用双抗体夹心法检测各型登革病毒抗原。

（4）其他检测方法：出凝血时间延长或正常。凝血酶原时间可轻度延长，各种凝血因子稍下降，纤维蛋白原减少，纤维蛋白降解产物可有不同程度增加。白蛋白降低，丙氨酸转氨酶和天冬氨酸转氨酶轻、中度升高。部分患者有电解质紊乱和代谢性酸中毒。尿蛋白阳性或有管型。休克患者半数可有 DIC 的证据。

三、诊 断 要 点

1. 诊断依据

（1）流行病学：该病在东南亚呈地方流行性，在夏秋两季，伊蚊容易孳生的地区更要注意。在该病流行季节，流行地区出现大量高热病例时，应想到该病。同时，该病青少年更多。

登革热流行地区，雨季发病，青少年多见。

（2）典型临床症状及体征：即两度高热，剧烈头痛，眼眶、肌肉及关节明显疼痛，在第 1 次退热或第 2 次高热时出现皮疹，表浅淋巴结或脾脏肿大，白细胞减少，血小板降低等。

（3）血清免疫学试验：抗体效价达有意义的升高时即可作出诊断。

2. 鉴别诊断

散发或不典型的登革热病例，发病初期应注意与流行性感冒、疟疾、回归热、斑疹伤寒、伤寒、钩端螺旋体病、黄热病和风湿热等相区别。皮疹则应与猩红热、麻疹和药物疹相鉴别。登革出血热应与流行性出血热、流行性脑脊髓膜炎、立克次体病等相鉴别。此外基孔肯亚病毒（属 A 组虫媒病毒）致病后可出现登革热相似的临床表现。鉴别常有赖于临床动态观察及特异的血清免疫学试验和病毒分离。

四、一 般 处 理

患者应隔离于防蚊病室至完全退热，卧床休息，注意口腔卫生和皮肤清洁，保持大便通畅，高热时先用物理降温。由于止痛退热药往往可在 G-6PD 缺乏的患者中诱发溶血，应谨慎使用，可用柴胡注射液 2~4ml 肌内注射，或口服新雪丹 1 支，非必要时不滥用静脉补液，因脑水肿患者往往发生静脉补液过程中，有出血倾向者可选用安络血、止血敏、维生素 K 及维生素 C 等止血药，中药可选用田七、云南白药等，上消化道出血可口服紫地合剂 50~100ml，每日 3 次。脑水肿患者应及时使用脱水剂及激素。

目前，西医尚缺乏较佳对因治疗方法，应发挥中医中药优势，积极治疗。

五、治 疗 方 法

治疗原则与注意点：该病的治疗，主要以清热解毒、凉血化瘀为原则，同时针对病邪性质有热毒、湿浊之别，病变部位有卫气营血和各脏腑不同，分别施治。对登革热和登革出血热的中医辨证，主要是以卫气营血和三焦辨证理论为指导，辨别病程发展不同阶段、识别夹湿之轻重、判断病变的主要脏腑。在对卫气营血不同阶段的辨别时，因该病往往发病急、变化快，所以卫气营血层次的界限可能并不明确，如在卫分阶段已有气分病变，表现为卫气同病，而在气分阶段已有了营分病变，表现为气营同病等。该病在初起时，每夹湿为患，所以应辨明其夹湿之轻重，明确病证性质是属于湿重于热还是属于热重于湿。该病可影响到多个脏腑，如果因邪热内陷而出现神昏、痉厥、大量出血、正气外脱等症状者，是病情危重的表现，较易导致患者的死亡。反之，如不出现这些脏腑的病变，病变主要在脾胃气分，则病情较轻，预后较好。

六、病 案 举 例

清瘟败毒饮治验：

刘某，1980 年 8 月 20 日诊治。

今年暑期雨水较多，蚊虫孳生蔓延。患者一周前出现发热，头痛，眼眶疼痛，起初以为外感，在当地按感冒治疗，效果不佳。两日前突然出现壮热不退，多汗，口渴，头痛如裂，目眶疼痛，肌肉及关节痛，面红耳赤，恶心呕吐，烦燥不安，皮肤出现斑疹，伴鼻衄，舌质红绛苔黄燥，脉弦数。诊断为"登革热"，入住我院传染科，今晨邀唐祖宣前去会诊。诊断无误，证型属气营（血）两燔，治宜清热泻火、凉血解毒，方选清瘟败毒饮加减。药用：生石膏 30g，生地 15g，乌犀角（水牛角代）60g，川黄连 6g，栀子 12g，桔梗 12g，黄芩 9g，知母 15g，玄参 30g，连翘 15g，丹皮 15g，鲜竹叶 12g，生甘草 6g，侧柏叶 12g，白茅根 30g。

二诊　1980 年 8 月 22 日，在配合西医常规处理下，现壮热已退，皮疹及鼻衄消除，余症均减轻，守上方不更。

三诊　1980 年 8 月 30 日，患者目前精神状态尚可，饮食及二便正常，唯觉气短乏力，自汗出，用生脉散加味调一周痊愈出院。

按　此乃十二经泻火之药也。凡一切火热，表里俱盛，狂躁烦心，口干咽痛，大热干呕，错语不眠，吐血衄血，热甚发斑，不论始终，以此为主方。盖斑疹难出于胃，亦诸经之火有以助之，重用石膏，直入胃经，使其敷布于十二经，退其淫热；佐以黄连、犀角（水牛角代）、黄芩，泻心肺火于上焦。丹皮、栀子、赤芍，泻肝经之火。连翘、玄参，解散淫游之火。生地、知母抑阳扶阴，泻其亢甚之火，以救欲绝之水。桔梗、竹叶载药上行，使以甘草和胃。此大寒解毒之剂，重用石膏，则甚者先平，而诸经之火，自无不安矣。

唐祖宣在运用此方时，每嘱患者或其家属，生石膏先煮数十沸，然后再纳诸药，这样效果比预期要好。这可能是因石膏质重，轻煎其药效不能完全溶于药液中之故，可以参考。

清宫汤治验：

张某，男，38 岁，1985 年 7 月 30 日诊治。

患者两日前无先兆出现高热，肢厥冷，神昏谵语，颈项强直，四肢抽搐，双目上视，频繁呕吐，皮肤发斑，伴血尿，红质红绛，苔黄燥，脉滑数。遂由家属送入我院急诊科，诊断为登革热（脑型）。经吸氧、物理降温及西医对症处理后，于今日上午邀唐祖宣前去会诊。此为陷邪心脑，治宜清心开窍、凉肝息风，方选清宫汤加减。药用：玄参心 15g，莲子心 12g，竹叶卷心 15g，连翘 12g，连心麦冬 12g，犀角（水牛角代）50g，金银花 30g，知母 15g，天竺黄 15g，石菖蒲 30g，赤芍 15g，丹皮 10g，水煎鼻饲频服。

二诊　1985 年 7 月 31 日，上方间断性鼻饲频服，今晨 4 时神志稍醒，项强抽搐诸症均有所好转，嘱其家属照上方继服。

三诊　1985 年 8 月 5 日，患者经初诊时方药频服及西医对症处理后，目前神志已清，时有心烦，能自主饮食，皮肤斑疹及尿血已除，唯觉气短乏力，口渴，自汗出，此乃气阴两虚，治宜补气养阴。药用条参 30g，麦冬 12g，五味子 15g，黄芪 15g，枳壳 12g，陈皮 9g，炙甘草 12g，黄精 18g，山药 30g。

四诊　1985 年 8 月 15 日，用上益气养阴方后，目前患者精神状况良好，四肢有力，饮食及二便正常，临床治愈。

按　《温病条辨》谓："此咸寒甘苦法，清膻中之方也。谓之清宫者，以膻中为心之宫城也。俱用心者，凡心有生生不已之意，心能入心，即以清秽浊之品，便补心中生生不已之生气，救性命于微芒也。火能令人昏，水能令人清，神昏谵语，水不足而火有余，又有秽浊也。且离为以坎之体，元参味苦属水，补离中之虚；犀角尖其味咸，辟秽解毒，所谓灵犀一点通，善通心气，色黑补水，亦能补离中之虚，故以二物为君。莲心甘苦咸，倒生根，由心走肾，能使心火下通于肾，又回环上升，能使肾水上潮于心，故以为使。连翘象心，心能退心热。竹叶心锐而中空，能通窍清心，故以为佐。麦冬之所以用心者，本经称其主心腹结气，伤中伤饱，胃脉络绝……此心独取其心，以散心中秽浊之结气，故以为臣。"

唐祖宣在应用清宫汤时，他常说辨证治疗的关键，把握病机，立法治则相通，其病安能不愈。临证时掌握用药规律及剂量，对急危重症要配合现代医学，不能遗误病机，致生命于不顾，要一切以患者为中心。

第五节　流行性出血热

一、概　述

流行性出血热属于病毒性出血热中的肾综合征出血热，是由流行性出血热病毒（RNA 型）引起的一种以小血管和毛细血管广泛性损害为主要病变的自然疫源性急性传染病，简称出血热。其临床表现以发热、低血压、出血、肾脏损害为特征，有些病例可出现休克，病死率高。依据其传染源的不同，可分为野鼠（黑线姬鼠等）、家鼠（褐家鼠）、实验室（小白鼠等）三型。秋末冬初（野鼠型）与春末夏初（家鼠型）为高发季节。多发生于野外作业的青壮年。我国大部分地区均有流行，以农村多见。我国学者普遍开展了对该病的调查研究，大力开展以灭鼠为主的综合性防治措施，已控制了该病的流行，发病率大幅下降，病死率明显降低。

根据该病的发生季节和临床表现，中医学将其归于温疫中的疫疹、温毒发斑、温毒疫斑、疫毒热斑等病，也有文献将其命名为疫斑、冬温时疫、冬温伏暑、伏暑、伏暑秋发、伏气温疫、少阴伏气温病、春温、湿温、毒瘀斑、温毒夹斑肾虚病、热毒郁肾疫疹、方土疫毒郁肾病、方土伤肾疫斑等。这些命名从不同角度体现了该病的特点，其中"疫"，指出了该病具有传染性和流行性；"斑"或"疹"则指出了该病有皮肤黏膜出血的特点；"伤肾"表明了该病一方面有肾精不足的内在因素，另一方面提示了在病变过程中极易伤及肾脏；"方土"则强调了该病属自然疫源性传染病，具有一定的地域性。显然，这些命名多从温病角度选取，此与中医文献所说之伏气温病较接近。中医学认为，该病的发生，主要由于正气不足，温热疫毒之邪由口鼻或皮毛侵入机体，由表入里，可按卫气营血传变。或因肾精不足，在感受暑、湿等邪后，病邪内伏，过一时期再感受时邪而发病，所以在起病之初即可出现明显的里热证，或表现为卫气同病、卫营同病，且易影响到心、肾等脏，与伏气温病的发病和病变特点相似。在病变过程中，湿、热、瘀、毒几乎存在于疾病的全过程，病程有顺传、逆传、变证、险证，具有复杂多变的病理特征。

因为该病的临床表现多端，所以对该病的病因病理有许多论述。以该病的属性来说，有人提出该病属新感温病，其发病原因，内因是正气不足，外因是感受温热疫毒之邪，外邪从卫表入内，可按卫气营血传变。有人提出该病是一种伏气温病，患者每先有肾精不足的内在因素，在感受暑、湿等邪毒后，病邪内伏，过一时期，又感受时邪而发病，所以在起病之初即可出现明显的里热证，或表现为卫气同病、卫营同病，而在病变过程中，病势如抽丝剥茧，不易速愈，易影响到心、肾等脏，与伏气温病的发病和病变特点相似。

从该病的病因属性来说，该病的发生以每年的春、秋、冬季为多，但发病之初，却有热毒内盛或暑热见证，所以有人提出其感受之病邪为温热毒邪。有人提出其为感受夏季暑邪，当时内伏未发，到秋冬感受寒凉之时邪诱使内伏之邪外发。所以该病发病急骤，在发病后传变迅速，每多发斑疹、引起出血，易导致心肾之气阴虚衰，甚至正气外脱之变。而暑邪又易夹湿，所以有以暑湿之邪的致病特点为主要表现者。也有人根据该病病变过程中热毒的表现较为突出、易发斑疹、易动血出血、易耗阴损脏等特点，提出该病的病因是"温毒"，故该病也可属于温病中的温毒范围。总之，该病的病因具有致病力强、热毒亢盛、易从里而发、易陷入营血、易犯心肾等特点，所以可统称为温（暑）热疫毒。

该病的病机演变，可按该病发展的五个阶段（发热期、低血压休克期、少尿期、多尿期、恢复期）进行分析。有人提出该病的发展符合温病的卫气营血和三焦传变规律，即先犯于上焦肺卫，继则里热亢盛，中焦阳明热盛，进一步引起邪热内陷营血，出现神昏、惊厥、出血和斑疹等症状。其后则传入下焦肝肾，引起肾气虚衰或肾精衰竭，或引起心气虚衰，甚则正气外脱而致死亡。也有人提出该病的发展可用《伤寒论》六经辨证进行分析。即在病之初，可表现为足太阳经的病变，继则化热入里而出现足阳明里热亢盛的表现，后期则出现太阴、少阴虚寒证。而在临床上，由于该病传变迅速，变化多端，所以其病机演变不可能完全符合卫气营血辨证、三焦辨证或六经辨证的传变规律。以下按温病的卫气营血和三焦理论，结合六经辨证理论，对该病的传变进行简要的分析。

1. 发热期

在发病之初，温热疫毒从口鼻、皮肤侵犯体表太阳经，故见恶寒发热、头痛、腰痛、全身酸痛，或内伏的暑热疫毒因外感寒邪而引发，出现卫表见证或卫气同病、卫营同病的症状，故在出现恶寒发热、咽痛、咳嗽、头痛等卫分证的同时，还有面赤目红、热势壮盛、口渴，甚至在胸胁部出现斑疹等气分证或营分证的表现。这阶段的卫表证表现持续时间一般较短，很快里热进一步炽盛而卫表证消失。此时多表现为气营两燔或气血两燔证，即既有热势壮盛、面红如醉、目赤口渴、尿黄赤短少，苔黄燥，脉滑数等气分热盛表现，又有邪热入营血而迫血妄行所引起的斑疹透露或密布、吐血、尿血、便血、衄血等表现，或因邪热内陷厥阴所引起的热闭心包或热盛动风，出现神昏、惊厥。如病邪夹湿，则可因暑湿之邪内蕴脾胃而见恶心呕吐、腹痛腹泻、身重肢困，甚至跟结膜水肿。在病变过程中。也可因热结阳明肠腑而见腹满便秘，舌体肿大，苔厚燥或厚腻。如邪在少阳，可见寒热往来、口苦咽干、胸胁满痛。

2. 低血压休克期

如邪热内壅，耗伤气阴，热势不能外达，则发为热厥，表现为四肢厥冷而胸腹灼热，时恶心、烦渴，尿赤热，或有神志不清，舌红苔黄燥，脉细数或虚大，测血压偏低。而发生热厥时，血液运行易瘀滞，所以兼瘀者较为多见。此时相当于低血压休克期的早期。如气阴耗伤太甚，正气衰微，心肾阳气将绝，则是邪入少阴而从寒化，发为寒厥。可表现为面白唇青，冷汗淋漓，舌质淡，脉微细欲绝，血压明显下降或难以测到。此时相当于低血压休克期的晚期，多见于病危临终之时。

3. 少尿期

邪热进一步蕴结于下焦，耗伤肾阴，肾主水液的功能发生严重障碍，就可出现尿少甚至尿闭。也会因邪热结于下而造成膀胱气化不利，造成尿少尿闭，这是热结膀胱之证，即吴又可在《温疫论》中所说的："胃移热于下焦气分，小便不利，热结膀胱也。"在这一阶段，因正气大伤，所以极易发生各种变证。如邪陷厥阴而发生神昏、痉厥，或肾气亏虚，气不化津，水无所主，上逆犯于心肺，出现心悸、喘息等症状。

4. 多尿期

邪热虽渐退，而正气已大伤，特别是肾气虚衰，不能司固摄之职，膀胱亦失去约束之功能，从而造成小便激增、次数频数而量多，甚则导致人体阴津耗伤。如肾络瘀阻，也会影响到肾的固摄水液功能，出现尿多。同时，如肺胃热炽，影响到津液的输布，通调失司，也可造成烦渴尿多。而在本期，这些造成多尿的因素又可同时发生作用。

5. 恢复期

当邪去之后，正气处于恢复阶段。此时可表现为肾阴亏虚、肾气不足、脾气虚衰、胃阴亏虚、肺胃阴虚、气血亏虚、脾肾阳虚等，而以肾虚尤为突出。由于在病变过程中肾脏受伤较甚，所以有部分患者肾虚表现会持续很长时间，甚至成为慢性肾病。

现代医学认为流行性出血热病毒为负性单链 RNA 病毒，该病的发生可能是病毒进入人体后，产生病毒血症引起发病和中毒症状。病毒侵入细胞，进行复制并释放新抗原，后者与特异性抗体结合，形成大量的免疫复合物，沉积于血管壁、肾等组织，在抗体的参与下，导致全身小血管广泛受损，引起血管通透性增高，血浆大量外渗，血容量下降。同时由于血浆外渗使血液浓缩，血液黏稠度升高，促进 DIC 的发生，导致血液循环瘀滞，血流受阻，进一步降低有效血容量，导致低血压休克。由于毛细血管损伤，血小板减少和功能障碍，以及 DIC 引起凝血机制异常而致出血。肾衰竭是因为下述种种因素而产生的：血浆外渗，血容量减少，血液浓缩，使肾血流量不足，肾小球滤过率急剧下降；肾小球基膜和肾小管基膜免疫复合物沉积，经激活补体后可使肾小球基膜和肾小管上皮细胞受损，导致滤过率下降；肾间质水肿和出血压迫肾小管，可使尿量减少；DIC导致肾血管微血栓形成，使肾实质细胞产生缺血坏死，以及肾素、血管紧张素Ⅱ激活，使肾动脉收缩，肾皮质血流减少，肾小管管腔被蛋白、管型等阻塞，均可导致尿量减少等。

二、临床表现

1. 症状体征

流行性出血热的潜伏期为 4～46 日，一般为 7～14 日，以 2 周多见。其临床表现极为复杂，典型病例有下述五期经过，非典型和轻型病例可出现越期现象，而重症患者则出现各期之间相互重叠。临床上突出的表现是发热、出血现象和肾脏损害，常称之为该病的"三大主症"。

（1）发热期：除发热外主要表现为全身中毒症、毛细血管及小血管系统的损伤和肾损害引起的一系列临床表现。

1）发热：大多数患者起病急骤，有畏寒或寒战，继之高热，体温为 39～40℃，以稽留热和弛张热多见。该病发热多以高热为主。体温高达 40℃ 以上者占患者总数的三分之一，其余亦多为 38～40℃，仅少数病例（约 2% 以下）体温在 38℃ 以下。最高峰可达 41.5℃，热程多数为 3～7 日，少数达 10 日以上。一般体温越高，热程越长，则病情越重。

2）全身中毒症：多表现为全身酸痛、头痛和腰痛。少数患者出现眼眶疼痛并以眼球转动时为甚。一般将头、腰、眼眶痛称为"三痛"。头痛为脑血管扩张充血所致；腰背剧痛多提示后腹膜及肾周围有严重渗出和水肿；眼眶痛是眼球周围组织水肿所致，重者可伴有眼压升高和视力模糊。

3）胃肠道症状：多数患者可出现胃肠道中毒症状，主要表现为食欲不振、恶心、呕吐和腹痛，少数患者可有腹泻。部分患者呕吐症状十分剧烈，且发作频繁，难以制止，腹泻每天 2～5 次，甚至 10 余次，严重者常被误认为肠炎或细菌性痢疾。少数患者腹痛非常剧烈，以右上腹多见，常伴有明显的压痛，腹肌紧张和反跳痛。因而可能被误诊为胆囊炎、阑尾炎、肠梗阻等外科急腹症。

4）精神神经症状：有些患者可出现各种精神神经症状，常表现为兴奋不安、失眠、谵语、烦躁、嗜睡等，极少数患者出现抽搐。此类患者多数发展为重型。

5）毛细血管损害征：主要改变为充血、渗出现象和出血倾向。皮肤充血主要见于颜面、颈、胸等部潮红，患者呈酒醉貌。黏膜充血见于眼结膜、口腔的较软腭和咽部。面颊、颈根部和胸肩部的皮肤常显著充血潮红，如用手指按压或行划纹试验，皮肤立即变白，回复后潮红更清楚。有学者将此种充血现象称之为"三红"，认为系交感神经颈上节损害导致小血管麻痹性扩张所致。

6）出血：皮肤出血点和瘀斑发病早期（病程为 2～3 日）即可出现，皮肤出血点的好发部位依次为腋下、前胸、肩背部、上肢等。特点是出血点小，如针尖大，色暗红，多呈条索状或抓痕样。重型患者出血点可见于体表多处部位，常在腰背部和臀部形成大片瘀斑。黏膜出血点多表现在软腭、球结膜及睑结膜。软腭出血点细小如针尖，有时呈网状分布。球结膜有出血点或血斑。此外，其他处黏膜如颊、齿龈、咽喉壁等亦可见出血现象。少数患者有鼻出血、咯血、黑便或血尿。如在病程第 4～6 日，腰臀部或注射部位出现大片瘀斑，可能为 DIC 所致，是重症表现。

7）渗出水肿体征：主要表现为球结膜水肿，轻者眼球转动时球结膜有潋滟波，重者球结膜呈水泡样，甚至突出于眼裂。部分患者出现眼睑和脸部浮肿，亦可出现腹水。一般渗出越重，病情越重。

8）肾脏损害：病后 1～2 日内可出现肾脏损害。早期主要表现为蛋白尿、血尿和少尿。蛋白尿为该病的特点，多为（+++）～（++++），尿镜检有大量白细胞和红细胞，可有管型。重症患者的尿中可出现絮片状膜状物。发热晚期出现少尿、无尿的患者，常有血尿素氮的增高或尿毒症症状。

发热期持续 4～7 日，随着病程的进展，上述症状体征渐明显，特别是发热末期，开始退热或热退后，上述出血现象、渗出、水肿及胃肠道症状反而加剧，肾脏损害更趋严重，全身衰竭更加显著，一旦出现烦躁不安、谵妄等精神神经症状，常是出现低血压休克的先兆。

（2）低血压休克期：多于病程的4~6日出现，迟者可于8~9日出现。多数患者在发热末期或热退同时出现血压下降。少数在热退后发生休克。轻者血压略有波动，持续时间短。重者血压骤降，甚至不能测出，持续时间可较长，达1~3日，长者8日。此时发热期出现的某些症状如消化道症状、精神神经症状、渗出及组织水肿、出血现象、肾脏损害等持续加重。同时见有低血压休克引起的微循环障碍、代谢紊乱、凝血障碍和脏器功能改变等症状，如血压下降、心率增快、电解质紊乱、代谢性酸中毒甚至DIC形成等。随着病情的进展，血压回升，而肾脏损害加重，进入少尿期。

（3）少尿期：少尿期与低血压期并无明显界限，部分患者没有明显低血压休克期，由发热期直接进入少尿期。亦有两期重叠者。一般多发生于病程的第5~8日。持续时间短者1日，长者10余日，一般为2~5日。尿中有膜状物排出者为重症，少尿期的临床表现为尿毒症，酸中毒和水、电解质紊乱。严重者可出现高血容量综合征和肺水肿。

1）尿毒症：一般在少尿2日后发生。可见厌食、恶心、呕吐、腹胀、腹泻和口腔溃疡等胃肠道症状。严重者可出现头昏、头痛、烦躁、嗜睡、谵妄，甚至昏迷、抽搐等神经症状。多数患者还可见皮肤瘀斑增加，鼻出血，便血，呕血，咯血，血尿和阴道出血。少数患者尚可出现颅内出血或其他内脏出血。

2）代谢性酸中毒：表现为二氧化碳结合力下降，血液pH降低，碱储备下降等。酸中毒刺激呼吸中枢，呼吸深大，增加换气，以排出二氧化碳。

3）水和电解质紊乱：由于水钠贮留，使组织水肿加重，患者出现颜面、四肢水肿，甚至出现腹水。少数患者亦可发生高血钾症和低钠血症。血钠降低可出现头昏、倦怠，严重者出现视力模糊和脑水肿，钙降低可引起手足抽搐。

4）高血容量综合征：表现为体表静脉充盈，收缩压增高，脉差增大而使脉搏洪大，头胀痛或跳痛，颜面浮肿，心率增快等。

（4）多尿期：多出现在病程的第9~14日。多数患者在少尿期后尿量逐渐增多而进入多尿期，少数患者无明显少尿直接从发热期或低血压期进入多尿期。尿量超过500ml/d（利尿时>3000ml/d）为进入多尿期标志。在少尿期末尿量开始回升至多尿期结束需经过移行阶段、多尿初期和多尿后期三个不同阶段。

1）移行阶段：一般为2~5日，多数患者尿量逐渐增多，或稍有波动，每日尿量超过600~800ml，但体内肌酐（SCr）、尿素氮（BUN）等仍可继续升高，氮质血症往往在此时达峰值。少数患者尿量在1~2日内突然增加，直接进入多尿期。部分患者出现尿频、尿急、尿痛等尿路刺激症状，称为肾盂肾炎型（或尿路感染型）肾衰竭。

2）多尿初期：多尿初期为日尿量达2000ml以上最初3日，本阶段部分患者仍呈高血压状态，同时并可出现心动过缓症状。

3）多尿后期：多尿后期为多尿3~4日以后，患者表现为疲乏无力，表情淡漠，存在明显的贫血和低蛋白血症，少数患者仍有食欲不振、精神迟钝而表现高度衰弱。在多尿期机体恢复过程中，应及时防治继发性休克或低钾、低钠血症，以及继发感染等并发症，避免再次肾衰竭。

（5）恢复期：多数患者于病后第3~4周开始恢复，尿量逐渐减少至接近正常，主要临床症状逐渐消失，食欲恢复，SCr和BUN恢复正常。少数重症患者恢复期较长，需1~3个月或更久，此时仍感衰弱无力、头晕、头痛、食欲不振、腰痛，血压偏高或持续多尿。少数危重患者长期遗留慢性肾脏损害以及内分泌功能失调。

非典型病例的主要表现：①具有该病流行病学资料。②发热、出血和肾损害三大主症中有一项不肯定或缺如。③五期经过不典型。非典型病例一般预后良好，但个别呈危重型者由于早期误诊，抢救不及时而危及生命。

2. 临床类型

（1）轻型：特点为体温38℃以下，中毒症状轻，出血现象少，肾脏损害轻微，无休克，尿蛋白（+）～（++），没有明显少尿症状，病程短。

（2）中型：体温为39～40℃，全身中毒症状较重，出血现象显著，血压下降，病程中可有各期经过，且肾脏损害明显，尿蛋白（+++），有明显少尿。

（3）重型：体温在40℃以上或低于正常，出血现象严重，休克显著，严重肾脏损害，少尿持续在5日以内，尿闭2日以内，严重者出现尿毒症或肺水肿，且中枢神经系统症状显著。

（4）危重型：在重型基础上，出现以下任何严重症候群者：难治性出血现象严重，有重要脏器出血；肾脏损害严重，少尿超过5日，尿闭2日以上，BUN>85.2mmol/L；合并心力衰竭、肺水肿、脑水肿、脑出血、严重继发感染。

（5）特殊临床类型

1）胃肠炎型：病初多以发热伴吐泻为主要表现，稀水便每日3～5次至10次，严重者可脱水，促发低血压休克或加重休克。粪便检查多无异常。若为脓血便伴里急后重感，多为合并肠道细菌感染，以细菌性痢疾为多见。

2）伤寒型：病初发热时间长，持续7日以上，呈稽留热型或不规则热型，相对缓脉，可有脾肿大。血常规白细胞数偏低，极易误诊为伤寒。此型表现多与病毒血症时间长有关。

3）肝炎型：发热伴明显乏力、纳差、恶心，甚至呕吐，尿黄或一过性黄疸，可有肝肿大，或有肝区叩击痛。尿胆红素阳性，肝功能损害，ALT与AST及胆红素升高。临床上呈急性黄疸性肝炎经过，恢复较快。

4）肾炎型：患者的发热和出血倾向均不明显，而以颜面浮肿、面色苍白、大量蛋白尿为主。可有明显氮质血症。易误诊为肾病综合征或急进型肾小球肾炎。此型患者应重视追问既往有无肾脏病史。

5）急腹症型：急腹症型在重型出血热的前三期中，少数患者可突然发生全腹或某一部位的剧烈疼痛，或伴有恶心、呕吐等症状。腹部肌肉紧张，有明显压痛或反跳痛。肠鸣音可亢进、可减弱，可有移动性浊音。白细胞总数及中性粒细胞均升高。多以急腹症收住外科，甚至剖腹探查时找不到病灶所在位置，或有腹膜或腹腔出血，亦有肾破裂、肠梗阻、阑尾炎等报告。

6）脑炎型：脑炎型发热伴有剧烈头痛、呕吐、项强、腱反射亢进等，或有嗜睡、烦躁或谵妄、局部或全身抽搐、昏迷等。亦可出现幻听、幻觉等精神神经症状与体征。当出现瞳孔变化或呼吸节律异常，往往是临终前的表现，预后险恶。

7）肺型：少数患者以咳嗽、咯痰或呼吸困难、哮喘为主要表现，有的伴有胸腔积液，有的胸部X线显示点片状阴影或实变影，有的呈一过性改变，有的呈进行性加重，可进展至呼吸窘迫综合征（ARDS），预后极差。

8）紫癜型：病程中少数患者以全身皮肤出血倾向为主要临床表现。从肩背、腋下区点片状出血点发展为大片瘀斑，甚至整个下肢、侧腰部或臀部，形成肌肉深部大块血肿，疼痛明显，或伴腹痛。因病初即有血小板下降，发热或蛋白尿不很明显时，极易误诊为血小板减少性紫癜。

9）腔道出血型：危重型病例在各病期均可发生，但主要见于休克期和少尿期。多表现为尿血、鼻衄、便血或呕血、咯血、阴道出血及颅腔出血等，以消化道大出血最为常见。有的因大量鼻衄来不及吞咽而窒息，危及生命。

3. 并发症

（1）高血容量综合征：多发于休克期过后和少尿期。主要由于静脉滴注过量、过快，或外渗体液回吸收过快等因素所致。临床表现为头胀痛或跳痛，恶心或呕吐，烦躁不安，颜面苍白浮肿，呈贫血貌，球结膜水肿。重症可有意识障碍或抽搐。血压升高≥21.3/13.3kPa（160/100mmHg），脉搏洪大，体表静脉充盈。严重时发生充血性心力衰竭、肺水肿。

（2）急性充血性心力衰竭肺水肿与成人呼吸窘迫综合征（ARDS）。

多发生于低血压休克抢救过程后期和少尿期高血容量综合征期。其发生可能与下列因素有关：①病毒对心血管、肺组织的直接和间接损害。②高血容量综合征未及时处理，导致循环血容量急剧增加，大量体液渗入肺泡、肺间质。③肺动脉压、肺静脉压升高，造成急性心功能不全或急性充血性心力衰竭。④低蛋白血症，血浆胶体渗透压下降，使大量水分积聚于肺泡或肺间质中。⑤尿毒症毒素加重了心肺损害。⑥代谢性酸中毒、DIC形成等均可诱发肺内微小血管血栓形成，肺泡表面活性物质生成减少或其功能降低。ARDS在该病重症中发生率为30%左右。ARDS可单独发生，亦可与急性心力衰竭并发肺水肿同时或先后存在，有时两者很难区分，往往都合并多脏器衰竭，预后险恶，临床上应注意鉴别，给以相应处理。

（3）腔道大出血：多见于休克期、少尿期和多尿早期的重症患者。临床表现为便血、呕血、鼻衄、咯血、尿血或肾破裂出血、阴道出血、颅腔出血、腹腔内与腹后膜出血等，极易引起失血性休克。同时加重氮质血症，导致继发性肾衰竭。

（4）继发感染：多见于重症少尿后期与多尿早期。常见呼吸道、消化道、泌尿道等部位或全身性继发感染。病原菌多为大肠杆菌、金黄色葡萄球菌及白色念珠菌，其中以败血症引致多脏器衰竭最为危重。

4. 实验室检查

（1）常规检查

1）外周血常规：周围血白细胞总数开始时正常或减少，以后逐渐增高，一般在$15 \times 10^9 \sim 20 \times 10^9/L$，少数患者可达$50 \times 10^9/L$以上，称之为"类白血病"反应；早期中性粒细胞增多，重症病例可有明显的核左移现象，并可出现幼稚细胞及胞浆内可出现中毒颗粒、空泡、核肿胀等退行性变。到少尿期，出现中性粒细胞和淋巴细胞倒置现象。约至4日淋巴细胞开始增多，于第2日可见异型淋巴细胞，异型淋巴细胞达15%以上有利于诊断，垂危者可达50%以上。发热期患者红细胞数一般在正常范围，随着病隋进展，血液浓缩，红细胞数明显增高，至少尿期由于肾衰竭、尿毒症，红细胞生成障碍，加之体内大量液体潴留而形成稀释性低血容量，红细胞计数开始下降，到少尿期末，明显低于正常，表现为不同程度的贫血，血红蛋白亦有与红细胞相似的波动情况。在该病全过程中，血小板数和功能均有显著改变，多数病情越重，血小板下降越明显，同时血小板黏附、聚集、释放功能异常。

2）尿常规：显著的蛋白尿是该病的重要特点。发热早期即可出现，持续时间较长，至少尿期达高峰，危重型可有重度蛋白尿，即蛋白定性（++++）或定量达3.5g/L以上，随着多尿期的出现，尿中蛋白可逐渐减少，直至消失。重症患者尿中有形成分与各种血细胞剧增，红细胞（+++）以上，或肉眼血尿。镜下可见膜状物，或肉眼见膜状物，此为流行性出血热患者的特殊表现，其大小不一，多为灰白色或肉色絮状或胶胨状，也可呈丝状、条索状或烂肉块状，或呈铁锈色小片状物；显微镜下观察膜状物由各种血细胞或脱落上皮细胞、管型、包涵体及纤维蛋白凝固所形成，多见于第3~9日。轻型患者镜检仅见红细胞及白细胞，而白细胞比红细胞数相对地较多。重型患者红细胞多，有时可见肉眼血尿。部分患者尿中可出现各类管型，如透明管型、颗粒管型、红细胞管型、蜡状管型等，但以颗粒管型为多见。此外，还可见巨大的圆型细胞，其特征是：胞体大，圆形，胞膜清楚，无核，细胞浆内有空泡形成，并有大小和数量不等的"脂肪滴"，略有折光，似圆形的上皮样细胞。

3）大便常规：镜检多无异常。有肠道感染时可见脓细胞、红细胞及吞噬细胞等。消化道出血早期潜血试验多呈阳性。

（2）血生化检查

1）肾功能：尿素氮（BUN）与血肌酐（SCr）于病后 3~4 日即可增高，至少尿期或少尿期向多尿期的移行阶段，以及多尿初期，可继续升高而达高峰，进入多尿期后 3~4 日开始逐渐下降。尿肌酐（UCr）下降，多与肾衰竭程度相一致。

2）血清电解质：血钠多偏低，以少尿期与移行期最明显。血钾早期多正常或偏低，至少尿期急性肾衰竭伴酸中毒时升高明显，其升高程度较其他疾病所致急性肾衰竭为轻。血氯、磷和钙的变化规律与血钾大致相同。大多数患者（除发热期外）二氧化碳结合力都有不同程度的降低，尤其是出现休克的患者，其下降与休克的程度呈正比关系。

3）血糖：自第 2 病日多数升高，以第 6~10 日最显著，且病情越重则血糖越高，随着病情恢复，血糖逐渐下降。

4）肝功能：约半数患者出现肝功能损害，主要为 ALT 与 AST 升高，少数有轻度黄疸。重症血清胆红素可达 170μmol/L 以上。

（3）凝血系统检查：出凝血机制的检查，如血小板计数减少，血小板功能障碍，血纤维蛋白原下降（<200mg/ml），凝血酶原时间延长，鱼精蛋白副凝试验（3P 试验）阳性或优球蛋白溶解时间明显缩短，束臂试验阳性率可达 47%~75%。

（4）心电图检查：流行性出血热时，多数病例可有心电图改变，主要有 P 波变化，QRS 综合波低电压，ST-T 改变，Q-T 间期延长，亦可出现传导障碍、心律失常。

（5）免疫功能检查

1）细胞免疫功能：非特异性细胞免疫功能多偏低，至多尿后期逐渐恢复。T 淋巴细胞亚群中 T_4 阳性细胞减少，T_8 细胞升高，T_4/T_8 比值下降或倒置。

2）体液免疫功能：IgM 增高，3~6 日达高峰。IgG 抗体 1 周内升高，7~14 日达高峰。总补体与补体 C_3 均下降。

3）特异性的血清学检查：采用间接免疫荧光染色法，应用感染黑线姬鼠肺组织切片或感染细胞培养分散细胞涂片抗原来检测该病抗体，其特异性及敏感性均较高，对该病的早期诊断及确诊很有帮助。

三、诊断要点

1. 诊断依据

（1）流行病学资料：在流行地区，冬春两季高发的 2 个月内，曾在疫区居住或逗留，或有与鼠类或其排泄物接触及野外作业史。

（2）典型临床特征：有起病急，发热恶寒，及"三痛"、"三红"等表现，皮肤黏膜出血，典型的五期经过。对非典型患者诊断有困难者，需借助实验室检查。

（3）实验室检查：早期尿蛋白阳性，且出现快、增长快、易波动，发热消退时尿蛋白反增加，有时尿内有膜状物。血白细胞数病初多正常或稍低，第 3~4 病日后逐渐升高，可呈现类白血病反应。病程早期即可出现异常淋巴细胞（≥7%）、血小板数下降。血尿素氮、肌酐升高。

（4）病原学检测

1）特异性抗体检测：用 ELISA（酶联免疫吸附试验）和 IFA（间接免疫荧光）法检测特异性 IgM，早期阳性率可达 97.7%。

2）检测病毒抗原：用 FA（直接免疫荧光）法检测细胞中颗粒抗原，在血液白细胞内抗原阳性率达 80% 以上；尿液沉渣细胞内抗原阳性率达 71%。用夹心 ELISA 法检测尿液中可溶性抗原，阳性率达93%。

3）检测病毒基因（RNA）方法：用核酸分子杂交法或原位 PCR 与 IHC 结合法可进行细胞中病毒 RNA 检测。

4）病毒分离：用 Vero-E6 等敏感细胞系进行体外细胞培养，分离病毒。但因费时费钱、阳性率低，很少采用。

2. 鉴别诊断

该病临床经过虽有一定的规律性，但对非流行季节的散发病例及新疫区的初发病例仍需与下列疾病相鉴别。

（1）病毒性上呼吸道感染或流行性感冒：常易与出血热早期相混，两者多有受凉史或流感流行史，呼吸道症状明显，咽部充血，全身中毒症状较轻，病程短，尿检查正常。

（2）败血症：患者多有原发感染灶可寻，血白细胞总数和中性粒细胞增高，血培养阳性。

（3）流行性斑疹伤寒：该病多有生虱史。以发热伴头痛最为突出，热程长，以 8～9 病日热度最高。可有一过性低血压，但无渗出体征。多于 5 病日出皮疹。肾损害轻，尿蛋白呈一过性。立克次体凝集试验≥1∶40 阳性，或外斐（Weil-Felix）反应，OK$_{19}$ 效价 1∶160 以上，或双份血清效价递增 4 倍以上可以确诊。

（4）伤寒：起病缓慢，稽留热，相对缓脉，血白细胞偏低，嗜酸粒细胞减少或消失，肥达反应阳性。多无低血压及尿量变化。血培养可获伤寒杆菌。

（5）血小板减少性紫癜：除皮肤有出血点、紫斑外，多无其他伴发症，骨髓涂片可确诊。

（6）钩端螺旋体病：多发生于夏秋季，有疫水接触史。以腓肠肌压痛和全身淋巴结肿大为特点，白细胞于起病时即呈低中等度增多，血小板正常，青霉素治疗有特效，特异性血清学检查可资鉴别。

（7）新疆出血热与登革热：前者多见于 3～6 月，有进入牧场与蚊叮咬史，前额与额部疼痛明显，黏膜出血为主，肾脏损害极轻，无多尿期，血清补体结合试验可以诊断。后者主要见于海南与福建两地，呈"马鞍型"发热，眼肌、四肢与关节疼痛明显，三分之二以上患者淋巴结肿大，50% 有脱发现象，皮疹分布四肢多于躯干，近半数呈麻疹、猩红热或荨麻疹样。白细胞减少，浆细胞增多，且呈空泡变性，病初即出现 IgG 抗体。

四、一般处理

患者应卧床休息，就地治疗，给高热量、高维生素半流质饮食。补充足够液体。早期给予肾上腺素，对降热、减轻中毒症状有一定效果。也可给予免疫抑制剂，减少抗体产生和免疫复合物形成。纠正酸中毒，针对休克给予血管活性药物。少尿期液体要严格控制，并给予利尿合剂，抗毒药可选择病毒唑。

五、治疗方法

治疗原则和注意点：对该病的治疗，广泛采用了中医学治疗温热病的理论和治法，通过长期的临床实践，积累了丰富的经验。其中多数是按卫气营血和三焦辨治理论，把该病分为邪在卫表、邪在气分、气营两燔、气血两燔、热厥夹瘀、水热瘀结、湿热结聚、肾阴亏耗、肾络瘀阻、肾阳衰败、心阳虚衰、邪闭心包和肝风内动、饮邪壅肺、肾气不固、肺胃热盛、肺胃阴虚、肝肾阴伤等证型。也有用六经辨证理论，把该病分为太阳病、少阳病、阳明病、少阴病、厥阴病、膀胱蓄水、下焦蓄血等证。在辨证治疗中，都强调对该病应注意"顾护津液"、"护胃气"、"清热毒"、

"保肾阴"。现代临床上都强调该病的治疗要抓住"血瘀"、"气血逆乱"、"伤阴耗气"三个关键，在治疗该病过程中，要注意对危重病证的辨治，特别要把住"三关"，即休克、肾衰竭、出血。对这些病证的治疗在发挥中医药长处的同时，可结合现代医学的抢救措施，中西医结合对于提高这些危重病证的治疗效果有肯定的作用。实践证明，采用中医药治疗该病在退热、防治并发症、安全渡过各期或越期、缩短病程、减少死亡率和后遗症的发生等方面有明显的作用。有报道指出，该病初起有表现为表热证的，也有表现为表寒证的，不能一概用辛凉之法。也有人提出，该病有部分患者不符合温病的临床特点，在发热期，按其表现可归属伤寒范畴。从该病的发病特点看，有许多患者一开始就见有营血分症状，此时虽有类似表寒见证，但辛温发汗之麻桂荆防等绝不可用。在辨证治疗的同时，还应针对该病的病因病理特点，采取相应的治疗方法。

六、病案举例

核桃承气汤治验：

　　崔某，男，32岁，1987年8月30日诊治。

　　患者两周前因流行性出血热在某市人民医院急诊科住院，经西医对症治疗，现仍有少尿（每日尿量在400ml左右），尿中有膜，腰腹刺痛，大腿内侧有大片瘀斑，口中臭秽，面部口唇青紫晦暗，舌质红局部有瘀斑，苔腐腻，脉涩滞。遂于今日上午邀唐祖宣前去会诊。辨证为肾络瘀阻、下焦蓄血，治宜化瘀解毒、疏通肾络，方选核桃承气汤合五苓散加减。药用：桃仁12g，大黄12g，桂枝6g，炙甘草6g，芒硝9g（冲服），云苓15g，猪苓15g，泽泻15g，木通9g，鲜茅根30g。

　　二诊　1987年9月6日，服上方后，小便尿量略增加（每日约600ml），腰腹痛及它证均有所好转，药中病机，守上方不更。

　　三诊　1987年9月15日，患者目前小便量在1000ml左右，尿中已没有膜，面部及口唇比以前有光泽，大腿内侧瘀斑渐消，腹部及腰部疼痛减轻，大便溏、日3～4次，守上方去芒硝，加山药15g、苡米30g。

　　四诊　1987年10月2日，患者尿量已正常，饮食尚可，面部已有红润色，瘀斑消退，舌质红，苔黄而干，脉细数。守三诊方不更。

　　五诊　1987年10月25日，患者初诊症状均消，现自觉气短乏力，四肢困倦，眠差，更用八珍汤加味调理两周而愈，追访一年未复发。

　　按　核桃承气汤源自《伤寒论》，论中曰："太阳病不解，热结膀胱，其人如狂，血自下，下者愈。其外不解者，尚未可攻，当选解其外。外已解，但少腹急结者，乃可攻之，宜核桃承气汤。"原治邪在太阳不解，传入下焦，瘀热互结所治下焦蓄血证。其转归与治疗可分：一是自愈，"若血自下，则热随血出而愈。"二是有表邪，"外不解，不可攻，先解外"，用桂枝汤（里急自可先攻里）。三是蓄血属新、急、轻、浅者，"外解已，但少腹急结者，乃可攻之"，宜本方。四是蓄血属旧、缓、重、深者，汤（丸）缓下，宜抵当汤（丸）。

　　本方证瘀热互结于下焦少腹部位，故少腹及腰部急结。因系下焦蓄血而非蓄水，病在血分。故用桃仁破血祛瘀，大黄攻下瘀积、荡涤热邪，两药合用，直达病所，"瘀"、"热"并治，共为主药；用桂枝是取其"温筋通脉"（《别医录》）"散下焦蓄血"（成无己语），通行血脉，以助桃仁破血祛瘀，芒硝软坚散结，助大黄通便泻热、泻血祛瘀为辅药；炙甘草一面护胃安中，一面缓解诸药峻烈之性以为佐使。全方共奏破血祛瘀之功，以治瘀热蓄血结于下焦之证。

唐祖宣在运用核桃承气汤时，不论瘀血结在上焦，还是结在下焦，只要符合瘀热互结的病机，皆可使用此方。此方原治下焦蓄血，现用于上部郁血之面红、目赤及瘀热上冲所致的吐衄，不但取其破瘀，而是借其降气泻下、釜底抽薪之功，引热引血下行，以平降上逆的血瘀，可谓反其"位"而用之。另外，用此方治血瘀所致的月经不调及经闭、痛经日久属者，可加当归、红花，以活血调经。兼有气滞者，可加香附、乌药、青皮、木香以行气止痛。亦可用于产后恶露不下、小腹坚满、喘胀难忍者，此时可加失笑散，以活血祛瘀止痛。

知柏地黄丸治验：

高某，男，48 岁，1986 年 5 月 20 日诊治。

患者一个月前因"流行性出血热"在某市人民医院住院治疗，现症见：头昏耳鸣，腰膝酸软，形体消瘦，口干多饮，夜晚盗汗，舌红少苔，脉细数。遂于今日上午前来会诊。此病乃"出血热"后肾阴亏虚所致，治宜滋补肾阴，兼清余热，方用知柏地黄丸加减。药用：知母 12g，黄柏 9g，熟地 15g，山萸肉 12g，山药 15g，云苓 12g，丹皮 10g，女贞子 15g，旱莲草 15g，麦冬 9g，五味子 15g，甘草 9g。

二诊 1986 年 5 月 30 日，患者服上方后头晕耳鸣减轻，盗汗止，余症均有好转，守上方继服。

三诊 1986 年 6 月 15 日，患者目前精神状态良好，面色红润，四肢有力，饮食及二便正常，嘱其改用知柏地黄丸，每服 6g，一日 3 次，3 个月后追访，一切正常。

按 知柏地黄丸出自《症因脉治》，论中曰："热结小便不利……腰痛骨蒸，两足心热，此肾与膀胱有热而小便不利。……左尺细数，肾火之诊……肾经有火，知柏地黄丸。"在《症因脉治》以前，即有运用本方者，但命名不同，如《万病回春·卷之四虚劳增补》增补六味地黄丸加黄柏知母方：熟地八两，山茱萸去核炙，山药各四两，泽泻、牡丹皮去木各二两，黄柏、知母盐炒各二两。即本方。治肾劳背难俯仰，小便不利有余沥，囊湿生疮，小腹里急，便赤黄者。《医方集解》六味地黄丸项下有"本方加黄柏、知母各二两，名知柏八味丸。治阴虚火动，骨痿髓枯。王冰所谓壮水之主以制阳光也，尺脉旺者宜之"。

唐祖宣运用此方时常嘱辨证是治疗的关键，只要辨证准确，无论何病都可用此方治疗。如现代医学诊断的神经衰弱、慢性肾炎、肺结核、肾结核、糖尿病、阿狄森病、甲状腺功能亢进、高血压病、无排卵性功能性子宫出血、小儿营养不良发育迟缓、以及眼病如中心性视网膜炎、视神经炎、早期老年性白内障、高血压性眼底病变属于肝肾阴虚者，均可使用此方加减治疗。方中熟地滋腻滞脾，有碍消化，故脾虚食少及便溏者慎用。

第六节 麻 疹

一、概 述

麻疹（measles）是由麻疹病毒所引起的发疹性急性传染病。多发生在冬春季节，其他季节亦有散发。临床上以发热、流涕、咳嗽、眼结膜充血、典型的麻疹黏膜斑（koplik 斑），以及出疹期的特殊斑丘疹等为其特征。疹子稍隆起，扪之碍手，状如麻粒，故名麻疹。该病中西医名称相同，均称麻疹，各地亦有"麻子"、"痧子"、"瘄子""疹子"等俗称。中医认为该病是由于感受麻毒时邪所致，病邪主要侵犯肺胃，属于温病范围。

二、病 因 病 理

麻疹病毒从上呼吸道及眼结膜等处侵入人体，产生病毒血症，引起发热、咳嗽、全身不适等。病毒侵入皮肤、黏膜，在真皮和表皮细胞内增殖，引起皮疹。麻疹病毒感染后，常引起患者对其他病原的免疫反应显著降低，机体防御功能减弱，故易继发细菌和其他病毒感染，引起肺炎、喉炎、脑炎等。一次患病，终身免疫。

中医认为该病是感受麻毒时邪所致。小儿稚嫩之体，气血未充易感邪而致病。麻毒时邪具有风热病邪类似的致病特点。麻毒时邪从口鼻而入，因肺主皮毛，开窍于鼻，先侵于肺，肺卫失宣，故麻毒犯肺，首先出现肺卫症状，如发热、咳嗽、喷嚏、流涕等。脾开窍于口，主肌肉四肢，麻毒时邪蕴于脾，其性上达外透，上熏于口腔，故在疹前期可先见于口腔黏膜有粟状疹点，即麻疹黏膜斑。麻毒与气血相搏，正气驱邪外出，麻毒由里达表，外发肌肤而出疹。麻毒由表入里，由肺及胃，导致肺胃蕴热。如肺热下移大肠，则有腹痛、腹泻。疹透之后，毒随疹泄，疹渐消退，往往热去津亏，肺胃阴伤。麻疹患儿若能顺利通过上述三期，则称为顺证，预后为佳。

若素体禀赋不足，多病体弱，或邪毒太盛，或治疗护理不当，正气不支，邪毒不能外发，可致麻毒郁闭，甚则内陷。若麻毒郁闭于肺，肺失宣降，热邪灼津为痰，阻塞肺窍，上逆而为喘咳。若麻毒壅盛，化热化火，循经上攻咽喉，则咽肿灼痛、气憋声嘶。若麻毒内陷营血，闭阻心包，引动肝风，则神昏抽搐。若正不胜邪，可出现内闭外脱等。

三、临 床 表 现

潜伏期为 6～12 日，一般 10 日。病程有一定规律性，一般经过如下几个阶段。

1. 前驱期

前驱期为 3～5 日。临床表现有发热，伴全身不适，食欲不振，头痛，咳嗽，喷嚏，流涕，流泪，畏光，结膜充血，幼儿可伴有腹泻、呕吐等症，呈现特殊的"麻疹面貌"。2～3 日后约有90％病例口腔两侧颊黏膜近第一白牙处可见麻疹黏膜斑（koplik 斑），此斑为麻疹所特有，是麻疹早期诊断最可靠的体征。为麻毒时邪初犯人体，肺卫失宣，而见肺卫表证；麻毒侵犯脾胃，脾失健运，胃失和降，上熏口腔，故见吐泻、口腔粟状疹点。

2. 出疹期

出疹期为 2～5 日。在起病后 3～4 日开始出疹，疹点先起自发际、耳后，继则遍布全身，至手足心。皮疹初为细小淡红色斑丘疹，散在，继而增多，呈鲜红色，以后融合成暗红色，疹间仍保留正常皮肤。一般皮疹为充血性，压之退色。随着皮疹透发，全身毒血症状加重，出现高热，精神委靡，嗜睡或烦躁不安，咳嗽增剧，结膜更加红肿畏光，面部浮肿。全身浅表淋巴结及肝脾可轻度肿大，重症者肺部常可听到干湿啰音。为麻毒时邪由表入里，肺胃热盛，邪热郁肺，胃热炽盛，内窜营分，从皮肤、血络外发。

3. 恢复期

皮疹出齐后，全身症状及呼吸道症状迅速减轻，体温同时下降，咳嗽渐减，精神、饮食好转。皮疹按出疹先后顺序消退，消退后可见糠麸样脱屑和色素沉着，经 2～3 周后消失。无合并症的麻疹全病程为 10～14 日。麻疹为阴毒，易耗伤气阴，故可见糠状脱屑。疹透毒泄，邪去正复，故身凉气爽咳减纳增。

4. 常见并发症

（1）肺炎：多见于出疹期，是麻疹最常见的并发症，也是引起麻疹死亡的主要原因。发生肺炎时，皮疹虽消退而体温再度上升或持续不退，呼吸困难，发绀，肺部可闻湿啰音或实变征。为麻毒郁闭于肺，肺失宣降，邪毒化火，灼津为痰，阻塞肺窍所致。

（2）喉炎：疹出不透，咽喉肿痛，犬吠样咳嗽，声音嘶哑，吸气性呼吸困难，危重者烦躁不安，面色青紫，甚至窒息而死。为肺胃热毒循经上攻咽喉，故见咽喉肿痛、声音嘶哑；肺胃热盛，灼津为痰，阻塞气道，故呼吸困难、烦躁不安。

（3）脑炎：大多于出疹后第 2~8 日出现高热、昏迷、抽搐，甚至出现呼吸衰竭等症状。约半数以上患儿可以完全康复，1/3 遗留智力障碍、癫痫、痉挛性瘫痪等后遗症。为麻毒炽盛，化火内陷，引动肝风，闭阻心窍，故见高热、神昏、抽搐等症。

四、诊 断 要 点

1. 流行病学资料

在流行季节，未患过麻疹者有麻疹接触史。由于近年来普遍接种麻疹疫苗，患者症状多不典型，因此麻疹发病季节及接触史在诊断上有重要参考价值。

2. 证候特点

上呼吸道炎及眼结膜炎症，为麻疹前驱期的重要症状。如查见麻疹黏膜斑即可确诊。出疹后根据皮疹特点、糠麸脱屑、色素沉着等亦可确诊。

3. 实验室检查

白细胞总数前驱期正常或稍增多，出疹期稍减少。前驱期、出疹期患儿鼻咽分泌物、血液、尿液可分离出麻疹病毒。

五、一 般 处 理

患儿应隔离治疗至出疹后第 5 日；如并发肺炎，须延长至出疹后 10 日。保持室内清洁、安静，空气新鲜流通，温度适宜，避免冷空气直接刺激，光线应稍暗些，衣服宜宽大、柔软保暖；应注意皮肤、五官的清洁护理。给予易消化清淡饮食，忌食油腻燥热之品，注意补充水分。高热不退时，不可滥用冷敷或强烈退热药，以免妨碍出疹，必要时可用芫荽、浮萍等煎水擦浴。

目前西医尚无特效治疗，应发挥中医优势进行积极治疗。

六、辨 证 治 疗

在该病辨证中，要观察病变过程中的顺逆证。顺证者发热不甚，常有微汗，咳嗽而气不促。3~4 日后开始出疹，先见于耳后发际，渐次延及头面、颈部，而后急速蔓延至胸背腹部、四肢，终达于手足心与鼻准，疹色红润而有光泽，分布均匀，无其他合并证候。疹点约在 3 日内透发完毕，嗣后依次回没，热退咳减，精神转佳，胃纳渐增，渐趋康复。逆证者呈急起高热，咳嗽剧烈，呼吸急促，甚则张口抬肩，口唇青紫，或声嘶痰鸣，疹出不畅或疹出即没，疹色深紫、晦暗或黑色，或色泽无华，形成斑块，舌干绛起刺，或见神昏谵语、惊厥动风，或见四肢厥冷，脉微欲绝。

麻疹前驱期（出疹前期）邪在肺卫，病变部位多在上焦肺经，肺与大肠相表里，肺热可下移大肠。出疹期麻毒由表入里，里热渐盛，深入气分。恢复期麻毒随疹出而外泄，主要以肺胃阴伤或余热未清为主。麻毒炽盛，闭郁于肺可致热毒郁肺证；肺胃热毒循经上攻咽喉，闭阻喉关可致热毒攻喉证；麻毒过盛，不得外透，下移大肠可致热移大肠证；麻毒内陷，蕴郁化火，蒙蔽心包，扰乱神明，引动肝风，迫血妄行可致毒陷营血证；若麻毒过盛，患儿体弱而正气不支，则可发展为阳气虚脱证，若治疗不当，预后多属不良。

前人认为"麻为阳毒，以透为顺"，顺证麻疹的治疗原则为辛凉透表、清热解毒、养阴清热，根据不同阶段分别施治。疹前期以辛凉透表、清宣肺卫为主，贵在透疹，切忌苦寒通下，以防麻毒内陷而生它变；出疹期以清热解毒，佐以透疹，忌用大辛大热，以免助邪化火，灼伤阴津；恢复期当须养阴生津、清解余热，忌用大苦大寒，以防伤及脾胃。逆证麻疹总的治疗原则为清热解毒。热毒郁肺者，佐以宣肺平喘；热移大肠者，佐以透疹止利；热毒攻喉者，佐以利咽消肿；毒陷营血者，佐以凉血开窍；气阴两虚者，治以益气生津、扶正透疹；出现阳气虚脱者之险证时，急以益气回阳。

七、病案举例

生脉散治验：

杜某，男，5 岁，1982 年 11 月 28 日诊治。

患儿平素体质较弱，3 日前患"麻疹"，现身热不退，口渴多汗，疹出不透，干咳气短，气短懒言，咽干口燥，皮疹隐退。症属气阴不足，治宜益气生津、扶正透疹，方选生脉散加味。药用：西洋参6g，麦冬4g，五味子5g，天花粉6g，葛根6g，贝母4g，炙甘草3g。

二诊　1982 年 12 月 3 日，身热已退，皮疹消失，患者精神状态良好，饮食及二便尚可，汗仍多，气短，余无特殊，守上方不更。

三诊　1982 年 12 月 6 日，患者今日气色红润，活动自如，初诊时诸症均消除，嘱其合理调饮食，多饮开水，预防外感。

按　该方源自《内外伤辨惑论·卷之中暑伤胃气论》，论中曰："圣人立法，夏日宜补者，补天真元气，非补热火也，夏食寒者是也。故以人参之甘补气，麦门冬苦寒，泻热补水之源，五味子之酸，清肃肺金，名曰生脉散。孙真人云：五月常服五味子，以补五脏之气，亦此意也。"人参大补元气，固脱生津而安神；元气振奋则肺气旺，腠理乃固而阴液不能外泄，则短气自汗诸症得解，故李东垣云："人参能补肺中之气，肺气旺则四脏之气皆旺，肺主诸气故也。"麦门冬甘寒，有养阴润肺、清心除烦、益胃生津的功效，伍人参则大生津气。五味子酸温，入肺肾两经，能敛肺生津而聚耗散之气的敛汗。五味子伍麦门冬则酸甘化生津阴，两药辅人参则两救气阴，三药相合，一补、一清、一敛，而具益气养阴、生津止渴、敛阴止汗之功，使气复津回，汗止而阴存。气阴充于脉道，其脉可生可复。至于久咳伤肺而气阴两虚者，亦可用该方益气养阴，润肺而止咳。

唐祖宣在运用生脉散时常嘱笔者：该方在治疗热病后期，气阴津伤之证，以西洋参易人参为好，西洋参甘微苦而凉，长于益阴清虚也，生津止渴，不似人参其性偏温，正如《医学衷中参西录》中云："西洋参，性凉而补，凡欲用人参而不受人参之温补者，皆可以此代之。"他还用此方加山萸肉、何首乌、丹参、降香等治疗冠心病引起的心绞痛，对Ⅰ Ⅱ期高血压病也有一定的治疗作用。他还告诫该方与四逆汤、参附汤有本质的不同。参附汤主治阳气暴脱，以益气回阳为其治法；四逆汤主治阳气衰微、阴寒内盛，以回阳救逆为其治法；生脉散主治因热而津气两伤，以益气生津为其治法。

参附汤治验：

> 刘某，女，6 岁，1982 年 12 月 5 日诊治。
>
> 患者一周前因出麻疹在家治疗，今日早晨突然出现体温骤降，汗出不止，气息短促，四肢发凉，面色苍白，嗜睡，疹色淡白，隐而不透，遂由家属送入我院急诊科，邀唐祖宣前去会诊。此乃元气大亏、阳气暴脱，属危候，治宜回阳、益气、固脱，方选参附汤加味。药用：红参 6g，附片 5g，生龙骨 9g，生牡蛎 9g，葛根 5g，升麻 3g，五味子 5g，炙甘草 2g。
>
> 二诊 1982 年 12 月 6 日，患儿经吸氧及西医对症处理，中药频服后，今日体温正常，汗出减少，余症均有好转，守上方继服。
>
> 三诊 1982 年 12 月 10 日，患儿汗出已解，四肢转温，语言交流正常，面色已转红润，皮疹已透，饮食及二便正常，后改用六君子汤调理一周痊愈出院。

按 参附汤来自《校注妇人良方·卷十九虚汗不上方论第六》，《素问·六微旨大论》中曾形容阳气在人生理上的作用时指出："非出入则无以生长壮老已"，"非升降则无以生长化收藏"。说明人身有一分阳气则有一分生机，如阳气暴脱，其升降出入功能停止，则人的生命也就完结或处理垂危之际。今阳气暴脱，四肢无阳气温煦而见厥冷，阳气暴脱则腠理不固，阴液随之外溢，故见冷汗出，肺主气，可呼吸，今阳气暴脱，肺气不足故见气息奄奄、呼吸微弱之象，"气为血帅"，气脱鼓动脉气乏力，故见脉微欲绝等症。

"有形之血不能速生，无形之气所当急固"，抢救其垂危之际，须用大补大温之品以急固其脱，故重用味甘之人参，大补元气。脾为后天之本，正如李东垣曰："人参甘温，能肺中之元气，肺气旺则四脏之气皆旺，精自生而形自盛，肺主气故也。"通过人参补肺脾之气使后天气旺，气血生化之源充足，则人体生机可以恢复。

"寒淫于内，平以辛热"，故配大辛大热之附子温补元阳，肾为先天之本，元阳之根，附子能通行十二经，辅助人参使其补气之力更宏，正如虞搏曰："附子禀雄壮之质，有斩关夺将之气，能引补药行十二经以追复散亡之元阳。"两药配合药专效宏作用迅捷，正如《删补名医方论》曰："补后天之气无如人参，补先天之气无如附子，此参附汤之所由立也……二药相须用之得当则能瞬息化气于乌有之乡，倾刻生阳于命门之内，方之最神捷者也。"参附配合，具有上助心阳、下补肾阳、中建脾气的强大作用，先后二天齐建，气、阳同救，使生命垂危之候得以抢救。

本案患儿由于已出现了阳气暴脱之象，故用参附汤加上敛汗之龙牡，佐以透疹之升麻、葛根，其症则解。唐祖宣在运用该方时常嘱笔者，参附汤大温大补，乃急救之方，不可久服，阳气来复另行调理。该方人参，不可用潞参代替，病情严重者，参附用量尚可加大或连服两剂，休克患者无法服药者，可鼻饲。

第七节 风 疹

一、概 述

风疹（rubella，German measles）是由风疹病毒所引起的急性传染病。风疹病毒经呼吸道感染，病毒于出疹前 5~7 日存在于鼻、咽分泌物及血液中，出疹后即不易分离出病毒。临床上以发热，上呼吸道轻度炎症，全身散在红色斑丘疹及耳后、枕部淋巴结肿大为特征。该病多发生冬春之际，以 5 岁以下的小儿多见。中医认为是感受风热病邪所致，对风疹的认识早有记载，也称"风瘾"、"风痧"、"瘾疹"，属于"风温"、"冬温"等温病范畴。

二、病 因 病 理

风疹病毒通过呼吸道飞沫散播传染，或由患者的口、鼻、眼的分泌物直接传染，感染后造成上呼吸道炎症，产生病毒血症并淋巴结肿胀，由于真皮上层的毛细血管充血及轻微炎性渗液，导致皮疹。出疹后，血液内很快出现中和抗体，毒血症状也随之消失。感染一次后，不论症状轻重，大多获终身免疫。

中医认为该病的发生，主要是外感风热病邪。风热病邪由口鼻而入，侵袭肺卫，卫气被郁，肺气失宣，故见发热恶风、咳嗽、流涕等肺卫表证。进而邪热内蕴于肺（胃），与气血相搏，外发肌肤，而见皮疹。皮疹外达，则病邪得以外泄而解。病有轻重之分，轻者只伤肺卫，重者可内传入里，燔灼气分，扰及营血，而见高热烦渴、疹点鲜红或紫暗，或融合成片。邪毒搏于气血，瘀滞郁结，则可见耳后、枕部淋巴结肿大。

三、临 床 表 现

1. 前驱期

前驱期多为 1 日，症状一般较轻，低中度发热，头痛，疲乏，纳食减少，咳嗽，喷嚏，流涕，咽痛，眼结膜充血，耳后、颈部及枕部淋巴结肿大，有轻度压痛。少数伴有呕吐、腹泻。为风热病邪侵袭肺卫，卫气被遏，肺失宣降，故可见发热恶风、咳嗽流涕等肺卫表证，风热病邪与气血相搏，瘀滞郁结，则可见淋巴结肿痛。

2. 出疹期

通常在发热第 1~2 日出疹，始于面部，迅速向下蔓延，一日内可满布躯干、四肢，但手掌及足跖大多无疹。皮疹呈浅红色细小斑丘疹，躯干背部可融合成片，并有瘙痒。皮疹一般出至第 3 日退疹，疹退后可有小糠麸状脱屑，但不明显，无色素沉着。出疹期全身症状可继续存在，但不加重，疹退后全身症状也随之消失。为风热病邪郁于肺胃，热盛内蕴，内窜营络，外发肌肤而见皮疹。并可见气分热盛之证，如壮热、烦渴、舌红、苔黄、脉数等；亦可见热扰营血之候，如疹色艳红或紫暗，或融合成片等。

四、诊 断 要 点

1. 流行病学资料

在发病季节有与风疹患者接触史。

2. 证候特点

初起有发热及上呼吸道感染等症状、出疹迅速、消退亦快的出疹特点，无色素沉着，耳后、枕部及颈后淋巴结肿大等有助诊断。

3. 实验室检查

白细胞总数降低，出现异性淋巴细胞及浆细胞，发病后 1 周内红细胞沉降率（简称血沉）快；出疹前 1 周到疹后 5 日从鼻、咽分泌物，血中分离出风疹病毒；恢复期血中有特异性抗体。

五、一般处理

注意休息，给予流质、半流质易于消化饮食，忌辛燥刺激食品。高热头痛者可用解热止痛剂，或物理降温，如冰敷、乙醇拭浴；咽痛者可用复方硼砂溶液漱口；咳嗽者用祛痰止咳药，如复方川贝止咳露、伤风止咳糖浆等；皮肤发痒时用1%氧化锌溶液拭擦；眼结膜炎者，应及时用0.25%氯霉素眼药水滴眼。

六、辨证治疗

该病病因为感受风热病邪，主要病机为邪毒与气血相搏，外泄肌肤所致。若见轻微发热，精神安宁，疹色淡红，分布均匀，病程在3~4日之内者为轻；若见壮热烦渴，疹色鲜红或紫暗，分布密集，出疹持续5~7日才见消退，病程较长者为重。邪轻病浅，一般只伤肺卫；若病情发展，邪热内郁于肺，波及营分，窜入血络，则可致肺热发疹；风疹后期，余邪未净，而肺胃津液受伤。少数患儿，邪毒炽盛，也可入营犯血。

该病治疗原则为疏风清热解毒。邪在肺卫者，治以疏风清热解表；肺热发疹者，治以清热宣肺透疹；肺胃阴伤者，治以滋养肺胃阴津。

七、病案举例

沙参麦门冬汤治验：

> 刘某，男，8岁，1988年10月2日诊治。
>
> 患儿两年以来反复性出现风疹，疹色淡红，服用西药或中药缓解，但总是不能根治。两周以来，出现低热（T 37.5℃），干咳少痰，口干多饮，查结核菌素试验阴性。此乃肺胃津伤，治宜滋养肺胃、生津润燥，方选沙参麦门冬汤加减。药用：沙参9g，麦冬6g，玉竹6g，花粉6g，冬桑叶5g，生甘草3g，杏仁5g，银柴胡6g，青蒿6g。
>
> 二诊　1988年10月10日，患儿服上方每日一剂，今复症见：低热已解，口干多饮，干咳轻，患者家长代述服药后稍有腹痛，大便质稀、日3~4次，上方去银柴胡、青蒿，加苡米6g，云苓6g，白术5g。
>
> 三诊　1988年10月15日，初诊时症状俱除，目前患儿精神状态良好，饮食及二便正常，追访一年，风疹未再复发。

按　沙参麦门冬汤出自《温病条辨》，论中曰："燥伤肺胃阴分，或热或咳，沙参麦冬汤主之。"本案患儿由于肺胃阴伤，故通过滋养肺胃、润燥止咳而获效。唐祖宣运用沙参麦门冬汤不仅限治疗此病，如气管炎、肺结核等，只要有肺胃阴伤者，均可用此方化裁。

第八节　幼儿急疹

一、概　　述

幼儿急疹（exanthem subitum）是婴幼儿时期发生的一种急性出疹性传染病。临床以突起发热，持续高热 3~4 日后，热退出疹，疹点为红色粟粒状小红疹，散布全身，并很快消退为主要特点。该病多发于冬春季节，好发于 6~18 个月的婴幼儿，6 个月以内和 2 岁以上的幼儿较少发病。传染性不强，多为散发，偶见流行。古称为"奶麻"、"奶疹"。中医认为是感受风热病邪，属"风温"、"冬温"范畴。

二、病 因 病 理

病原体为一种病毒，但迄今尚未分离成功。传染源为患儿及亚临床发病者，可经空气飞沫传播。感染后可获终身免疫，预后佳。

中医认为该病的发生，主要是外感风热病邪，而且与婴幼正气不足有密切关系。外感风热病邪，正气不足，卫外失固，风热病邪由口鼻侵犯人体，首伤肺卫，卫气被遏，肺气失宣，正邪交争于卫表，故初起见有肺卫表证，如发热、咳嗽、流涕等，但时间短暂。继而邪郁化热，由表入里，邪热蕴郁肺胃，气分热盛，故见高热、烦渴，或伴有呕吐、泄泻等症。风热病邪蕴郁肺胃数日，与气血相搏，托毒外泄，而发于肌肤，则见热退疹出。

三、临 床 表 现

1. 发热期

起病急，表证短暂，之后出现发热，数小时即可见高热，持续 3~4 日骤降，体温虽高但精神尚好。起病初期常伴有咳嗽，流涕，结膜及咽部充血等，高热期常伴有呕吐、腹泻、食欲不振等消化道症状，枕部、颈部及耳后淋巴结轻度肿大。少数患儿有烦躁、睡眠不宁或出现惊厥，惊厥为时短暂，呈全身性抽搐。为风热病邪自肺卫而入，由表入里，蕴郁于肺胃，即卫气同病，既有卫表症状，如咳嗽、流涕、目赤、咽红等；又见气分热盛之证，如高热、烦躁、舌红、苔黄等。热邪炽盛，内扰心肝，引起肝风，则见惊厥。

2. 出疹期

高热持续 3~4 日，多数患儿体温骤降，少数为渐退，热退疹出，疹为斑丘疹、玫瑰色、不规则、形小、最先见于颈部与躯干、很快波及全身，而面部、肘及膝以下稀少或无疹，于 24 小时内出齐，1~2 日疹退，不留任何痕迹，无脱屑或色素沉着。为邪热内蕴肺胃，与气血相搏，正气托毒外达，故邪去热清，疹毒随之透出。若皮疹稀疏均匀，表示邪热不盛；若皮疹融合较多，说明邪热较重。

四、诊 断 要 点

1. 流行病学资料

在流行季节，2 岁以下小儿有突然发热，可能有幼儿急疹接触史。

2. 证候特点

起病急，高热，但精神好，伴有咳嗽、腹泻，偶见惊厥。高热持续 3~4 日，热退疹出，皮疹为玫瑰色斑丘疹，躯干多，面部及四肢远端少，24 小时内迅速波及全身，1~2 日内消退，无落屑及色素沉着，颈、枕、耳后淋巴结可轻度肿大。

3. 实验室检查

白细胞总数减少，淋巴细胞增多。

五、一般处理

安静休息，多喝水，饮食清淡、富营养、易消化。对高热患儿应及时处理，如用头部冷敷物理降温，或肌内注射退热针；惊厥时用镇静剂，如肌内注射苯巴比妥等。

六、辨证治疗

幼儿急疹在古代一些麻科专书中已有辨析。如《麻科活人全书·正麻奶麻风隐不同》中说："奶麻者……。不可认作时行麻疹，妄行汤剂。"由于该病皮疹形似麻疹，故又称"假麻"。

该病病因为感受风热病邪，病机为邪郁肌表，与气血相搏，外泄肌肤所致。该病初起邪袭肺卫；进一步发展，可深入气分，热蕴肺胃，或邪热炽盛，引动肝风；后期邪热随皮疹外透，多表现为肺胃阴伤、余热未清之证。

幼儿急疹的治疗原则，出疹前以疏散风热为主，方选银翘散加减；热蕴肺胃，治以清热宣肺保津，方选白虎汤合麻杏石甘汤加减；若见热盛动风，治以清热息风，方用羚角钩藤汤加减；热透肌肤，治以清热解毒凉血，方选化斑汤加减。热退后，皮疹发出，病已渐入痊愈阶段，可煎服菊花、竹叶、鲜芦根、鲜石斛等轻清之剂，以清热生津。

七、临床报道

蔡化理治疗幼儿急疹，常用幼儿急诊散加减化裁。药用蝉蜕10g，地龙5g，天竺黄3g，胆制僵蚕12g，升麻10g，桔梗3g，粉甘草3g，黄研细末。3~6个月，每次服0.2~0.3g，6个月~1岁，每次服0.3~0.5g；1~2岁，每次服0.5~1g，每日3次。该方重在透疹清热，息风止痉。伴有腹泻者，加神曲、麦芽、焦楂；恶心呕吐者，加半夏、陈皮、苏叶、藿香；淋巴结肿大明显者，加夏枯草。临床使用，收到良好效果［蔡化理. 中西医结合儿科试用新方. 第2版，北京：人民卫生出版社，1985.136］。

贾堃治疗幼儿急疹，在发热期用加味银翘青叶汤。方用金银花10g，连翘10g，大青叶10g，防风3g组成。其作用重在清热解毒。每剂药分3~4次服。若热甚惊厥，则加服蝎蚕珀牛散。方由全蝎7.5g，僵蚕7.5g，天麻7.5g，川贝母9g，牛黄0.5g，麝香0.8g，梅片0.3g，赤金8张，共研细粉，每次服0.1~0.3g，日服3次。临床此法治疗幼儿急疹，每获效验［贾堃. 小儿病防治方法. 西安：陕西科学技术出版社，1980.187］。

第九节　水痘与带状疱疹

一、概　　述

水痘与带状疱疹（varicella and her pes zoster）是水痘带状疱疹病毒所引起的急性出疹性传染病。临床上以发热，皮肤、黏膜分批出现迅速发展的斑疹、丘疹、疱疹与结痂为主要特点。水痘因其疱疹明亮如水，形态椭圆，状如豆粒，故称水痘。中医亦称水痘，又称水疱，水痘多见于小儿。带状疱疹由于皮肤有红斑、水疱，累累如串珠状，每缠腰而发，故中医亦称缠腰火丹，又名火带疱、蛇丹、蜘蛛疱等，多见于成人。该病一年四季皆可发生，但以冬春季为多见，中医认为是感受风热时毒、湿热病邪所致，病邪主要侵犯肺、脾、肝，属于温病范畴。

二、病因病理

水痘带状疱疹病毒主要由呼吸道侵入人体，首先在呼吸道黏膜上生长繁殖，继而进入血液，引起病毒血症及全身病变。主要病理变化限于表皮细胞层，细胞变性，胞浆及核均现水肿，形成囊状细胞，胞浆分裂形成多核巨细胞。囊状细胞或多核巨细胞液化，组织液渗入，即形成水泡。继发感染后，可变为脓泡。

中医认为该病的发生主要是感受风热时毒或湿热病邪所引起。病邪由口鼻入侵人体，首先侵犯上焦肺卫，而见发热、恶风寒、头痛、四肢酸痛等卫气郁闭的证候表现；肺卫相通，卫气郁闭，则肺气失宣，故见咳嗽、流涕等；时毒、湿毒内蕴，外发肌表，则见皮肤初见红色疹点，继则发展为丘疹，旋又成为疱疹而形成水痘。若邪毒尚轻，病在卫表者，则疱疹稀疏、点粒分明，全身症状轻浅；若邪毒炽盛，蕴伏营血则痘疹稠密，色呈红紫，多伴有壮热、烦躁等。若毒热内盛，郁久化火，内陷厥阴，则出现惊厥、抽搐等重症。

三、临床表现

1. 前驱期

起病时可有低热或中等度发热，全身不适，常伴有恶心、呕吐、纳呆、咳嗽、喷嚏等症状。为风热时毒侵袭肺卫，卫表失和，肺气失宣；或湿热病邪郁遏卫气，气机受阻，脾失健运，胃失和降所致。

2. 出疹期

初起为红色斑疹，数小时后变为丘疹，再数小时后变为疱疹，常伴瘙痒，1~3 日即可干缩结痂，痂盖脱落后不留瘢痕。痘疹形态多为椭圆形，位在表浅，壁薄易破；带状疱疹密集成簇，呈带状排列，疱壁紧张发亮，周围有红晕，各群之间皮肤正常。水痘皮疹先见于躯干，其次是头部及四肢近端皮肤，分布呈向心性，以躯干部较多；带状疱疹多沿一侧肋间神经或三叉神经分布，也可见于颈、腹、腰及四肢，为热毒内蕴、外发肌表所致。若热毒较轻，病在卫气，则痘疹稀疏、色泽红润、疱内浆液清亮；若热毒较重，则痘疹大而稠密、色赤紫、疱浆较混浊。

四、诊断要点

1. 流行病学资料

有水痘流行史及有水痘、带状疱疹接触史。

2. 证候特点

初起有轻度发热、咳嗽，继则出现红色斑疹、丘疹，很快变为基底红润的大小不等疱疹，以躯干为多，四肢少见，痂盖脱落后不蹴痕。

3. 实验室检查

白细胞总数正常或轻度增加。非典型者，可在疱疹基底刮取物检查核内包涵体，电镜下观察病毒颗粒，可迅速作出诊断。血清补体结合试验阳性亦可确诊。

五、一般处理

加强皮肤清洁护理，防止抓破疱疹，勤换衣服，避免继发细菌感染。发热期应卧床休息，给予易消化流质饮食，供应充足水分。皮肤瘙痒者，可局部搽紫金锭或炉甘石洗剂，口服抗组织胺药物。疱疹破裂者，可用青黛散外扑，或涂1%甲紫、新霉素软膏。有继发感染，可选用抗菌药物。

六、临床报道

（1）李氏报道用自拟银石汤治疗水痘患儿116例均获痊愈。一般服药2～5剂，平均治疗3日。伴发热者均在服药1剂后体温降至正常［李江. 银石汤治疗小儿水痘116例. 浙江中医杂志，1989（3）：115］。

（2）舒氏报道，治疗水痘常用基本方：薄荷、淡竹叶各5g，牛蒡子、连翘各6g，滑石12g，生薏仁15g，芦根、金银花、板蓝根各10g。咳嗽加苦杏仁5g；壮热口渴加生石膏15g、天花粉6g；口舌生疮加黄连2g；皮肤作痒加蝉蜕5g；根盘红晕明显者加赤芍5g；疱浆混浊加紫花地丁10g；脓痂用麻油调搽加料青黛散（青黛60g，煅石膏、滑石各120g，黄柏30g，冰片、黄连各15g，研细末，和匀）；大便干结加玄参6g、大黄3～5g、枳壳3g；血热阴伤加生地10g。每日1剂，水煎2次分服，轻证服2～3剂，重证服3～5剂［舒灯红. 治疗水痘一得. 江苏中医杂志，1989（6）：9］。

（3）王氏等用王不留行糊剂治疗带状疱疹36例，方法：王不留行若干，文火焙干呈黄褐色（或爆花），以不焦为度，研成细末，用鸡蛋清调成糊状，涂抹患处，每日3次。结果：全部治愈。其中3～5日治愈者28例，6～9日治愈者4例，10～15日治愈者4例［王巧云，刘鹤松. 王不留行糊剂治疗带状疱疹36例. 成都中医学院学报，1987（2）：23］。

（4）谢氏用疱疹净治疗带状疱疹，取板蓝根、土贝母、贯众各30g，加水2000ml，先武火，后文火煎至800ml，过滤去渣；再加水1000ml，以文火煎至700ml，去渣；将两次药液合煎至沸待冷至50℃。另取水杨酸粉15g，甘油100ml和香精适量，加入95%乙醇1300ml，然后再加入上述50℃之药液，以1000转/分的速度搅拌至淡黄透明时装瓶备用。每日以消毒棉蘸药搽皮损区3～4次，至痊愈为度。结果：痊愈103例，显效15例，无效1例，总有效率为99.2%［谢剑新. 中药疱疹净治疗带状疱疹119例. 陕西中医，1988（12）：545］。

第十节　急性出血性结膜炎

一、概　述

急性出血性结膜炎，又称为流行性结膜炎（epidemic hemorrhagic conjunctivitis）或流行性红眼病，是由微小的核酸病毒引起的急性眼部传染病，通过眼分泌物污染的手、物品感染传播。其病变主要是结膜下出血，角膜损害，临床以自觉症状明显，有剧烈的异物感、刺痛、畏光、流泪等为主要特点。该病多流行于夏秋季节，中医认为是感受疫疠毒邪所致，属于胞睑和白睛疾病的范畴，根据其传染性强、出血严重的特点，又称"天行赤眼"。

二、病因病理

该病病原呈多样性，主要为微小核酸病毒，最常见的是肠道病毒 70 型，其次为柯萨基病毒 A 组 24 型和腺病毒 3、7、8、11、19 型的变异株。病毒通过直接或间接接触眼分泌物进入人体发生感染或引起传播。病毒于局部黏膜或淋巴组织中繁殖，并由局部排出，同时出现局部症状，继而病毒又侵入局部淋巴结，并由此进入血循环导致病毒血症。

中医认为该病发生，主要是外感疫疠毒邪，而且与肺火素旺之体质有密切关系，秋季，天气炎热，疫疠之邪易侵入人体，内外之邪，交攻于目。在五轮学说中白睛属气轮，内应肺与大肠，疫疠毒邪外侵，初起多表现肺经风热；病邪进一步入里，多为肺经热盛；角膜五轮学中属风轮，内应于肝，肺经病变及肝，出现角膜病损，多为肝火旺盛。

三、临床表现

1. 轻型

起病急；在稍感眼不适 1~2 小时后眼部开始发红，异物感，刺痛，羞明，流泪及分泌物增多，眼睑红肿，睑及球结膜高度充血水肿，裂隙灯下观察到细小点状结膜下出血，可伴见上呼吸道感染症状，病程约 1 周，无角膜损害。为疫疠初犯人体，证候表现为肺经风热。

2. 中型

自觉症状明显，强烈的异物感，刺痛，羞明，流泪，分泌物由水样浆液性变为黏液脓性，睑及穹隆部结膜有明显的滤泡增生，球结膜明显水肿，高出于角膜面，裂隙灯下观察结膜下出血扩大呈点状，角膜上皮细胞细小状脱落，荧光素染色后裂隙灯下为散在或群集排列的绿色细小点状着色，多伴有耳前淋巴结肿大、压痛。病程为 1~2 周，角膜损害常与结膜炎同时消退。为疫疠毒邪入里，证候表现为肺经热盛或肝火旺盛。

3. 重型

局部症状较中型更重，结膜下出血遍及全部球结膜，角膜损害仍可持续数月或 1~2 年，且易复发，但最终可痊愈不留瘢痕。证候表现肺经热盛或肝火旺盛；若结膜炎消退后，角膜损害迁延不愈反复发作者，证候表现多为阴虚邪留。

四、诊断要点

1. 流行病学资料

该病多在夏秋季节流行，流行地区 95% 患者在接触后 24 小时内发病。婴幼儿一般不患此病，即便传染，症状也轻微。

2. 证候特点

剧烈的异物感，刺痛，畏光，流泪，眼睑红肿，结膜高度充血水肿，耳前淋巴结肿大、压痛。

3. 实验室检查

血常规检查：周围血常规白细胞计数大多正常；血清免疫学检查，采取双份血清测定特异性抗体水平，如恢复期抗体水平比早期上升 4 倍以上，则有极大诊断意义；病毒分离有诊断参考价值。

五、一般处理

患者应按传染病常规隔离治疗，急性期卧床休息，伴见上呼吸道感染症状的给予对症处理；局部处理也很重要，用生理盐水或 2% 硼酸液冲洗眼内分泌物，保持结膜囊清洁；每日冷敷眼部 2~3 次，每次 20~30 分钟，可减轻症状，但并发角膜炎者不作冷敷；西医对该病目前尚缺乏特效治疗，使用药物种类较多，但疗效不确切，可用 4% 盐酸吗啉双胍、0.1% 疱疹净和 0.2% 阿糖胞苷等点眼，1~2 小时一次；严重型合并色素膜炎者，局部适当使用肾上腺糖皮质激素可减轻炎症反应，但轻、中型病例不必使用。

六、病案举例

桑菊饮治验：

> 程某，男，48 岁，1989 年 6 月 30 日诊治。
>
> 患者昨日突然出现眼部发红，刺痛，羞明，流泪，水样分泌物，舌边尖红，苔薄黄，脉浮数，遂今日前来诊治。用于此时正值本地"流行性出血性结膜炎"流行，因此考虑患者是用了被污染的水洗脸引起。病之初期，属于肺经热盛，治宜疏散风热，方用桑菊饮加减。药用：桑叶 12g，菊花 9g，杏仁 6g，桔梗 12g，连翘 9g，薄荷 6g（后下），栀子 6g，金银花 12g，生甘草 6g，水煎服，每日 1 剂。另用氧氟沙星滴眼液外用点眼。
>
> 二诊　1989 年 7 月 3 日，患者眼部刺痛，羞明，流泪减轻，余症无特殊变化，守上方继服。
>
> 三诊　1989 年 7 月 8 日，眼疾均除，嘱患者注意个人卫生，多饮开水，多食水果蔬菜。

按　桑菊饮出自《温病条辨》，论中曰："太阴风温，狂咳，身不甚热，微渴者，辛凉轻剂桑菊饮主之。"肺为表中之里，皮毛为表中之表。风热病邪在肺，治疗当内清肺热。肺主皮毛，卫气通于肺，故又当外散风热。方中以桑叶、菊花甘凉轻清，切入肺经，既能疏散上焦风热之邪，又能清肺中之热，故有"散"、"清"两用。两药是针对风渐袭肺之咳嗽的病因而设，故为主药。薄荷辛凉解表，助桑、菊以疏散上焦风热，加强解表之力。杏仁肃降肺气，桔梗开提肺气，两药一升一降以恢复肺气的肃降与宣通功能而止咳，并兼有解表的作用。以上三药均为辅药。连翘辛寒而质轻，能清热透表，芦根甘寒清热生津止渴，共为佐药。甘草调和诸药，且甘草与桔梗伍用并能利咽喉。诸药合理共奏疏散风热、宣肺止咳之功。

唐祖宣运用桑菊饮不单用于眼疾，若外感风热咳嗽、身热、口渴等不解，邪必内传，而又见气粗似喘，乃肺中热甚。邪入肺之气分，故见气粗似喘。加石膏、知母清肺中之气分之热，又能除烦生津止渴。若见红绛暑热，为邪入营分，其热更甚，加玄参清热养阴。温热病邪入营分，易伤阴劫液，故一方面清热，又当一方面养阴。又加入犀角以清解营分热毒。若邪入血分，血热炽盛，则舌质深绛，并可出现动血之症，热扰心神，还可出现躁热发狂或神昏谵语之症。治疗应以凉血解毒为主。故叶天士云："入营犹可透热转气"，又云："入血就恐耗血动血，直须凉血散血"。故在营分，尚可用薄荷、芦根以籍其透邪外出，而入血分则去两药加入麦冬清热养阴，且麦冬又善于清心热而除烦。玉竹养阴生津止渴，且玉竹的特点是养阴而不滋腻、无滞邪之弊。两药并用可防热甚伤阴。又加入生地黄以凉血止血、清热养阴生津，牡丹皮清热凉血，又可活血散瘀，凉血之中有散血的作用，以解热与血结，且有助于斑的消散。若单纯肺热甚者，可加黄芩以清肺热。若口渴甚者，加入天花粉生津止渴，且天花粉又有清肺化痰之功。

第十一节　病毒性脑膜脑炎

一、概　　述

病毒性脑膜脑炎（vival meningoencephalitis）为病毒侵犯脑膜、脑实质引起的炎症病变，最常见的是肠道病毒，其他为单纯疱疹病毒、腮腺炎病毒、腺病毒等，临床常见不同程度的意识障碍、精神异常、发热、抽搐、颅神经损害、锥体束损害等为特征。四季皆可见到，但以夏秋季节更为常见，常为散发性，又称散发性病毒性脑膜脑炎、非特异性脑炎等。根据该病特点，可归属中医温病的"暑湿"或"伏暑"范畴。

二、病 因 病 理

目前主要有两种观点：一种认为是病毒直接侵犯中枢神经系统所引起，这从国内一些研究者曾在患者脑脊液中分离出致病病毒等可资证实；另一种则认为是中枢神经系统对病毒发生变态反应所致，并非病毒直接感染，这从一些病理研究中发现有变态反应性脑炎的改变可获依据。总之，该病发生可能与病毒直接感染及免疫机制参与的变态反应两种因素有关，其确切的发病机理尚待进一步探索。

中医认为该病是感受暑湿病邪所引起。暑为火邪，易耗伤津气，湿性腻滞，暑湿合邪为患，往往缠绵难解。初起暑湿蕴蒸，邪阻少阳三焦，继则化火，上冲于脑，可见头痛如裂，并见不同程度发热。热盛则可引动肝风而见抽搐。暑湿酿痰蒙蔽心包而见神昏、谵语。暑湿亦可阻滞经络而见瘫痪。后期往往耗伤津气，津不柔筋则行走不利，心神清窍失养则见痴呆、失语、木僵等。由于痰湿难于速尽，故后期如不注意调理则容易产生"食复"。

三、临 床 表 现

该病呈急性或亚急性起病。部分患者在发病前有恶寒、发热、鼻塞、流涕等"感冒"病史或恶心、呕吐、腹痛、腹泻等消化道病史。发病后常有不同程度的发热、头痛，脑脊液呈无菌性脑膜炎改变。尚有意识或智力障碍（包括神志、定向、判断、记忆等障碍）、精神或行为失常、痉挛发作、肢体瘫痪、木僵、失语、失用等，也可出现巴宾斯基征阳性等锥体束征。部分患者出现颅内高压或见占位体征等。为暑湿蕴蒸，郁阻少阳三焦，而见消化道症状；或暑湿酿痰蒙蔽心包，故见神志方面改变；后期则耗伤津气，筋脉、清窍失养，故见痴呆、失语、木僵等后遗症。

四、诊 断 要 点

1. 流行病学资料
常为散发，夏秋季节多见。

2. 证候特点

急性或亚急性起病出现精神症状及不同程度的意识障碍，或出现神经系统弥漫性或局限性损害的症状体征，如抽搐、颅神经损害、肢体瘫痪、失语、病理反射阳性、脑膜刺激征阳性。

3. 实验室检查

脑脊液白细胞及蛋白量轻度增高或在正常范围，脑电图检查为弥漫性异常或一侧局灶性变化，排除其他脑部病变者可临床诊断为该病。但确诊须做病毒分离及有关抗体滴度测定。

五、一 般 处 理

一般应卧床休息，补充热量、液体，做好口腔清洁，防褥疮。高热患者必须降温，一般以物理降温为主，亦可用凡拉蒙等常规退热药。抽搐时可用地西泮10mg，肌内注射，必要时静脉滴注，如出现呼吸衰竭，除给氧外，应注意分析原因，采取针对性措施，如脑水肿、脑疝引起者，需给脱水剂、皮质激素、呼吸兴奋剂等。呼吸道堵塞者应及早排除，必要时气管切开。

六、病 案 举 例

蒿芩清胆汤治验：

> 王某，女，7岁，1982年8月5日诊治。
>
> 患者3日前因病毒性脑膜脑炎在我院传染科西医对症治疗，T 38.6℃，P 110次/分，R 30次/分，症见：往来寒热，热重寒轻，头痛，全身不适，呕吐，口干口苦，舌质红，苔厚腻，脉细数。于今日上午邀唐祖宣前去会诊。辨证为暑温蕴蒸、少阳阻滞，治宜清暑利湿、和胃化痰，方选蒿芩清胆汤加减。药用：青蒿6g（后下），黄芩4g，竹茹5g，半夏4g，云苓6g，枳壳4g，陈皮4g，金银花6g，蒲公英6g，生甘草3g，滑石5g，水煎，频服，每日一剂。
>
> 二诊 1982年8月8日，患儿呕吐止，精神状态较前几日好转，仍有寒热往来，头痛轻，余无特殊变，嘱其照初诊时所开处方继服。
>
> 三诊 1982年8月13日，热退身凉，饮食尚可，口干口苦，小便发黄，余症稳定，守原方加鲜茅根9g继服。
>
> 四诊 1982年8月17日，患儿体温正常，饮食及二便正常，面色红润有泽，病已痊愈，建议患儿出院。

按 蒿芩清胆汤源自《重订通俗伤寒论·六经方药》。原按：足少阳胆与手少阳三焦合为一经。其气化一寄于胆中以化水谷，一发于三焦以行腠理。若受湿遏热郁，则三焦之气机不畅，胆中之相火乃炽。故以蒿、芩、竹茹为君，以清泻胆火；胆火炽，必犯胃而液郁为痰，故臣以枳壳、二陈和胃化痰；然必下焦之气机通畅，斯胆中之相火清和，故又佐以碧玉，引相火下焦；使以赤茯苓，俾湿热下出，均从膀胱而去。此为和解胆经之良方。凡胸痞作呕、寒热如疟者，投无不效。

唐祖宣运用该方是治疗少阳经胆和三焦湿热或痰湿中阻之证的有效方剂。以寒轻热重，口苦膈闷，吐酸苦水或呕黄涎而黏为辨证要点。若化裁得当，亦可广泛用于五脏之湿热证或痰湿为患之证。如肝胃不和、胃浊上逆作呕者，可加降逆的代赭石，增强清热降逆之功效。如急性黄疸，也可用本方加郁金、茵陈、栀子、大黄等增强利胆退黄作用。又如夜汗一症，虽以阴虚型多见，但肝胆湿热扰于阴分，以致前阴及下体汗出者亦不鲜见。可用该方加丹皮凉血、牡蛎敛汗常可收效，且不可认为"夜汗皆属阴虚盗汗之说"所误。

炙甘草汤治验：

> 张某，男，9 岁，1984 年 7 月 20 日诊治。
>
> 患者 3 周前因"病毒性脑膜脑炎"在我院传染科住院治疗，经吸氧、降颅压、消炎抗病毒、营养脑细胞等措施后，现症见：五心烦热，手足颤动，手足轻微麻痹，智力明显低下，口苦舌燥，遂于今上午邀唐祖宣前去会诊。此乃温病后期，热烁肝肾之阴、虚风内动所致，治宜滋补肝肾、息风止痉。方选炙甘草汤加减。药用：炙甘草 6g，西洋参 3g，生地 6g，阿胶 3g（烊），麦冬 5g，旱莲草 5g，生姜 5g，大枣 2 枚为引，每日一剂，水煎，频服。
>
> 二诊　1984 年 7 月 30 日，患者按上方连服 10 剂，五心烦热好转，手足仍有颤动，余症均有好转，患儿家属述其夜晚盗汗，易惊醒，守上方加酸枣仁 6g、山萸肉 6g。
>
> 三诊　1984 年 8 月 15 日，盗汗及夜晚易惊除，手足轻微振颤，四肢较以前有力，饮食及二便正常，似觉智力有所恢复，余无他变，守二诊方继服。
>
> 四诊　1984 年 9 月 1 日，通过近阶段的调理，患儿已能自行行走，手足较微颤动，余症消除，后更用六味地黄汤加减调理 3 个月，痊愈。后追访，患儿 1995 年夏季参加高考，被本省一所二本学校录取。

按　炙甘草汤原是《伤寒论》用于伤寒、脉结代、心动悸而设。本案用此方之意是患儿在温病后期气、血、阴液俱亏，方中炙甘草可补中益气、缓急养心，可以"通经脉利血气"（《别录》）。人参改用西洋参取其补元气、补五脏、安精神止惊悸，且又无红参之温，以免伤阴。大枣味甘益脾养心。参草枣合用补益脾胃之气，脾胃为后天之本、气血生化之源，脾胃功能旺盛，气血化源充足。生地滋阴养血，《神农本草经》谓能"逐血痹"，《名医别录》云："补五脏，内伤不足，通血脉益气力。"大剂使用，可复心阴、补血润燥，使脉体可续，阳气复行于脉中。阿胶滋阴补血润燥，《神农本草经》谓阿胶"主心腹内崩劳极"。麦冬养阴润肺，主心腹气结。生地、麦冬、阿胶三药合用有较强的滋阴润燥生心血作用，与参草枣共成益心气生心血，而有滋阴润燥之功。更加生牡蛎、元甲、龟板、白芍、女贞妇、旱莲草、酸枣仁、山萸肉等，以求肝肾同滋、息风止痉。纵观全方用药特点，一方面从气血阴阳得充，一方面五脏之间功能相互得补，因此患儿能在温热病后期及时救治，避免了后遗症的发生。

第十二节　脊髓灰质炎

一、概　　述

脊髓灰质炎（poliomyelitis）是由脊髓灰质炎病毒（Poliovirus）引起的急性传染病。其传播途径是通过污染的食物、用具、玩具、手等，并经口传播，病初亦可通过飞沫传播。病变主要在脊髓前角灰质部分。临床特点为发热，咽痛，肢体疼痛，头痛或无菌性脑膜炎表现，少数病例出现肢体弛缓性瘫痪。因多见于小儿，故称"小儿麻痹症"。该病终年可见而以夏秋季为多，可散发或流行。该病在我国发病率较高，自 20 世纪 60 年代大面积应用脊髓灰质炎疫苗以来，发病率大幅度下降。1988 年第 41 届世界卫生大会提出在 2000 年前消灭该病，我国亦提出相应的行动目标，目前该病在我国基本绝迹。中医认为该病是感受暑湿热毒所致，属于"暑湿"或"暑温"、"伏暑"、"软脚瘟"、"痿疫"等范畴。

二、病 因 病 理

脊髓灰质炎病毒自咽部及肠道黏膜侵入人体后，即在扁桃体、咽壁淋巴组织、肠壁集合淋巴组织等处繁殖，此期如能产生足量特异性抗体，将病毒消除，即形成隐性感染。如果免疫应答未能将局部病毒清除，病毒即可经淋巴进入血循环，形成第一次病毒血症。病毒通过血流到达全身单核吞噬细胞系统，进一步增殖后再度进入血循环，形成第二次病毒血症，出现前驱症状，若此时机体产生的特异性抗体足以将病毒中和，则疾病到此停止，形成顿挫型。若机体缺乏免疫力，则病毒可通过血脑屏障，侵入神经系统，轻者不发生瘫痪，重则发展成瘫痪。

中医认为该病的发生，主要是外感暑湿热毒，但人体正气不足是导致外邪侵袭而发病的重要因素。夏秋季节，人若正气素亏或受寒、劳累、创伤而津伤气耗，则抗御外邪入侵的能力下降，暑湿热毒可乘虚袭入人体而发病。初起邪从口而入，暑湿交蒸，故而发热；暑湿郁表，肌腠失和，则头痛、倦怠、全身不适；肺气不畅，则咽痛、咳嗽；暑湿阻于中焦脾胃，运化失降，气机升降悖逆则出现恶心、呕吐、腹泻等症。其后病情发展与否，则视人体正气强弱、病邪轻重而异。若人体正气较盛，病邪较轻，正能胜邪，则病变即可由此而解，不再发展，数日痊愈。若正气不能抗邪外出，深入气分，则湿热交蒸，缠绵不解，病变中心在气分，气分湿热蒸腾，则高热、汗多；湿热痹阻经络，气失通畅，则头痛、颈、背、四肢肌肉疼痛显著；湿热浸淫筋脉，阻滞气血，使筋脉弛缓不用，而致不能起坐和翻身，肢体瘫痪，尤以下肢多见；暑湿热毒未退，而津气两伤，则见高热头痛、心烦、口渴、自汗、神疲肢倦、脉虚无力；也可因暑湿热毒解后，正气耗散过甚，津液不能内守而外泄太甚，身无热象，汗出不止，喘渴欲脱，脉细数；气分之邪不解，也可内陷心营，表现为高热，烦躁不安、嗜睡或昏迷、惊厥；最后热伤津气，筋脉失养，而逐渐出现正虚现象。若邪去正复，则麻痹肢体可逐渐恢复；如迁延日久，气血耗伤，肌肉不荣，久则肝肾亏虚，筋脉枯萎，肢体萎废变形，留下肢体瘫痪之后遗症。

三、临 床 表 现

1. 前驱期

发热，乏力，多汗，全身不适，咽痛。为暑湿热毒初犯人体，侵袭卫气。以中焦脾胃为病变中心，兼上焦肺卫见症。

2. 瘫痪前期

高热，头痛，颈强直，凯尔尼格征和布鲁津斯基征阳性，同时伴颈、背、四肢肌肉疼痛。为湿热郁蒸气分，痹阻筋脉，郁遏清阳所致。

3. 瘫痪期

1%～2%患者起病后3～4日成第2次发热，发热后1～2日可发生瘫痪。大都5～10日出现不同部位瘫痪，并逐渐加重，体温正常后瘫痪停止进展。根据病变部位分为四型：①脊髓型。发热，四肢瘫痪，尤以下肢多见，不能起坐翻身，或伴咳嗽无力，或便秘，或尿潴留或尿失禁。为湿热浸淫经脉，阻滞气血。②延髓型。身热退，汗出不止，呼吸浅弱不规则，双吸气，甚至呼吸暂停，脉细数，心律不齐，血压下降。为津气耗伤过甚，而致欲脱之候。③脑型。身热，反复不退，头胀痛，烦躁不安，嗜睡或昏迷、惊厥。为暑湿蒙蔽心包。④混合型。以脊髓型与延髓型同时存在者较多见。表现为身热，心烦，口渴多汗，不能起坐翻身，四肢瘫痪，呼吸浅弱，脉细数，此为暑热未退、津气两伤。

4. 恢复期

肢体功能逐渐恢复，肢体麻痹，痿软无力，容易汗出，为气虚不能运血、血凝瘀滞所致。

5. 后遗症期

瘫痪日久，肌肉萎缩，肢体躯干畸形，脊柱前凸，马蹄足内翻或外翻，此为肝肾亏虚、经脉闭塞、精血不能濡筋养骨所致。

四、诊 断 要 点

1. 流行病学资料

该病发生在温带地区，夏秋季发病显著高于冬春季，在热带及亚热带地区则无明显季节性。发病以 6 个月 ~5 岁小儿最高。随着在小儿中普遍应用疫苗，使小儿感染机会减少，发病率降低，轻型病例增加。发病年龄有增高趋势。

2. 证候特点

发热，咽痛，多汗，烦躁头痛，呕吐，颈背四肢疼痛应怀疑该病，当分布不规则的弛缓性瘫痪出现时，诊断即可基本成立。

3. 实验室检查

血常规检查：白细胞大多正常；脑脊液检查：瘫痪前期脑脊液呈病毒性脑膜炎改变；病毒分离：第 1 周咽拭或粪便均可分离到病毒；血清学检查：免疫荧光法检测特异性 IgM 抗体，有快速诊断价值。

五、一 般 处 理

按呼吸道、消化道传染病常规隔离治疗卧床休息，避免不必要的注射和手术等疼痛刺激，注意营养和水、电解质平衡，吞咽困难者可鼻饲。高热烦躁，可适量应用镇静剂；症状严重者可用泼尼松或地塞米松；呼吸中枢麻痹时用呼吸中枢兴奋剂，如洛贝林、二甲弗林；瘫痪期可选用地巴唑、新斯的明等促神经传导药；目前西医无对因治疗的较好方法，应中西医结合积极救治。

六、病 案 举 例

三仁汤治验：

许某，男，7 岁，1977 年 8 月 8 日诊治。

患儿一周前因发热（T 39℃），头痛，咽痛，咳嗽，四肢乏力，纳差，恶心呕吐，而在某市人民医院急诊科住院，确认为"脊髓灰质炎"。昨日患儿出现双下肢乏力，遂邀唐祖宣前去会诊。查舌苔厚腻而黄，脉濡数。此乃暑湿内浸、卫气同病，治宜清热利湿、宣畅气机，方选三仁汤加减。药用：白蔻仁 6g，杏仁 5g，苡仁 6g，滑石 9g，竹叶 5g，半夏 5g，川朴 4g，通草 4g，金银花 6g，连翘 5g，木瓜 7g，甘草 3g。

二诊　1977 年 8 月 12 日，体温渐退，头痛、咽痛、咳嗽均减轻，其他症状均有改善，药投病机，守上方不更。

三诊　1977 年 8 月 16 日，发热已退，精神状态良好，双下肢较以前有力，饮食及二便正常，守上方继服。

1977 年 9 月 30 日追访，患儿在西医对症处理及上方治疗后，目前已痊愈，未遗留后遗症。

按 三仁汤出自《温病条辨·上焦篇》，论中曰："头痛恶寒，身重疼痛，苔白不渴，脉弦细而濡，面色淡黄，胸闷不饥，午后身热，壮若阴虚，病难速已，名曰湿温。汗之则神昏耳聋，甚则目瞑不欲言，下之则洞泄，润之则病深不解，长夏深冬日同法，三仁汤主之。"

湿温初起，卫气同病，湿气留连三焦，湿重于热者，其症头痛恶寒，身重疼痛，虽似伤寒之表，但脉弦细而濡，此乃湿郁肺卫，阳为湿遏，虽恶寒必不重，其头痛必闷胀，其发热必身热不扬；湿留肌肤则身重疼痛；湿为阴邪，热为湿遏，阴邪自旺于阴分，湿热旺于申酉，故午后身热，湿阻中焦，气机不利，则胸闷不和，苔白不渴，面色淡黄，亦属湿郁之象。

该方治证属湿温初起，卫气同病，湿气留连三焦，湿重于热者。对此证治法，《温病条辨》曾示三点告诫。其一，不可见头痛恶寒，误"以为伤寒而汗，汗伤心阳"。其二不可"见其中满不饥，以为停滞而大下之，误下伤阴"。其三更不要"见其午后身热以为阴虚而用柔药润之，湿为胶滞之邪……遂有锢结而不解之势"。唯以芳香苦辛、轻重淡渗之法，宣畅气机，渗利湿热。薛雪云："湿滞阴阳，宜用辛开"，"湿滞下焦……以分利为治。"陈光淞说："以肺主一身之气，气化则湿亦化也。"方中杏仁苦平，清开上焦肺气。盖肺主一身之气，气化则湿亦化；白蔻仁芳香苦辛，行气化湿，以健运中焦；苡仁甘淡，渗利湿热，以疏导下焦，共为主药。再以半夏、厚朴，辛散苦降入中焦，行气散满；滑石、通草、竹叶，淡渗湿热，以辅佐主药。诸药相合，宣上畅中渗下，使湿热从三焦分消，则诸症自解。

唐祖宣在运用此方时，无论何病，只要其病机为湿重于热者，均可以此方化裁使用。临床时，若湿温症卫分症状明显，可酌加藿香、香薷以解表化湿；若寒热往来者，酌加草果、青蒿以退寒热；若夹有秽浊，可用《医原》之藿朴夏苓汤以利湿疏表；湿温邪在中焦，湿热并重者，可用《温病条辨》之黄芩滑石汤，清热利湿两者兼顾。另外，肠伤寒、胃肠炎、肾盂肾炎、波状热等属于湿重于热者，也可用此方加减治疗。

第十三节　传染性单核细胞增多症

一、概　　述

传染性单核细胞增多症（infectious monon、acleosis）是EB病毒所致的急性传染病。其临床特征为发热、咽峡炎、淋巴结肿大、周围血液中淋巴细胞增多并出现异常淋巴细胞，血清中可测得嗜异性凝集素及EB病毒抗体。该病多呈散发发生，亦可引起流行。全年均可发生，但以秋冬及初春病例较多。一次得病后可有持久的免疫力，第二次罕见。根据该病特点，可归于湿温或伏暑范畴。

二、病因病理

该病的发病原理尚未完全明了。有人从免疫病理解释其发病原理，EB病毒由传染源经密切接触传给易感者，在其鼻咽部淋巴组织内繁殖，然后侵入血循环导致病毒血症，继而累及淋巴网状系统的各组织和脏器。根据少数病例的尸解资料，该病的病理特征是各淋巴网状组织的良性增生。肝脏有各种单核细胞浸润局限性坏死、星形细胞增生等，偶呈肉芽肿性演变。脾肿大，淋巴结肿大。心肌、肾、肾上腺、皮肤，中枢神经系统等处的血管周围均可有轻重不等的单核细胞集结，并出现局限性病灶。

中医认为该病的发生，主要是感受湿热或暑湿病邪所致。初起多卫气同病。湿热或暑湿困阻，故见发热、恶寒、疲乏、纳呆、恶心、便溏，湿侵肌表则见肌肉酸痛，舌红苔腻、脉缓等均为湿困之象。继而病邪化热，病情加重，表现为高热不退，或弛张热、不规则发热，咽红咽痛，咳嗽痰黄，头痛，眼球后痛，口渴，恶心腹胀，纳呆等湿热俱盛的表现。或可化热化火、内逼营血而见皮疹显露、鼻衄、尿血等。湿热内阻化为痰瘀，则可成为积聚。

三、临床表现

1. 潜伏期

潜伏期为 5～15 日不等。起病或急或缓，近半数有前驱症状，如乏力、纳呆、头痛、恶寒、便溏等，可历时数日。为暑湿或湿热困阻卫气、卫阳被遏、气机受阻所致。

2. 典型症状期

发热高低不一，自 38～40℃ 以上伴恶寒或寒战，肌肉酸痛，眼球后痛，相对缓脉，多汗等。大部分患者有颈淋巴结肿大，以左侧颈后尤为常见，腋下及腹股沟次之。半数以上患者有咽痛、咽红、吞咽疼痛。脾肿大一般属轻度，肝大仅见 10% 的病例，食欲不振和恶心常见，可有呕吐和腹部不适。10% 左右于病程 1～2 周时出现多形性皮疹，大多见于躯干部，一周内隐退最常见者为丘疹及斑丘疹，也可呈猩红热样或麻疹样，偶见出血性皮疹。为湿热病邪逐渐化热，内蕴气分，故见发热、咽峡炎等；湿热内阻，痰瘀交结，故见淋巴结肿大或脾肿大；湿热化火化燥，内窜营分，从肌肤皮毛发出而见皮疹。

四、诊断要点

1. 流行病学资料

该病多呈散发，也可引起流行，多见于儿童及青少年。全年均有发病，以晚秋至初春为多。

2. 证候特点

特殊综合征（发热、咽痛和颈淋巴结肿大）。典型血常规和阳性嗜异性凝集试验。因嗜异性凝集试验有时在第 3 周后始升达有意义的水平，故 1～2 次阴性不能排除该病。EB 病毒抗体的测定也有助于诊断。

3. 实验室检查

（1）周围血常规病初白细胞计数可在正常范围或稍偏低。发病后 10～20 日白细胞总数常有升高，一般为 $10×10^9$ ～ $20×10^9$/L，偶可达 $30×10^9$ ～ $60×10^9$/L，第 3 周恢复正常。分类中各种单核细胞合计在 0.5～0.6 以上，其绝对值在 $1.0×10^9$/L 以上有重要意义。异常淋巴细胞自病起数日内即可出现。

（2）嗜异性凝集试验是特异性和具有诊断价值的一种试验，但必须经豚鼠肾吸收后而效价在 1∶32 以上方可认为阳性；第 1 周的阳性率约为 40%，第 2 及第 3 周各可达 60% 及 80% 以上，恢复期迅速下降。约 10% 的病例始终呈阴性。逐周测定而效价上升数倍者对诊断更有帮助。

五、一般处理

急性应卧床休息，尤其是并发肝炎时。对肿痛的淋巴结可做局部冷敷。抗生素对该病无效，有人报道若给予氨苄青霉素，约 95% 患者可出现多形性皮疹，故一般不宜使用。如咽喉部严重水肿者应使用皮质激素，也可考虑应用于心肌炎、心包炎、血小板减少性紫癜、溶血性贫血及中枢神经系统并发症。

六、病案举例

甘露消毒丹加减治验：

冀某，男，8岁，1983年3月25日诊治。

患儿两周前乏力，纳减，头痛，恶寒，便溏，在当地按"胃肠型感冒"治疗，服用藿香正气水诸药。两日前出现发热口渴，胸闷腹胀，咽喉肿痛，颈部淋巴结肿大，四肢困倦，小便黄赤，呕吐，舌质红，苔黄而腻，脉滑数，查血常规：RBC 18.9×10^9/L，单核细胞0.52，T 38.5℃，经西医会诊确认为"传染性单核细胞增多症"。中医认为是湿湿时疫，邪在气分，治宜利湿化浊、清热解毒，方选甘露消毒丹加减。方用：滑石15g（水飞），茵陈6g，黄芩4g，石菖蒲6g，贝母5g，木通5g，射干4g，连翘5g，薄荷2g（后下），白豆蔻、藿香各4g，北豆根6g，丹皮3g，生甘草2g。水煎，频服，两日三剂。

二诊　1983年3月27日，两日患儿服上方三剂，现体温37.5℃，胸腹似胀满，纳差，余症均有好转，守上方加枳实6g、川朴5g，继服。

三诊　1983年6月2日。体温正常，颈部淋巴结肿大已消，头不痛，纳谷知香，四肢较以前有力，小便仍黄，余无特殊，守二诊方不更。

四诊　1983年6月10日，患者初诊时诸症均消，查血常规：RBC 9.8×10^9/L，单核细胞0.09，现唯觉困倦，胃脘稍有痞闷，便溏，后更用参苓白术散加减调理两周而愈。

按　甘露消毒丹出自《温热经纬·卷五方论》，原按：此治湿温时疫之主方也。六气正纪，五运分步。每年者分后十三日，交二运微，火旺，天乃渐温。芒种后十日，交三运宫，土旺，地乃渐温。温湿蕴腾，更加烈日之暑，烁石流金，人在气交之中，口鼻吸受其气，留而不去，乃成湿温疫疠之病。而为发热倦怠，胸闷腹胀，肢酸咽肿，斑疹身黄，颐肿口渴，溺赤便闭，吐泻症痢，淋浊疮疡等证。但看患者舌苔淡白，或厚腻或干黄者，是暑湿热疫之邪，尚在气分，悉以此丹治之立效。并主水土不服诸病。

该方是治湿温初起，邪在气分，湿热并重的主方，一年四季均可发生，并非只有暑温之季所独有。盖湿温及时疫之邪由口鼻而入，鼻通于肺，口通于胃，故病初起多肺胃受邪。薛雪《湿热病篇》云："湿热证属阳明、太阴居多，中气实则病在阳明，中气虚则病在太阴。"本主所治是偏表而在阳明的证候。"阳明之表肌肉也，胸中也"。湿蔽清阳，阻滞气机，故胸闷腹胀；湿热交蒸，故身热倦怠、肢体酸楚；热毒上壅而咽颐肿痛。湿热阻于中焦，升降失常，则上吐下泻；热为湿遏，郁滞于内，不得发越，故郁而肌肤发黄。湿热下注则小便短赤、淋浊，舌苔黄腻亦为湿热内蕴之征。

该方证治为湿温时疫，邪在气分。湿热内蕴，治宜利湿化浊、清热解毒。方中射干、贝母苦泄肺气、利咽喉，与黄芩苦寒清泄肺炎，连翘、薄荷轻清透达、清热解毒于上；滑石、木通、茵陈，清热渗湿于下。这两组药上清下渗，上源清而流自洁，下窍通则湿热有出路，以上分消其势，以治致病之源。然中焦为黏腻而湿邪所困，非芳香之品不能振奋已困的中阳，祛除黏腻的湿浊，故配伍藿香、石菖蒲、白豆蔻芳香化浊、醒脾祛湿；与前两组药物相伍，则清热解毒、淡渗利湿、芳香化浊三法具备。三法之中，又有清热为主，渗湿为辅，芳化为佐，主次分明，一丝不苟，用治湿热，疗效甚佳。

唐祖宣在运用该方非单独治疗此疾。该方运用甚广，尤其夏令暑湿季节，凡见湿温、暑湿、时疫属于湿热并重、邪留气分者，皆以该方主治之。正如王孟英推崇此方为"治湿温时疫之主方"。运用该方以发热倦怠、口渴尿赤、苔白厚腻或干黄为辨证要点。另外，他在治疗西医所称的肠伤寒、传染性黄疸性肝炎、胆囊炎、急性肠胃炎、钩端螺旋体病等，属于湿热并重者，亦可以该方加减诊治。

第十四节　病毒性心肌炎

一、概　　述

病毒性心肌炎（viral myocarditis）是病毒感染引起的以心肌炎性病变为主要表现的疾病。其病变主要在心肌细胞，轻者呈局灶性病变可无症状；重者大片心肌细胞水肿、坏死，可导致心律失常、心力衰竭、猝死。临床上以 1～3 周发热、咽痛等之后，出现心悸、胸闷或胸痛，以及特异性的心酶增高和心电图改变为主要特点。该病多发于夏秋季节，中医认为是感受湿热毒、时行毒、温毒等邪气所致，属于"心悸"、"怔忡"、"胸痹"等范畴。

二、病 因 病 理

其病因以柯萨奇病毒、埃可病毒、脊髓灰质炎病毒、流感病毒、肠道病毒等为常见。一般因病毒感染出现发热、全身酸痛、咽痛、腹痛或腹泻等上呼吸道或消化道的症状；数周之后心肌细胞受感染，出现水肿、坏死，而发生心律失常、胸闷胸痛，甚至心力衰竭、心源性休克或心搏骤停而猝死，也有心肌细胞慢性炎症病变，难于修复而呈心脏受累症状持续较长时间。

中医认为该病的发生，是因为正气不足，邪毒侵袭，由表入里，由肺卫入心营，耗气伤阴，而至心气心阴不足，气阴虚衰，累及肺、脾、肾三脏功能失调，形成血瘀、痰湿之证；若阴损及阳，也可出现阳虚气脱或阴阳两虚之证。该病的发生发展过程，一般可见由实转虚、由热转寒、外感内伤相关连的演变规律。

三、临 床 表 现

1. 急性期

发热持续 1～3 周后，即有上呼吸道或消化道感染症状，随之出现心悸、胸闷、心前区隐痛，严重时有心律失常甚至心力衰竭表现，如气促气喘、倚息不得卧、口唇青紫、烦躁不安、四肢厥冷、自汗不止等。多为邪毒由表侵袭，波及心营，可见发热、恶寒表证之后，出现低热或发热不明显，而心悸、胸闷胸痛明显，或动则气喘气促；甚热毒凌心，心阳鼓动无力，出现倚息不得卧，口唇青紫；更甚者阳虚厥脱，而见烦躁不安、四肢厥冷、自汗不止、脉微细数等。

2. 慢性期

病程 3～6 个月后，心悸气短，胸闷，自汗而动则尤甚，神疲乏力；或心悸，胸痛，痛有定处，动则气促微喘，甚则唇甲青紫；或有腹胀痞闷，下肢轻度浮肿，病情反复，时轻时重。多为久病耗伤阳气，气虚无力鼓动血脉，出现心悸气短、神疲乏力；血脉瘀滞出现心悸胸痛，痛有定处；阳气虚衰、水湿停聚，出现腹胀痞闷、下肢浮肿、心悸气喘等。

3. 后遗症期

病程 6～12 个月以后，稍事活动或运动即出现胸闷、心慌、气短乏力，休息后症状可以缓解，但反复难愈。伴见面色㿠白，四肢欠温，腰膝酸软，大便溏烂等。皆为气虚日久，阳气受损，元阳不足，导致心、脾、肾阳虚弱，出现上述证候表现。

四、诊断要点

1. 病史

多有明显的上呼吸道或消化道病毒感染病史。如发热、恶寒、咽痛，或腹痛、腹泻。

2. 证候特点

病毒感染后，出现心悸、胸闷、胸痛。听诊心率或快或慢，心尖区第一心音减低或分裂，或心音呈胎心音样，可闻舒张期杂音或Ⅲ级以下收缩期吹风样杂音；叩诊心界扩大或暂时性扩大。心律失常表现，如房性或室性期前收缩、房室传导阻滞、心房颤动、病态窦房结综合征等。

3. 实验室检查

谷草转氨酶、乳酸脱氢酶、肌酸激酶增高；血沉增快。心电图最常见非特异性的 ST 段移位，T 波平坦、双相或倒置，QT 间期延长，低电压等。急性病例在一周内，取双份血清测定病毒抗体滴度，以后第 2~3 周内第 2 次测定，滴度增高 4 倍以上或首次滴度大于 640U 者，有诊断意义。

五、一般处理

患者应注意休息甚至卧床休息。休息是避免加重心脏负荷的最佳方法，心肌炎急性期应休息 3 个月，重症心肌炎患者，尤其是有明显的心律失常及心功能不全者，更应严格卧床休息。对因治疗目前化学药物抗病毒疗效尚不确切，而中医清热解毒化湿方剂在临床疗效方面显示着较好的前景。保护心肌细胞的代谢是治疗的重要手段之一，一般可选择三磷腺苷、辅酶 A、肌苷、维生素 C 等。激素治疗一般主张在急性期 10 日之后，或者针对有严重心力衰竭、心律失常及休克患者。中医的益气养阴、温阳化湿、祛痰通络等方药，对调节免疫功能、促进心肌细胞恢复功能更有独到之处，而且临床不良反应少，可根据病情辨证使用。对合并心力衰竭、心源性休克及心律严重失常者，应中西医结合积极抢救治疗。

六、病案举例

血府逐瘀汤治验：

郝某，女，29 岁，2012 年 3 月 5 日诊治。

患者 1 个月前因感冒引起发热、头痛、咳嗽等症，在当地按"感冒"治疗。一周以来出现低热不退（T 在 37.5℃左右），心慌胸闷，心前区有固定部位疼痛，气短微喘，活动后加重，舌质黯，局部有瘀点，苔白，脉数，时有结代。辨证瘀热结胸之"胸痹"，治宜活血祛瘀、行气止痛，方选血府逐瘀汤加减。药用：当归 12g，生地 15g，桃仁 15g，红花 12g，赤芍 9g，柴胡 9g，川芎 12g，牛膝 15g，桔梗 9g，青蒿 15g，甘草 6g。

二诊 2012 年 3 月 10 日，低热消，胸闷、心前区疼痛减轻，余症稳定，饮食及二便尚可，嘱守上方继服。

三诊 2012 年 3 月 15 日，低热除，气短胸闷轻，心前区不痛，能轻度活动，活动后不觉累，舌质黯，苔白，脉涩。上方去青蒿、加西洋参 6g，以加强补气益阴作用。

> 　　**四诊**　2012 年 3 月 25 日，患者已能轻体力劳动活，现症见活动后气短乏力，眠差，腹胀，纳减。此乃心脾两虚，治宜补益心脾，用归脾汤加减。药用：潞参 30g，黄芪 30g，当归 10g，云神 30g，远志 12g，甘松 12g，苦参 15g，川芎 9g，木香 9g，龙眼肉 12g，枳壳 12g，陈皮 10g，半夏 12g，炙甘草 9g，生姜 10g，大枣 5 枚。
>
> 　　**五诊**　2012 年 4 月 10 日，患者自述四肢有力，活动后也无气短胸闷等症，嘱其改为归脾丸口服，每服 6g，一日三次，预防外感，勿过劳。
>
> 　　2012 年 12 月 10 日追访，症情未复发，病已告愈。

　　按　血府逐瘀汤来自《医林改错·卷上血府逐瘀汤所治之症目》。该方原为治瘀血内阻胸部，气机失畅以致胸痛胸闷的方剂，即王清任之"胸中血府血瘀"之证。瘀血内阻胸中，阻碍气机，不通则痛，故胸痛日久不愈；气郁不舒，郁久不解，肝失其柔顺条达之胜，故急躁易怒；血有瘀滞，气血不和，郁而化热，病在阴分，则膀胱渐热，血瘀血府，则内热烦闷；瘀热上扰心神，瘀阻血流充畅，心失所养，故见心悸失眠；瘀血阻滞，清阳不畅，则为头痛；瘀热犯胃，引动胃气上逆，胃失和降，故见呃逆，甚则呕吐；瘀血不能及时排出消散而瘀滞于某一些，血液运行受阻，故见痛如针刺而有定处；瘀阻既久，新血不生，肌肤失于濡养，可见唇暗或双目暗黑，瘀阻气滞不行，久则伤阴耗血，血行受阻，脉道不利，故有舌面瘀点、脉涩见症。本方证总的病机是瘀血内阻胸中，气滞血瘀所致。以血瘀为主，气滞为次。

　　本证病位在胸中，病机重点是血瘀，兼有气滞，治当以活血化瘀为主，行气开胸止痛为辅。该方系桃红四物汤（以生地易熟地，赤芍易白芍）加柴胡、枳壳、桔梗、牛膝、甘草组成。方中当归、川芎、赤芍、桃仁、红花活血祛瘀，牛膝通血脉，祛瘀血并引瘀血下行，为主要组成部分。气能行血，血的循环，有赖于肺气的敷布，肝气的疏泄，即所谓"气行则血行"。故配柴胡疏肝解郁、升达清阳，配桔梗、枳壳开胸行气，使气行则血行。生地黄又能养血润燥，又有解气分之郁结，活血而不活血，祛瘀而又生新。合而用之，使瘀血去气滞行，不仅适用于血瘀所致的上述病证，并可作为通治一切气滞血瘀之方。

　　掌握病因病机是治疗的关键，唐祖宣用此方对血瘀经用、痛经，可用此方去桔梗，加香附、益母草、泽兰等以活血调经止痛；胁下有痞块，属血瘀者，可用该方加郁金、丹参，以活血祛瘀、消癥化积。另外，他对冠心病引起的心绞痛、风湿性心脏病、胸部挫伤、胁软骨炎之胸痛，以及神经症、脑震荡后遗症之精神抑郁、头痛，属于瘀阻之滞者，也可运用该方加减治疗。

第十五节　艾　滋　病

一、概　述

　　艾滋病又称获得性免疫缺陷综合征（acquired immune deficiency syndrome，AIDS），是由人类免疫缺陷病毒（HIV）引起，主要通过性接触，母婴或血制品传播。该病是以侵犯辅助性 T 淋巴细胞（Tt）为主，造成细胞免疫功能缺损为基本特征的传染病。艾滋病自 1981 年在美国首例患者发现后，发病迅速增多，病死率极高，蔓延速度快且涉及范围广，被称为"20 世纪瘟疫"，已受到全世界卫生界和各国政府的重视。

　　艾滋病是新近发现的传染病，中医历代文献没有记载。但从国内外应用中医药治疗该病的实践和研究中可将该病列入"瘟疫"、"温毒"、"伏气温病"、"劳损证"、"积聚"等病范围中辨证论治。

二、病因病理

艾滋病是人体免疫系统严重破坏的获得性疾病之一。确切的发病机理尚未完全清楚。一般认为是 HIV 选择性感染带 T 标记的 T 淋巴细胞亚群，及持续地感染脑细胞。HIV 侵入 Tt 细胞后，借逆转录酶将 RNA 转录为 DNA 后，使该细胞成为带有 HIV 遗传信息的感染细胞。此后，病毒或呈"睡眠"状态，对靶细胞互不干扰，甚至持续多年，成为典型带病毒状态。或进入"活动"状态，利用宿主细胞增殖，形成大量新病毒并再次侵入新的靶细胞，如此周而复始，艾滋病毒不断增殖扩散，Tt 细胞不断死亡。这样使主要负责产生大多数特异性人体免疫应答的 T 淋巴细胞亚群受到损害，并几乎涉及所有免疫系统及各分支，使免疫功能日趋低下，而免疫系统每一次承受的刺激（病毒或细菌感染），均可加重免疫机制的耗损。当有机会感染时更为显著，如此恶性循环乃至死亡。

中医现代研究认为，艾滋病的发病是由于"正气虚"和"疫毒"相互作用导致的病理过程。《素问·评热病论篇》指出："正气存内，邪不可干；邪之所凑，其气必虚。"艾滋病之病因，不外"正虚"、"伏邪"两端。若因恣情纵欲，耗伤真阴，致正气亏虚；或因交媾之时，疫毒乘人体一时之虚而入侵；或疫疠毒邪通过血液及其制品传播；或由母体传至婴儿。

对该病病理，中医目前大体有两种认识：一是认为该病属"伏气温病"范畴。由于房事过度、同性恋、吸毒、胎盘血等导致肾精受损，不能生化卫气，卫气不固，疫疠毒邪乘虚内侵，伏于血分，舍于营分。如人体正气不甚亏损时则不发病，若正气不足以抵抗疫疠毒邪则可导致人体卫气营血及其所属脏腑的功能失调和实质损害，临床表现为由里达表的病理变化。临床或表现为气分热盛、气营（血）两燔；或因新感引动伏邪，表现为卫气同病、卫营（血）同病。另一种认为该病属虚损为病，复感外邪。临床表现为气血阴阳虚衰，发病主要涉及肺、脾、肾三脏。早期在肺，中期在脾，晚期在肾，尤其是后期或因瘀血，或复感外邪，导致虚实夹杂，正气日亏，正不胜邪的病理变化，最后因邪盛正衰，酿成阴阳离决的凶险结局。

三、临床表现

感染 HIV 并不一定发展为艾滋病。据资料报道，经过追踪 1～4 年，有 4%～19% 发展成为艾滋病，另有 25% 出现提示艾滋病相关疾病的症状。

该病临床表现可分为四个阶段（不包括母婴传播）。

1. 急性感染期

大约有 20% 感染者，经血循环或生殖感染 HIV 后，2～6 周内发生急性症状，通常表现为单核细胞综合征：发热、体温波动于 38～40℃；颈部及腋窝淋巴肿大，全身出现地图样红色皮疹，10 余日自然消失，易被忽略，经 3 个月左右血清 HIV 抗体阳性。本期表现不能估计艾滋病的发展和预后。此期或属中医卫气不固，新感引动伏邪，卫气同病；或因气分肺热壅盛波及营血所致。

2. 无症状期（潜伏期）

一般 2～10 年，平均 5 年，除 HIV 抗体阳性外，无任何症状和体征，实验室检查细胞免疫功能，有一部分患者尚在正常范围，亦有部分患者低下。此期属中医正盛邪微，疫疠毒邪，潜伏于里之故。

3. 持续淋巴结肿大期

其主要表现是慢性淋巴结综合征。全身淋巴结增大，每个肿大在 1cm 以上，具有质地硬、数量多、持续时间长（数月至数年）等特点。临床开始有一些症状和细胞免疫功能的变化。此期属中医痰热互结，流窜经络所致。

4. 艾滋病合并其他感染期

出现原因不明发热，消瘦（体重下降10%以上）和腹泻，同时出现各种条件致病菌的感染，如卡氏肺囊虫性肺炎和其他病毒、真菌、细菌等感染。有一些患者则表现对某些恶性肿瘤的易感性增高。如卡波济氏肉瘤（Kaposi's）、非 Hodgkin 淋巴肉瘤等。由于巨噬细胞可以将 HIV 带到中枢神经系统，患者可以出现精神神经的病变，如痴呆、脊髓炎或脑膜炎等。此期属中医正气亏虚，复感外邪或伤于肺或伤于脾，还可认为是伏邪从血分传至营分、气分所致。

中医防治艾滋病的研究，目前大多着眼于 1～3 阶段的临床表现为主，到艾滋病合并其他感染，临床表现极为复杂，治疗十分困难，往往是患者死亡的主要原因。

对早期临床症状的中医认识，归纳有以下方面。

（1）发热：急性感染期的发热，可为外感引动伏邪，亦可为伏邪久郁，热自里发。外感引动者，卫阳被遏，正邪相争则发热，发热多伴有恶风寒、咽红疼痛等症。若热自里发，可见气分热盛或营分热盛证候。艾滋病合并其他感染期的发热多是脏腑功能失调、气血不足、机体阴阳平衡失调所致，表现为气虚发热、阴虚发热、气阴两虚发热；亦可见于伏邪发于气分、营分的发热。

（2）神疲乏力：机体进行性极度疲乏，虚则纳呆乏力，肺气虚则少气喘促。

（3）咳喘：或因外邪所袭，客于肺卫，见咳喘短气，呼吸困难。是气虚与精夺之故。肾虚则神疲腰酸，脾气肺气不宣；或因脏腑功能失调，肺失肃降而咳喘短气。

（4）咽痛：外邪入侵，郁结咽喉而疼痛；或因瘀血、痰浊结于咽中，阻碍气道而致。

（5）吞咽困难：气滞血瘀，痰瘀互结，食管不利则吞咽困难、胸膈痞满。

（6）纳呆恶心：脾不健运或痰阻中焦，故食欲减退、恶心欲吐。

（7）腹泻下痢：脾虚运化失职可致腹泻。湿热蕴结大肠，血分受累，气机受阻而见下痢。

（8）出血：可见咳血、衄血、呕血、便血、尿血等。或因脾气虚弱，血失统摄；或因疫毒化火，迫血妄行；或因肾阴亏损，相火妄动而成血尿；或瘀血内阻，血运不畅，致血不循经而发生出血。

（9）惊悸、失眠：可因心血不足，心阳衰弱、水饮内停和瘀血阻络而发生。

（10）抽搐：可因津血亏损或热邪炽盛、灼伤津液，使筋脉失养所致。

（11）癫痫：正气内虚，气血失和，痰火上扰，气血凝滞而发。

（12）痴呆：或因精血亏损、神失所养或痰浊蒙闭心神所致。

（13）肿块：多见于肝脾肿大及肿瘤、瘰疬等，多为瘀血气滞或痰火内结所致。

（14）瘀斑：见皮肤、舌、唇等处瘀斑。或因疫毒内伏营分，灼伤血络；或因气血运行不畅，导致气滞血瘀。

（15）舌象：舌质红绛多为邪在气、营；舌质淡多为脏腑气血亏虚。舌苔白腻多为脾失健运、湿浊内停；舌苔黄腻多见湿热中阻。

艾滋病临床症状甚多，五脏六腑均可涉及，而临床表现各有侧重，多以肺、脾、肾三脏为主。脏腑气血亏虚，功能失调，则常导致病理产物如痰浊、瘀血形成，并临床表现为"癥瘕"、"积聚"等病证，致使病情加重，症状趋于复杂化。

四、诊 断 要 点

1. 流行病学资料

艾滋病患者与无症状 HIV 感染者都是传染源。两者的比例是 1：100～1：50，他们的血液、精液、宫颈分泌液和其他体液均可分离到病毒，并往往终身携带。

该病传播途径的特点是多样化。性接触（包括肛门性交与阴道性交）是最常见的途径，多见于妓女、宿娼者和同性恋者。滥用污染注射器与针头，是静脉药瘾者感染的途径。输入带 HIV 的血液（包括血液成分）及其制品（如Ⅷ因子），也是常见的传播方式。器官与骨髓移植、人工授精，亦可传播该病。母婴传播往往是多环节的，可能与胎盘传播、分娩过程经产道传播或哺乳期传播有关。

目前各大洲 173 个国家与地区均有该病的存在或流行，至 1996 年全世界累计感染的人数约 2790 万，其中成人 2 550 万，儿童 240 万。估计尚存活的 HIV 感染者和艾滋病患者约 2100 万。我国自 1985 年报道发现首例艾滋病以来，每年发现的 HIV 感染者人数基本呈上升的趋势，截至 1996 年 8 月累计发现的 HIV 感染人数已达 4305 人。他们分别有吸毒史、性乱史、静脉滴注可能被 HIV 污染的血制品史。这说明我国艾滋病流行形式相当严峻，有效控制其扩散已是一个非常紧迫的公共卫生问题。

2. 证候特点

反复发热或长期发热原因不明，时间超过 1 个月；体重减轻≥标准体重的 10%；反复慢性腹泻超过 1 个月；或者持续咳嗽超过 1 个月，伴见反复发作的带状疱疹，或全身瘙痒性皮炎；口咽部白色念珠菌感染，或慢性进行性单纯疱疹感染；全身淋巴结肿大等。

3. 实验室检查

目前多用酶联免疫吸附试验做血清抗-HIV 检测的筛选试验。如两次均为阳性，再用免疫印迹法复核。复核血清抗-HIV 阳性，则有诊断价值。在病毒学检查上，近年用聚合酶链反应（PCR）检测宿主细胞的 HIVcDNA，可提高检测的阳性率。在免疫学检查中，外周血淋巴细胞中，Tn 细胞进行性减少至<0.4×10^9/L（正常为 0.8×10^9/L），而抑制性 T 细胞（Tt）正常或相对增多，Tn/Ts 比例由（1.5~2.0）∶1 降至（0.7~0.9）∶1 或更低。IgA 与 IgG 增多，而 IgM 变化不明显。自然杀伤细胞的杀伤活性下降等均有助于该病诊断，但无特异性。

该病需要鉴别的疾病甚多。艾滋病表现的发热、消瘦、疲乏、无力等须与其他感染性疾病如结核、自身免疫性疾病如红斑性狼疮、结缔组织疾病、血液病的某些症状相鉴别。艾滋病的淋巴结肿大，须与能引起淋巴结肿大的卡波济肉瘤、霍奇金病、血液病等相鉴别。尤其要注意和良性淋巴结综合征相鉴别。艾滋病可通过性接触传播，须与梅毒、淋病等传统性病相鉴别。艾滋病的皮疹、瘀斑须与白血病的皮肤症状相鉴别。艾滋病的血液学与免疫学改变，有时须与单核细胞增多症及使用免疫抑制剂或其他引起免疫抑制的疾病相鉴别。

五、一般处理

当该病确诊后，对患者要做好思想工作，防止意外事故或者逃避监测等事件发生。医护人员应立即向当地卫生防疫机构报告疫情。对艾滋病患者，应采取隔离措施，并送往指定医疗机构进行治疗。要注意不得将患者和感染者的姓名、地址等有关情况公布或传播。

对医学观察的患者，要实行人道主义精神，积极进行治疗和处理。贫血严重时立即输血；严重脱水者给予静脉滴注，保持水和电解质平衡；高热者给予柴胡注射剂、清开灵注射液等对症处理。

对艾滋病患者或感染者的分泌物、排泄物及其所接触过可能造成污染的用品和环境，应进行严格消毒。凡进行艾滋病血清学检查，必须使用一次性注射器，其他治疗器械应严格消毒，杜绝医源性感染。医务人员和家属要做好自我防护。

六、临床报道

美国余氏和我国陈氏合作治疗艾滋病患者是我国医生经治的第 1 例。治疗分三个阶段：第一阶段清热凉血、祛湿解毒，方用甘露消毒饮；第二阶段益气养阴，用生脉饮；第三阶段扶正固本，气血双补，取得了缓解症状、延长生命的疗效。其他同时发病而未用中医治疗的艾滋病伙伴均已死亡［余娟，陈可冀. 中医药治疗艾滋病的临床观察. 中西医结合杂志，1988，8（2）：710］。

苏氏介绍临床治疗艾滋病 30 例的经验，分肺胃阴虚、脾胃虚弱、脾肾两亏和热盛痰蒙四型，各型举一病例说明辨证论治经过；前两型的 2 例缓解出院，后两型的 2 例均死亡［苏诚炼. 临床诊治艾滋病的初步体会. 中医杂志，1990，31（2）：26；苏诚炼. 中医药试治艾滋病 30 例临床报告. 中医杂志，1990（3）：27］。

浙江王氏等报道 3 例 HIV 感染者中医辨证论治经验，3 例血友患者接受进口浓缩第Ⅷ因子治疗后成为 HIV 感染者，在中医辨证基础上用"艾滋一号"中药胶囊，经过 112～183 日治疗，临床症状改善，体重增加，血红蛋白上升，T_4/T_3 比值也上升。［王绪鳌，钟达锦、赵树珍，等. 3 例感染人免疫缺陷病毒血友病中医辨证论治初步探讨. 浙江中医杂志，1990，25（6）：267］。

日本华北大学用静脉滴注甘草甜素对 9 名 HIV 感染者进行治疗，剂量为 200～400ml/日，疗程为 11 周，结果有 8 例 T 淋巴细胞显著增加。日本池松正次郎和羽田雅男也用甘草甜素治疗 4 名住院的艾滋病患者，其中 1 例静脉滴注 800mg/日，3 例静脉滴注 1 600mg/日，2～7 周后，有 3 例 HIV 阳性反应消失或病毒检测转阴，T 淋巴细胞恢复正常［吕维柏. 中医治疗艾滋病实践论文汇编. 北京：人民卫生出版社，1992. 156］。

第十六节　白　　喉

一、概　　述

白喉（diphtheria）是由白喉杆菌引起的急性呼吸道传染病。病变以白喉杆菌外毒素引起的上呼吸道，以及组织坏死和急性假膜性炎症为主。其传染途径主要由飞沫传染，亦可经玩具、衣服、用具间接的方式传播。临床特征以咽、喉、鼻等处假膜形成，和全身中毒症状如发热、乏力、恶心呕吐、头痛，严重者可并发心肌炎和神经瘫痪为主要特点。该病多发于秋、冬和初春季节，中医认为该病是感受疫毒时邪所致，属于"温毒"等范畴。根据其临床特点，又称"喉缠风"、"锁喉风"、"喉痹"、"白缠喉"。

二、病因病理

白喉杆菌随飞沫侵入上呼吸道黏膜，如机体抵抗力降低，即在局部黏膜上皮细胞中迅速生长繁殖，同时产生外毒素，通过细菌和外毒素综合作用，引起组织坏死和急性假膜性炎症。坏死脱落的上皮细胞与纤维性渗出物、细菌、炎症细胞混合凝结形成该病特有的灰白色假膜；外毒素经淋巴和血液吸收进入全身血循环，引起全身中毒症状。假膜越大，外毒素吸收越多，病情越重。外毒素吸收致使全身毒血症状，以心肌和周围神经受累为著。心肌表现为脂肪变性、玻璃样及颗粒样变性，心肌纤维断裂并累及传导系统。周围神经受累以运动神经为主。此外肾可有浊肿，肾小管上皮脱落，肾上腺退行性变，肝细胞脂肪变性等。

中医认为该病的发生，主要是外感疫毒时邪，而且与素体阴虚、肺胃积热密切关系。秋末至初春，久晴不雨，气候过于干燥的情况下，疫毒时邪易由口鼻、咽、喉、乳蛾，若扩展至气道，往往阻碍呼吸；该病虽急重凶险，但在病情上仍有轻重之别。一般轻型早期，毒邪郁于肌表，仅出现风热表证；继而毒邪由表入里，进入气分，邪毒内盛，多表现为里热证候；热邪伤阴，络脉失常，可致吞咽不利、声哑气促；疫毒进一步烁津成痰壅于喉间气道，影响肺气清肃，则发热气急、声音嘶哑、咳如犬状等痰浊壅塞证候，甚则出现面色苍白、痰鸣唇绀、吸气困难等肺闭塞之证；毒邪内侵也可累及于心，出现心气不足、心阳虚等危候。

三、临床表现

按病变部位不同可分四种：①咽白喉；②喉白喉；③鼻白喉；④其他部位白喉。其中以咽白喉为常见，占发患者数80%，根据假膜范围大小及中毒状轻重可分为下列四型。

1. 轻型

低热，轻微咽痛，扁桃体红肿，假膜呈点状或小片状，局限于扁桃体上。为毒侵肌表，卫气被郁，属风热表证。

2. 普通型

全身不适，发热，乏力，纳差，呕吐，咽部疼痛，扁桃体明显肿大，并有片状灰白色假膜附着，边界清楚，表面光滑，不易剥落，颈部淋巴结肿大伴压痛。为邪毒内盛，或化燥伤阴，或烁津成痰，证属气分，或阴虚燥热，或痰浊闭塞。

3. 重型

高热，极度乏力，面色苍白，厌食恶心，呕吐，咽部疼痛，吞咽时加重，假膜常呈灰黄色或灰黑色，脉细数，严重者血压下降。为气分热毒炽盛，或气分热毒未解，营分热毒又盛，或毒邪侵于心，证属毒侵气分，或阴虚燥热，或心气不足。

4. 极重型

起痛急骤，高热，烦躁不安，呼吸急促，面色苍白，唇指发绀，脉细数，血压下降，伪膜范围广，严重者，出现坏死和出血，扁桃体及咽部高度肿胀，颈淋巴结肿大，周围软组织明显水肿，形成所谓"牛颈"。为热毒深入营血，或热毒内闭，累及心阳，阳气外脱，证属气营（血）两燔，或心阳虚衰。

喉白喉多为咽白喉向下蔓延所致。临床上除咽白喉的症状外，突出表现为梗阻症状。初起声音嘶哑，犬吠样咳嗽，呼吸急促，梗阻严重时，鼻翼煽动，三凹征阳性，口周发绀，烦躁不安，假膜脱落可引起窒息，全身发绀及昏迷，证候表现多为痰浊闭喉。如不及时气管切开，常因窒息缺氧而死亡；鼻白喉全身中毒症状多轻微，其他部位白喉较少见。

四、诊断要点

1. 流行病学资料

白喉过去基本上是一种儿童传染病。近年来由于实施计划免疫，使发病数明显下降，发病年龄后移。一年四季均可发病，以秋冬季多发，尤其居住拥挤、卫生条件差则更易造成流行。

2. 证候特点

发热，咽痛，扁桃体，咽喉部有典型假膜，且不易与黏膜下组织分离等。

3. 实验室检查

血常规检查：白细胞总数一般在 $10×10^9 ~ 20×10^9/L$，中性粒细胞百分比增高；鼻、咽等拭子培养及涂片检查可找到白喉杆菌，毒力试验呈阳性即可确诊。

五、一般处理

患者应按呼吸道传染病隔离治疗，卧床休息至少 2 周，并发心肌炎者卧床休息时应更长，给以足够的热量，饮食以流质为主，防止水、电解质紊乱。烦躁不安者可适当给予地西泮、苯巴比妥镇静，作好口腔护理，保持室内通风和 60% 的相对湿度为宜。应尽早使用白喉抗毒素，但用前必须做皮试，预防过敏反应；抗生素可选用青霉素、红霉素、头孢霉素。

六、病案举例

清气化痰丸治验：

> 王某，女，6 岁，1972 年 11 月 20 日诊治。
>
> 患儿一周前因外感引发咳嗽，喉中痰鸣，在当地按"急性支气管炎"治疗。昨晚患儿突然出现声嘶痰鸣，鼻翼煽动，吸气困难，张口抬肩，唇面发绀，咳声如吠，烦躁汗出，遂于家属送至我市人民医院传染科。经吸氧及西医对症处理治疗效果仍不见好转，会诊意见是"行气管切开术"。由于遭到患儿家长的坚决反对，因此急邀唐祖宣前去会诊。辨证为：痰浊困喉，热毒内结，治宜清热化痰，下气止咳，避秽通闭，方选清气化痰汤加减。
>
> 药用：瓜蒌仁 6g，黄芩 3g，半夏 5g，陈皮 5g，杏仁 4g，枳实 6g，云苓 9g，胆南星 9g，黄连 3g，贝母 5g，栀子 3g，水煎频服，必要时鼻饲。
>
> 二诊 1972 年 11 月 21 日。患儿经上方不间断地呷服，今日查房声嘶痰鸣、咳嗽均减轻，余症稳定，上方僵蚕 5g，以加强祛风化痰作用。
>
> 三诊 1972 年 11 月 26 日，在西医对症处理及口服上方后，患儿目前喉中稍有痰鸣，呼吸较为通畅，精神状况良好，能正常对话，饮食一般，便溏、日 3~4 次，考虑患儿病在肺之气道，肺与大肠相表里，便溏反而对此病起相得益彰的作用，故效不更方。
>
> 四诊 1972 年 11 月 30 日，患儿气色如常，呼吸均匀，喉中无痰鸣，咳嗽止，嘱停服中药，预防外感，饮食宜清淡。一周后患儿痊愈出院。

按 清气化痰汤来自《医方考·卷二痰门》，用丸改汤而成。本案病机为痰热内结，由于脾运健运，津液凝滞，火邪煎津液而成痰。痰随火升降，火引痰横行，流于肺则咳嗽。痰与热互结，故痰黄、黏稠、难咯。热痰行于中焦则阻塞气机而胸膈痞满、气急呕恶。

该方乃由二陈汤去甘草，加胆南星、瓜蒌、杏仁、黄芩、枳实而成。本方证为痰热互结肺中所致。火邪灼津，热痰内结，肺失清宁，治宜清热化痰、下气止咳。方中胆南星清热化痰为主药；辅黄芩、瓜蒌仁清热化痰，以助胆南星之力，治痰当饮理气，故又以枳实、陈皮下气消痰；脾为生痰之源，肺为贮痰之器，故佐以云苓健脾渗湿，杏仁肃肺下气，半夏燥湿化痰。诸药合用，共奏清热理气化痰之功，使气顺则火自降，热清而痰自消，痰消则火无所附，诸症自可解除。

具体本案患儿，由于热毒更甚，因此在上方基础加黄连、栀子、贝母以加强清热化痰之功。二诊中加僵蚕优妙，因此类患儿多在热、痰、郁的基础伴有"风"，所以用之效果更佳。

第十七节 猩 红 热

一、概　述

猩红热（scarlet fever）主要是 A 组乙型链球菌引起的急性呼吸道传染病。通过呼吸道飞沫传播，偶可经污染的书籍、玩具、生活用具、饮料、食物传染，也可经破损的皮肤或产道而传播。其病变主要在咽部或其他部位，以局部化脓性炎症、全身毒血症为主，少部分患者可出现变态反应性病变，如肾小球肾炎、风湿性关节炎、风湿性全心炎。临床上以发热、咽峡炎、全身弥漫性红疹，疹退后脱皮为主要特点。该病全年均可发病，但冬春季节明显多于夏秋季。中医认为是感受温热时毒所致。属于中医温病"烂喉痧"、"丹痧"等范畴。当其在一定范围引起流行性，又称"疫喉痧"或"时喉痧"。

二、病 因 病 理

A 组乙型球菌通过呼吸道飞沫或污染的用具食物或破损皮肤侵入咽部或其他部位，其 M 蛋白和细菌荚膜都有抗白细胞吞噬作用，在局部增殖并导致化脓性炎症反应，还可经淋巴或直接侵犯附近组织引起炎症，甚至脓肿；其外毒素进入血循环，引起全身毒症；红疹毒素可使皮肤充血、水肿、上皮细胞增殖、白细胞浸润，形成典型的猩红热皮疹，最后表皮死亡脱落引起脱皮；少数恢复期出现变态反应性风湿病及急性肾小球肾炎。

中医认为该病的发生，主要是外感温热时毒，而且与人体正气不足或脏腑气血阴阳失调等因素有关。温热时毒自口鼻而入，肺胃首先受病，咽喉为肺胃之门户，皮毛与肌肉分别为肺胃所主。热毒充斥肺胃，肺气不宣，卫受邪郁，则发热恶寒；肺胃热毒上攻，故咽喉红肿疼痛，甚则糜烂；肺胃热毒窜扰血络，则肌肤丹痧密布。感邪重者，邪毒不仅可内陷营血，出现气营两燔的重证，而且可迅速内陷心包，病情甚为凶险，甚至因内闭外脱而死亡，多见于脓毒型和中毒型患者；后期阴津受损，余邪未尽，每有余毒伤阴之虞；恢复期少数患者可出现时毒流注关节、肾络、心脉，而致经络瘀阻、肾络瘀阻、血脉瘀滞等不同病理转归。

三、临 床 表 现

1. 普通型

典型的临床表现可分为三期：①前驱期。起病急骤，畏冷发热、咽痛、头痛、全身不适，体温多在 39℃左右。为温热时毒外袭肌表，内侵肺胃，卫受邪郁，证候表现为毒侵肺卫。②出疹期。皮疹于起病 24 小时左右出现，始于耳后、颈部及沿胸部、躯干、四肢顺序蔓延，皮疹最盛时体温亦最高，发热达 40℃以上，口周苍白圈，草莓样舌。为表邪已解、气分热盛，证候表现毒壅气分。③脱屑期。病后 1 周左右开始脱屑，咽喉腐烂渐减，口干唇燥，舌红或有午后低热，为邪毒已减、余邪未净，证候表现为余毒伤阴。

2. 脓毒型

发热 40℃ 以上，皮疹，头痛咽痛，咽部及扁桃体明显充血、水肿、溃疡，可引起化脓性中耳炎、乳突炎、颈淋巴结炎，失治、误治可发展为败血症，出现弛张热，皮疹增多，持续时间可达 3~5 周。为表邪已解，气分热盛，热毒壅结，上攻咽喉，外窜肌肤、血络，证候表现为毒壅气分。

3. 中毒型

高热可达 40℃ 以上，头痛、呕吐严重，可出现程度不等的意识障碍，皮疹多呈出血性且增多，很快出现血压下降及中毒性休克，皮疹退色或隐约可见。近年来由于抗生素的早期与广泛运用，引起链球菌的变异与早期被抑制，证候特点趋向于轻症化，脓毒型与中毒型病例已很少见。中毒型证候表现为毒燔营血或邪毒内陷或心气欲脱。

4. 并发症

变态反应性并发症以急性肾小球肾炎较多见，常发生于病期 3 周时。还可见风湿性全心炎或风湿性关节炎，大小关节均可受累。证候表现为经络瘀阻、肾络瘀阻、血脉瘀滞。

四、诊 断 要 点

1. 流行病资料

该病全年皆可发病，以温带、冬春季节发病较多。5~15 岁为好发年龄。

2. 证候特点

发热、咽痛，并出现猩红热样皮疹。

3. 实验室检查

血中白细胞增高，可达 $10 \times 10^9 \sim 20 \times 10^9 / L$，嗜中性粒细胞占 0.8，出疹后患者中嗜酸粒细胞可达 0.05~0.1；咽拭子或伤口外细菌培养，如有 A 组链球菌生长，可确诊。

五、一 般 处 理

患者应按呼吸道传染病常规隔离治疗，卧床休息，予以营养清淡消化食物，忌辛辣刺激之品及忌食鱼腥海鲜，多喝开水；注意口腔卫生，咽痛严重可用银连含漱合剂含漱或温开水嗽口或选择西瓜霜含片，严重者影响进食可予静脉补液；早期合用青霉素可缩短病程，减少并发症，对青霉素过敏者可选用红霉素、螺旋霉素、林可霉素及头孢菌素；对中毒型伴休克者，依治疗中毒休克的原则补充血容量，纠正酸中毒，给氧、输新鲜血等。

六、临 床 报 道

李氏报道治疗猩红热中毒型，相当于中医烂喉丹痧邪入营血型，以清营汤加减。药用广犀角 15g（现已禁用，用水牛角代），生地 10g，丹皮 10g，赤芍 10g，生石膏 30g（先煎），玄参 10g，金银花 10g，连翘 15g，牛蒡子 10g，射干 6g，薄荷 5g（后下），鲜茅根 30g。以求速清营血分热毒，透邪外达，以缓热毒炎热之势及内陷之危。临床上，中医如论治得法，则效如桴鼓 [李惠敏. 猩红热中医论治初探. 天津中医学院学报，1994（1）：20]。

王氏报道以猩红热 I 号（蛇舌草30g，板蓝根15g，连翘12g，山豆根9g，黄芩9g，牛蒡子9g，桔梗9g，马勃6g，土牛膝15g，金银花9g，甘草4.5g），及猩红热 II 号（北沙参12g，生地12g，麦冬9g，天花粉9g，白芍9g，玄参9g，茯苓9g，桔梗9g，知母9g，甘草3g）治疗279例猩红热患者无一例死亡，退热时间平均2~3日，自觉症状随着热退而好转［彭胜权.岭南温病研究与临床.广东：广东高等教育出版社，1991］。

第十八节　百　日　咳

一、概　　述

百日咳（pertussis, whooping cough）是由百日咳杆菌引起的小儿急性呼吸道传染病，通过飞沫经呼吸道传播。其主要病变自鼻咽部至细支气管黏膜上皮细胞的基底部及肺泡间质，以炎细胞浸润，上皮细胞坏死、脱落为主，极少波及肺泡。临床上病初类似感冒，退热后咳嗽加重，阵发性、痉挛性发作，昼轻夜重，白细胞总数与淋巴细胞明显升高为主要特点。该病多发于冬春季节，全年均可散发。中医认为是感受时行疫疠痰毒所致，属于"顿咳"、"鹭鸶咳"、"鸡咳"等范畴，当其在一定范围引起流行时，又称"疫咳"、"时行顿呛"、"天哮呛"等。

二、病　因　病　理

百日咳杆菌通过飞沫经呼吸道进入人体，首先黏附在咽喉至细支气管黏膜的纤毛上皮细胞表面，继之，细菌繁殖并产生多种毒素麻痹纤毛，使其蛋白合成降低，上皮细胞坏死、脱落。同时黏液分泌增多，排出受阻，潴留的分泌物不断刺激呼吸道神经末梢，反射性引起痉挛性咳嗽；由于长期咳嗽刺激呼吸中枢，形成持续性兴奋灶，每遇某些刺激因素如冷风、烟雾等，也可引起痉咳发作。

中医认为该病的发生，主要是外感时行疫疠痰毒，而且与小儿肺常不足有密切关系。春冬季节，天气寒冷或应寒反暖，影响肺卫宣发肃降，时行疫疠痰毒更易入侵肺系而发病。肺为娇脏，主气而行清宣肃降之令，时行疫疠痰毒从口鼻而入，阻于肺系，病之初起，可见肺卫表证，继而导致肺气不宣，酿液成痰，痰阻气逆以致顿咳，必待痰涎吐出，气机得畅，咳嗽方可暂时缓解。痉咳发作时，由于气机失调，除肺气受损外，常常影响它脏。邪犯于胃，胃气上逆则见呕吐；邪犯于肝，肝失调达而横逆则两胁作痛；气逆于上，致血络受伤，可见衄血，目睛出血，痰中带血；另外，婴幼儿脏腑娇嫩，卫外功能低下，极易复感外邪而见痰热阻肺或湿痰闭肺，或邪陷生变而见痰热内闭心包，出现神昏痉厥；后期久咳伤气，多见肺脾气虚表现。脾气虚甚，可见中气下陷而出现疝气、脱肛等。久咳也可伤阴，而见肺阴耗伤之证。

三、临　床　表　现

1. 卡他期

有咳嗽、流涕、喷嚏、轻度发热等，类似感冒。为时行疫疠痰毒初袭肺卫，肺卫失宣，由于体质不同或者兼感它邪，证候表现有风寒束肺、风热袭肺之异。

2. 痉咳期

阵发性、痉挛性咳嗽为该期特点。咳嗽伴有高音调的鸡鸣样吼声，双手握拳屈肘，两眼圆睁，面红目赤，涕泪交流，唇色发绀，舌伸齿外，弯腰曲背，缩成一团，痛苦万状，多伴随黏痰咳出或胃内容物吐出而得缓解，不久又复发作。时间久之，眼睑及颜面浮肿，球结膜充血，鼻衄或痰中带血。如无继发感染，一般无发热。为时疫之邪在肺未解，炼液成痰，阻于肺系气道，肺气闭塞不通，证候表现复杂多样，或寒痰凝肺，或痰热阻肺，或湿痰闭肺，或肝火犯肺等。重症病例可反复抽搐，意识障碍，甚至昏迷，伴有脑膜刺激征或病理反射等神经系统异常表现。为痰热蒙蔽心窍，引动肝风所致。新生儿和婴幼儿常无典型痉咳，而表现阵发性摒气、鼻翼煽动、发绀、窒息、四肢冷、脉微细。证候表现为心阳虚衰，不及时抢救，可窒息死亡。

3. 恢复期

恢复期为2~3周，阵发性痉咳逐渐减轻或停止，鸡鸣样吸气声消失，咳嗽也逐渐消失，精神、食欲及其他症状也逐渐恢复正常。此期可见疲乏困倦、纳呆、汗出、低热、咽干等肺脾两虚，余邪未尽或肺阴耗伤的证候表现。

四、诊 断 要 点

1. 流行病学资料

冬春季节或春夏之交，2周内有百日咳患儿接触史。

2. 证候特点

病初类似感冒，热退后咳嗽加重，病情反复时间长，痉挛发作伴鸡鸣样吼声颇具特征。以冬春或春夏之交多见，好发于婴幼儿童。

3. 实验室检查

白细胞总数和淋巴细胞明显升高；胸部X线肺部常缺乏阳性体征；细菌培养阳性可确诊；血清学检查，酶联免疫吸附试验百日咳IgM抗体阳性，有早期诊断价值。

五、一 般 处 理

患者应按呼吸道传染病常规隔离治疗，卧床休息，注意保持呼吸道通畅，痉咳时可采取头低位，从下而上拍背以利痰液引流，对幼婴，应加强夜间护理，一旦发生窒息即行人工呼吸、吸痰、吸氧，镇静止痉，用时需注意心率和血压。百日咳脑病时可用脱水剂，有低钙、低血糖时，予以对症治疗。抗生素可选择红霉素、氨苄西林、卡那霉素、复方磺胺甲噁唑等药物，但需在卡他期或痉咳期早期使用，方可收到治疗效果，至痉咳期使用抗生素只能缩短排菌期及预防继发感染。

六、病 案 举 例

桑白皮汤治验：

高某，男，4岁，1986年3月18日诊治。

两周以来，患者出现阵发性咳嗽，发作时咳声不断，并伴见面红耳赤，剧咳之后自喉间发出似鸡鸣之声，然后咯出大量痰涎，咳嗽停止，其状正常，每日发作3~5次。查T 36.5℃，P 82次/分，血常规：单核细胞0.1。诊断为百日咳，辨证为痰热阻肺，治宜清热泻肺、化痰镇咳，方选桑白皮加减。药用：桑白皮6g，玄参5g，麦冬4g，黄芩2g，旋覆花4g，菊花3g，地骨皮4g，桔梗5g，云苓6g，葶苈子5g，贝母4g，甘草2g。

二诊 1986 年 3 月 21 日，服上方后阵咳减轻，每日发作 1~2 次，患儿家属代述患儿咯痰色黄，痰中有少量血丝，饮食及二便正常，守上方加侧柏叶 5g，白茅根 5g。

三诊 1986 年 3 月 25 日，阵咳消除，患儿面色红润，饮食及二便正常，活泼爱动，病告痊愈。

按 桑白皮汤出自《审视瑶函》，原治白涩症。不肿不赤，爽快不得，沙涩昏朦，名曰白涩。气分伏隐，脾肺湿热。此症南人，俗呼白眼，其病不肿不赤，只是涩痛，乃气分隐伏之火，脾肺络湿热，秋天多患此，俗称稻芒赤目者非也。

该方具有泻肺散结功效。主治金疳风轮赤豆（小儿泡性结膜炎或束状角膜炎），症见患眼隐涩畏光，眵泪胶黏，或轻或重，眼部白睛表层有灰白色小泡隆起，赤脉环绕，小泡可自行破溃而愈。

唐祖宣用此方治疗小儿百日咳，症属痰热阻肺者，每获速效，盖眼之白睛与肺相通故也。因此，辨证是治疗的关键，只要病机相同，无论何病，均可用此方治疗。

二陈汤治验：

杜某，女，6 岁，1985 年 4 月 2 日诊治。

患儿十余日来反复性出现阵咳，发作时气喘，痰涎壅盛，痰液白黏，纳呆，神疲乏力，遂于今日上午求治于唐祖宣。查舌质淡，苔白腻，指纹淡。诊断为百日咳，症属痰湿阻肺，治宜燥湿化痰、宣肺平喘、理气和中，方选二陈汤加味。药用：陈皮 4g，半夏 5g，云苓 6g，炙甘草 2g，苏子 4g，白芥子 4g，葶苈子 5g，焦白术 5g。

二诊 1985 年 4 月 25 日。服上方后阵咳减退，痰量减少，纳谷知香，精神状态尚可，余无特殊，守上方继服。

三诊 1985 年 4 月 28 日。患儿家长代述，阵咳全消，饮食及二便正常。病已告愈，嘱其调饮食，预防外感。

按 二陈汤出《太平惠民和剂局方·卷之四治痰饮·附咳嗽篇》，论中曰："治痰饮为患，或呕吐恶心，或头眩心悸，或中脘不快，或发为寒热，或因食生冷、脾胃不和。"湿痰，乃由于脾虚不能制湿，湿困脾阳运化失职，水湿凝聚而成。《素问·经脉别论》曰"饮于入胃，游溢精气，上输于脾，脾气散精，上归于肺，通调水道，下输膀胱，水精四布，五经并行"。如是，则痰无由生。如若饮食不节，损伤脾胃，造成中阳不运，脾不为胃行津液，聚湿成痰。痰阻气机，则胸膈胀满；痰随气升，上犯于肺，气机壅塞治节无权，则咳嗽痰多；痰浊随胃气上逆，胃失和降，则呕吐恶心；痰为阴邪，阴浊凝聚，影响于心，则心悸。阻遏清阳，则头眩。故治宜燥湿化痰、理气和中，使湿去痰消，气机通畅，脾得健运，诸症随之而解。

本案患儿虽患百日咳，其病机正切中二陈汤的治疗病机，故在此基础上合用三子养亲汤，其化痰泻肺之力更强。方中半夏与陈皮相伍，在祛痰剂中，常配伍理气药。因气郁易生痰，痰阻则气机更为阻滞，故于祛痰之剂中，参以理气之品调畅气机，气顺则痰易消。该方以陈皮理气而助半夏化痰，使气顺则痰降，气化则痰亦化，合乎"治痰治气"之说。正如张洁古云："陈皮利其气而痰自下，然同补剂能补，同泻剂能泻，同升剂能升，同降剂能降，各随所配而得其宜。"

第十九节　流行性脑脊髓膜炎

一、概　　述

流行性脑脊髓膜炎（epidemjc cerebrospinal meningitis）是由脑膜炎双球菌（属奈瑟菌属）引起的化脓性脑膜炎，简称"流脑"。以突起高热、头痛、呕吐、皮肤黏膜瘀点和脑膜刺激征为主要表现。该病属中医学中的春温、温疫等范畴。

二、病 因 病 理

脑膜炎双球菌侵入鼻咽部后，成为带菌状态，大多数人不出现症状而最后由于获得免疫力而自愈。一些人免疫力低下时，病原菌可侵入血循环而成暂时性菌血症，此时多数仍可不治而愈，仅少数可发展为败血症。在败血症期间，病原菌在血液和毛细血管内皮细胞中迅速繁殖，同时释放出内毒素，严重者导致内毒素休克。皮肤微循环障碍可引起皮肤瘀点瘀斑。脑微循环障碍可导致脑缺氧、脑水肿甚至出现脑疝等一系列证候表现。其他脏器的微循环障碍可导致肺水肿、心肌损害、肾上腺出血、坏死等，形成临床上的重症型。病原菌亦可经血循环而侵入脑脊髓膜，引起化脓性炎症，出现脑膜刺激征和脑脊液的变化。

中医认为，该病的发病，乃由于人体正气内虚，里热内蕴，复感温热病邪而引起。邪由口鼻而入，因病邪毒力极盛，故初起即见卫气同病。温热之邪，极易化火化毒，传变急速，故很快出现内迫气营，或热盛迫血，或引动肝风或内闭心包等危重证候，甚至出现内闭外脱、阴阳离决而亡。小儿脏腑娇嫩，气血未充，容易感邪而致病，故该病儿童为多。

三、临 床 表 现

1. 普通型

（1）前驱期（上呼吸道感染期）：可有咽痛、鼻咽部黏膜充血及分泌物增多，亦可无明显症状。为温热病邪由口鼻而入，邪犯肺卫所致。

（2）败血症期：突起寒战、高热、呕吐，乏力及肌肉酸痛，神志淡漠，皮肤或黏膜可发现皮疹或出血瘀斑，疹斑处取标本涂片可找到病原菌。一些患者病情可仅发展到该期为止而不发展到脑膜炎期。为温热病邪化火化毒，疫毒传里，气营（血）两燔所致。

（3）脑膜炎期：该期症状可与败血症期症状同时出现，少数可无败血症期表现。该期以高热、头痛、喷射性呕吐，嗜睡或惊厥，颈项强直，脑膜刺激征阳性等为特点。为热毒炽盛，引动肝风，内陷心脑所致。

（4）恢复期：经治疗后患者体温逐渐下降至正常，皮肤瘀点瘀斑消失，大瘀斑中央坏死部位可形成溃疡，后结痂而愈；症状逐渐好转，神经系统检查正常。约10%患者可出现口唇疱疹。患者一般在1～3周内可痊愈。为该病后期，余邪渐清，机体逐渐康复。

2. 暴发型（重症型）

起病更为急骤、凶险，病死率高。分如下三型。

（1）败血症休克型（旧称华佛氏综合征）：起病突然，寒战高热，数小时后即可出现循环衰竭的表现，如面色苍白、口唇发绀，四肢末端发凉，全身皮肤出现瘀点瘀斑，融合成片，脉搏细促，血压下降甚至不能测出。脑膜刺激征大多不明显，脑脊液正常或细胞数轻度增加。实验室检查多有 DIC 证据。为疫毒炽盛，正气暴脱的表现。

（2）脑膜脑炎型：起病后迅速出现脑膜脑炎的证候表现，如高热、剧烈头痛、喷射性呕吐、烦躁、惊厥，一并迅速陷入昏迷，甚至发展为脑疝。该型患者也常可发现瘀斑。为疫毒极盛，内陷厥阴，而致动风窍闭。

（3）混合型：兼有上述两种重证型的临床表现，病情最为凶险，病死率最高。

3. 轻型

往往只表现为上呼吸道感染症状，极仔细检查方发现少量细小出血点，头痛和脑膜刺激征轻微，脑脊液变化少，神志始终清楚。

四、诊 断 要 点

1. 流行病学资料

该病多在冬季流行，儿童多发，流行时成人不少见，应予注意。

2. 证候特点

突然发热、头痛，喷射样呕吐，皮肤瘀点，神志改变，脑膜刺激征阳性。散发及不典型病例的确诊需结合实验室检查。

3. 实验室检查

（1）血常规白细胞总数大多数升高明显，中性粒细胞亦升高。

（2）脑脊液呈化脓性改变，脑脊液压力升高，外观混浊，呈米汤样或脓样，白细胞数显著增高，蛋白质明显增加，糖和氯化物降低。

（3）皮肤瘀点及脑脊液沉渣涂片可找到病原菌，脑脊液及血培养有病原菌生长。

（4）免疫学检查，如乳胶凝集、荧光免疫、反向血凝、对流免疫电泳、酶联免疫吸附等试验均可帮助诊断。

五、一 般 处 理

患者应卧床休息，保持病室安静、空气流通。流质饮食，加强支持疗法，注意液体及电解质的补充。密切注意病情变化，昏迷患者应防止肺部感染及褥疮的发生。休克患者应迅速扩充血容量，并注意纠正休克所致代谢性酸中毒，血压仍不能稳定时应选择使用血管活性药物，为了解除微血管痉挛，一般多先使用扩血管药物如 α 受体阻滞剂、β 受体兴奋剂、抗胆碱能药等，亦可配合使用大剂量皮质激素。出现 DIC 时应早期使用肝素。每次剂量为 0.5～1mg/kg，加于 10% 葡萄糖液 40ml 内做静脉注射或置于 100ml 溶液内做静脉滴注。每 4～6 小时重复 1 次，多数用 1～2 次即可见效，出血减少。使用肝素后可输予新鲜血液或血浆以补充被消耗的凝血因子，同时给予呼吸兴奋剂。呼吸停止时立即作人工呼吸、气管插管或气管切开，进行正压呼吸。

病原治疗以磺胺嘧啶为首选药物。成人每 4～6 小时 1g，首剂加倍，同时服等量碳酸氢钠。不能口服者可用等量 20% 磺胺嘧啶钠适当稀释后静脉滴注。青霉素对病原菌高度敏感，但不易透过正常脑血屏障。在炎症的脑膜通透性可增加，大剂量亦可使脑脊液达到有效浓度。一般剂量为 20 万 U/（kg·d），每 2 小时静脉注射青霉素钠盐 100 万 U 或做静脉持续滴注。氯霉素对脑膜炎球菌有良好的抗菌活性，且易通过血脑屏障，剂量成人每日2～3g，儿童50mg/kg，每次加入10%葡萄糖液内静脉滴注，症状好转后改为口服或肌内注射，疗程5～7日。但须注意其对骨髓造血功能抑制作用，故一般不做首选。头孢噻素包括头孢呋辛（cefuoxime）头孢噻肟（cefotaxime）或头孢曲松（ceftriaxone）此类药物对脑膜炎球菌抗活性强，易透过血脑屏障，且毒副作用小。但由于其疗效与青霉素相似，且价格昂贵，故仅适用于不能用青霉素或氯霉素的患者。

六、病案举例

凉膈散治验：

> 田某，男，6岁，1981年12月10日诊治。
>
> 患儿一周前因外感发热，咳嗽，鼻塞等症。家属未加注意，昨日突然出现高热（T 39.5℃），头痛，恶心呕吐，呕吐虽喷射状，烦躁，唇焦咽干，胸膈灼热，口舌生疮，便溺秘结，遂急入我院急诊科。经腰部穿刺及常规检查，确认为"流脑"，邀唐祖宣前去会诊。辨证为上中二焦热邪炽盛，热结胸膈，治宜泻火通便、清上泻下，方选凉膈散加减。药用：大黄6g（后下），芒硝6g（冲服），栀子5g，薄荷3g（后下），黄芩3g，连翘8g，竹叶3g，菊花4g，羚羊角2g（先煎），芦根6g，甘草2g。
>
> 二诊　1981年12月12日。上方每日1剂，频服两日。目前症状为：高热退（T 37.8℃），头痛减轻，呕吐较以前频繁，余症均有所好转，守上方不更。
>
> 三诊　1981年12月15日。热退身凉（T 36.5℃），头痛、恶心呕吐止，仍有烦躁，口唇退皮干燥，小便灼热，大便不干，饮食尚可，余无特殊。方药投症，效不更方。
>
> 四诊　1981年12月20日。诸症悉除，唯觉四肢困倦，纳谷不香，便溏，舌淡，苔白厚。此为脾虚阻所致，治宜健脾除湿、行气和胃，方选二陈汤加味，以善其后。
>
> 1982年春节期追访，患儿出院后一切正常，无后遗症发生。

按　凉肺散出自《太平惠民和剂局方·卷之六治积热》。论中曰："凉膈散，治大人小儿脏腑积热，烦躁多渴，面热头昏，唇焦咽燥，舌肿喉闭，目赤鼻衄，颌颊结硬，口舌生疮，痰实不利，涕唾稠粘，睡卧不宁，谵语狂妄，肠胃燥涩，便溺秘结，一切风壅，并宜服之。"

此为火热之邪，传入上、中二焦之脏腑积热证候。《灵枢·脉度篇》云："心气通于舌，脾气通于心。"今上中二焦热邪炽盛，热聚心胸，故见烦躁，热灼津液，不能上承于口，则见口渴；燥热内结，腑气不通，则见大便秘结、尿黄；燥热上冲，燥热上冲，故见面赤唇焦；热聚胸中，郁而不达，则胸膈烦热；心火上炎，则口舌生疮；鼻为肺窍，龈属胃络，肺胃热盛，伤及脉络，或迫血妄行，上循其经窍，则见咽痛、吐衄，肺胃热炽，窜于血络，则见发斑。正如章虚谷谓："斑为阳明热搏，疹为太阳风热。"热扰心神，故可见神志如狂的见症。上焦邪热亢盛铄津，则见舌边红，苔或黄或白，脉数之象。正如《温热经纬》指出："若烦渴烦热，舌心干，四边色红，中心或黄或白，乃上焦气热铄津。"

该方乃为上有无形之热邪、下有有形之积滞而设。胸膈热盛非清不去，肠中腑实又非下不除，若单泻其火，则在下之积滞不去，若单去其积，则在上之热邪不能解，唯有清热泻火通便，清上泻下并行，才能治其病本。故根据"热淫于内，治以咸寒，佐以苦甘"（《素问·至真要大论》）而组方。方中重用连翘清热解毒，配栀子、黄芩以清热泻火，又配薄荷、竹叶以清疏肺胃心胸之热，使上焦风热去，则口舌生疮、咽痛吐衄、面热等症解。胃热津伤而腑实证未全具，不宜峻攻，宜用清热护津之法，方中大黄、芒硝与甘草组成的调胃承气汤不仅有泻热通便之功，而且有导热下行的作用，使热从下去，则上部热证可缓解，以利于中焦热邪之清除，又能清热，存胃津，润燥结，使火热之邪，假阳明为出路，体现了"以下为清"之法，寓釜底抽薪之义。纵观全方，既有连翘、薄荷、竹叶、栀子、黄芩疏解泻泻胸膈邪热于上，更用调胃承气汤以攻下腑实而通便，荡热于中，使上焦之热由外而泻，中焦之实由下而去，合成清上、泄下、泻火、通便之方，使上、中二焦之邪热迅速消解，则胸膈自消，诸症可愈。

唐祖宣在临证时常用此方治疗上、中二焦的邪热闭阻胸膈病，运用得法，常收奇功。煎药的方法在此方中起了关键作用，大黄、薄荷后下，芒硝冲服体现了原方用药的精髓。在临证时，若上焦热重，心烦口渴甚者，加天花粉，重用栀子以清热生津；若心经热盛，口舌生疮重者，加黄连、地骨皮以清心热；若咽喉红肿疼痛甚，壮热、烦渴引饮者，可去硝黄，加桔梗、石膏、北豆根、板蓝板以清热利咽；若咽喉糜烂者，可加锡类散吹喉以清热解毒消腐；若吐衄不止，加鲜茅根、鲜藕节凉血止血；若见惊风抽搐，可加钩藤、羚羊角，以清热定惊。

第二十节　细菌性痢疾

一、概　述

细菌性痢疾（bacillary dysentery），简称菌痢，是由痢疾杆菌引起的以结肠弥漫性炎症为主要病变，以畏寒、发热、腹痛、腹泻、脓血便和里急后重为主要临床表现的肠道传染病。该病在我国全年可见散发流行，但以夏秋多见。在特殊情况下亦可造成流行。

中医文献中类似该病的描述有"肠游"、"下利"、"滞下"、"痢疾"等说法，可见对"痢疾"已早有认识，但其所指范围较广。除该病外，尚包括阿米巴痢疾及其他一些结肠病变。

二、病因病理

痢疾杆菌由口入侵，未被胃酸杀灭的痢菌进入肠道，吸附和侵袭大肠黏膜上皮细胞，并在其中繁殖，其毒素造成黏膜的破坏、坏死、脱落，并形成浅溃疡，同时毒素可使肠壁通透性增加，导致病初的水样腹泻。脓血样便则与局部炎症坏死及溃疡脱落等有关。毒素作用于肠壁自主神经、使其调节功能紊乱，肠蠕动失调及产生痉挛，故可发生腹痛、里急后重等特有表现。腹泻严重时可发生代谢性酸中毒、电解质平衡失调，失水等。

中毒性菌痢多见于小儿。可能是小儿神经系统发育尚未健全，在痢菌内毒素作用下引起强烈反应，故常在肠道症状未出现前即发生感染中毒性休克等严重症状。

中医认为，该病乃感受湿热病邪所致，夏秋之季，气候炎热，湿气较重，容易产生湿热病邪。当人体脾胃失调，或饮食不洁，则病邪易从口入而致病。若其人脾阳素虚，寒湿内生，或贪凉饮冷，兼夹寒湿，则病易从湿化而成寒湿痢，进一步发展为虚寒痢，若其人平素胃火较盛，加上湿热蕴蒸，则病易从热化而为湿热痢。初起卫气同病，继而气血同病。若邪毒太盛，或年老体弱，或小儿稚嫩之体，则病邪容易内陷心包而出现神昏谵语、痉厥抽搐等，甚至发展为内闭外脱，危及生命，若病邪壅滞于胃，气机闭寒不通，可成噤口痢。若下痢日久，时作时止，谓之休息痢。久痢则势必伤阴，伤阳，或者阴阳两伤。

三、临 床 表 现

1. 急性菌痢

（1）轻型：体温不高，或有低热，腹痛腹泻症状轻微，里急后重不明显，无脓血便，易误诊为一般肠炎，病程数日，可不治而愈，或成慢性。为湿热病邪侵犯胃肠，气机阻滞，胃肠功能失调所致。

（2）普通型：恶寒发热，腹痛腹泻。大便初为稀便，很快转为脓血样黏液便。全腹压痛，左下腹为甚。一般1～2周后缓解或自愈，也可转为慢性。腹泻严重者可有酸中毒、电解质紊乱等。为湿热壅滞肠道，气机不畅，灼伤肠络所致。

（3）中毒型：骤然发病，高热、惊厥，嗜睡或昏迷，迅速出现休克、呼吸衰竭等严重表现，而往往消化道症状不明显而误诊。肛拭检查取样镜检可发现大量红细胞、白细胞。根据临床表现又可分以下三型。

1）休克型：以周围循环衰竭表现为主。如面色苍白，四肢厥冷，脉搏细数，心音低弱，血压下降。

2）脑型：以脑缺氧、脑水肿、呼吸衰竭表现为主。如反复惊厥，嗜睡或昏迷，脑疝时瞳孔大小不等，对光反射迟钝，呼吸不规则甚至呼吸暂停。

3）混合型：同时具备上两型表现。为热毒炽盛，邪入营血，扰乱心神，引动肝风所致。

2. 慢性菌痢

病程在两个月以上者。腹胀，便秘与腹泻可交替出现，常有大便不爽，间有黏液甚至脓血便，左下腹常有压痛。

（1）急性发作型在慢性过程中，由于抵抗力降低，或某种原因诱发，可造成急性发作，但其程度不如急性菌痢严重，疗效比急性菌痢为差。

（2）慢性隐匿型为隐性带菌者。临床上虽无症状，但有重要的流行病学意义。

四、诊 断 要 点

1. 流行病学资料

根据流行病学资料，接触史及饮食不洁史。多在夏秋季发病，多为散发，亦有局部地区流行。

2. 证候特点

急起发热、腹痛、腹泻、里急后重、脓血便。

3. 实验室检查

（1）血常规：白细胞总数及中性粒细胞增高。

（2）粪便检查：粪便镜检有大量红细胞、白细胞。大便培养有痢疾杆菌。一般诊断不难。小儿中毒性菌痢常因肠道症状不明显而不易早期诊断。故在流行季节，凡见患儿突起高热、惊厥、昏迷、呼吸、循环衰竭者，均需警惕，应尽早肛管采样大便检查。

五、一 般 处 理

按消化道传染病隔离治疗至连续2次粪便培养阴性。流质或半流质饮食，勿进牛奶等易致腹胀的食品及刺激性和多渣的食物。有脱水、酸中毒、电解质丢失时应及时补充、纠正。腹痛剧烈时，可用阿托品、山莨菪碱等止痉药，高热、惊厥者可用物理降温或适当使用退热药。无效时可用亚冬眠疗法：氯丙嗪及异丙嗪各用 1～2mg/次，肌内注射，先 2～4 小时注射 1 次，稳定后每 4～6 小时 1 次，共用 3～4 次，并辅以物理降温，争取短时间内将体温降至 36～37℃，冬眠时间一般不超过 12～24 小时。惊厥不止者便可静脉注射地西泮 10mg。若出现循环衰竭表现时应及时补充血容量，使用血管舒张剂解除微血管痉挛，常用山莨菪碱 10～20mg 静脉注射，10 分钟左右重复使用直至血压回升、面色转红、四肢温暖。其他如阿托品、多巴胺等也可选用。若出现颅内高压、呼吸衰竭时应及时脱水，适当使用呼吸兴奋剂。

病原治疗可用复方磺胺甲噁唑 4 片/日，分两次服，小儿酌减；呋喃唑酮 0.1g/次，每日 4 次，小儿每日量 10mg/kg，分 4 次服；中毒型菌痢等病情较重者可用庆大霉素、氨苄西林等静脉用药。由于耐药菌株越来越多，且可对多种药物耐药（如近年试管药敏试验，对氯霉素、链霉素、四环素族的耐药率大都在 90% 以上），所以应重视疗效确实、不良反应少、尚未发现耐药现象的中医中药治疗。

六、病案举例

芍药汤治验：

> 马某，男，26 岁，1989 年 7 月 15 日诊治。
>
> 患者两日前中午参加婚宴，疑似食用不洁食物，当日下午即出现腹痛，泄泻，日 3～4 次，在当地按"急性肠炎"治疗。昨日下午出现发热，腹痛，下痢赤白，里急后重，小便短赤，心烦，舌质红，苔黄腻，脉弦滑而数，遂于今日求治于唐祖宣。此乃夏秋季常见的"痢疾"，辨证为湿热痢，治宜清热解毒、调和气血，方选芍药汤加减。药用：白芍 15g，当归 6g，黄连 6g，槟榔 6g，木香 6g，黄芩 9g，肉桂 2g，大黄 5g，鲜马齿苋 30g，白头翁 12g，生甘草 6g。
>
> 二诊 1989 年 7 月 18 日，上方服三剂后，发热止，腹痛轻，下痢赤白次数减少，里急后重消失，唯觉四肢困倦，脘闷纳差，余无特殊。守上方加苡仁 15g、枳壳 9g、川朴 6g，以加强除湿行气之效。
>
> 三诊 1989 年 7 月 23 日，今日患者自述诸症均消除，唯有胃部不适，饮食减少，腹胀，后改用参苓白术散加减调理三日而愈。

按 芍药汤出自《素问病机气宜保命集·头陀这中泻痢论》。论中曰："芍药汤，下血调气，经曰：泻而便脓血，气行而血止，行血则便脓自愈，调气则后重自除。"湿热痢多由饮食不洁，或食积不化，感觉疫毒之邪所致。湿热疫毒下注大肠，壅滞气机，肠中积滞不通，故腹痛窘迫、肛门重坠、时时欲泻而便出不爽；湿热疫毒薰灼，伤及肠络，气血与湿热疫毒相搏，酝酿化脓，故下痢赤白、脓血相兼；热毒下迫广肠，故下痢灼肛、小便短赤。

由于该证乃湿热疫毒壅滞肠中所致，故治宜清热解毒、调和气血。方中白芍酸苦微寒，调和气血之功独犹。《神农本草经》谓其"主邪气腹痛，除血痹，破坚积"故方中重用为主药；又当归助芍药行气和血，"行血则便脓自愈"且两药又能养血润燥滑肠，滑可去着，故可除肠中积垢，行血中瘀滞；木香、槟榔行气导滞、破坚消积，以调其气，"调气而后重自除"；与当归、白芍气血两调而治便脓下血；黄芩、黄连两味，苦寒燥湿清热，厚肠胃而止泻痢，肠中湿热壅滞者尤宜；大黄苦寒通里，既可助芩、连泻火燥湿，又可协助槟榔荡涤积滞，为"通因通用"之法；又用肉桂温而行之，可协归、芍行血，且制芩、连苦寒之偏，以免寒凉凝滞而碍邪，为反佐法；甘草调和诸药，与芍药相配，能缓解痉挛而止腹痛。诸药合用，清热解毒燥湿、行血调气，标本兼顾，为治痢之有效方剂。

唐祖宣在应用芍药汤时常嘱，芍药指白芍，若用赤芍则差之远矣。临证时，有诸医见下痢不敢用大黄，见湿热不敢用肉桂，这说明了其辨证出现了偏误。由于此证乃气血同病，若用苦寒清热药太重，或收涩药过急，都会存在"闭门留寇"之弊，因此临证明必须加以注意。正如陈修园云："此方原无深义，不过以行血而便脓自愈，调气则后重自除立法。方中当归、白芍以调血，木香、槟榔以调气，芩、连燥湿而清热，甘草调和而和药；又用肉桂之温，是反佐法，芩、连必有所制之而不偏也。或加大黄之勇，是通滞法，实痛必大下之而后已也。余又有加减法：肉桂色赤入血分，赤痢取之为反佐；而地榆、川芎、槐花之类，亦可加入也。干姜辛热入气分，白痢取之为反佐；而苍术、砂仁、茯苓之类，亦可加入也。方无深义，罗东逸方论，求深而反浅。"（《时方歌论》）

真人养脏汤治验：

刘某，女，48岁，1982年10月30日诊治。

患者今年夏中因"痢疾"而在当地卫生所治疗（用药不详），后反复辗转多家医院治疗，迁延不愈。现腹痛隐隐，喜温喜按，肢倦乏力，纳谷不香；腹中肠鸣漉漉，大便质稀，常夹杂白色黏冻，面色㿠白，四肢欠温，舌质淡，苔白，脉细弱无力。今日上午救治于唐祖宣，辨证为泻痢日久、脾肾虚寒，治宜温中补虚、涩肠止泻，方用真人养脏汤加减。药用：白芍15g，当归6g，潞参15g，白术12g，肉蔻15g，肉桂12g，木香15g，诃子15g，罂粟壳15g，炙甘草12g，赤石脂15g，升麻12g。

二诊 1982年11月10日，服上方10剂后，患者自述腹部转温，四肢较以前有力，大便成形，但乃少苔白色黏冻，腹已不痛，纳谷知香，余症稳定，方药投症，守上方继服。

三诊 1982年12月30日，通过上方不间断口服，目前患者面色红润，四肢有力，饮食及二便均正常，病已告愈，嘱其服复香砂六君子丸，每服6g，一日两次，以善其后。

按 真人养脏汤源自《太平惠民和剂局方·卷之六治泻痢》，论中曰："纯阳真人养脏汤：治大人小儿肠胃虚弱。冷热不调，脏腑受寒，下痢赤白，或便脓血，有如鱼脑，里急后重，脐腹病痛，日夜无度，胸膈痞闷，胁肋胀满，全不思食，及治脱肛坠下，酒毒便血。诸药不效者，并皆治之。"泻痢日久之证常与脾肾有关，脾主运化水谷精微，须借助于肾中阳气的温煦，肾脏精气亦有赖于水谷精微的不断补充和化生。因此在生理上，脾与肾，后天与先天，是相互质生，相互促进的。在病理上亦常相互影响，互为因果。肾阳不足，反之如泻痢日久也会损伤脾肾，加重泻痢，造成恶性循环。该方主要用于久泻久痢，积滞虽去，脾肾已虚，肠失固摄之证。由于泻痢日久，损伤脾胃，脾肾虚寒，关门不利，故见大便滑脱不禁；由于脾肾虚寒，故见腹痛喜温喜按；脾失健运，故食少；脾虚则生化之源不足，故倦怠。其舌、脉二象亦为虚寒之证。

由该患为泻痢日久、脾肾虚寒，故治宜温中补虚、涩肠止泻。方中以人参、白术甘温益气、益脾补中为主。辅以辛热之肉桂、肉豆蔻温肾阳缓脾土以除寒，合主药以增强益气健脾、温补脾肾的作用。滑脱一证除了用温补外，还需涩肠止泻，故配以酸收之诃子、罂粟壳以涩肠止泻，共为辅药。主辅合用则益气和中，温肾固脱。泻痢日久则耗伤阴血，故佐以当归、白芍养血和阴，以补耗伤之阴血。脾虚气滞，故用木香醒脾理气。使以甘草和中健脾，合芍药以缓急止痛。诸药合用，则有温中补虚、涩肠固脱止泻的作用。另外赤石脂、升麻与原方起协同作用。

唐祖宣在运用此方时，他认为辨证是关键，下痢或泄泻初起邪实，积滞未去，脾胃未虚者，禁用该方。又因湿热引起的泄泻亦在禁用之列。临证时，若虚寒泻痢日久，兼见脱肛者，可加黄芪、升麻等以升阳益气。若下痢完谷不化，洞泄无度，四肢不温，脉沉微者，此为脾肾虚寒较甚，可加干姜、附子以加强补脾涩肠止泻的作用。

第二十一节　伤　寒

一、概　述

伤寒（typhid fever）是由伤寒杆菌引起的急性肠道传染病，通过污染的食物及水源感染传播。其病变主要在网状内皮系统，以肠道淋巴组织的增生与坏死为主，故又称为肠伤寒。临床上以持续发热、特殊的全身中毒症状、相对缓脉、脾肿大、玫瑰疹、白细胞减少、嗜酸粒细胞减少或消失为主要特点。该病多发于夏秋季节，中医认为是感受湿热、暑湿或暑热病邪所致，属于"湿温"、"暑湿"或"暑温"等范畴；当其在一定范围引起流行时，又称"温疫"或"湿热疫"。

二、病因病理

伤寒杆菌通过直接或间接污染饮食物，进入人体消化道发生感染致病或引起传播。伤寒杆菌进入消化道后，大部分可被胃酸杀死，未杀灭的细菌则进入小肠，通过肠黏膜侵入肠道淋巴组织及肠系膜淋巴结进行繁殖，再由胸导管进入血循环，第一次菌血症临床症状不明显。细菌随血流进入肝、脾、胆囊及骨髓中继续大量繁殖，再次进入血流，引起第二次严重的菌血症，释放大量的内毒素而产生明显的临床症状。并且，细菌可随胆汁进入肠道，故病程的第2、3周粪便中有大量细菌排出。

中医认为该病的发生，主要是外感湿热或暑湿病邪，而且与人体脾胃功能失调有密切关系。夏秋季节，气候炎热，多雨潮湿，天暑下迫，地湿上蒸，容易形成暑湿或湿热病邪致病；夏日暑盛热甚，人们往往贪凉饮冷，饮食不节或不洁，暑湿、湿热病邪更易入侵人体而发病。湿邪重浊黏腻，其与暑或热合，胶着难解，蕴蒸不化，故其发生一般起病较缓、传变较慢、病势缠绵、病程较长。人体胃主受纳，为燥土；脾主运化，属湿土，"湿土之气同类相召，故湿热之邪始虽外受，终归脾胃"，因此其病变以中焦脾胃为重心，常留恋气分时间较长。若人体的阳气旺，邪随火化而归阳明胃，则出现热重于湿的证候表现；若阳气虚，邪随湿化而归太阴脾，则出现湿重于热的证候表现。热重于湿，可化燥化火，灼伤肠络，出血便血；湿重于热，因郁日久，损伤阳气，甚可出现湿胜阳微的不同转归。

三、临床表现

1. 初期

全身不适，体倦乏力，恶寒发热，可伴有咽痛、咳嗽。症状逐渐加重，体温呈阶梯上升，1周内可达40℃左右，并出现头痛，食欲减退，表情淡漠，相对缓脉。为湿热病邪初犯人体，侵袭卫气，证候表现湿重热轻。

2. 极期

病程第 2 周后，恶寒不明显，全身中毒症状明显加重，发热持续不退，呈稽留热或弛张热型，可持续 1~2 周。临床还可见到患者对外界刺激反应迟钝，呈无欲状，或重听、耳聋，甚则谵妄或昏迷；腹胀腹泻或腹痛，或见黑便或暗红血便；出玫瑰疹，肝脾肿大，右下腹压痛等。为湿热病邪逐渐化热，湿热并重，留恋气分，或蒙蔽心包，或化火深入营血，证候表现复杂多样，病情较重。

3. 缓解期

病程的第 3~4 周，一般患者体温逐渐下降，其他症状也减轻，病情好转。但也有少数患者在此阶段出现肠穿孔、出血等并发症，又见发热不解，少气懒言，汗出肢冷，或腹痛拒按，或便下鲜血，甚则大汗不止，神昏痉厥而死亡。为湿热病邪久恋气分，化火成毒，蕴结肠道，灼伤肠络出血便血；或因失血过多，气随血脱，而成湿胜阳微之势。

4. 恢复期

病程第 4 周后，体温退至正常，食欲好转，其他症状也逐渐消失。为湿热病邪渐退，也可见有低热不退、口干纳呆、少气乏力等正虚邪恋的证候表现。

伤寒的证候表现复杂多样，临床过程差异大，可分为轻型、暴发型、迁延型、逍遥型、复发型及再燃等。根据 WHO 报道，重型占 25%，复发型占 5%，非典型与症状不全者占 80%，与 20 年前相比，差异很大，但病死率有所降低。近年来，国内不典型轻症病例增多，典型的持续热型减少，而代之以弛张热、不规则热型；全身酸痛、重听等一般症状及胃肠道、呼吸道、神经系统症状等均明显减少；脾肿大和玫瑰疹的检出率降低，而肝肿大明显增多。

四、诊 断 要 点

1. 流行病学资料

在流行季节（夏秋季）、流行地区，青壮年好发。

2. 证候特点

持续发热 1 周以上，全身中毒症状，玫瑰疹，肝脾肿大，相对缓脉等。

3. 实验室检查

白细胞总数减少或正常，嗜酸粒细胞减少或消失；肥达反应阳性，且每周复查有明显递增趋势；细菌培养，血培养在第 1 周内阳性率高，大便培养从第 2 周开始可见阳性结果，骨髓培养阳性率比血培养更高，而且时间持久。

五、一 般 处 理

患者应按消化道传染病常规隔离治疗，卧床休息，予易消化、高热量的流质或半流质饮食。注意观察体温、脉搏、血压、腹部及大便情况等变化。高热患者必须降温，常采用物理降温方法为主，如冰敷、乙醇拭浴，伴有恶寒者予温水乙醇拭浴；冰冻生理盐水或冰冻大黄煎液灌汤，也有明显降温作用。调整水、电解质的平衡，防止高热伤阴耗气、厥脱。抗生素可选择氯霉素、复方磺胺甲噁唑、氨苄西林或喹诺酮类药物，但须注意菌株的敏感性，以及骨髓抑制、过敏反应、肝肾损害等毒副作用。

六、临 床 报 道

　　李氏用中医药治疗伤寒35例，认为中医辨证仅有湿热并重与热重于湿两型，用王氏连朴饮加减为基本方治疗。处方组成为黄连、栀子各10g，厚朴、法半夏、淡豆豉、石菖蒲各12g，芦根15g。若热重于湿者，加黄芩12g、车前子30g、滑石30g；白痦外发者，加薏苡仁30g、竹叶12g；胸脘胀满者，加草果、白蔻仁各12g；呕吐者，加藿香15g、竹茹12g；腹泻者，去淡豆豉、芦根，加茯苓12g、薏苡仁30g；大便隐血者，加地榆炭20g、茜草根12g。为防止复发，一般用药4周，症状完全缓解后，再服香连丸2周，实验室检查结果正常，才停止治疗［李德俭. 王氏连朴饮加减治疗伤寒与副伤寒35例疗效观察. 浙江中医杂志，1985，20（6）：25］。

　　罗氏等报道，用200%的水杨梅煎剂，每次口服30ml，每日3次，同时服用TMP，每次0.1g，每日2次，治疗伤寒33例，平均用药后5.19日体温降至正常，其退热效果与SMZ加TMP的对照组基本相同（P>0.05），说明200%的水杨梅煎剂90ml，治疗伤寒具有相当于SMZ 2g的作用。并通过实验证明，水杨梅制剂对伤寒杆菌在体外抑菌试验中，具有中度抑菌作用；在体内保护试验中，对鼠伤寒杆菌也具有抑菌作用［罗端德，王心禾. 水杨梅及TMP治疗伤寒的疗效观察及其作用机理的探讨. 湖北科技情报，1982，4（5）：1］。

　　周氏等报道，运用自拟"伤寒解毒饮"治疗伤寒、副伤寒病，进行临床观察。伤寒解毒饮由黄连、生石膏、旱莲草、生地榆、马齿苋、知母、滑石、薏苡仁、白蔻仁、杏仁、栀子、藿香等组成。临床治疗结果满意，共治疗伤寒、副伤寒160例，痊愈156例。作者认为该方中诸多药物具有抗伤寒杆菌、增强机体免疫功能等作用，其临床疗效完全不亚于西药，而且观察病例中甚少发生并发症［周人熙，魏丽芸. 伤寒解毒饮治疗伤寒、副伤寒160例. 中国中医急症，1996，5（2）：80］。

　　王氏报道，近年来临床发现伤寒菌株变异、耐药菌株增加、毒血症加重特点，其临床特点和传变规律已超出中医"湿温"的范畴。作者主张伤寒应以"伏气温病"论治，强调以扭转截断原则治疗，突出治未病、通腑泄浊解毒、育阴扶正等治疗法则，方可以挽生机［王学东. 肠伤寒从"伏气温病"论治. 上海中医药杂志，1990（12）：36］。

　　缪氏报道，作者临床治疗观察的580例伤寒患者中，有214例初起即见气营分症状或营血分症状，湿邪致病的症状反而不明显；作者还同时分析了当地防疫站的1700例伤寒病案资料，认为普通型伤寒与中医湿温病有一定差异，不能与其划等号。其治疗主张在化湿的基础上，一定要重视凉血止血和通下药物的运用［缪登山. 治疗51例肠伤寒的体会. 江西中医杂志，1996，27（1）：17-18］。

　　王氏报道，用自拟"凤尾佩蓼汤"治疗伤寒病，进行临床观察，取得较好疗效。凤尾佩蓼汤由小叶凤尾草、鱼腥草、佩兰叶、贯叶蓼、茵陈、郁金、法半夏、陈皮、甘草等组成。临床治疗肠伤寒20例，观察结果治愈17例，体温恢复正常时间平均为4.9日。作者认为小叶凤尾草、贯叶蓼、鱼腥草等药物对伤寒杆菌、痢疾杆菌、金黄色葡萄球菌有明显的抑制作用［王恬. 凤尾佩蓼汤配针刺治疗肠伤寒20例. 云南中医学院学报，1994（1）：41］。

第二十二节 布鲁菌病

一、概　述

布鲁菌病（brucellosis）又称波状热，系布鲁菌引起的急性或慢性传染病。人类由于接触病畜（羊、牛、猪）及其分泌物，或食用染菌的食物而得病。临床以长期发热、多汗、关节痛、睾丸炎或卵巢炎、肝脾肿大等为特点。根据该病的临床特点，目前多将其归属于中医之湿温或湿热痹证的范畴。

二、病因病理

致病菌大量存在于病畜的流产胎畜、羊水、胎器中，直接或间接接触这些污染物均可受感染。病原菌主要从接触处的破损皮肤侵入人体，亦可从消化道、呼吸道黏膜、眼结膜及性器官黏膜等处侵入人体。致病菌侵入人体后，在局部淋巴结内繁殖，达相当数量后，可冲破淋巴结屏障而侵入血循环。由于此时细菌及其产生的内毒素同时侵入，故可出现菌血症、毒血症等一系列急性症状。病原菌随血循环至全身网状内皮系统如肝、脾、骨髓、淋巴结等处形成新的感染灶。各感染灶中的病原菌又可多次进入血循环而导致复发。活菌体及其破碎之菌体、内毒素等均可作为特异抗原而引起各种变态反应性病变，主要为血管系统和滑膜系统。由于抗菌药物和抗体不易进入病菌寄生的网状内皮细胞内，故该病常较难根治。

中医认为，该病乃感受湿热病邪所致。人体正气内虚，则易感邪而致病。初起湿遏卫气，故见发热恶寒、头痛不适。脾胃最易受累，故初起即见中焦运化失司，气机受阻，清阳不升，肌腠开泄，故见汗出。湿热蕴蒸，留恋气分，内迫营血，故可见斑疹，甚则咳血、衄血、便血、尿血。湿性重浊黏滞，湿热胶结，更难速除，久之可乘虚入络，循经伤及诸脏及关节。心气受损，气血瘀滞，则见心悸；肺气受伤，肺失肃降则咳嗽；流注关节，脉络失和则红肿疼痛；上干清窍，则头痛；流注下焦，男子则阴囊肿痛，女子则带下、少腹胀痛；乘及肝脾，气血凝滞结于胁下而成积证。

三、临床表现

1. 急性期

起病多缓慢，少数亦可急骤起病。

（1）发热：典型者为波浪型，每次发热数周，间歇数日至2周无热期后，发热又起，如此反复数次。其他热型大多为弛张热，也可呈不规则热及持续低热。出汗特多为该病突出症状，可浸湿衣被，出汗与热退相伴，但全身中毒症状多不明显，患者甚至能坚持工作。

（2）关节痛：主要见于大关节，常呈游走性，部分患者可有关节红肿，偶见化脓。也可有滑膜炎、腱鞘炎或大腿肌肉痉挛性疼痛。

（3）生殖系统症状：男性患者中20%～40%可发生睾丸炎或附睾炎，睾丸肿大多为单侧性。女性患者可发生卵巢炎、输卵管炎或子宫内膜炎，偶可导致孕妇流产。

（4）神经系统症状：主要为神经痛，乃神经根或神经干病变所致，以腰骶神经根受累为多，肋间神经与坐骨神经亦易受侵犯。偶可发生脑膜炎、脑膜脑炎及脊髓炎等。

（5）淋巴结与肝脾肿大：淋巴结肿大主要见于颈部及腋下，肝脾肿大约见于半数病例。为湿热病邪侵犯人体，湿热蕴蒸，留恋气分，肌腠开泄，故发热、多汗；湿热流注关节，气血凝滞胁下，故关节痛，淋巴结、肝脾肿大；湿热流注下焦，故见睾丸炎、卵巢炎等。

2. 慢性期

可由于急性期发展而来，亦可缺乏急性期病史而直接表现为慢性。该期表现无特异，常见有疲乏、出汗、头痛、低热、抑郁、烦躁、失眠、肌肉和关节酸痛等。肝、脾、淋巴结亦可肿大。为邪热久留，气阴两伤，或气血凝滞所致。

四、诊断要点

1. 流行病学资料

在流行区域，有牲畜接触史或饮用未经严格消毒的牛羊奶者，有重要参考意义。

2. 证候特点

发热，多汗，关节痛，睾丸炎或卵巢炎，神经痛，肝脾及淋巴结肿大，或出现类似神经症而有骨、关节痛，或有低热者应考虑该病的急性期或慢性期的诊断。确诊则有赖于实验室特异性检查。

3. 实验室检查

（1）白细胞总数正常或偏低，淋巴细胞相对增多。分离病原体，急性期血培养阳性率可达80%，慢性期则较低。骨髓培养阳性率高于血培养。

（2）血清凝集试验，效价1∶160以上有诊断意义，病程中效价4倍以上增加更有诊断意义。补体结合试验，特异性强，持续时间长，故慢性期阳性率也高，效价1∶16，（++）为阳性。2-巯基乙醇试验、加热凝集试验和半胱氨酸凝集试验可用以鉴别菌苗接种后的阳性血清凝集试验和该病患者的阳性血清凝集试验。如经过加热或加入2-巯基乙醇或半胱氨酸处理后，凝集试验仍为阳性，则提示为现症患者，如转阴性则提示菌苗反应。其他尚有用间接血凝法、沉淀试验法、间接荧光试验等方法检测抗体。

五、一般处理

急性期以控制感染为主。目前认为利福平疗效较佳，常用量每日600～900mg，或可用四环素或氯霉素，常与链霉素联合运用，可提高疗效和减少耐药性的产生。复方磺胺甲基异噁唑亦有较好疗效。

慢性期可配合菌苗、水解素或溶菌素疗法，均从小剂量开始，视反应情况逐日增加剂量，10～15日为一疗程，疗效以静脉注射为佳。首次剂量、菌苗为25万菌体/日，水解素和溶菌素为1% ml/Et。疗程结束时，菌苗可达1.5亿菌体/日，后两者可增至2ml/日。菌苗注射可引起全身性反应如寒战、高热、大汗、全身关节痛等。

六、临床报道

生氏报道用中医辨证治疗慢性布鲁菌病150例，分为气虚血亏、肝肾阴虚、血瘀、湿热4型，分别用中药治疗。如气虚血亏者用补气养血、祛瘀通络，方以自拟双补汤加减。药用：黄芪30g，党参25g，当归30g，丹参15g，川芎10g，红花15g，赤芍10g，地龙10g，白花蛇舌草10g，大枣7枚，甘草10g。肝肾阴虚型以滋补肝肾、祛瘀通络，方以独活寄生汤加减。药用：独活15g，桑寄生15g，秦艽15g，当归25g，丹参25g，牛膝15g，续断15g，地龙10g，赤芍10g，白花蛇舌草10g。血瘀型治以活血止痛、祛瘀通络，方以身痛逐瘀汤加减。药用：桃仁15g，红花15g，川芎10g，秦艽15g，桂枝15g，苍术15g，丹参30g，黄芪25g，赤芍10g，地龙10g，白花蛇舌草10g。湿热型治以清热除湿，祛瘀通络。方以宣痹汤加减：防己15g，杏仁15g，连翘15g，滑石25g，生薏仁25g，姜黄10g，海桐皮15g，黄芪15g，白花蛇舌草25g，赤芍10g，地龙10g。全部病例均连续治疗30日为1疗程，一般治疗1~2个疗程。结果临床治愈59例，基本治愈54例，好转25例，无效12例，总有效率为92%［生永夫，胡素华. 中医辨证治疗慢性布鲁菌病150例. 中医杂志，1996（5）：292］。

马氏用大补元煎治疗慢性布鲁菌病43例，用杜仲、山药、怀牛膝、鸡血藤各15g，党参18g，枸杞子、川断、黄精、当归、穿山甲、女贞子、山萸肉各12g，熟地、寄生、甘草各10g，日1剂水煎服，15日为1疗程。用2个疗程，22例随访1年，结果：分别治愈19.7例，基本治愈16.12例，好转8.3例［马丁. 大补元煎治疗慢性布氏菌病43例. 陕西中医，1997（5）：197-198］。

第二十三节 恙 虫 病

一、概 述

恙虫病（tsutsugamushi disease）是由恙虫病立克次体（又称东方立克次体）引起的一种自然疫源性疾病。临床上以发热、皮疹、焦痂及局部淋巴结肿大为主要特点。该病多发生于夏秋季节，患者常因纳凉、游泳、野营露宿而坐卧于草地、野外，被恙虫幼虫（恙螨）叮咬传染而得病。中医认为是感受暑热、湿热病邪所致，属于"暑温"、"伏暑"、"湿温"范畴。

二、病 因 病 理

鼠类是该病的主要传染源，恙虫幼虫（恙螨）是传染该病的媒介。受染的恙虫幼虫叮咬人后，局部发生丘疹、焦痂及溃疡，病原体直接或经淋巴系统侵入血流，然后到达其他器官，在血管内皮细胞和网状内皮系统内生长繁殖，产生毒素，出现全身毒血症状。在幼螨叮咬处，由于恙螨唾液与立克次体繁殖对局部的损害，引起小血管炎和血栓形成，局部皮肤充血、水肿，形成小丘疹，继而形成水泡，然后发生坏死和出血，形成特有的黑色痂皮，称为焦痂。

中医认为该病是感受暑湿或湿热病邪而成。夏秋季节，气候炎热，雨水较多，天暑下迫，地湿上蒸，暑湿及湿热病邪易形成并侵犯人体。正气虚弱，尤其是脾胃虚弱，元气不足，是该病发生的内在因素，正如《湿热病篇》指出："太阴内伤，湿饮停聚，客邪再至，内外相引，故病湿热。"在湿热偏盛的季节，脾胃运化功能呆滞，容易导致内湿留困。如恣食生冷，饮食不节，或劳倦过度，损伤脾胃，均可使运化失常，湿饮内聚。一旦脾胃失调，内湿留滞，外来之暑湿、湿热病邪与脾胃内湿"同类相召"而侵入人体，发为该病。初起遏阻卫气，卫阳被遏，卫气不得宣泄，故见发热恶寒；湿热客于肌腠，故身痛不适；湿阻中焦，气机升降不畅，故纳呆疲乏等。继而湿热郁阻少阳，枢机不利，则可见寒热往来、脘痞心烦等。湿热蕴蒸气分不解，可见持续发热不退。湿热弥漫三焦，上蒸头面，蒙蔽清窍，则见面赤、耳聋；阻于中焦，气机升降失调，故脘腹痞闷而不甚渴饮；蕴结下焦，小肠泌别失职，大肠传导失司，则小便短赤而大便溏臭。若湿邪化热化火，亦可入侵营血分，出现烦躁、出血等症；或者邪热内闭心包而见神昏谵妄，甚则昏迷不醒；热盛动风亦可出现抽搐等症。

三、临床表现

1. 前驱期
起病较急，发热恶寒，头痛，全身酸痛，疲乏嗜睡，食欲减退，恶心呕吐，咳嗽胸闷等。为暑湿、湿热病邪侵犯卫气，卫阳被遏，气机失畅所致。

2. 症状典型期
高热持续不退，体温达 39~40℃以上，颜面潮红，结膜充血。约 80% 患者可查见焦痂，呈圆形或椭圆形，大小不一，直径为 4~10cm 不一，焦黑色，边缘隆起，周围有红晕，如无继发感染，则不痛不痒，无渗液，以湿润及气味较浓的部位如腋窝、腹股沟、会阴、肛门等处多见。焦痂附近的局部淋巴结肿大明显，全身浅表淋巴结肿大亦不少见，肿大淋巴结有压痛，移动性好。大多数患者在病程第 4~6 日出现暗红色斑丘疹，严重者可为出血性，多见于胸、背、腹部及四肢，面部极少见，手掌、足底缺如。其他可见肝脾肿大等。为湿热蕴蒸，弥漫三焦，故见高热、结膜充血等；湿热内侵，痰瘀互结，流注全身，则见焦痂、淋巴结肿大；热毒壅滞，窜于营血，从肌肤血络发出而致皮疹。

3. 恢复期
发病第 3 周后发热逐渐减退，症状减轻，逐渐恢复健康。为湿热病邪渐退，正能胜邪的表现。

四、诊断要点

1. 流行病学资料
近期有去过流行地区、草地、野外等鼠类活动区。

2. 证候特点
发热，寒战，发现焦痂或溃疡，淋巴结肿大，皮疹，肝脾肿大等。

3. 实验室检查
病程初期白细胞计数大多正常或减少。在第 2 周起，白细胞计数可稍增加。血沉正常或轻度增快。外斐反应或恙虫病立克次体补体结合反应阳性可确诊，必要时可做动物接种分离病原体。

五、一般处理

患者应卧床休息，每日应供应足够的水量、适量的食盐（每日 4~6g）与易消化的饮食。高热及毒血症状严重者酌情静脉滴注，补充高热量及高维生素。氯霉素、四环素族抗生素对该病有效，服药后大部分患者的热度在 1~2 日内下降至正常。剂量成人每日 1.5~2g，分 3~4 次口服，亦可选用多西环素，成人量 0.2g/日。甲氧苄啶（TMP）也可与上述抗生素并用，成人剂量 0.2g/日，分 2 次服。值得注意的是上述抗生素都仅能抑制立克次体的繁殖，而不能直接杀灭。彻底清除病原体尚须人体的免疫功能。中医中药整体调治对增强人体抗病能力、减轻病毒血症及清除病原体等方面具有重要作用。

六、临 床 报 道

史氏治疗恙虫病 2 例，辨证为暑湿郁阻少阳和暑湿弥漫三焦，治疗以清暑化湿为主，并配以和解少阳、宣通三焦，用蒿芩清胆汤加减。基本方：青蒿（后下）、青天葵各10g，竹茹、枳壳各 12g，黄芩、柴胡、茯苓、生地各 15g，水牛角 30g（先煎）。皮疹明显者，加丹皮 10g、大青叶 15g；头痛者，加白蒺藜、菊花各 12g；周身骨痛者，加葛根20g、秦艽 15g、防风 10g；大便秘结者，加火麻仁、秦艽各 15g，大黄 10g（后下）；暑湿较盛者，加薏苡仁、滑石各 30g，扁豆花 12g。同时用氯霉素 1g/日，静脉滴注。经中西医结合治疗，2 例患者均痊愈出院 [史志云. 中西医结合治疗恙虫病 2 例报告. 中国医学文摘内科分册：英文版，1994（11）：1013]。

徐氏报道，用加味白虎汤为主治疗恙虫病 102 例，均获治愈。药用：石膏、滑石各24g，知母、黄芩、藿香、扁豆、厚朴、蔻仁各 10g，生地、郁金、石菖蒲各 15g。湿温加苍术。水煎服，日 2 剂。并用双黄连注射液 3.6g，加入 5% 葡萄糖氯化钠 500ml，静脉滴注，每日 1 次，7 日为 1 疗程。伴有并发症，血常规偏高者，用穿琥宁注射液 16ml，加入 5% 葡萄糖氯化钠 500ml，静脉滴注，每日 1 次；高热、昏迷者，用清开灵注射液80ml，加入 5% 葡萄糖氯化钠 500ml，静脉滴注，日 2 次 [徐延新. 加味白虎汤为主治疗恙虫病 102 例. 中西医结合实用临床急救，1997，4（2）：69]。

第二十四节　钩端螺旋体病

一、概　　述

钩端螺旋体病（leptospirosis）简称钩体病，是致病性钩端螺旋体引起的动物源性传染病。鼠类和猪是其主要传染源。传染途径是通过污染的疫水、土壤、食物经破损皮肤及消化道黏膜进入人体传播。其病变基础是全身毛细血管损伤，重者有明显内脏器官损害。临床上以起病急骤、高热、腓肠肌压痛、表浅淋巴结肿大为主要特点。该病多发于 7~9 月。中医认为是感受暑湿、暑热病邪所致，属于"暑湿"、"暑温"等范畴，由于该病季节特点，又称"打谷黄"、"稻谷黄"，当其在一定范围引起流行时，也称"稻瘟病"、"瘟黄"。

二、病 因 病 理

钩端螺旋体自皮肤破损处或经口腔、胃、肠道等各种黏膜侵入人体内，经淋巴管或小血管至血循环和全身各脏器，迅速繁殖引起菌血症，可在感染 1 周内引起严重感染中毒症状，以及肝、肾、肺、肌肉和中枢神经系统等病变。此外，淋巴结、心肌及横纹肌可有间质性炎症，细胞肿胀、点状出血及坏死，尤以腓肠肌受累显著。钩端螺旋体病病理病变的突出特点，是机体器官功能障碍的严重程度，与组织形成变化轻微的不一致性。

中医认为该病的发生，主要是感受暑热或暑湿病邪，但人体正气不足是导致外邪侵袭而发病的重要因素。夏季暑热旺盛，湿气亦重，在此环境中，人若正气素亏或劳倦过度或赤身水中活动，暑热或暑湿之邪易侵袭而发病。初起暑湿外遏卫表，内阻气机，可出现短暂的卫分表证或卫气同病。但大多迅速消失，而转入但热不寒的气分阶段，也有起病即属气分者。随着病情发展，暑湿疫邪郁蒸于里，弥漫三焦，累及脏腑，则变证丛生，危候迭出。如暑热炽盛，燔灼肺金，可伤及肺络，因大量咯血，失血过多易致气随血脱；暑湿蕴蒸，酿成热毒，充斥气血，内熏肝胆，胆汁外溢，则发为黄疸；暑湿炽盛，充斥三焦，影响气化，水液输布失常，可致少尿、尿闭或血尿；暑湿化燥化火，入营动血，内陷厥阴，肝风内动。上述证候及时得到治疗，可进入恢复期，而成余邪未清，气伤津亏之证。

三、临 床 表 现

1. 早期（钩体血症期）

多数患者起病急骤，伴恶寒、头痛、全身乏力，眼结膜充血，腓肠肌压痛，全身表浅淋巴结肿大。为暑湿或暑热病邪初犯人体，内阻气机，证候表现多为暑湿在卫。

2. 中期（器官损伤期）

按不同临床表现，可分为五型：①流感伤寒型，发热，恶寒，鼻塞，咽痛，咳嗽，头身重痛，目赤，心烦，口渴，为暑湿外遏内阻、气机不畅，证候表现邪遏卫气；②肺出血型，发热，咳嗽，咯血痰，甚则咯血不断，口唇发绀，面色苍白，心慌，烦躁，为暑热伤肺，或暑伤肺络，或暑入血分或津气欲脱，证候表现复杂，病情较重；③黄疸出血型，病后3~7日出现黄疸，伴有不同程度的出血，为暑湿蕴蒸、充斥气血、内熏肝胆，证候表现暑湿蕴毒；④肾衰竭型，蛋白尿，少尿，尿闭，血尿，氮质血症，酸中毒，为暑湿瘀阻肾络、水道不利，证候表现湿热结聚、肾络瘀阻；⑤脑膜脑炎型，剧烈头痛，全身酸痛，呕吐，烦躁不安，神志不清，颈项强直，为暑热入营、内陷心包、清窍闭阻，证候表现为热入心包、肝风内动，或湿热酿痰、蒙蔽心包。

3. 恢复期（或后发症期）

一般患者热退后，各种症状逐渐消退，但也有少数患者退热后经几日或3个月左右，再次发热，一般为38~38.5℃。为里热已退，余邪未清，而成气伤津亏之证。

四、诊 断 要 点

1. 流行病学资料

该病流行于全世界各大洲，在我国多发于秋收水稻和暴水或洪水泛滥期（6~10月），易感者在近期（20日）内曾参加收割水稻或接触过可能有钩体污染的疫水，感染者男性占80%以上。

2. 证候特点

典型病例可归纳为三大症状：发热，身痛，全身乏力；三体征：眼结膜充血，腓肌疼痛，淋巴结肿大。

3. 实验室检查

血常规：无黄疸病例，白细胞总数和中性粒细胞数正常或轻度升高，黄疸病例，白细胞计数大多增高，最多可达$70×10^9$/L，出血患者可有贫血及血小板减少；尿常规：有轻度蛋白尿、白细胞、红细胞或管型出现；病原学检查：可采集血液、脑脊液、尿液进行培养，可获得钩体；血清学试验：凝集溶解试验、酶联免疫吸附试验、间接红细胞溶解试验有较高的特异性和灵敏性，乳胶凝集试验、反向间接血凝试验、间接荧光抗体染色试验、PCR法检测可对疾病作出早期诊断。

钩端螺旋体病临床表现非常复杂，因而早期诊断较困难，容易漏诊、误诊，临床确诊需有阳性的病原学或血清学检查结果，并结合流行病资料，早期临床特点等方面进行综合分析。

五、一般处理

患者应及时隔离治疗，早期就卧床休息。给予高热量、维生素B和维生素C及容易消化食物，并保持水、电解质和酸碱平衡；出血严重者应立即输血并及时应用止血剂，肝功能损害者应保肝治疗，避免使用损害肝脏药；青霉素早期使用，有提高退热、缩短病程、防止和减轻黄疸和出血功效，但需避免发生赫氏反应。咪唑酸酯及甲唑醇治疗该病也有较好效果，主要反应有赫氏反应、消化道症状、皮疹等。

六、临床报道

张氏等把钩端螺旋体病性脑脉管炎患者40例分成中医组16例、西药组24例治疗，对比研究，中医组：①复方丹参注射液，每日8~16ml加入10%葡萄糖液100~200ml，静脉滴注。②补阳还五汤加减，1日1剂，分次频服。③针刺，取曲池、合谷、肩髃、环跳、阳陵泉、足三里，上下肢穴位交替应用，每次取穴1~2个，1日1次。西药组：青霉素抗感染；5%碳酸氢钠静脉滴注；腺苷辅酶B及能量合剂等综合治疗。结果：①痊愈，中药治疗组6例，西药对照组4例；②好转，中药治疗组6例，西药对照组11例；③无效，中药治疗组无，西药对照组9例。两组疗效对比，统计学处理有非常显著性差异，说明中药治疗比西药治疗为优［张霞，彭兆麟. 中医综合疗法治疗钩端螺旋体病性脑脉管炎临床观察. 湖北中医杂志，1992，14（1）：20]。

方氏用清暑化湿解毒汤（金银花20g，连翘15g，滑石15g，薏苡仁15g，茵陈15g，黄芩10g，藿香6g，葛根18g，佩兰10g，薄荷5g，生甘草6g）每日1剂，水煎取300ml，分3次温服，治疗钩端螺旋体病，尤以卫气同病及邪在气分者，疗效佳。也可加减运用，若热毒炽盛者，加大青叶、千里光、七叶一枝花；湿浊偏胜者，加土茯苓、白蔻仁；有黄疸者，加栀子、虎杖、田基黄；咳血、衄血者，加黄连、大黄、紫珠；神昏痉厥者，加石菖蒲、郁金，并送服安宫牛黄丸和紫雪丹［方显明. 清暑化湿解毒汤治疗钩端螺旋体病. 广西中医药，1992（1）：45]。

侯氏报道，治疗钩体病以温病学卫气营血理论为指导，根据临床表现与病理机理上的不同，分热偏盛型和湿偏盛型。热偏盛型：病在卫分，以银翘散加减；病在气分，以白虎汤加减，黄疸湿盛者加茵陈蒿汤；病在气血，以清瘟败毒饮加减；湿偏盛型：以三仁汤加味，陷入营血，仍以清瘟败毒饮治疗。西药：配合青霉素，加皮质激素防止赫氏反应。共治疗220例，治愈214例，占97.3%，死亡6例，占2.5%［侯翊生. 钩端螺旋体病综述——附中西医结合治疗220例临床分析. 实用中西医结合杂志，1994，7（4）：212-213]。

第二十五节 血吸虫病

一、概 述

血吸虫病（schistosomiasis）是血吸虫寄生于人体所引起的疾病。人类血吸虫可分为日本血吸虫、埃及血吸虫、曼氏血吸虫、湄公血吸虫和间播血吸虫 5 种。我国流行的人类血吸虫病系由日本血吸虫侵入人体，寄生于门静脉系统而引起的疾病。急性期主要病变为虫卵嗜酸性脓肿与肉芽肿，临床主要表现有发热、腹痛、腹泻、肝肿大及压痛、嗜酸粒细胞显著增多；晚期则以纤维阻塞性病变为主，可发展为肝硬化，伴明显的门静脉高压症，巨脾与腹水等。

根据该病的病因及临床表现，中医多将其归属"蛊毒"、"水毒病"范畴。亦有根据该病急性期和晚期的不同临床表现，将急性期归于"暑湿"或"湿温"论治，而将晚期归于"症瘕"（或称"积聚"）论治。

二、病 因 病 理

日本血吸虫病的病理变化主要由虫卵引起。除部分虫卵自肠道随粪便排出体外，大部分虫卵沉积于结肠壁、肝脏，一小部分在小肠内。虫卵在组织内大量堆积，可因变态反应而产生肉芽肿，肉芽肿除有组织坏死外，在早期病变中有大量单核细胞与中性粒细胞浸润，产生抗体。感染血吸虫后所获的"部分免疫力"是一种伴随免疫力对已寄生在体内仍有成虫寄生，但对再感染有一定免疫力，而此种免疫力对已寄生在体内的成虫不起作用。现已证明，血吸虫表皮内含有红细胞 ABO 抗原，由于其抗原伪装，逃避免疫作用，故血吸虫能长期寄生下去。

结肠的急性期病变为黏膜的充血、水肿，黏膜下可见多个黄褐色颗粒溃破后形成溃疡，排出脓血便。慢性期由于纤维组织增生，导致肠腔狭窄或引起息肉样增生等一系列病理变化。

肝脏的病变早期为肝肿大，表面可见粟粒状黄色颗粒，晚期因纤维组织增生，主要引起纤维阻塞性病变，发展成为肝硬化、门静脉高压症、巨脾及腹水等。

中医认为，该病乃感受"蛊毒"或"水毒"所致，由于其具有湿热性质，故该病急性期类似暑湿或湿温的表现，多发于夏季或夏秋之间，接触疫水后即可感染"蛊毒"。邪从皮肤腠理而入，首先侵袭肺卫，故初起可见发热、恶寒、咳嗽，或见皮肤风疹、瘙痒等见症；若邪郁少阳则见寒热似疟、朝轻暮重，胁痛等；湿热内蕴脾胃，或下迫大肠则见腹痛、腹泻，甚则便下脓血；湿热酿痰、内蒙清窍，则可见神蒙、呆滞。"蛊毒"伏于体内，日久阻滞气血，瘀血结聚而成癥块，胁下刺痛，青筋显露；气滞不通，水湿不化，内停而成腹胀、肢肿；最后可损耗阴津、阳气。

三、临 床 表 现

由于损害部位及人体反应性的不同，各阶段的病理变化不同，以及人体可反复感染血吸虫，故该病临床表现比较复杂。一般可分以下几种类型。

1. 急性血吸虫病

其多数发生在无免疫力的人群，自接触疫水至出现全身症状长短不一，一般以 1 个月左右最多见，临床症状以发热、过敏反应、腹痛腹泻、肝脾肿大等为主。

（1）发热：患者一般均有发热，以间歇热为最常见，呈锯齿状体温曲线，上午体温大都正常，下午及晚上发热明显，后半夜汗出热退。常伴有畏冷和相对缓脉，发热可持续 1 个月至数月不等。

（2）过敏反应：有荨麻疹、血管神经性水肿、淋巴结肿大等，血嗜酸粒细胞常显著增多，具有诊断价值。

（3）腹部症状：半数以上患者可有腹痛、腹泻，部分甚至排脓血黏便，每日 3~5 次，里急后重不明显，有时腹泻与便秘交替，重症患者腹部有压痛和柔韧感，甚至有腹水形成，类似结核性腹膜炎。

（4）肝脾肿大：90% 以上的患者肝脏肿大，左叶尤为显著，伴有不同程度压痛。由于血吸虫卵肉芽肿位于门静脉区，并不直接损害肝细胞，故黄疸甚为少见，半数以上患者有轻度脾肿大。

（5）肺部症状：肺部异位损害在急性血吸虫病中较为常见，患者可出现轻度咳嗽或伴胸痛，肺部偶可闻干湿啰音。为邪毒侵入人体，邪热犯肺，内蕴胃肠，或下迫大肠，郁结肝脾所致。

2. 慢性血吸虫病

慢性血吸虫病指感染 5 个月以上，持续有各种不同的症状者，多为流行区成年居民，既往多有反复感染史，但不一定有急性期证候表现。

（1）无症状患者：患者可无症状表现及阳性体征，仅于粪便普查或因其他病就医时发现，其健康情况和劳动力可不受影响。慢性患者以无症状者为多。

（2）有症状患者：常见症状为腹痛，腹泻，重者有脓血便，伴里急后重，类似慢性菌痢，症状时发时愈。患者常有肝脾肿大。为湿毒久积体内，气滞不通，阻滞气血，或瘀毒结聚所致。

3. 晚期血吸虫病

晚期血吸虫病主要指血吸虫病性肝硬化和儿童生长发育障碍而言。一般情况较差，患者常有长期腹痛、腹泻，食后饱胀、食欲下降、乏力、消瘦、劳动力减退的症状，部分患者可有低热。临床可分巨脾、腹水和侏儒三型。

（1）巨脾型最多见。脾脏进行性肿大，可达脐部以下，质地坚硬，脾功能亢进，晚期多伴有食管下端静脉曲张。当静脉破裂大出血时，脾脏明显缩小。为湿毒阻滞气血，瘀血结聚胁下所致。

（2）腹水型腹水显著，是晚期血吸虫病肝功能失代偿的表现。肝脾可肿大，腹壁静脉曲张，少数患者于脐周可听到连续性静脉杂音——克·鲍综合征。常伴有下肢浮肿，可因食管静脉或内痔静脉曲张破裂而发生大量呕血或便血；亦常并发肝性脑病恶病质或感染而危及生命。为久病气滞不通，水湿不化，内停腹部所致。

（3）侏儒型现已少见，由于儿童期反复多次感染，致使其生长发育迟缓，身材呈比例矮小，性器官不发育，缺乏第二性征，抵抗力差。其智力尚不减退。X 线检查：长骨骨骺细小骨骺闭合延迟、骨骺线粗糙不规则，骨质钙化不足，女性骨盆呈漏斗状。为湿热酿痰，内蒙清窍所致。

上述各型可有交叉存在的现象。

4. 异常损害

异常损害较少见，以肺与脑为主。肺型血吸虫病多见于急性期，呼吸道症状及体征大都较轻，胸部 X 线可见散在的粟粒样阴影，以中下肺野为多。脑型血吸虫病的急性期如同脑炎表现，慢性期主要症状为癫痫发作，尤以局限性癫痫为多见，并不伴有发热等全身症状。其他极少见的异位损害尚有皮肤、脊髓、生殖器官及心包等。

四、诊 断 要 点

1. 流行病学资料

感染季节在夏秋季，有接触疫水史。

2. 证候特点

出现尾蚴皮炎史者，出现发热、荨麻疹，血常规中嗜酸粒细胞显著增多，肝肿大与压痛及腹痛、腹泻等典型症状，应考虑急性血吸虫病的诊断。凡流行区有长期不明原因腹痛、腹泻或便血，肝脾肿大者应考虑慢性血吸虫病的可能。巨脾、腹水、腹内痞块、肠梗阻、上消化道出血及侏儒等患者，则应怀疑晚期血吸虫病。

3. 实验室检查

（1）粪便检查直接涂片检查阳性率不高。一般采用粪便沉淀后毛蚴卵化法，须三送三检，即每日送检1次，连续3次。

（2）直肠黏膜活组织检查、直肠镜检查常见黏膜有棕黄色颗粒、浅表溃疡、瘢痕、息肉、充血、水肿等病变。自病变处取米粒大小的黏膜直接置于两玻片之间在显微镜下检查，发现血吸虫卵的阳性率很高。

（3）免疫学检查

1）皮内试验：用成虫抗原1∶8000，0.03ml做皮内注射，15分钟后观察反应，皮丘直径大于0.8cm者为阳性。方法简便，但有假阴性与假阳性反应。故多用于普查患者。该法对肺吸虫病与肝吸虫病等有交叉反应。

2）环卵沉淀试验（COPT）：将血吸虫卵或用甲醛处理（防止卵壳破裂）减压冰冻干燥虫卵悬液1滴（含50～100个），置载玻片上，与等量患者血清混合，加盖玻片，石蜡密封，置37℃孵育24小时与48小时后，在低倍显微镜下观察虫卵周围有无出现沉淀反应。环沉率在5%以上者为阳性，1%～4%者为可疑。该法有较高敏感性与特异性。

3）间接血凝试验（PHA）：取冻干虫卵粉提取虫卵抗原吸附于经戊二醛化与鞣化的人O型红细胞致敏，加患者血清呈明显凝集者为阳性，特异性与敏感性均较高。该法操作简便，抗原致敏红细胞冻干后置冰箱内可保存2年以上。

4）酶联免疫吸附试验：以纯化的成虫抗原与过氧化物酶或碱和特异的测定方法，阳性率可达95%以上。

此外尚有尾蚴膜试验，由于阳性钉螺与尾蚴供应困难，未能大规模推广应用。

五、一般处理

急性血吸虫病患者有发热者应卧床休息，加强支持疗法。一般不必加用激素治疗。另可用南瓜子粉80g，一日3次口服，7～14日为一个疗程。晚期腹水出现时应予低盐、高蛋白饮食，并酌用利尿剂。巨脾型患者为降低门静脉高压、消除脾功能亢进，可做脾切除加大网膜腹膜后固定术。

六、临床报道

急性期：

宋氏报道用复方乌柴雄黄汤：乌梅30g，柴胡15g，黄连、白芍、川楝子、大黄各13g，党参10g，干姜8.5g，黄柏、附子、细辛、桂枝、雄黄各5g，当归、花椒各3g，水煎，日2次。治疗急性期133例，全部治愈，平均疗程10.62日［宋远忠. 中医药治疗血吸虫500例的疗效观察. 北京中医，1985（4）：28-293］。

何氏报道用清脾饮加味：白术、茯苓、厚朴、青皮、柴胡、知母各 10g，黄芩、甘草、草果各 6g，高热加金银花、连翘；便脓血加白头翁、秦皮；肝区叩痛加川楝子、延胡索；腹胀纳呆加枳壳、焦三仙；干咳加沙参、仙鹤草；腹泻、腹胀、肠鸣加车前子、泽泻治疗急性期 13 例，经 8～13 日治疗，全部治愈 [何承烈. 清脾饮加味治疗急性血吸虫病 13 例. 四川中医，1987 (12)：16]。

慢性期及晚期：

上海中医学院晚期血吸虫专题研究组报道用活血化瘀为主治疗 61 例血吸虫病性肝硬化腹水。基本方是：桃仁、当归、丹参、槟榔各 15g，红花 10g；偏阳虚加白术、茯苓、猪苓各 30g，制附子、生姜、桂枝、甘草各 10g；偏阴虚加沙参 30g，麦冬、知母、黄柏、丹皮、地骨皮、生地、杞子各 15g，当归 9g；以上中药均制成流浸膏口服，同时每日静脉滴注丹参注射液 12ml，对症加用利尿药。治疗 3 个月后，近期疗效为：显效 16 例，有效 36 例，无效 9 例，48 例细胞免疫功能有提高，甲皱微循环有明显改善 [上海中医学院晚期血吸虫病专题研究组. 活血化瘀为主治疗 61 例血吸虫病性肝硬化腹水患者的临床观察. 上海中医药杂志，1981 (7)：9]。

朱氏报道用健脾软肝汤（柴胡、白术、五灵脂、茯苓、地龙、丹参各 15g，青皮、枳壳、蒲黄各 12g，茜根 10g，炙鳖甲 20g，鸡内金 8g，白根 30g，甘草 5g）随证加味，水煎 2 次，分 3 次服，连服 15～30 日，症状好转后，米糊为丸如绿豆大，15～20g/次，3 次/日。共治 83 例血吸虫病肝硬化，结果全部症状及体征消失，肝功能正常 [朱明烈. 健脾软肝汤治疗血吸虫病肝硬化 83 例. 湖北中医杂志，1988 (4)：27]。

何氏报道用中医辨证分型治疗晚期血吸虫病肝硬化腹水 127 例。作者将该病分为：脾湿肿满型、肝胀络瘀型、肾虚气结型。脾湿肿满型治以健脾利湿，用加减胃苓汤；肝胀络瘀型治以通络化瘀、柔肝健脾渗湿，用苏苓汤；肾虚气结型治以温肾化气、通利水湿，用真武汤加味或肾拨丸加减。根据不同兼证适当加减，并辅以维生素、利尿剂及少量输血等治疗。结果：治愈 54 例，有效 37 例，无效 36 例，总有效 71.7%，66 例血清蛋白有明显升高 [何子肾. 中医辨证分型治疗晚期血吸虫病肝硬化腹水：附 127 例临床观察. 湖南中医杂志，1987 (5)：11-13]。

邹氏报道用中医分型治疗晚期吸虫病肝硬化腹水 54 例。作者将该病分为脾湿肿满型，治以健脾化湿，方用胃苓汤加减；气滞血瘀型，治以疏肝健脾、活血化瘀、软坚消痞，方用膈下逐瘀汤加减；脾肾阳虚型，治以温肾健脾利水，方用真武汤合五苓散加减；肝肾阴虚型，治以滋肾养肝佐以健脾活血，方用一贯煎合六味地黄汤加减。各型均配合补充能量、护肝、抗感染、利尿等治疗。结果：显效 15 例，好转 30 例，无效 9 例，总有效率为 83.8% [邹琏秋. 晚期血吸虫病肝硬化腹水之证治. 湖南中医杂志，1989 (5)：13-15]。

陈氏自拟健脾软肝汤配合西药治疗血吸虫病肝硬化 50 例，方用生黄芪 30g，太子参、炙鳖甲各 20g，焦白术、云茯苓、桃仁各 12g，炙甘草、陈皮各 5g，紫丹参、麦芽各 15g，生大黄、土鳖甲、鸡内金、蒜各 10g。随症加减，日 1 剂水煎服。可合西药对症治疗。结果显效 38 例，有效 12 例 [陈亚军. 自拟健脾软肝汤配合西药治疗血吸虫病肝硬化 50 例. 安徽中医临床杂志，1997 (3)：129]。

第二十六节 急性扁桃体炎

一、概　述

急性扁桃体炎（acute tonsillitis）是发生于腭扁桃体的非特异性急性炎症，往往伴有一定程度的咽部黏膜及其他淋巴组织的炎症，但主要表现为腭扁桃体的炎症。临床表现以咽部两旁红肿疼痛为主。中医对发生于喉关两侧红肿胀大的病证，因其形似蚕蛾，故称之为"乳蛾"、"喉蛾"。乳蛾有单、双蛾之分，张景岳指出：肿于咽之两旁者为双蛾，肿于一边者为单蛾。急性扁桃体炎多因风热邪毒侵犯而引起，其发病较急，属风热实证，故称之为"风热乳蛾"。该病多发于儿童及青年。在季节更替、气温变化时容易发病，尤以春、秋两季多见。中医药对该病有较好的疗效。

二、病 因 病 理

急性扁桃体炎主要由细菌感染引起，也有不少由细菌与病毒混合感染所致。致病菌主要为乙型溶血性链球菌、其余如葡萄球菌、肺炎双球菌和腺病毒等也可引起该病。近年来亦有发现厌氧菌感染者。正常人的咽部及扁桃体隐窝内存在有这些病原体，机体抵抗力正常时不致发生疾病，而当受凉、潮湿、劳累过度、烟酒过度及有害气体刺激，上呼吸道有慢性病灶存在等因素，均可使机体抗病力降低，使存在于机体内的病原体大量繁殖，外界的病原体也乘虚侵入，从而使扁桃体发生急性炎症。其病理表现大致可分为充血性与化脓性两类。急性充血扁桃体炎症仅限于黏膜表面，隐窝内及实质无明显炎症改变；急性化脓性扁桃体炎症始于隐窝，继而进入扁桃体内发生多发性脓肿，其黏膜表面可见黄白色，甚至可融合成膜状。该病具有传染性，主要通过飞沫或直接接触传染，传染潜伏期为2～4日。通常呈散发性，偶有暴发流行，多发生于集体生活者，如部队、学校、工厂等。

中医认为咽喉为肺胃所属，为肺胃之门户。正如郑梅涧《重楼玉钥》所说："喉者空虚，主气息出入呼吸，为肺气之道也；咽者咽也，主通利水谷，为胃之系。"风热邪毒外侵，多从口鼻、体表而入，肺卫首当其冲。风热邪毒循肺经上逆，搏结于喉核，致使脉络受阻，肌膜受灼，喉核红肿胀痛而为病。卫表风热化火传里，进入肺、胃气分，导致肺、胃气分邪热炽盛，上灼咽喉，使喉核红肿甚甚。亦有平素过食辛辣炙博、烟酒过度，致肺胃蕴热，热毒上攻咽喉而发生该病。正如《济生方·咽喉门》所说："多食炙煿，过饮热酒，致胸膈壅滞，热毒之气不得宣泄，咽喉为之病焉。"胃经邪热进一步搏结，亦可出现胃腑实热证；热毒腐肉，则可导致喉核成痈化脓；如邪毒过盛，正气不支，热毒亦可逆传心包，或深入营血，从而引起更严重的病变；故该病病变主要由风热邪毒所致，属实证、热证，病变以上、中二焦及卫、气分为主。

三、临 床 表 现

该病可分为急性充血性扁桃体炎和急性化脓性扁桃体炎两个类型，其临床表现各有不同。

1. 急性充血性扁桃体炎

病变较轻，其症状与一般急性咽炎相似，有咽痛、低热及其他轻度全身症状。检查时可见扁桃体及腭舌弓表面黏膜充血肿胀，扁桃体实质无显著增大，表面也无渗出物。此为风热之邪侵犯肺卫，风热邪毒上灼咽喉而引起的证候。

2. 急性化脓性扁桃体炎

该型起病较急，局部和全身症状都较重，咽痛剧烈，吞咽困难，疼痛常散射至耳部。下颌角淋巴结肿大，有时感到头转动不便。全身症状常有恶寒，高热，全身不适，头痛，背部及四肢酸痛，食欲不振或便秘等。幼儿可因高热而抽搐，呕吐或昏睡。检查时可见扁桃体肿大，周围充血，隐窝口有黄白色脓点，脓点相连可形成假膜，但不超出扁桃体范围，易于拭去，不留出血创面。如扁桃体实质内有化脓病变，可在表面看到黄白色突起。此为邪热化火入里，进入肺胃气分，火热邪毒搏结咽喉，而见喉核红肿、灼热疼痛等证。火毒搏结不解，腐肉成脓，而致喉核成痈化脓等病变。若热毒之邪进一步深入。亦可内传营血或逆传心包，引起严重的全身病变。该病若无并发症发生，一般经一周左右，各种症状可逐渐消退复原。

四、诊 断 要 点

1. 病史

起病急。急性充血性扁桃体炎病情轻，病程短，一般为 3～4 日。急性化脓性扁桃体炎病情较重，病程较长；如为溶血性链球菌感染所致的急性扁桃体炎，有较强的传染性，可引起流行。

2. 证候特点

咽痛，剧烈时伴吞咽困难，咽痛常放射到耳部。急性充血性扁桃腺炎仅有低热及其他轻微全身症状；急性化脓性扁桃腺炎局部及全身症状都较重，畏寒，发热（体温 38～40℃），头痛，四肢酸痛，便秘，胃纳差；婴儿可发生腹泻，呕吐，昏睡，抽搐等。检查见扁桃体充血肿大，周围充血，或有脓栓、脓苔、化脓滤泡；颌下淋巴结肿大、压痛。

3. 实验室检查

血常规检查常见白细胞总数及中性粒细胞增高。尿常规检查可见暂时性蛋白尿。脓苔涂片可找到大量链球菌、葡萄球菌。并注意排除咽白喉、猩红热、溃疡膜性咽峡炎、血液病及其他传染病。

五、一 般 处 理

（1）患者应卧床休息，尽量隔离，多饮水，通大便，食用易消化、富于营养的半流质饮食。高热、头痛、四肢酸痛可服退热止痛剂，便秘应予轻泻剂。

（2）一般急性充血性扁桃体炎可用中药治疗，急性化脓性扁桃体可采用中西结合治疗。西医治疗以抗菌消炎为主，青霉素为首选抗生素，每次 40～80 万 U，每日 2 次肌内注射；或每日用 160～240 万 U，加入 5% 葡萄糖液 500ml 静脉滴注，疗程为 4～7 日。如治疗 2～3 日无效，则可改用其他抗生素，如林可霉素、阿莫西林等，或用磺胺类药物，或按细菌培养的药敏试验选用抗生素。亦可酌情使用可的松激素。

（3）局部可用复方硼砂溶液或 1∶5000 呋喃西林液漱口；或用杜灭芬喉片、碘喉片等含化；冰硼散或锡类散喷咽喉等。

（4）如多次反复的化脓性扁桃体炎，特别是已有并发症者，应待急性炎症消退后施行扁桃体切除术。

六、病案举例

清咽利膈汤治验：

> 路某，男，36岁，1986年5月2日诊治。
>
> 患者4日前因外感引起发热，头痛，自服感冒药好转。昨日下午突然出现咽部剧痛，痛连耳根后部，咽食困难，喉核红肿，表面有白色脓点，全身症见发热（T 38.9℃），口渴，肢体困倦，小便短赤，大便秘结，舌质红，苔黄厚而干，脉弦滑数。诊断为"化脓性扁桃体炎"，此乃肺胃热盛、火毒伤咽，治宜泻热解毒、清咽利喉，方用清咽利膈汤加减。药用：连翘15g，栀子12g，防风10g，薄荷6g（后下），荆芥12g，桔梗15g，金银花15g，玄参15g，大黄9g（后下），黄连4g，板蓝根30g，蒲公英30g，甘草9g，芒硝6g（冲服）。
>
> 二诊　1986年5月5日，服上方及输抗生素后，患者发热止，咽部及耳后疼痛减轻，查喉核白色脓点消，其他症均好转，守上方继服。
>
> 三诊　1986年5月10日，咽部及耳后疼痛消，小便色清，大便不结，饮食及二便正常，临床治愈。

按　清咽利胆汤出自《喉症全科紫珍集》，论中云其"治积热咽喉肿痛，痰涎壅盛及乳蛾，木舌重木，胸膈不利，大便闭结，烦躁等症"。本方证病机为肺胃热盛，无论引起何种疾病均可用此方治疗。本案患者主要反映在咽喉部病变，表现在太阴肺经及阳明胃经病变，故以大队连翘、栀子、黄芩、金银花、薄荷、板蓝根、蒲公英等清泻肺经热邪，与小承气汤清泻阳明胃经热邪并用，肺胃经热邪得解，则结于咽喉部热毒随即消失。

第二十七节　急性咽炎

一、概　　述

急性咽炎（acute pharyngitis）是咽黏膜及黏膜下组织和淋巴组织的急性炎症，常为上呼吸道感染的一部分，多由急性鼻炎向下蔓延所致，部分患者开始即发生于咽部。病变常波及整个咽腔，也可局限于鼻咽、口咽、喉咽的一部分。常发生于春夏之交。中医将该病归属于风热喉痹。喉痹是指由多种原因引起咽喉出现红肿疼痛及阻塞的病证。风热喉痹是指因感受风热之邪而致咽部红肿疼痛的病证，属于急性实热证，又称为风热喉、红喉。中医对该病治疗积累了丰富的经验，具有较好的疗效。

二、病因病理

急性咽炎主要由病毒、细菌感染和理化因素引起。病毒主要通过飞沫与密切接触而传染，其中以柯萨奇病毒、腺病毒、副流感病毒引起者最多，咽痛较重；其次为鼻病毒，流感病毒等。细菌主要以链球菌、葡萄球菌和肺炎双球菌为主。其中以A组乙型链球菌引起的最为严重；细菌或毒素进入血液，甚或发生远处器官的化脓性病变，称为急性脓毒性咽炎。此外，高温、粉尘、烟雾、刺激性气体等均可引起咽部急性炎症。该病的发病常有一定的诱因，如机体抵抗力减弱，受冷受湿，工作生活环境恶劣或患有其他疾病等。发病时咽部黏膜充血、肿胀、黏液腺分泌物增多，有浆液渗出。黏膜表面复有黏液性分泌物，黏膜肿胀增厚，咽壁淋巴组织亦充血肿胀。

中医认为，咽喉为经脉循行交会之处，气体及饮食出入之要道，在外易受风、热、湿、疫等邪气的侵袭，在内与肺、胃、脾、肾、肝的关系较为密切，其病理表现多为火热上炎，故古代有"咽喉诸病，皆属于火"之说。风热之邪，多从口鼻而入，咽喉则首当其冲，风热邪毒侵犯，伤及咽部，此时邪在肺卫，证情尚浅，而出现咽部微红、微肿、微痛，干燥灼热感，因邪尚在表，正邪相争，故可见发热恶风；风热犯肺，肺失宣降，则可出现咳嗽有痰之证。病情进一步发展，则风热之邪化火传里，火热壅盛于肺胃，上灼咽喉，则出现咽喉红肿掀痛；火热邪毒结于颌下，则颌下起骨核；火热炽盛于阳明，故可见高热口渴、大便秘结等证；火热灼烁津液，则可见痰黄黏稠之证。该病病邪以风火热毒为主，病位偏重于上、中二焦，病变以卫、气分为重心。如不及时治疗或治之失当，亦有少数患者邪热可进一步深入营血，逆传心包，引动肝风，出现神昏抽搐等证。

三、临床表现

该病一般起病较急，初起时咽部干燥、灼热、粗糙、微痛，并可伴有轻度全身不适、恶寒、发热、头痛、四肢酸痛、食欲不振等全身症状。此为风热之邪从口鼻而入，邪热搏结于咽部，故见咽痛；风热之邪侵犯卫表，故见恶寒、发热等表证。病变进一步发展，咽痛逐渐加重，以致吞咽不利，往往吞咽唾液时比进食时咽痛更为明显。咽痛可放射到两侧耳部及颈部，严重者有时头部转动亦感困难。如因吞咽不便而导致黏液积留于喉咽部，常引起咳嗽；如炎症侵及喉部，则咳嗽更重，并伴声嘶；如软腭及腭垂发生明显肿胀时，说话常呈鼻音；如炎症侵及咽鼓管，可致听力减退。如为脓毒性咽炎，则全身及局部症状都较严重。咽部检查可见咽部黏膜充血肿胀，呈深红色，分泌物增多，腭弓、腭垂充血水肿，咽后壁淋巴滤泡和咽侧索肿大充血。细菌感染者，间或在淋巴滤泡中央出现黄白色点状渗出物。颌下淋巴结有时肿大，并有压痛。严重者，可累及会厌及会厌襞而发生水肿。此为风热邪毒由卫入气，肺胃热盛，上灼咽喉，而出现的证候。

四、诊断要点

1. 病史
起病较急，初起见咽部干燥，灼热，继有疼痛，吞咽时加重。

2. 证候特点
全身症状轻重不一，轻者仅有低热、乏力，重者有高热、头痛、全身酸痛等。咽部黏膜充血、肿胀，腭弓、腭垂充血水肿，咽后壁淋巴滤泡及咽侧索红肿。有时肿胀的淋巴滤泡表面有黄白色点状渗出物，甚至融合成假膜。颌下淋巴结可肿大及压痛。

3. 实验室检查
若为细菌感染，可有白细胞增高。如需进一步明确致病因素，可进行咽培养和抗体测定。

五、一般处理

（1）一般可卧床休息，多饮水及进流质饮食，注意保持大便通畅。

（2）咽部可用复方硼砂液或温生理盐水含漱。或用中药煎剂含漱，处方为金银花、连翘各15g，板蓝根30g，桔梗12g，甘草5g。加水3碗，煎取1碗，候温含漱，每小时含漱一次。亦可含服杜灭芬喉片、碘喉片、薄荷喉片等。

（3）如炎症侵入喉部，可用熏气疗法。可将沸水盛于小盆中，加入熏气药剂（如复方安息香酊），俯首吸其蒸汽。或将上含漱药方加入薄荷10g（后下），加水3000ml，煎取2000ml左右，连药渣一起倒入盆中，俯首吸其蒸汽。每次5~15分钟，每日3次。

（4）感染较重者，可采用中西结合治疗。如为细菌感染，兼用抗生素治疗，如青霉素每日40~80万U，分2次肌内注射，疗程为4~6日。亦可选用先锋霉素及磺胺类药。如为病毒感染，可兼用抗病毒药，如金刚烷胺，每次0.1g，一日3次口服，连服3~5日（不超过10日）。

六、病 案 举 例

普剂消毒饮治验：

> 郭某，女，26岁，1982年5月25日诊治。
>
> 患者5日前因探亲从乌鲁木齐回家，途中连续乘坐硬座车4日4夜，由于饮水少及其他方面原因，昨下车即感咽部干痛，未加注意。今日晨起咽部剧痛，吞咽不利，咽部有异物感，咳嗽，咯痰黄稠，头痛，发热，口干多饮，小便短赤，舌质红，苔薄黄而干，脉弦数。诊断为"急性咽炎"，此为肺胃热盛、上灼咽喉，治宜清热解毒、疏风散邪、清利咽喉，方选普济消毒饮加减。药用：酒黄芩12g，酒黄连6g，陈皮6g，生甘草6g，玄参15g，柴胡15g，桔梗12g，连翘9g，板蓝根15g，马勃10g，牛蒡子6g，薄荷4g（后下），僵蚕6g，升麻6g，贝母9g，杏仁9g，水煎服，每日1剂，嘱多饮开水。
>
> 二诊 1982年5月27日，咽部疼痛轻，发热止，其他症状均有好转，守上方继服。
>
> 三诊 1982年5月31日，患者今日前来道谢，自述均消，病已告愈。嘱其多饮开水，多食水果，蔬菜，忌辛辣刺激食品，预防外感。

按 普剂消毒饮来自《卫生宝鉴·补遗》该方原治大头瘟。大头瘟证早在《内经》中已有记载。《素问·至真要大论》曰："岁太阳在泉，寒淫所胜，则凝肃惨栗。民病少腹控睾，引腰脊，上部心痛，血见，嗌痛颔肿。"对大头瘟一证的病因、病证都作了初步的认识。但是，真正正确地认识该病的病因及治疗是金元以后，特别是清代温病学派，认为该病的发生是由于"四时邪毒之气惑于人"，或由于"风热湿痰所生。"并认识到该病具有传染性。风湿时毒外侵，肺胃上焦受邪。头为诸阳之会热毒蕴结，上攻头面，气血经络壅滞，故有头面红肿焮痛、触之疼痛，甚至有身以上尽肿。热毒蕴盛，郁于肌表，邪正交争，邪盛正旺则恶寒发热。咽为肺系，热壅于心肺则咽喉不利，邪热内盛则见口渴舌燥、舌红苔白兼黄、脉数等。

本案患者虽然无大头瘟证，但具病因病机与之相吻合，故可用之治疗。病位在上，病势向外，又宜因势利导，疏散上焦风热之邪，清热肺胃热毒。故以清热解毒为主，助其疏散风热为辅。方中用黄连、黄芩清泻上焦之热毒为主，又芩、连皆用酒炒，令其通行周身，直达病所；牛蒡子、连翘、薄荷、僵蚕气味清轻，辛凉宣泄，疏散上焦风热为辅。更用云芩、马勃、板蓝根、桔梗、甘草以清利咽喉，并增强清热解毒之功力。陈皮理气而疏通壅滞，使气血通则邪无藏身之地，有利热毒消散，以此为佐；升麻、柴胡升阳散火，疏散风热，此即"火郁发之"之意，使热毒宣散透发，协助诸药上达咽部，如舟楫之用，为使。芩、连得升、柴之引，直达病所，升、柴有芩、连之苦降又致于发散太过。此一升一降，一清一散，相反相成，有利于热毒清解。诸药合用，共奏清热解毒、疏散风热、清利咽喉的作用。

　　唐祖宣善于运用此方治疗急性咽炎，临证时，若见表证明显，里热不重者，可酌减芩连用量，加防风、蝉退、桑叶等，以增强疏风散邪作用；若表证已罢，邪从火化，里热较甚，可去柴胡、薄荷，加金银花、青黛等，加强清热解毒之功；若里热盛而兼燥结者，加大黄、枳实、芒硝以泻火通便；合并有睾丸炎者，加川楝子、龙胆草以清泻肝经实火。

第二十八节　急性气管–支气管炎

一、概　　述

　　急性气管–支气管炎（acute tracheobronchitis）是因病毒、细菌感染，物理、化学性刺激或过敏反应等，对气管–支气管所造成的急性炎症。以咳嗽咯痰为主要临床表现。该病一年四季均可发生，而以冬春气候寒冷多变时较为多见。可发生于任何年龄，而以小儿及老年人较易发生该病。中医把该病列为外感咳嗽，认为主要是外感六淫之邪，侵袭于肺，使肺失清肃，而发为咳嗽。根据感邪性质的不同，具体又可参考伤寒、风温、秋燥等进行辨证论治。中医中药治疗该病有相当好的疗效，具有相当的优势。

二、病 因 病 理

　　该病主要由感染、理化刺激、过敏反应三大因素所致。某些病毒、细菌、霉菌或支原体侵入呼吸道的黏膜上皮细胞，破坏了黏膜上皮的完整性，降低呼吸道的防御功能，造成气管、支气管壁的病理损害，管壁黏膜充血水肿，纤毛上皮细胞损伤脱落，黏液腺体肥大而分泌物增加，并有淋巴细胞和中性粒细胞浸润，从而引起急性气管–支气管炎。冷湿空气、粉尘、烟雾、有害气体等理化刺激因素可以影响人体或呼吸道局部的正常生理功能，破坏纤毛上皮，降低支气管的自洁–排除功能，降低吞噬细胞的吞噬作用，从而给病毒、细菌的感染造成机会，并加重支气管炎的病理改变。过敏反应也可以认为是一种特殊的刺激作用，当致敏原进入过敏的机体后，机体产生相应的抗体，具有特异性，当再次与致敏原接触时，即引起抗原抗体的反应，从而引起支气管黏膜的炎性反应。上述这三种致病因素往往是互相联系、互相影响的，并且与身体抗病能力低下有重要关系。如理化刺激可以降低呼吸道的抵抗力，使其分泌物增多，从而为细菌、病毒的侵入提供了条件。感染又可引起过敏反应，而过敏反应又进一步降低了机体抗病力，更有利于病毒、细菌的感染。同时，过敏也使机体适应性降低，加强了理化刺激的作用。急性气管–支气管炎的病理改变是可逆的，炎症消退后，气管–支气管黏膜的结构和功能恢复正常。但是，如上述病因持续或反复作用，支气管壁的损害进一步加重，就会逐渐形成慢性支气管炎。

　　中医认为该病主要属于肺系疾患，正如张景岳所说，咳证虽多，无非肺病。肺主气，司呼吸，为五脏之华盖，上连喉咙，开窍于鼻，外合皮毛，司皮肤腠理之开合，与外界有直接的接触。而肺又为娇脏，既畏风寒，又恶燥热，六淫邪气侵袭人体，皆可伤肺而引起咳嗽，正如刘河间所说的，寒暑燥湿风火之气，皆令人咳。其中尤以风寒燥热的关系最为密切。外感邪气或从口鼻而进，或从皮毛而入，肺卫受邪，则肺气壅遏，清肃之令失常，宣降功能失司，痰液因而滋生，呼吸之道受阻，肺气出入不畅，从而引起咳嗽。此外，平素嗜烟酗酒，嗜食辛辣助火之品，致湿热内盛，灼津生痰，痰热壅肺，肺气上逆，亦可发生咳嗽、吐痰等症。外感是该病最主要的发病因素，但因感邪性质的不同和人体体质阴阳偏盛的差异，在证候表现上有风寒、风热、湿热、燥火的不同。该病属于新感，证属实证，病位在肺，病变主要在卫分气分，很少深入营血分。若能及时调治，绝大多数可获痊愈。但如调治失当或反复发作就有可能转成慢性，由肺再累及他脏，变成内伤咳嗽。

三、临 床 表 现

开始发病时往往先有上呼吸道感染症状，如鼻塞、喷嚏、咽痛、声嘶等，全身症状较轻，仅有轻度畏寒、发热、头痛、全身酸痛等。咳嗽开始不很重，多呈刺激性干咳、痰少、咽痒，或伴有胸骨后闷痛感。此时病变多偏于表，为风寒或风热之邪侵犯卫表，而出现风寒束表或风热犯表，肺卫失宣的卫分证候。1~2日后咳嗽逐渐加重，痰液增多，开始为黏液性或稀薄痰液，以后转为黏液脓性黄痰，偶可伴有血丝。较重的病例在晨起、晚睡体位改变时，或吸入冷空气，或体力活动后，出现阵发性咳嗽。有些甚至终日咳嗽。当伴发支气管痉挛时，可出现哮鸣和气喘。发热与全身不适一般3~5日消退。当有黏液分泌物在大支气管时，可有粗的干啰音，咳嗽后消失。当有水样分泌物积留在小支气管时，则在肺底可听到湿啰音。此为表邪由卫入气，肺失宣肃，病变多偏重于气分，或表现为卫气同病。表邪化热入里，痰热壅盛于肺，而出现咳嗽、痰多而黄稠难咯等证候；如燥热之邪化火入里，燥火伤肺，可出现干咳声嘶等证候。如邪热痰湿阻塞气道，肺失肃降，肺气上逆，则可出现气喘哮鸣。该病引起的咳嗽一般可延长至一至数周，但很少超过1个月。

四、诊 断 要 点

1. 病史

有上呼吸道感染史。既往无慢性支气管炎史。病程在1个月以内。

2. 证候特点

有急性上呼吸道感染症状：鼻塞、流涕、咽痛、声音嘶哑，全身症状轻微。有气管-支气管炎症表现：早期刺激性干咳，2~3日后出现少量黏液痰，最后转为多量黏液脓性痰如伴有支气管痉挛，可有喘鸣和气急。全身症状在4~5日内消退，咳嗽可延至数周。一般无明显肺部阳性体征，某些病例可闻干湿啰音，伴有支气管痉挛时可听到哮鸣音。

3. 实验室检查

胸部X线大多正常，或肺纹理增粗、增多。血液白细胞计数一般正常，细菌感染时可升高，痰涂片或培养可发现病原菌。

五、一 般 处 理

有全身症状时应适当休息，注意保暖，多饮温开水。刺激性咳嗽时宜用蒸汽吸入，或用生理盐水超声雾化吸入；可适当选用止咳化痰的中成药；如伴有支气管痉挛时，可选用珠贝定喘丸、咳喘顺气丸之类。如有细菌性感染则适当加用抗生素，如头孢拉定0.5g，每日4次口服，亦可静脉注射。交沙霉素400mg，每日4次口服。环丙沙星0.5g，每日2次口服。阿米卡星200mg，每日2次肌内注射，亦可静脉注射。其他如青霉素、多西环素等亦可使用。此外，对诱发急性支气管炎的疾病，应积极同时治疗。

六、病案举例

桑杏汤治验：

程某，男，60 岁，1989 年 10 月 30 日诊治。

两周前因外感引起鼻塞清涕，咳嗽，咯痰清稀，在当地按"上感"治疗未愈。3 日来反复性干咳升痰，不易咯出，痰中带血丝，鼻燥咽干，舌边夹红，苔薄黄而干，脉细数。此乃外感日久，燥热犯肺，治宜清宣凉肺，方用桑杏汤加减。药用：冬桑叶 9g，杏仁 12g，沙参 30g，贝母 15g，栀子 9g，解梨皮 15g，百部 15g，茅根 30g，生甘草 9g，豆豉 6g。

二诊　1989 年 11 月 5 日，咳嗽轻，痰易咯，痰中带血丝，余症均有所好转，守上方去茅根继服。

三诊　1989 年 11 月 10 日，诸病均除，临床治愈。嘱其预防外感，多饮开水，多食水果及蔬菜。

按　桑杏汤出自《温病条辨·卷一上焦篇》。本方证是为温燥外袭，灼伤肺阴所致而设。秋感燥气，燥邪犯上，病在肺卫。燥伤皮毛，卫气不利，可出现头痛；肺主化气，肺病不能化气，气郁则引起发热；燥气伤肺，耗津灼液，故口渴；肺阴被灼，肺失濡养，清肃失司，故见干咳少痰；灼伤阴津，故舌红、苔薄黄而干、脉细数。

本案病患，虽然不是外感温燥，但是由于外感日久，引起燥热犯肺，其病机相同，因此可用该方治疗。方中桑叶轻宣燥热，《本草经疏》："桑叶，甘所以益血，寒所以凉血，甘寒相合，故下气而益阴。"杏仁苦辛温润，宣利肺气。《医学启源》："杏仁除肺中燥，治风燥在于膈。"两药共为主药；豆香豉助桑叶轻宣解表，沙参、梨皮生津润肺，同为辅药；栀子清泻上焦肺热，贝母止咳化痰，为佐使药。诸药合用成为清宣燥热、凉润肺金之剂，使燥热除而肺津复，则诸症自除。正如《温热经纬》云："以辛凉甘润之方，气燥自平而愈。"

第二十九节　肺　炎

一、概　述

肺炎（pneumonia）是由各种原因引起肺脏组织炎性病变的疾病。按病因分类有感染性肺炎、过敏性肺炎、放射性肺炎、化学性肺炎等。本节主要讨论的是常见由病原体感染所引起的肺炎，其临床表现以发热、咳嗽、胸闷胸痛等为特点。该病多发生于冬春季节，也可见于其他季节骤变寒热之时，中医认为是由于感受六淫邪气所致，一般以风热病邪为常见。该病属于"风温"、"咳嗽"、"胸痛"等范畴。

二、病　因　病　理

致病病原体通过空气传播，吸入人体的上呼吸道而进入肺组织，或者由上呼吸道感染后继发肺组织的感染，发生肺组织的炎症改变，如充血、水肿、渗出等，出现发热、咳嗽、胸痛、咯痰、气促等临床症状。

中医认为外感风热病邪或六淫邪气化生热毒，侵袭肺卫，外闭腠理，肺气不宣，失于肃降，肺气上逆则咳嗽；正邪相争，故见发热，或兼恶寒；气机不畅，郁于胸膈，故有胸闷、胸痛、气促；肺脏布津受阻，加之邪热煎熬，炼津成痰，可见咯痰。其病机传变，一般可见邪热在卫、在气、在营血；也可伤阴及阳，阴阳俱损，而致厥脱。临床常见邪袭肺卫、肺胃热盛、痰热蕴肺、肺热发疹等卫分证、气分证、卫气同病或气营同病等证候表现。

三、临床表现

1. 肺炎球菌肺炎

往往起病急，突发寒战高热、咳嗽、胸痛、咯铁锈色痰。血常规白细胞明显增高；X 线检查示肺叶或肺段实变；痰涂片检查，可见成对或短链状排列的革兰阳性球菌，以及大量中性粒细胞。多见于风热病邪致病，风性善行数变，故起病急，突发寒战高热、咳嗽、胸痛，一般伴见汗出、面赤、口干口渴、舌红、苔黄、脉洪数等。

2. 病毒性肺炎

起病或急或缓，病程较长，常见发热、恶寒、头痛、咳嗽。血常规白细胞增高不明显，而分类淋巴细胞增高明显；X 线检查示肺部有斑点状或片状均匀阴影；痰液 PCR 检查常见呼吸道病毒反应阳性；血清抗体可见病毒 IgM 阳性。往往因风热夹湿或湿热病邪致病，起病如风热病邪急骤，有发热、恶寒、头痛，还有胸闷脘痞、痰多欲呕或干咳日久难愈、口干不多饮、汗出而低热持续、舌红、苔黄腻或白腻、脉濡或滑数。

3. 肺炎支原体肺炎

起病缓慢，低热或高热、或有恶寒、咳嗽、咯痰少、或有头痛、耳痛。血常规白细胞增高或正常；X 线检查呈现肺部一侧或两侧间质性或小叶性炎症反应阴影，且以下肺多见；血清冷凝集试验阳性；痰液支原体 PCR 检查阳性。也常见风热夹湿或湿热病邪致病，起病较缓，病程较长，初起或低热或高热、时伴恶寒汗出、胸闷困倦、干咳少痰而难愈、或有耳痛头痛、舌红苔腻、脉滑数或濡缓。

4. 军团菌肺炎

持续高热，肌肉酸痛，精神委靡，咳嗽，腹泻，相对缓脉。血常规白细胞增高；X 线检查见有双侧多肺叶段浸润阴影；血清间接荧光抗体试验 > 1 : 128。多为湿热或暑湿病邪致病，起病即有发热或高热、汗出而热持续不退、身重肢痛、神疲困倦、咳嗽咯痰、胸闷胸痛、大便溏泻、舌红、苔白腻或黄腻、脉缓或滑数。

5. 葡萄球菌肺炎

起病即寒战高热，咳嗽频而咯脓血痰，呼吸急促，全身中毒症状明显。血常规白细胞明显增高，且见核左移；X 线检查见有肺部多发性炎症阴影，进展迅速，早期可见有空洞、脓胸或肺气囊样改变；痰涂片可见大量革兰阳性葡萄球菌及脓细胞，痰培养为金黄色葡萄球菌。多为风热或湿热化火成毒，热毒炽盛，起病即有高热、寒战、面赤头痛、汗出、口渴、咳嗽、气促、咯痰带脓血、大便干结、小便黄赤、舌红、苔黄干、脉洪数等。

四、诊断要点

1. 病史

往往多见有上呼吸道感染的病史，如咽喉炎、气管炎、支气管炎等。

2. 证候特点

发热、咳嗽、胸痛、气促或发绀等症状为最常见。肺部听诊，早期呼吸音减弱，如有大片实变时，可闻支气管肺泡呼吸音或细小湿啰音，触诊语颤增强，叩诊呈浊音；病变延及胸膜时，可闻及胸膜摩擦音；并发胸腔积液时，叩诊浊音范围扩大，听诊呼吸音消失。其症状表现和体征的特点，是各种病原微生物所致肺部炎症病变的典型表现。

3. 实验室检查

细菌感染时，白细胞总数和中性粒细胞显著增加，年老体弱患者有时白细胞总数不增加或反而下降，但中性粒细胞增加；病毒感染时，白细胞总数不增加或稍下降，但淋巴细胞增加。X线检查，在病变初期无异常改变或可见局限于一个肺段的淡薄、均匀阴影；实变期可见大片均匀致密阴影，分布于肺叶、肺段，大多呈片状；病变消散时为不规则阴影。

五、一般处理

患者应予卧床休息，予易消化、高热量的半流质饮食，注意房间的空气流通及注意保暖。气促气喘者，适当给予氧气吸入，保持呼吸道通畅和湿润；及时观察体温、脉搏、呼吸、血压等变化。高热患者必须降温处理，予物理降温为主，如冰敷、冰冻生理盐水或冰冻大黄液灌肠、乙醇拭浴，伴恶寒明显者予温水乙醇拭浴；同时应注意补充液体，维持水电解质与酸碱平衡，防止高热耗气伤阴、厥脱。细菌感染病情严重者，可选择敏感抗生素使用，如肺炎球菌肺炎、葡萄球菌肺炎等可用青霉素、苯唑西林或头孢类抗生素；军团菌肺炎或支原体肺炎可用红霉素类。

六、病案举例

郑某，男，47岁，工人，2001年4月4日初诊。咳嗽，恶寒发热，怕风自汗半月。患者半月前淋雨后，晚上鼻塞、流涕、咽痛，口服抗感冒药。第二日出现咳嗽发热症状，温度37.6～38.4℃，后到某医院诊断为急性支气管炎，多次服中西药，效果不明显。今日来我院求治，现症见：恶寒发热，怕风自汗，发热，口干，口苦，但不思饮，胸满，咳嗽微喘，吐白痰，右胁串痛，脐腹隐痛，食纳减少，大便溏，小便黄，尿道有灼热感。

检查：患者呻吟不已，体弱难支，腋下体温38.2℃。胸部X线：肺部未见异常。舌苔白，浮数。中医诊断：咳嗽（邪居少阳，营卫不和）。西医诊断：急性上呼吸道感染。治则和解少阳，调和营卫。处方：柴胡、桂枝各3g，酒芩、生龙牡、浮小麦各12g，杭白芍、陈皮各10g，2剂。

医嘱：①戒烟酒。忌食肥甘、辛辣及过咸之品；②加强体育锻炼，提高机体免疫力，中药每日1剂，分2次水煎服。

二诊 2001年4月5日，药后发热渐退，今日体温37.8℃，恶风自汗减轻，余症同前，脉滑数，舌苔薄白。按上方加减方药如下：柴胡3g，桂枝3.5g，鲜石斛15g，酒黄芩、生龙牡、浮小麦各12g，藿香、杭白芍、陈皮各10g，2剂。

三诊 2001年4月7日，发热已退，体温36.8℃，恶风自汗已除，尚有咳嗽，咯白色黏痰，右胁轻度作痛，纳呆，便稀溲黄，脉稍数，舌苔白。表邪已解，余热未清，肺阴被灼。治宜清解余热，宣肺通络，佐以养阴以善其后。方药如下：锦灯笼、杏仁、知柏各10g，桔梗6g，荆芥3g，瓜蒌、玄参、次生地、赤芍、麦冬、天花粉各12g。服药4剂而愈。

按 本例西医诊断为急性上呼吸道感染，发热已历时半月，恶风自汗，可知其表未解而营卫不和，属于桂枝汤证，另见口苦口干、胸满、胁痛，为少阳经证，此乃由于营卫虚弱，兼感时邪，以致"太少合病"。表证未罢又传少阳，故不能一汗而解。患者虽见咳嗽微喘，余并不着眼于治咳，而是取桂枝、白芍、柴胡、黄芩和解少阳、调和营卫，生龙牡、浮小麦敛汗益阴，陈皮和胃。一剂热减，再剂加鲜石斛生津，藿香芳化而退热，恶风自汗亦除。后遗咳嗽有痰等症，改用瓜蒌、杏仁、桔梗、赤芍、天花粉、玄参、生地、知柏、锦灯笼等清肺通络养阴之剂，热退病除。

张某，男，53岁，农民，1999年5月20日初诊。咳嗽伴发热恶寒、无汗身痛两日。患者于两日前因感受风寒，出现咳嗽，咳声重浊、气急、喉痒，咯痰稀薄色白，今日来我院诊治。伴见鼻塞纳差、流清涕、头痛、肢体酸楚，恶寒发热、无汗等症状，睡眠一般，二便自调。患者既往健康，无外伤、手术、中毒、输血史，患者否认有药物过敏史。

检查：舌苔薄白，脉浮紧。血压145/80mmHg，心率85次/分，律齐。肺部听诊：双肺呼吸音粗，体温37.8℃，血常规：白细胞11×10^9/L，胸部X线示：双肺纹理增粗，尿常规检查正常。中医诊断咳嗽（风寒阻肺）。西医诊断上呼吸道感染。治则疏风散寒，宣肺止咳。处方：荆芥、炙杏仁、半夏、炙紫菀、白前、炙百部、桔梗各15g，炙冬花18g，桂枝9g，生麻黄、甘草各6g，生姜3片。3剂。

医嘱：①戒烟酒。忌食辛辣、肥甘之品；②加强锻炼，注意防寒保暖，中药每日1剂，分2次水煎服。

二诊 1999年5月23日，患者服药后，咳嗽吐痰较前轻，头痛、发热恶寒、肢体酸困感消失，纳食增加，体温正常，但仍有喉痒、鼻塞之感。听诊：心脏各瓣膜无病理性杂音，双肺呼吸音清，胸部X线双肺纹理清晰，血常规示：白细胞8×10^9/L。处方：荆芥、辛夷花各12g，炙紫菀、炙冬花、桔梗、半夏、苍耳子、牛蒡子、虫皮各15g，甘草、生麻黄各6g，桂枝9g，生姜3片。3剂。

三诊 服药后，诸症消失。

按 此症因风寒之邪由皮毛侵入体表，卫阳不振，故见恶寒；寒性凝滞，主收引，则肌肤血管汗腺收缩，热不得向外放散，故而无汗发热。寒主收引，血流不畅，故而身痛。肺与皮毛相表里，风寒由皮毛入，侵及肺脏故而咳嗽。风则轻浮，寒则拘紧，病发2日，在体之表，尚未入里故脉见浮紧。《景岳全书·咳嗽》："外感之嗽，必因风寒。"故本症用麻黄、荆芥疏风散寒。肺气不宣，失于肃降，故用杏仁宣肺降气以止咳。紫菀、百部、白前、桔梗、甘草共奏理肺祛痰、利咽止咳之功。

第三十节　急性胆囊炎

一、概　述

急性胆囊炎（acute cholecystitis）是由细菌感染、浓缩的胆汁或反流入胆囊的胰液刺激所引起的胆囊急性炎症疾病。临床上以右上腹持续性疼痛和压痛，伴见阵发性加剧、发热、恶心、呕吐、轻度黄疸、白细胞增多等为主要特点。该病全年可见，多发于饮食肥腻或饮食不洁及不节之后。中医认为该病是肝失疏泄、湿热蕴结、气滞血瘀，导致胆腑通降失司，胆汁排泄不畅引起，属于"胁痛"、"黄疸"、"胆胀"等范畴。

二、病 因 病 理

对急性胆囊炎的发病机制至今了解仍很不够。一般认为细菌逆行感染、浓缩胆汁中的高浓度胆盐刺激、饮食过饱及胆固醇和被卵磷脂酶A脱脂形成的溶血卵磷脂的刺激，以及反流入胆囊的胰液的刺激，引起胆道梗阻、胆汁瘀滞、胆囊缺血及黏膜损伤是病变的主要原因。主要病理表现为胆囊壁充血、水肿，胆汁随着胆盐及胆色素等被吸收而代之以炎症渗出，逐渐变成浆液性、脓样或血性物；其炎症进展较快，可迅速发展至坏疽或穿孔。

中医认为该病的发生，与肝、胆、脾胃功能失调，以及情志失调、饮食不洁不节、寒温不适等有密切关系。暴怒或忧思久郁，或过食油腻、煎炸烧烤食物，或天气过寒过热等，以致肝胆失于疏泄，气机不畅，气郁化火；肝胆疏泄失常或饮食不洁不节，又使脾胃运化失司，湿从中生，与火热互结，壅滞气血，甚至成毒化脓。

三、临 床 表 现

1. 卡他型

低热，右上腹中度疼痛及压痛，食欲减退，泄泻或便秘。若伴胆管梗阻者，胆囊区压痛及反跳痛明显，且有右肩胛区放射痛。由于肝胆气郁，脾失健运，升降失常，导致腹痛伴恶心欲呕，纳呆，大便溏泄或秘结；并可见肝胆气郁化火之低热、口苦等证候表现。

2. 化脓型

高热，恶寒或寒战，右上腹疼痛持续难忍，胆囊区压痛和反跳痛明显，严重时全腹痛及广泛压痛，有时可扪及膨大而有压痛的胆囊。多为痰湿火热互结，壅滞气血，久蕴成毒化脓，而致高热寒战，或寒热往来，纳呆，呕吐，腹痛拒按，大便秘结，小便黄短，舌红苔黄，脉弦数或滑数。

3. 合并胆石症型

反复右上腹隐痛或胀痛，因饮食油腻，诱发急性持续腹痛加剧，或伴有发热恶寒，巩膜轻度到中度黄染，小便浓茶色，全身皮肤黄染，大便泄泻或便秘。肝胆湿热蕴结，横逆熏蒸，而致发热恶寒，腹胀腹痛，食下肥腻更甚，纳呆恶心，目黄，肌肤发黄，溲黄便溏，舌红苔黄腻，脉滑数。

四、诊 断 要 点

1. 病史

多有慢性右上腹胀痛病史，或有过食肥腻、高脂高蛋白饮食后诱发腹痛加剧的经过。

2. 证候特点

右上腹或中上腹疼痛，程度较剧而持久，疼痛呈阵发性加剧和向右肩放射，且多发生于夜间，或在饱食尤其是过食脂肪、蛋白质之后发生；多伴有厌食、恶心呕吐、发热寒战等，严重者可发生感染中毒性休克。检查见患者急性面容，腹式呼吸受阻而呈呼吸表浅不规则，皮肤巩膜黄染；右上腹部稍膨隆，胆囊区压痛、反跳痛及肌紧张，墨菲征阳性，有些可在右肋缘下触及肿大的胆囊。

3. 实验室检查

白细胞计数多轻度增高，一般不超过 $15 \times 10^9/L$，若超过 $20 \times 10^9/L$ 及明显核左移者，提示病情严重；血清胆红素、转氨酶、碱性磷酸酶、γ-谷氨酰转肽酶增高；B型超声波检查，了解胆囊大小、囊壁厚度及光滑度，可快速准确判断炎症程度和有无结石。

五、一般处理

患者应予卧床休息，清淡半流饮食，严重呕吐者予禁食或鼻饲流质饮食，注意静脉补充营养、水及电解质。注意观察体温、脉搏、血压及腹部情况变化。高热患者必须降温处理，常采用物理降温方法为主，如冰敷、乙醇拭浴，有寒战或恶寒者宜温水乙醇拭浴；冰冻大黄液灌肠，既有降温作用，也有较好的解痉、促进排泄毒素的作用。腹痛较剧者，可选用阿托品、哌替啶等解痉镇痛药物。预防菌血症、化脓性感染并发症如中毒性休克等，可选择氨苄青霉素和氨基糖苷类抗生素联合使用。注意适当使用通便中西药，保持大便通畅，对减轻症状、缓解病情有较好作用。

六、病 案 举 例

王某，女，38 岁，农民，1997 年 9 月 18 日初诊。两胁胀痛半月余。半月前患者因与人争吵后，突发两胁胀痛不适，在当地卫生所诊治，诊断及用药不详，病情未见好转，且伴有口苦、咽干、纳差、厌油、恶心、呕吐、呕吐黄色液体。后到某医院诊治，做 B 超示：胆囊炎、具体用药不详。病情未见明显好转，随来我院就诊。

检查：舌质红、苔薄黄、脉弦数。体检：体温：36.3℃ 脉搏：78 次/分 呼吸：18 次/分 血压：110/80mmHg，一般情况尚可，腹部平坦，肝脾未及，胆囊触痛试验阳性。实验室检查：三大常规，血尿常规正常。血常规：白细胞 $10.3×10^9$/L，中性粒细胞 0.7，淋巴细胞 0.29；B 超检查诊断为：急性胆囊炎。中医诊断：胁痛（肝郁气滞夹湿）；西医诊断：急性胆囊炎。治则疏肝理气，清热利湿。处方：柴胡 15g，枳壳、郁金、白芍、香附、陈皮各 12g，川芎、黄柏各 10g，甘草 9g。5 剂。医嘱：畅情志，慎起居，中药每日 1 剂，分 2 次水煎服。

二诊 1997 年 9 月 23 日，自诉两胁痛明显减轻，恶心、呕吐也明显好转，饮食也好转，舌质红，苔薄白稍黄，脉弦。治法仍以疏肝解郁为主，兼以清热利湿。上方加半夏 12g、云苓 15g，6 剂。

三诊 1997 年 9 月 29 日，自述胁胀痛，恶心呕吐消失，饮食正常，仍有轻微厌油腻，舌质淡，苔薄白，脉和缓左关稍弦。患者已基本痊愈，嘱其服鸡骨草丸和消炎利湿片善后。

按 胁痛一证，其病位主要在肝、胆，形成胁痛原因也较多，临床辨证应结合兼证，分清气、血虚实，气滞、血瘀、湿热而致的胁痛，一般为实证，在辨证时应分清主次，根据中医"通而不痛"的理论，治疗上以通为主，本证肝郁气滞夹湿，故宜疏肝、理气、清热、利湿。方中柴胡疏肝，配香附、枳壳、陈皮以理气，川芎活血，芍药甘草缓急止痛，郁金、黄柏清热利湿，诸药合用，共奏疏肝理气清热利湿之功。

孙某，女，71 岁，农民，2004 年 11 月 2 日初诊。右胁下胀痛反复发作 3 年，目黄身黄小便黄 2 个月。患者 3 年前开始觉右胁下隐痛胀闷，向右肩放射，时常口苦；2 个月前胀痛感加重，同时伴见身黄目黄小便黄，在当地治疗无效（具体诊断用药不详），于今日来诊，现症见：面色晦黄，目睛黄染，右胁胀痛，向右肩放射，口苦咽干，大便干结，小便短黄。检查：神志清，舌质红，苔薄黄，脉沉细无力。体温37.2℃，脉搏77 次/分，呼吸 17 次/分；血压：130/80mmHg，双肺呼吸音清，未闻及干湿啰音；心界不大，心率77 次/分，律齐，各瓣膜听诊区未闻及杂音；腹软平坦，肝脾肋下未触及，右胁下有叩击痛；墨菲征（+），神经系统未引出阳性体征。B 超示：①总胆管结石；②充填性胆囊结石；③慢性胆囊炎。中医诊断：胁痛（中气亏虚，运化无力），西医诊断：慢性胆囊炎；胆囊及胆总管结石。治则补中益气，利胆排石。处方：党参、白术、陈皮、甘草、郁金各 15g，黄芪、金钱草、鸡内金、海金沙各 30g，升麻 8g。5 剂。医嘱：畅情志，慎起居，避风寒，药后注意淘洗大便，中药每日 1 剂，分 2 次水煎服。

二诊 2004 年 11 月 17 日，用药后淘洗大便时见黄豆大小结石 7 粒；米粒大小结石50 粒左右；胁痛顿减，口苦，咽干减轻，原方加茵陈 15g、生大黄 10g，再进 5 剂。

三诊 2004 年 11 月 23 日，无腹胁胀痛，口苦咽干，小便色清，目睛皮肤均无黄染，右胁下无叩击痛，墨菲征（+），舌淡，苔白，脉细。病告痊愈，以香砂六君子汤再进 15剂以善后。后经 B 超复查：①胆囊炎；②余无异常发现。

按 此案之结石而致黄疸，是为实证，但中气不足水谷运化无权，故治疗中以扶正祛邪相结合。药用补中益气汤以提升中气，黄芪、党参、白术、升麻益气升中，陈皮、郁金理气开郁，甘草调和诸药，促使中焦运化有力；加用鸡内金、海金沙、金钱草以排石利胆；诸药合用，补中益气，利胆排石。药后效果明显，是因为充分抓住了"正气存内，邪不可干"的内涵，人以正气为本，正气充沛则邪自去；笔者在临床中体会到，不能一见结石等有形之邪就认为全为实证而妄用攻法；只有辨证论治的总体基础上，分清虚实，结合实际情况用药才能有效。

陈某，女，68 岁，1999 年 4 月 20 日初诊。阵发性上腹部绞痛二十余年，加重一周。患者二十年前曾出现上腹部绞痛，痛时伴有黄疸，小便亦黄，未予诊治。以后每年发作一两次，伴恶心呕吐，小便茶红色，背部酸强困痛。发作时间不定，长短不一，多半吃油腻食品之后，不久即发。一周前上症发作，症状如前，伴有高热纳减，大便稀，日二三次，小便浓茶色。遂入我院治疗。症见：上腹胀痛，伴有腹胀纳差，恶心呕吐，口苦口黏干，小便浓茶色。检查：舌质红，苔黄腻，脉弦滑。血压：130/90mmHg，心率80 次/分，律齐，心电图示窦性心律，正常心电图。胆囊造影少量结石。血常规：白细胞 14×10^9/L，查肝功能胆红素 60U/L，转氨酶（GPT）140U/L。体检：巩膜明显黄染，肝区叩痛不明显，胆囊部位压痛。中医诊断：胁痛（肝胆湿热型）。西医诊断：慢性胆囊炎，胆石症。治则：疏泄肝郁，利湿清热排石。处方：柴胡 18g，炒白芍、黄芩、川朴、制半夏各 15g，赤苓、泽泻、生苡仁各 20g，茵陈 30g，陈皮 12g，广木香 10g。15剂。医嘱：①平素畅情志，节饮食；②发病时宜食用水果、蔬菜及豆制品。③中药每日1 剂，分 2 次水煎服。

二诊 1999 年 5 月 6 日，患者服 15 剂后，皮肤黏膜黄染均除，二便亦趋正常，只感肢倦乏力，黄疸已去，查体见：舌质红，苔厚腻，边有瘀斑。上方加党参、白术、香附、五加皮各 15g，并以金钱草 120g、鸡内金 60g 煎汤代水饮。

三诊 1999 年 5 月 21 日，现精神振，纳谷馨，体力日复，上述诸症渐消。复查肝功能正常，B 超检查胆囊结石少量，以后改以四川金钱草膏每日服二匙，冲水饮，以资巩固。

按 《内经》说："胆胀者，胁下胀痛，口中苦，善太息。"以上这些描述，与胆囊炎、胆石症颇为相似。本例病是由于肝失疏泄，胆失通降，湿浊壅阻所致。故用柴胡疏肝理气，茵陈、金钱草、泽泻、黄芩清热利湿而退黄，半夏、陈皮、木香以疏肝和胃、理气止痛。赤苓、生苡仁化瘀健脾而除湿，鸡内金排石。总之此例乃胆腑为病，六腑以通为用，故用药忌黏滞而贵灵动。

张某，女，42岁，工人，2001年4月10日初诊。右胁部疼痛3个月。患者3个月前出现右胁肋疼痛，向后背放射，遂于当地医院查上腹部B超示胆囊壁水肿，内见数枚黄豆大结石影，胃镜示慢性浅表萎缩性胃炎，胆汁反流性胃炎，十二指肠球部溃疡，上腹部CT示慢性胆囊炎，胆石症（泥沙样），胆总管扩张。口服西药，症状改善不明显。今来求治，现症见：患者时觉右胁肋疼痛，向后背放射，不敢进油腻食物，伴嗳气，恶心，晨起口苦口黏，有异味，纳差，眠可，大便不爽。检查：体温36.5℃，脉搏88次/分，呼吸18次/分，血压125/80mmHg。心肺（-），腹软，肝脾不肿大，墨菲征（+）。舌质暗滞，苔薄腻，微黄，脉沉弦小滑。中医诊断：胁痛（肝胃不和）。西医诊断：慢性胆囊炎，胆石症。治则：疏肝利胆，和胃降逆。处方：柴胡、炒枳壳各12g，姜半夏9g，谷芽、麦芽各20g，醋香附、旋覆花、鸡内金、郁金、当归各10g，炒白芍15g，生甘草6g。用生薏苡仁20g，赤小豆、乌贼骨各10g，绿萼梅、玫瑰花各15g，生甘草6g，水煎，代茶饮。医嘱：①调节情志，节制饮食；②戒烟酒，宜食用清淡之品，忌食辛辣肥甘之品。

二诊　2001年6月19日，上方随症加减服用2个月，右胁痛、恶心基本消失，唯觉口中黏腻，有异味，大便不爽，舌暗，苔薄黄，脉细滑。治以芳香化浊，疏肝和中。处方：藿香、佩兰、郁金、姜半夏各10g，黄连3g，炒枣仁9g，茵陈、柴胡各12g，炒苡仁、云苓、车前草各15g。

三诊　2001年7月19日，患者药后一个月，B超复查肝内回声增强，未见结石及胆管扩张；胃镜示慢性萎缩性胃炎，十二指肠球部黏膜明显好转。

按　本案患者有胆囊炎、胆石症、胃炎、消化性溃疡多种疾病，西医多采用手术治疗。中医诊治此类疾患往往取效较好，具体本案例，辨证为肝胃不和，治以疏肝利胆、和胃降逆、清热化湿为治则，以柴胡疏肝散加减。柴胡、枳壳、香附、郁金疏肝理气解郁，当归、白芍养血柔肝，甘草和中缓急，半夏、旋覆花和胃降逆。诸药合用，使其肝气得疏、胃气得降，诸症自然缓解。更佐以玫瑰花、绿萼梅等芳香之品以利肺脏、益肝胆，赤小豆以消热毒、除胀满，苡仁开胃通气，诸药合用使肝气疏、胆胃和。

第三十一节　急性胰腺炎

一、概　述

急性胰腺炎（acute pancreatitis）是由胰腺的消化液作用于胰腺本身和胰腺周围组织而引起的急性炎症。病理上有胰腺水肿、坏死、出血等主要变化。临床上以突然发作的持续性上腹剧痛，恶心呕吐，发热，以及血清淀粉酶升高，严重者可发生腹膜炎和休克为主要特点。该病可发生于任何年龄，男女发病率无明显差异。中医认为该病属肝胆脾胃不和之病，祖国医学文献对该病虽无专述，但类似急性胰腺炎的症状则散见于"脾心痛"、"脘痛"、"结胸"等论述中，属于"腹痛"、"胃脘痛"等范畴。

二、病 因 病 理

急性胰腺炎致病因素大致有感染、梗阻、创伤、饮食、变态反应、药物诱发等，可致胰腺充血、水肿，因胰腺酶排出受阻，作用于胰腺本身及周围组织而引发胰腺炎。因胰腺出血、坏死，大量渗液包括胰液流入腹腔而导致弥漫性腹膜炎，可发生休克，甚至死亡。急性水肿型胰腺炎可发展成为急性坏死型胰腺炎。

中医认为该病的发生与脾胃肝胆关系较为密切。若因情志不畅，肝气郁结，肝失疏泄条达，或肝气横逆犯脾，脾胃升降失常，气机壅滞而致病；因外感六淫之邪，传里化热，热郁于里，形成中焦实热；或因蛔虫内扰，窜入胰、胆管，胰液、胆汁疏泄受阻，可致气血逆乱；或因饮食不节，暴饮暴食，损伤脾胃，积滞于中，生痰生湿，郁而化热，湿热内蕴，形成脾胃实热。以上诸因素，均可导致急性胰腺炎的发生。总之，该病的病理主要是肝郁气滞，湿热蕴结肝胆，以及脾胃实热为主，其病变与肝胆脾胃功能失调有密切关系，其病位在胰。

三、临 床 表 现

1. 水肿型

突然发生上腹部剧痛，呈持续性或阵发性疼痛，剧痛难忍。部位多局限于上腹部，随胰腺病变的发展，腹痛可蔓延至全腹。多数患者可出现放射痛，多向腰、背、肩部放射，呈束带状痛。恶心呕吐，呕吐物为食物、胃液和胆汁。病程中多有发热、恶寒，多为中等度发热，黄疸，上腹部有深压痛。为肝气失于疏泄，脾胃之气壅滞，升降失常，郁而化热，故见上腹攻窜作痛、恶心呕吐、发热等。

2. 坏死型

上腹部疼痛持续、明显，当发生弥漫性腹膜炎时，除腹壁紧张度增加，压痛遍及全腹外，尚可有麻痹性肠梗阻的表现，如腹部膨胀和肠蠕动音减弱，甚至消失。高热持续不退。出血、坏死型患者因腹部皮下脂肪被胰液分解，脐部或腹部皮肤呈大理石样斑状青紫。病情进一步发展，常发生休克，患者面色苍白，出汗，四肢湿冷，脉细而数，血压下降。严重出血坏死性胰腺炎可因血钙显著减低而发生手足抽搐现象。此为热毒炽盛、气血逆乱，进一步发展为阴损阳伤、阳气衰脱而出现休克等症。

四、诊 断 要 点

1. 病史

有阵发性和反复性腹痛史。

2. 证候特点

起病较急，持续性上腹痛、压痛、肌紧张，恶心呕吐，发热，严重者出现腹膜炎、休克等症状。

3. 实验室检查

白细胞总数升高，一般为 $10\times10^{9} \sim 20\times10^{9}/L$，中性粒细胞显著上升；血淀粉酶升高，高于350U/L 时应怀疑该病的可能性，超过 500U/L 时有诊断价值；尿淀粉酶于起病 12～24 小时后开始上升，数值可高出血清一倍以上，但较为不规则，且不够灵敏，故不如血清淀粉酶准确。血清脂肪酶测定：正常值为 0.5～1U/L，于发病 24 小时后开始升高，超过 1.5U/L，对急性胰腺炎诊断有意义。

五、一般处理

急性胰腺炎一旦确定，必须进行严格的内科监护治疗，主要包括抑制胰酶的分泌，镇痛，抢救休克，纠正水、电解质、酸碱平衡和代谢紊乱，补充营养，预防感染，保护重要脏器的功能。轻型病例只需禁食，症状缓解后从少量清淡流质开始，逐步恢复饮食；重症病例必须胃肠减压。阿托品0.5～1.0mg皮下注射或肌内注射，每6小时1次，既可抑制胰酶分泌，又可解除Oddi括约肌的痉挛，减低胰管内压力。但有肠麻痹者应慎用或禁用。镇痛解痉可用阿托品、山莨菪碱，严重者可用哌替啶50～100mg，肌内注射。抗生素可选用青霉素、链霉素、庆大霉素、氨苄西林、先锋霉素等。伴发胰源脑病、休克或急性呼吸窘迫综合征者，可用地塞米松20～40mg/日，或用氢化可的松300～500mg加入葡萄糖液中静脉滴注。必要时作手术治疗，以清除胰腺和胰周围坏死组织；引流腹腔内的毒性渗出物或渗出液，以达到控制感染和并发症的发生。

六、病案举例

本方证所治之蛔厥乃阴邪化寒之证，临床辨证中常见：心中痛热，呕吐酸水，四肢厥冷，冷汗淋漓，疼痛发作有时，舌淡多津，脉沉细数。

> 张某，女，37岁，于1976年9月14日诊治。患者右上腹疼痛十余日，恶心呕吐，发作有时，误以脾胃虚寒论治，投以温中散寒之品，其病不减，疼痛更甚，冷汗淋漓，四肢欠温，又吐蛔一条，就诊于我院。症见：形体消瘦，面色青黄，右上腹痛如刀绞，休作有时，呕吐酸苦水，心中痛热，舌苔黑有津，冷汗淋漓，四肢厥冷，脉沉细数，此乃厥阴阴邪化寒、蛔厥之证，治宜温脏安蛔。
>
> 方用：乌梅24g，细辛、蜀椒各4.5g，黄连、干姜各9g，炮附子、桂枝、潞参、黄柏、当归各6g，槟榔15g，2剂。
>
> 上方频服，呕吐止，腹痛减，汗止，四肢转温，但大便不畅，继服上方去黄柏，加大黄9g，服后大便畅通，3剂而愈。

按 蛔厥之证，由于脏寒不利蛔之生存，蛔性喜温，避下寒而就上热，蛔上入膈，胆胃受扰，痛呕并作，阳气衰微，故汗出逆冷，津血耗伤则脉沉而数，心中痛热，此寒热错杂之证，但总源于蛔上扰膈所致，用乌梅酸可制蛔，细辛、蜀椒辛可驱蛔，黄连、黄柏苦可下蛔，便蛔得酸则静，得辛则伏，得苦则下，共成温脏驱蛔，补虚扶正，上火得清，下寒得温，故能获效。临床应用时由于大便不畅，加大黄以通其腑实，使入腹之蛔泻之于下。故能取效。临床中若厥逆烦躁重者，重用附子、干姜、人参。呕吐重者重用黄连、干姜。

自仲景论述乌梅丸后，历代治蛔方剂多从此方化裁而出，由于疗效卓著，故多认为此方是驱虫方剂，其实仅是乌梅丸的作用之一。程应旄说"本方名曰安蛔，实是安胃，故并主久利，可见阴阳不相顺接，厥而下利之证，皆可以此方括之也"，说出了乌梅丸的治疗范围，厥阴之病，证情交杂，矛盾多端，病情重笃，故仲景在乌梅丸的组方中选用人参、附子、干姜补脾虚而益肾阳，细辛，蜀椒、桂枝温经而祛脏寒，佐用黄连黄柏苦寒泻火而清热，所以不但是驱虫之良方，亦是治疗肝脾肾虚寒杂病的圣剂，故除脏寒蛔厥证之外，凡属寒热错杂的见证，均可选用此方加减治疗。

此方的辨证要点在于寒热错杂，热则心中烦闷，痛热、呕吐、苔黄脉数，寒则四肢厥冷，冷汗出，躁烦，下利不止，脉多沉细欲绝，但四肢厥冷，心烦上热，脉沉细或细数是其辨证要点，余证不必悉俱。若抓其机要，亦可达到异病同治之效。临床中尚要注意加减法，热重者重用黄连黄柏，寒甚者重用姜附，无论从虫疾吐泻，新病旧疾，乌梅性味酸温，功能涩肠生津，对于久利滑泻虚热消渴，蛔虫诸病，用之均有卓效，故仲景以乌梅为君，对于寒热错杂之疾均可投之，黄连干姜为臣，对于此两味药物的运用妙在寒热之辨。早年随周连三老师临诊中治一久痢不愈患者，腹痛后重，厥逆脉沉，投此方服之不愈，周先生辨其寒重热轻，去连柏之苦寒，增干姜之量而愈，后取名减味乌梅丸，论治虚寒之利，屡获捷效。又治一患痢者，厥逆烦躁，利下灼热，周先生减干姜之量，重用黄连黄柏而应手取效，热重用连柏，寒甚加姜附，是其臣之用也。当归，桂枝、细辛取当归四逆之半，以利阴阳之气，开厥阴之络，桂枝之辛以补肝，以达温经复营，四肢得温，姜附合奏，其效更著，蜀椒温中散寒，既能杀虫，又能止腹痛，在驱虫时，临床体会其量可用 15~20g，其力更著，若加大黄，通其腑实，每多取效。对于急病用此方时，可随其寒热，辨证施治，大剂频服其效更速，对于病延日久，可改汤为丸，慢奏其功，以防复发。

第三十二节　急性胃肠炎

一、概　　述

急性胃肠炎包括急性胃炎和急性肠炎，多由细菌或细菌毒素、病毒感染、化学或物理性刺激等原因引起胃肠黏膜急性炎症病变所致。往往因食用受污染的饮食物、酗酒、肥腻厚味饱餐过度，或者食用损害胃肠黏膜的食物和药物而发病，若是进食被细菌或细菌毒素污染的食物致病者，常有饮食不洁或腐败食物病史及集体发病的特点，而且多有胃黏膜炎症所致的腹痛、恶心、呕吐及肠黏膜炎症所致的少腹痛、腹泻、脱水等症状并见，故称急性胃肠炎。严重者可引起休克、酸中毒、消化道出血等并发症。该病常年可见，多发于夏秋季节，中医认为是外感时邪及饮食不洁所致，属于"霍乱"、"呕吐"、"泄泻"或"湿阻"等范畴。

二、病 因 病 理

该病发生的原因，是致病微生物感染或是其毒素作用，或者是理化因素直接作用于胃、肠黏膜，引起胃肠黏膜的急性充血、水肿、渗出等炎症病理变化，导致胃肠功能紊乱，消化、吸收、排泄失常，出现恶心、呕吐、腹痛、腹泄及发热等临床症状；或者血常规白细胞增高，大便常规检查见有白细胞、红细胞。呕吐剧烈或腹泻严重者，往往会导致水电解质紊乱，酸碱平衡失调，或者血容量减少导致脱水、休克等临床表现。中医认为该病的发生，主要是时邪外感与饮食不洁（节）损伤脾胃，运化失常所致。时邪包括不同季节的风寒暑湿之邪，或者食物不洁的秽浊之气，侵袭脾胃；过于暴饮暴食损伤脾胃，均可导致脾胃受纳、腐熟、运化失常，气机不畅，升降失调，清浊不分，出现腹痛、腹胀、恶心、呕吐、腹泻等证候表现。若频频呕吐腹泻，中阳下陷，失于温运，阳随阴泄，也可出现厥脱证候。

三、临 床 表 现

1. 急性胃炎

起病较急，症状轻重不一，多有上腹部不适、疼痛、食欲减退、恶心、呕吐等。常见的细菌性单纯性胃炎，多在食后短时间内突然发病，潜伏期短（葡萄球菌为1～6小时，沙门菌属4～24小时，嗜盐菌为9～12小时）。多见寒湿直中或暑湿之邪等直趋中道，入侵阳明胃或太阴脾，中焦气机逆乱，运化失司，升降失常，故出现突发上腹不适，或胀或痛，纳呆脘痞，恶心呕吐等。

2. 急性肠炎

突发中下腹痛，伴见腹泻，或如水样，或如蛋花样，有时也可见有呕吐恶心，或恶寒发热等。也为寒湿或暑湿之邪等侵犯阳明，大肠传导失司，谷道壅滞，清浊不分，故出现少腹胀痛或闷痛，或腹中肠鸣，痛甚便溏泄泻，或便意频频，泻下如水等。

若因急性细菌感染所致的急性胃炎，常并发肠炎，腹泻症状明显，并称急性胃肠炎，属急性食物中毒之一类型。症状严重可见有恶寒发热，吐泻频繁交作，腹痛难忍，甚至全身中毒症状明显。多为暑湿秽疠之邪或寒湿秽浊之邪格拒中焦，横逆壅塞，升降逆乱，故突发腹痛，吐泻不止，发热恶寒，甚至痉挛拘急等。

四、诊断要点

1. 病史

多有饮食不洁（节）史，起病较急，往往有集体发病的特点。

2. 证候特点

恶心呕吐，腹胀腹痛，腹泻水样或酸臭溏烂，有时伴见恶寒发热。

3. 实验室检查

可见血常规白细胞增高；大便常规检查为质软或半液状便，如炎症累及结肠见有黏液或脓血便，少数病例有脂肪泻。

4. 鉴别诊断

急性胃肠炎有些酷似急性阑尾炎的腹痛，除有呕吐、腹泻、发热，也有右下腹压痛，需与急性阑尾炎作鉴别。腹痛腹泻症状严重，甚至里急后重者，需与急性细菌性痢疾作鉴别。

五、一般处理

患者应予适当休息、补充液体和能量，进食易消化的流质饮食。症状严重者，可适当选用抗生素等药物。呕吐腹泻剧烈，有脱水、水电解质平衡紊乱或酸碱中毒者，应积极予静脉补充液体、水电解质、能量等；若血容量降低、休克者，按抗休克积极处理。

六、病案举例

夏某，女，43岁，农民，1999年7月20日初诊。恶心、呕吐1年，加重5个月。患者去年夏季开始出现恶心，食欲不振，曾在村卫生所治疗，口服维生素 B_6、甲氧氯普胺等对症治疗，病情未见改善，至今年年初病情逐渐加重，除恶心外，经常呕吐，形体消瘦，在当地靠静脉滴注维持，均不见疗效，遂来我院中医诊治。现症见：呕吐，甚则呕清水，心悸、夜不安寐，精神疲倦，倦怠乏力。检查：肝功能、胃镜、心电图、血常规、尿常规等项辅助检查均无异常，脉弦滑，苔腻而润。中医诊断：呕吐（痰饮内停，胃气上逆）。西医诊断：神经性呕吐。治则除湿化痰，和胃降逆。处方：川连、炙乌梅各8g，干姜10g，花椒壳6g，姜半夏、云苓、炒枳实、炒麦芽各15g，广陈皮、炒竹茹各12g，生姜5片。7剂水煎服，每日1剂，煎约300ml，温度适宜，早晚分服，每次服10～20ml，约10分钟后未出现呕吐，再服10～20ml，1～2小时内服完。

医嘱：①保持心情舒畅，避免精神刺激；②起居有节，合理饮食。

二诊　1999年7月27日，患者服药7日后，恶心、呕吐症状基本消失，能进少量流质饮食，夜眠亦稳。故在原法佐以和胃，俾得安谷。处方：川连8g，炙甘草、干姜各6g，姜半夏、北薏米(包煎)、炒麦芽各15g，广陈皮、云苓、炒枳实、炒竹茹各12g，炒谷芽10g，生姜5片。7剂水煎服，每日1剂，仍按原方法服用。

三诊　1999年8月3日，患者再服7剂，恶心、呕吐完全消失，头晕、心悸俱除，病告痊愈。

按　本案用乌梅丸合温胆汤，泄胆和胃，降逆止呕，略佐养心之品，运用了"反佐法"。方中黄连与干姜、花椒、半夏相配，以辛为主，酸是反佐。呕吐清水，脉滑苔腻，为胃中有痰浊，尚未化燥伤阴，故以温中止呕为主。频之作呕，脉弦，可见胆火上逆，急迫不安。黄连、乌梅除反佐以制约辛热外，苦能泄降，酸主收敛。至于心悸不能安寐，则辨为胆气逆、胃不和之故，所以该方只用淮小麦一味，以养心气，治疗重点在于胆胃。

第三十三节　急性阑尾炎

一、概　述

急性阑尾炎（acute appendicitis）是常见外科疾病，发病率居各种急腹症的首位，可发生于任何年龄，但多见于青壮年。该病主要由阑尾腔内梗阻和细菌感染引起。由于阑尾的血液供应较差，故当发生该病之后易出现阑尾的缺血坏死，甚至穿孔。该病的病情变化多端，诊断较困难，故应详询病史，仔细检查，才能及早准确诊断，及早治疗，防止并发症，提高治愈率。中医将该病归属于肠痈范围，早在《黄帝内经》中就已提出了肠痈的病名及其发病原因，汉·张仲景《伤寒杂病论》就已全面论述了肠痈的病因、证候、治则、方药。后世医家在此基础上颇多补充发挥，大大丰富了中医治疗该病的方法与内容，为中西医结合治疗该病提供了有利的条件。

二、病　因　病　理

急性阑尾炎常由阑尾管腔阻塞和细菌感染所引起。由于阑尾管腔细窄，开口狭小，管壁内有丰富的淋巴组织，系膜短使阑尾卷曲等，从而使其管腔易于阻塞，食物残渣、粪石、异物、蛔虫、肿瘤等也常造成阑尾管腔阻塞。管腔阻塞后，阑尾黏膜分泌黏液积聚，腔内压力增高，血运受阻，有利于细菌侵入和繁殖，从而形成急性炎症。此外，胃肠道疾病影响亦可引起急性阑尾炎。其病变发展过程中可表现为四种不同的阶段，因而其病理变化可分为四种类型。一是急性单纯性阑尾炎，在病变早期，阑尾轻度肿胀，浆膜充血，腔内有少量渗液。二是急性化脓性阑尾炎，又称蜂窝组织性阑尾炎。阑尾明显肿胀，浆膜高度充血，有脓性渗出物附着。阑尾黏膜的溃疡面加大，管壁有小脓肿形成，腔内有积脓。阑尾周围的腹腔内出现稀薄脓性渗液，形成局限性腹膜炎。三是坏疽性及穿孔性阑尾炎，阑尾管壁出现坏死或部分坏死，呈暗紫或灰黑色，管腔常有黑褐色或紫红色臭脓。如管腔梗阻又合并管壁坏死时，2/3 的病例可发生穿孔，穿孔后如感染继续扩散，可引起急性弥漫性腹膜炎。四是阑尾周围脓肿，急性阑尾炎出现化脓坏疽时，大网膜可移至右下腹部，将阑尾包裹并形成粘连，出现炎性肿块或形成阑尾周围脓肿。

中医认为阑尾属于大肠，大肠为六腑之一，六腑主传化水谷，以通为用，故大肠畅通，则健康无病。如饮食不节，暴食暴饮，或过食生冷，或嗜食油腻之品，则损伤肠胃，滋生湿热，湿热蕴积于大肠，致使大肠气血郁滞。或因饱食之后急剧奔走运动，影响大肠传化水谷，使饮食积滞于大肠，气血运行失畅。此外，寒温不适，七情失节，亦可影响胃肠功能及气血的运行。以上诸多因素导致大肠传化功能失司，气血运行不畅，湿热因而蕴积于内，湿热气血相互结滞于大肠，郁积不化而成为痈。肠痈形成之后，如未经及时调治，气血湿热搏结难解，湿热则进一步化火，形成热毒，热毒内盛则腐肉成脓，如脓破则毒气可流散腹腔内，则可波及其他脏腑，使腹腔某一局部或全部发生病变。该病病位在下焦，病变过程中很少有卫分证候，多数患者从发病至病愈始终以气分病为主。病机始终以大肠传导失职、湿热气血瘀滞不通为核心。该病如失治或治疗不当，其热毒之邪亦可进一步深入营血，出现营血分的病证，从而引起更严重的病变。

三、临 床 表 现

急性阑尾炎根据病理变化分为四种类型，其临床表现各有不同。

1. 急性单纯性阑尾炎

急性单纯性阑尾炎属病变早期。右下腹部隐痛，在右髂前上棘与脐连线的中外 1/3 交界处（即麦氏点）有压痛、反跳痛，可伴轻度肌紧张。其腹痛大多数可表现为转移性右下腹痛的特点，即开始表现为脐周和上腹疼痛，位置不固定，痛不甚严重；数小时后腹痛转移并固定在右下腹部，呈持续性加重。但亦有部分病例开始即呈右下腹疼痛。同时可出现恶心、呕吐、便秘或腹泻等胃肠道症状和头晕、头痛、身倦乏力等全身症状，体温及白细胞计数略上升。此为气血瘀滞，与湿热互结于大肠，大肠传导失司，内结痈肿为病。

2. 急性化脓性阑尾炎

病变进一步发展，右下腹呈阵发性胀痛和剧痛，麦氏点周围有明显压痛、反跳痛及腹肌紧张，或有局限性肿块；可出现发热、汗出、口渴、脉数等全身感染性中毒症状。白细胞计数明显升高。此为湿热与气血进一步搏结，蕴积于大肠，热毒内盛，腐肉成脓，从而出现上述证候。

3. 坏疽及穿孔性阑尾炎

病变进一步加剧，呈持续性剧烈腹痛；如为穿孔性阑尾炎，因阑尾腔内压力骤减，腹痛可暂时减轻，但出现腹膜炎后，腹痛又会持续加剧；腹部压痛范围进一步扩大，压痛、反跳痛、腹肌紧张等腹膜刺激征更加显著，肠鸣音减弱或消失；可出现寒战、高热等全身中毒症状。如发生静脉炎可出现黄疸。白细胞计数更加升高，常升至 $18 \times 10^9/L$ 以上。此为湿热邪毒化火，脓毒溃破，流散腹腔，弥漫中、下焦，从而出现上述证候，如热毒深入营血，则可出现营血分的严重病变。

4. 阑尾炎周围脓肿

阑尾炎周围脓肿临床上可分为两种，一是炎性阑尾被大网膜及周围组织粘连包裹，从而形成炎性包块；二是阑尾穿孔形成腹膜炎，被局限于右下腹部，从而形成阑尾周围脓肿。临床表现为右下腹部包块，固定，伴压痛，体温上升呈弛张热，白细胞计数增高。此为气血瘀滞，脓毒内积，交互结滞于大肠，从而出现上述证候。

四、诊 断 要 点

1. 病史

起病较急，开始呈上腹或脐周疼痛，不久即转移至右下腹。

2. 证候特点

其主要呈转移性腹痛及右下腹定位压痛的特点。但阑尾炎位置变异时，其腹痛位置也不同，盲肠后位阑尾炎痛在侧腰部；盆腔位阑尾炎痛在耻骨上区；肝下区阑尾炎可引起右上腹痛；极少数左侧腹部阑尾炎呈左下腹痛。如受到镇静剂或泻剂影响时，诊断也较困难。此时应明确右下腹痛是转移性的，而不是腹内其他处病变引起腹痛向右下腹扩散的，而且腹痛转移需要一定时间，而不是立即转移至右下腹部。常伴有胃肠道症状，如恶心呕吐、食欲不振、腹泻或便秘等。并可伴有全身反应，初期可有头痛、乏力、咽痛等；炎症发展可有发热、汗出、尿黄、脉数及虚弱等中毒症状。阑尾穿孔者则体温明显升高。

3. 实验室检查

主要做白细胞计数及比例检查，白细胞一般为 $10 \times 10^9 \sim 15 \times 10^9$/L，中性粒细胞增多。白细胞如超过 20×10^9/L，可能有阑尾穿孔，但体弱者也可不增高。还可做尿常规检查。必要时还可进行诊断性腹腔穿刺抽液检查和 B 型超声波检查，对诊断有一定帮助。

4. 其他辅助检查

如结肠充气试验、腰大肌试验、闭孔内肌试验、直肠指诊等可根据具体情况选择进行。此外，阑尾穴（右足三里穴下 2~4cm 处）压痛亦可帮助诊断。同时还应当注意与一些非外科急腹症和其他脏器病变引起的急性腹痛相鉴别。

五、一 般 处 理

（1）急性阑尾炎一般可给流质或半流质饮食。但对并发腹膜炎者应根据病情轻重给流质或禁食。

（2）急性阑尾炎一般应卧床休息，并发腹膜炎或阑尾周围脓肿的患者应取半卧位，防止过早下床活动，以免病情反复。

（3）对高热、禁食、呕吐频繁，有水、电解质平衡失调者，应予静脉滴注，以及时补充或纠正。

（4）严密观察患者，每日测体温、脉搏、呼吸 4 次，严重患者要定期测量血压。注意观察患者腹痛、体征、血常规及舌苔、脉象的变化，以测知病情的进展，及时采取有效的治疗措施。

（5）非手术疗法主要适应如下病证：①急性单纯性阑尾炎；②轻型化脓性阑尾炎；③轻型阑尾周围脓肿；④慢性阑尾炎急性发作，复发性单纯性轻型化脓性阑尾炎，发作间歇较久，只发作 1~2 次者；⑤其他因伴严重器质性疾病而有手术禁忌证者。非手术疗法主要采取中药辨证施治。此外，还可根据病情需要给予抗生素，选用青霉素、庆大霉素、红霉素、氯霉素、氨苄西林等。

（6）手术疗法主要适应如下病证：①急性化脓性、坏疽性阑尾炎，临床症状严重者；②急性阑尾炎穿孔并发弥漫性腹膜炎；③小儿、妊娠、老年人急性阑尾炎；④慢性阑尾炎反复急性发作者；⑤阑尾蛔虫病。手术主要采取阑尾切除术或阑尾脓肿引流术。

六、病案举例

王某，男，26岁，1998年4月11日就诊。术后腹痛一个月。患者王某一个月前因阑尾炎手术，术后至今一直间断腹痛，在某医院静脉滴注治疗，效不明显，做X线示：不完全性肠梗阻。现来我院求助以中医诊治。现症见：腹痛拒按，痛势较剧，大便不畅，舌质黄腻，脉滑数。检查：患者表情痛苦，面色发白。复查X线示：术后不完全性肠梗阻。白细胞$10.2×10^9/L$。中医诊断：腹痛（气滞血瘀型）。西医诊断：不完全性肠梗阻。治则行气通腑。处方：大承气汤大黄(后下)、芒硝（冲服）、黄连、木香、槟榔各10g，厚朴、枳实各15g，莱菔子20g。2剂，频服。嘱饮食宜清淡，多食粗纤维食物，忌辛甘厚味。

二诊　1998年4月13日，腹痛未见明显减轻，食差，大便日行两三次，思大便既通，何腹痛仍不减，细查患者，虽舌苔黄腻，但见舌下脉络青紫之色，脉象虽数但间有细象，考虑腹痛日久，"不通则痛"，腹气不通，气血不畅，日久成瘀，故只通不化瘀，虽腹气通，但气血未畅，故腹通而痛未减。思之，改为桃仁承气汤以化裁。方药如下：桃仁10g，大黄8g，桂枝、红花各12g，丹参30g，赤芍25g，延胡索20g，川芎15g，三七粉(冲服)、甘草各6g。3剂，每日1剂，分2次水煎服。

三诊　1998年4月16日服上药3剂，腹痛大减，大便次数较多，原方去大黄、桂枝，加芍药20g，3剂水煎服。药液服完，腹部基本不痛，精神大悦，饮食大增，故在原来基础上少加以改动，继服5剂，以巩固疗效。方药为：桃仁、黄连各10g，红花8g，丹参、赤芍、延胡索各20g，川芎、枳壳各12g，芍药30g，甘草6g。

按　"痛者不通也"，腹以通为顺，以和为降，所以在审因论治的基础上，辅以理气通导之品，"久痛入络"，气血不畅，久而成瘀，故应加入辛润活血之品。本案患者在治疗上，开始有一定的误区，单以通为用，用药后虽肠已通，但血未通，故腹痛未减，加上活血化瘀药后，使气血通，则腹痛减，久痛者加入辛润活血之剂尤为必要。

第三十四节　急性尿路感染

一、概　述

急性尿路感染（acute urinary tract intection）又称急性泌尿道感染，是指尿道、膀胱、输尿管、肾盂及肾实质（以上总称尿路）受细菌感染而引起的炎症病变。主要包括急性肾盂肾炎、膀胱炎、尿道炎。常见的病原菌为大肠杆菌。临床上以发热，尿频、尿急，尿痛，排尿困难为主要特点。该病一年四季皆可发生，中医认为是感受湿热病邪所致，病变部位主要在肾与膀胱，属"淋证"范畴，但"淋证"的范围较广，而急性尿路感染多属湿热淋证。

二、病　因　病　理

该病致病菌80%～90%为大肠杆菌，其次为副大肠杆菌、变形杆菌、产气杆菌和其他肠道杆菌。感染途径以上行感染为主，细菌经尿道上行至膀胱，乃至肾盂引起感染。此外，导尿、尿路器械检查也可将细菌带进膀胱，造成上行感染。其他的感染途径尚有血源性感染、淋巴管性感染和直接蔓延感染等。细菌通过上述途径，入侵至泌尿道，而产生泌尿道感染症状及全身症状。

中医认为该病的发生，外因是感受湿热病邪，内因是肾虚，正如《诸病源候论》指出："肾虚则小便数，膀胱热则水下涩，数而且涩，则淋沥不宣。"肾与膀胱一脏一腑，互为表里，其间有经络相通，生理功能至为密切。湿热之邪可由腑至脏，亦可由脏及腑。肾脏若有虚损，膀胱气机即失利，湿热之邪则易蓄于膀胱；反之，若膀胱受邪，湿热内蕴，亦必熏蒸于肾。膀胱湿热蕴结，气机不利，肾失开阖，水道不利，故出现尿频、尿急、尿痛、发热等症。该病初起，以邪实为主，邪正相搏，表现出一派湿热征象。湿热久留，则耗伤津液，以致出现肾阴不足或脾肾两虚的证候，此时，正虚邪恋，则属于该病的慢性阶段。

三、临床表现

1. 急性肾盂肾炎

往往突然高热，体温多为 38 ~ 39℃，甚则可持续在 40℃ 左右，高热时有头痛，身痛，恶寒，腰酸痛，肾区有叩击痛，剧痛时常沿输尿管向膀胱方向放射，尿频，尿急，排尿时有疼痛。高热期间，食欲不振，常伴有恶心呕吐，腹泻等症，血常规白细胞数升高等全身感染性症状。为湿热病邪蕴结下焦，肾为湿热所困阻，气化不利，开阖失司所致。

2. 膀胱炎

膀胱刺激症状较明显，如尿频、尿急、尿痛，膀胱区压痛，但肾区无叩击痛，同时伴有发热，烦躁，或食欲不振。尿分析白细胞升高，偶可见血尿。为湿热蕴结膀胱，膀胱气化不利所致。

3. 尿道炎

尿路刺激症状明显，如尿痛，尿急，阴茎疼痛，小便短赤，甚则出现血尿。同时伴有发热恶寒，恶心呕吐等。为湿热蕴结下焦，流注于尿道，故小便灼热刺痛；热灼阴络，迫血妄行，血随尿出，则可见小便涩痛有血。

四、诊断要点

1. 病史

病程在 6 个月以内，有尿路感染病史。

2. 证候特点

局部症状常有尿频、尿急、尿痛，小便短赤，或见血尿；全身症状常有发热恶寒，呕吐，腹泻，食欲不振等。

3. 实验室检查

血白细胞总数增多；尿分析白细胞数常增多，可有微量蛋白、红细胞；中段尿细菌培养阳性（$>10^5/ml$），则可确定有尿路感染。

五、一般处理

急性尿路感染时应卧床休息，体温正常，症状明显减轻后可下床活动，避免劳累。发热及全身症状明显者，给予流质或半流质饮食，多饮水，勤排尿，促进细菌和炎性渗出物的排出。高热者给予退热剂，如柴胡注射液、复方氨基比林肌内注射，亦可用物理降温方法，如冰敷、乙醇拭浴；烦躁不安，给予镇静剂，如地西泮、苯巴比妥等。抗生素可选用磺胺甲噁唑、呋喃妥因、氟哌酸等，但应注意菌株的敏感性，可作药敏试验，使用对细菌敏感的药物进行针对性治疗。

六、病案举例

藏某，男，38 岁，干部，1999 年 2 月 5 日初诊。腰痛，伴肉眼血尿 3 小时。患者 3 小时前，无明显诱因出现腰腹部绞痛，呈阵发性加剧，伴有肉眼血尿，今日到我院求诊，现症见：患者腰痛向会阴部放射，小便艰涩淋漓，尿道窘迫疼痛，尿色鲜红。检查：舌红，苔薄黄，脉弦。体检：体温 36.3℃，脉搏 82 次/分，血压 14/10mmHg，一般情况尚可，腹部平坦，未触包块，膀胱区压痛，右肋腰点、肋脊点压痛，肝脾肋下未触及，墨菲征（－），双肾区明显叩击痛，移动性浊音阴性，除此外，无其他明显的阳性体征。实验检查：①血常规、大便常规正常；尿常规红细胞（+++）；②B 超示：右肾多发性结石，其他结果无异常。中医诊断：淋证（石淋）。西医诊断：肾结石。治宜清热利湿，通淋排石。处方：石韦、金钱草、鸡内金各 20g，瞿麦、车前子(包煎)、海金沙(包煎)、白芍各 15g，甘草 10g，滑石 12g。6 剂。医嘱：忌食辛辣，油腻，多饮开水，多活动，中药每日 1 剂，分 2 次水煎服。

二诊　1999 年 2 月 11 日，上方服 6 剂后，患者自诉腰痛减轻，小便艰涩淋漓及尿道窘迫疼痛减轻，尿色暗红、舌红、苔薄黄，脉弦，上方不变，遵上方继服 10 剂。

三诊　1999 年 2 月 21 日，上方服 10 剂后，患者腰痛基本消失，偶有腰酸、小便艰涩淋漓及尿道窘迫减轻明显，舌红，苔薄黄，脉弦，遵原方不变，继服 4 剂。

四诊　1999 年 2 月 25 日，上方服 4 剂后，患者自诉身体无不适之处，B 超查右肾及输尿管膀胱未见结石。尿常规正常。

按　淋证是指小便坚涩频数，欲出未尽，痛引腰腹的病证。病因多膀胱湿热为主，病位在肾与膀胱，其初起为邪实之证，久病则由实转虚，临床表现有两类：一类是膀胱失司引起的，一类是各种淋症特殊症状。该病是湿热下注、煎熬尿液结为砂石，故为之石淋。方中石韦、滑石、瞿麦、车前子，清热利湿，通淋排石，并加金钱草，海金沙，鸡内金加强溶石排石消坚之功。加芍药、甘草缓急止痛。

王某，男，48 岁，农民，2003 年 8 月 15 日初诊。小便色淡红，尿时刺痛，尿流中断 3 个月。患者 3 个月前出现小便色淡红，尿时刺痛，尿流中断，即于某卫生院摄腹部 X 线片示：膀胱区内相当于第三尾椎骨高度显示一个 0.5cm×1.0cm 密度增高影；边缘清晰并与尾椎重叠。在当地卫生院以"膀胱结石"为诊断治疗（具体用药不详），病情未能控制，时有发作，于今日来诊，现症见：小便色淡红，尿时刺痛，尿流中断，伴尿频、尿急、尿少，发病以来大便干。检查：神清，舌质红，苔黄，脉沉。体温 36.5℃，脉搏 75 次/分，呼吸 17 次/分，血压 120/75mmHg。双肺呼吸音清，未闻及干湿啰音；心界不大，心率 75 次/分，律齐，各瓣膜听诊区未闻及杂音；腹软平坦，肝脾肋下未触及，下腹部有压痛，膀胱区有叩击痛，神经系统无阳性体征引出；尿常规示：蛋白（－），红细胞（+++），脓细胞（+++）。B 超示：膀胱结石。中医诊断：石淋（湿热蕴结）。西医诊断：膀胱结石合并尿路感染。治则：清热、利湿、通淋。处方：车前子(包煎)、萹蓄、滑石、瞿麦、鸡内金、海金沙各 30g，大黄、灯心草、栀子各 15g，桃仁、红花各 10g。15 剂。医嘱：多饮水，慎起居，避风寒，中药每日 1 剂，分 2 次水煎服。

二诊　2003年8月30日，患者服上药后，尿色转清，尿频、尿急症状消除，但尿时刺痛，尿流中断仍存，且渐觉阴囊湿冷，肚腹胀满疼痛，阳事不举，大便溏薄，舌质红，苔薄白，脉滑。腹部X线片示：膀胱结石。综合临床资料，考虑一诊用药寒凉太过，反伤阳气，气化无力，故结石未能排出；今用滋阴温阳利水排石法：猪苓、茯苓、山药、鸡内金、海金沙、黄芪各30g，泽泻、天花粉各20g，阿胶（另烊化）、杞果、附片各15g，肉桂6g。15剂。

三诊　2003年9月15日，患者用上药后尿流通畅，一次小便中尿道大痛，顿时排出一物，尿道疼痛大减；无阴冷潮湿，阳事渐兴。上方加郁金15g、乌药30g，10剂，水煎服。

四诊　2003年9月25日，患者服药后，尿色转清，尿流通畅，尿道无疼痛不适感觉。B超示：正常，拍腹部X线片示：无异常发现，尿常规正常，病告痊愈。再服金匮肾气丸2盒，按说明服用以巩固疗效。

按　石淋一证，多为湿热蕴结下焦，以清热利湿之法，治之自当无误，但一诊中因寒凉太过，反伐阳气，气化不及，症状未能缓解；二诊中以滋阴温阳排石法治之，妙在温运肾阳，"阴得阳助则运化无穷，阳得阴助则生生不息"，阴阳协调，气化有力，而石淋得愈。综观全方：猪苓、茯苓、泽泻利湿，山药健脾以运湿邪；天花粉、阿胶、杞果养阴补肾；鸡内金、海金沙、滑石、附片、肉桂温肾中之阳，黄芪扶肺脾之气。可见在临床用药中，须要顾护正气，勿伐太过，方可起到"正气充沛，病邪自去"的治疗目的。

贾某，男，50岁，2005年5月28日初诊。尿少，小便不利，尿呈脓血样夹有砂石伴腰痛，进行性加重两个月余。患者于两个月前因尿少，小便呈脓血样伴腰痛，低热，乏力，厌食在某医院住院治疗，诊断为：①双肾多发性结石；②尿路梗阻合并感染；③中度肾积水（积脓）；④肾衰竭。遂通过介入疗法将输尿管支架放入两侧输尿管内以缓解症状，并给予抗生素和利尿剂。经治疗两个月余症状无改善，病情逐渐加重并伴有全身浮肿，面色萎黄，少尿，恶心，呕吐，厌食，院方告病危并劝其出院，家属遂放弃治疗，自动出院。于2005年5月28日因少尿、腰腹部疼痛而转治于我院治疗。现症见：少尿，小便呈脓血样，偶有砂石排出，腰腹部疼痛伴恶心，呕吐，厌食，全身浮肿，面色萎黄，乏力。平素饮酒较多，喜食辛辣之品。检查：体温37.3℃，脉搏88次/分，呼吸19次/分，血压150/110mmHg。舌红少苔，脉细数。呈尿毒症面容，神清，表情痛苦，反应迟钝，呼出口气中有尿味。全身皮肤黏膜色深，萎黄，轻度水肿，双下肢呈指陷性水肿，皮下无出血点。浅表淋巴结无肿大，头颅无畸形，巩膜无黄染。眼睑稍浮肿，双侧瞳孔等大等圆。颈软无抵抗。胸廓对称无畸形，双肺底可闻及少量干、湿啰音。心率：88次/分，律齐。二尖瓣听诊区可闻及Ⅲ级收缩期粗糙吹风样杂音。双腰部可扪及稍隆起之包块，触诊有波动感，叩击痛明显。神经系统生理反射存在，未引出病理反射。血常规：WBC11.7×10⁹/L，Hb85g/L。尿常规：尿液呈脓样浑浊。镜检：脓细胞（++++），红细胞（++），尿比重：1.010，白细胞（+++）。

肾功能：尿素氮24.8mmol/L，肌酐961.2umol/L，尿酸186.90umol/L，二氧化碳分压（CO₂CP）20.6mmol/L。

肝功能：总蛋白68.2g/L，白蛋白33.4g/L，球蛋白34.8g/L，白/球比例0.95。

谷丙转氨酶 32U/L, 谷草转氨酶 27U/L, 总胆红素 15.7μmol/L。γ-谷氨酸转肽酶 40.2U/L, 碱性磷酸酶 108.5U/L。

血脂、血糖: 三酰甘油 2.3mmol/L, 胆固醇 5.70mmol/L, 葡萄糖 4.9mmol/L。

B超示: ①双肾体积增大; ②双肾内多发性结石; ③右侧输尿管结石; ④中度肾积水 (积脓); ⑤尿路梗阻。中医诊断: 石淋伴尿浊、关格 (湿热内蕴, 阳虚水泛)。西医诊断: ①双肾多发性结石; ②泌尿系统感染; ③尿路梗阻; ④慢性肾功能不全。治则清热利湿, 通淋排石兼补肾泻浊。处方: 石韦、瞿麦、滑石、车前子、杜仲、云苓、川朴、枳实、甘草各 15g, 萹蓄、鸡内金、王不留行、海金沙 (包煎)、大黄 (后下) 各 30g, 薏苡仁、鳖甲、穿山甲 (冲服) 各 20g, 金钱草 45g, 黄芪 60g, 附片 12g, 5剂。嘱其多饮水, 清淡饮食, 忌肥腻香燥、辛辣之品, 注意适当休息, 戒烟酒, 中药每日 1剂, 分 2次水煎温服。

二诊 2005年6月2日, 自述服上方后第二日起出现泄泻, 大便日 3~4次。第3日起尿量大增, 每日尿中排出脓血及坏死组织为 3000~4000ml。精神好转, 腰痛减轻, 仍有头晕、稍恶心、乏力, 但可进食, 每日食量约半斤, 效不更方。因久病体虚恐泻下伤正, 遂于上方加西洋参 20g, 继服 5剂。

三诊 2005年6月7日, 腰痛症状明显减轻, 每日从尿中排出脓血及坏死组织, 日 3000ml, 偶见砂石排出, 自感身体轻松, 精神好。恶心及厌食、头痛、乏力症状均明显好转。复查: 体温 36.8℃, 脉搏 72次/分, 呼吸 18次/分, 血压 120/80mmHg; 血常规: WBC 9.0×10⁹/L, Hb 90g/L; 尿常规: 白细胞 (++), 红细胞 (++), 脓细胞 (++); 肾功能: 肌酐 242.3μmol/L, 尿素氮 15.7mmol/L, 邪已去大半, 将上方大黄量减为 10g, 继用 5剂。

四诊 2005年6月12日, 尿色转为淡黄色, 自感身体非常轻松, 精神好, 恶心及厌食、乏力症状基本消失。复查: 体温 36.5℃, 脉搏 90次/分, 呼吸 18次/分, 血压 110/80mmHg。此为湿热已除, 但余邪未清。以金匮肾气汤合石韦散加西洋参、杜仲继用 10剂。

五诊 2005年6月22日, 患者精神佳, 尿量日 2000ml, 呈淡黄色透明尿, 无尿急尿痛, 唯活动后仍感腰酸。饮食如常, 舌淡苔白, 脉细。复查: 肝功能、肾功能、血常规均正常; B超示: ①双肾多发性结石; ②右侧输尿管结石已排出; ③双肾积水及积脓消失。继服上方 10剂。

六诊 2005年7月2日, 精神好, 各种症状均消失。复查: 肾功能正常; 尿常规: WBC (+), RBC (+)。为防病情复发, 巩固疗效, 于上方中加火硝、琥珀、冬葵子制成丸剂, 继服半年, 并嘱其忌辛辣刺激性食物忌劳累、戒烟酒, 适当休息, 多饮水。

七诊 2006年1月2日, B超提示右肾下极见花生粒大小结石, 左肾可见数枚黄豆粒大小之结石, 以排石汤再制成水泛丸继服半年。

八诊 2006年7月2日, B超提示双肾结石均已排出。患者精神好, 身健如常人。

按 该患者平素嗜好烟酒及辛辣食物, 损伤脾胃, 致脾胃运化失司, 湿邪内生; 且酒性大热, 又喜食辛辣致湿热内生, 蕴结于下焦, 气化不利, 煎熬日久夹瘀而成砂石。湿热蕴结, 结石留于体内久而未去, 影响气血运行, 气血瘀阻不通, "不通则痛", 故可见局部疼痛症状。结石滞于体内, 加之湿热内蕴, 日久则致热盛肉腐成脓, 损伤脉络而见尿中有砂石及脓血尿。病久损及肾脏,导致肾气虚衰则津液的产生、输布和排泻不利。水湿邪毒留滞体内，水湿壅盛，阻滞气机，气化不利，致邪浊内陷而出现水肿及小便不利与呕吐并见的关格症状。治宜清热利湿，通淋排石兼补肾泻浊。故投以三金排石汤加味以清热利湿排石，方中以海金沙、鳖甲、金钱草、鸡内金为主，加强排石消坚的作用；佐以石韦、瞿麦、滑石、车前子、薏苡仁清热利湿，穿山甲与王不留行相配以疏通气血。给予萹蓄、云苓、枳实、大黄、川朴以通二便，使邪随便去。恐病久正虚则不任攻伐，故二诊中加西洋参以扶正气，结合杜仲、黄芪、附片以增强疗效。后期则以扶正为主兼排石，给予肾气丸合石韦散加味制成丸剂续服一年以巩固疗效。故使该病终获痊愈。

第三十五节　感染性休克

一、概　述

感染性休克（septic shock）是指各种病原微生物及其毒素侵入人体，或通过抗原抗体复合物激活机体某些潜在的反应系统。导致急性循环功能障碍，重要脏器灌注不足的征象。临床上以面色苍白，四肢厥冷，大汗淋漓，神志淡漠或烦躁不安，尿量短少或无尿，脉微细欲绝，血压下降或测不到为主要特征，属中医的厥脱范畴。

二、病　因　病　理

感染人体后的致病微生物及其毒素，或通过抗原抗体复合物激活机体某些潜在的反应系统，包括交感-肾上腺髓质系统、补体系统、激肽系统、凝血与纤溶系统，造成网状内皮系统功能损害，机体的神经-内分泌系统反应强烈，分泌过量的儿茶酚胺物质，导致微血管痉挛、微循环障碍、重要脏器灌注不足等征象。革兰阴性菌是最常见的病因，其他如肺炎双球菌、金黄色葡萄球菌、产气荚膜杆菌等革兰阳性菌，以及病毒（如流行性出血热、登革出血热、重症肝炎等）、立克次体、真菌、衣原体、钩端螺旋体和原虫等亦可并发休克。革兰阴性杆菌所致的内毒素性休克，多属心脏排血量降低，外周血管阻力增高的低排高阻型休克，亦称为冷休克，常表现为末梢血管痉挛、四肢厥冷、皮肤潮湿、血压下降、心排血量降低和酸中毒，若不及时救治，最终呈低排低阻型休克而难于康复，革兰阳性球菌引起的外毒素性休克，部分患者可表现为外围血管扩张，四肢末端温暖干燥，心排血量正常或增加，外周血管阻力降低的高排低阻型休克，亦称温休克。若不及时救治也可向冷休克及低排低阻型休克发展。因此，亦有人将温休克与冷休克视为休克发展过程中的两个阶段，温休克常见于休克的早期，而冷休克往往是中晚期表现。但是无可否认的临床表现是内毒素性休克以冷休克多见，而外毒素性休克常表现为温休克。故救治休克时在血管活性药物选择方面应有所考虑。

中医认为是感受温邪、疫疠毒邪等，邪毒炽盛，内陷营血，导致热深厥甚，气血逆乱，或致正气耗损，阴竭阳亡，出现厥脱。厥有热厥、寒厥之分，脱有阴脱、阳脱、阴阳俱脱之别。厥脱均为临床危重阶段，但相对而言，厥较轻而脱较深重，但两者可相互转化，厥可转变为脱，脱可转变为厥，经常厥脱并存，故亦常称之厥脱。邪气炽盛，内陷营血，心气耗散，阳气外脱，上不能荣头面，故见面色苍白无华；外不能充血脉，达四肢，固肌腠，故见汗出肢冷脉微欲绝，血压下降或测不到。邪气内陷心包，则可口见表情淡漠，或烦躁不安，甚则昏不知人，阴竭则津无以化，阳亡则气无以化，故尿少甚或无尿。热入营血，气血逆乱，迫血妄行，则见发绀、发斑、出血、舌紫暗或瘀斑等。

三、临床表现

具有急性感染的基础上出现休克的一系列表现。按休克程度大致可分为早、中、晚三期。

1. 早期

早期表现为交感神经功能亢进及血儿茶酚胺增高的临床征象，如面色苍白、四肢湿冷、微绀脉速、烦躁不安，但意识尚清，血压正常或偏低（收缩压在80mmHg）以上，少数患者血压可暂时偏高，但极不稳定，脉差缩少，尿量减少。为感受温邪、疫疠毒邪，邪毒炽盛，气血逆乱，内扰心神所致。

2. 中期

意识尚清，但表情淡漠，反应迟钝，口渴，脉细速，收缩压60～80mmHg，呼吸急促，小便量每小时<20ml。为热毒耗伤正气，心神失养，肺源欲竭所致。

3. 晚期

面色青灰，口唇肢端发绀，皮肤湿冷或出现瘀斑，脉细弱或摸不清，血压<60mmHg甚至测不出，脉差显著缩小，嗜睡或昏迷，尿闭，呼吸急促，可发生弥散性血管内凝血及多脏器功能衰竭等表现。为病情进一步发展，心气耗散，阳气外脱，阴竭阳亡所致。

四、诊断要点

1. 病史

有急性感染的病证，如败血症、肺炎、细菌性痢疾、流行性脑脊髓膜炎等。

2. 证候特点

面色苍白，四肢厥冷，大汗淋漓，神志淡漠或烦躁不安，尿量减少或无尿，脉微细欲绝，血压下降或测不到。

3. 实验室检查

血白细胞增多，中性粒细胞增多、核左移，可见中毒颗粒。这是细菌感染的血象，若病毒、立克次体、钩端螺旋体等其他致病因子感染则需做相应的病原检测，根据临床表现视需要作大小便常规检查，X线，心电图，肝肾功能，血气分析，电解质及有关弥散性血管内凝血等检查。并进行血液动力学，微循环监测等以指导临床治疗。

五、一般处理

立即输氧，建立静脉通道，迅速补充血容量，可选用葡萄糖生理盐水、右旋糖酐40、血胶体物质等。根据不同情况选用血管活性药抗休克，纠正酸中毒，一般情况下轻度酸中毒可每日补充5%碳酸氢钠300ml，中重度者为500～900ml。消灭致病微生物清除感染灶是感染性休克救治中最关键的手段之一，有明确感染灶必须清除，选用最有效的抗生素，特别是中西医结合救治是最有效的方法，下面介绍一些具体措施供临床选用。

六、病案举例

厥逆失语案：此方证治之厥逆失语乃痰浊壅塞上脘所致，临床辨证中常见：胸闷烦躁，欲吐不能，不能言语，舌淡苔白腻，脉滑有力，若加白矾，其效更佳。现举临床治验。

> 周某，女，41岁，于1972年4月25日诊治。
>
> 患雷诺病3年，每遇寒冷四肢发绀，苍白潮红发作，多方诊治无效，后介绍于我院住院治疗，住院期间先后服用温阳和活血化瘀药物，其肢端痉挛好转，供血改善。由于惊恐而失语，四肢发绀加重，厥冷如冰，时呈尸体色，经会诊先后用右旋糖酐40、镇静药物及中药宁心安神祛痰开窍之剂无效。已饮食不进，卧床不起，病情逐渐加重，院领导亲自参加查房会议。
>
> 症见：面色苍白，精神呆滞，舌白厚腻，不能言语，以笔代言，胸闷烦躁，欲吐不能，四肢苍白，厥冷如冰，四肢举动，尤如常人，脉滑有力，两寸独大。此证呈阳虚，但痰浊壅塞上脘，急则治其标，治宜：涌吐痰浊。
>
> 方用：瓜蒂、赤小豆、白矾各9g，水煎服。
>
> 服后先吐浊痰碗余，继则泻下臭秽溏便，当即呼出"真厉害啊"，自此语言能出，肢冷好转，而雷诺现象亦减轻。

　　按　四肢变色，厥冷如冰，状属阳微寒盛之证，但惊恐之后，脏腑功能失调，脾湿郁遏，木郁不达，痰浊内生，阴塞于上，清窍蒙蔽则语言难出，清不能升，浊不能降，阳郁不达则肢冷体色苍白等症相继出现，但胸闷烦躁，两寸独盛，诚属痰浊壅塞上脘，张从正在《汗下吐三法该尽治病诠》中说"夫病之一物，非人身素有之也，或自外而入或由内而生，皆邪气也，邪气加诸身，速攻之可也，揽而留之何也"，故以瓜蒂散加味用之，果获卓效。

　　忧怒失语案：此方证之忧怒失语乃气郁痰阻，蒙蔽清窍所致。临床辨证中常见：精神郁闷不能言语，烦躁难忍，舌苔白腻，脉滑数，本方加郁金、豆豉等其效更佳。现举临床治验。

> 张某，女，43岁，于1976年9月25日诊治。
>
> 家庭不和，忧怒悲伤，觉心中烦乱难忍，情志郁而不伸，突发失语，经服镇静药物和中药化湿开窍药物无效，邀唐祖宣诊治。
>
> 症见：形体肥胖，精神郁闷，不能言语，易悲易哭，舌白厚腻，懊恼不眠，以手扪胸，烦躁难忍，手指咽喉，梗塞难息，欲吐不出，脉搏滑数，此气郁痰阻，蒙蔽清窍，治宜：涌吐痰湿为急务。
>
> 方用：瓜蒂、赤小豆、豆豉、郁金各9g，水煎服。
>
> 上方服后先吐痰涎碗余，后泻3次，诸症减轻，但仍不能语，由于催吐重剂，服之难忍，患者拒再服，后经多方劝解，又进上方1剂，仍先吐后泻，开始言语，诸症好转，后以饮食调节而愈。

　　按　怒伤肝，忧伤脾，肝郁不舒，不能疏泄，经脉之气阻滞，脾失健运，痰湿乃生，肝气携痰，蒙蔽清窍则不能言语，结于咽部则如异物梗塞，结于上脘则烦躁懊恼，欲吐不出，总由痰湿作祟，虽服化湿开窍药物而无效的原因也就在于杯水车薪，药不胜病，不用重剂，难起大疴，思仲景《伤寒论·166条》"病如桂枝证，头不痛，项不强，寸脉微浮，胸中痞鞕，气上冲咽喉不得息者，此为胸有寒也，当吐之，宜瓜蒂散"的教导，投之而收捷效。人们于临床对于情志不舒之失语，兼有痰湿壅郁胸上者，投此方治之，屡收速效。

　　瓜蒂散是涌吐峻剂，功能催吐痰食，凡宿食酒积在上脘的，或痰在胸中的，用此方加减治疗，可获良效。对于卒中痰迷，痰涎壅盛，癫狂烦乱，神识昏迷，失语不言，风眩头痛，懊恼不眠，五痫痰壅，火气上冲，发狂欲走者皆可加减运用之。其辨证要点为胸满烦躁，欲吐不能，饥不能食，气上冲咽喉不得息，舌苔白腻多津，脉滑数或弦数，两寸独盛，如兼见四肢厥逆，此乃邪气结于胸中、阳气不能四达所致，与阳衰厥逆的辨证关键在于：前者脉滑数有力，两寸独盛，后者则脉多沉细或沉微欲绝，以此为别。

为了提高疗效，必须注意此方的加减，对于痰湿重者，可加白矾，痰涎壅塞清窍者酌加石菖蒲、郁金、半夏，对于风痰盛者，可加防风、藜芦，其余加减，不多赘述。

服用方法，亦是提高疗效的关键，此方为散剂，每服以3g为量，若不吐可逐渐加至5g，中病即止，不必尽剂，以免矫枉过正，笔者于临床改散为汤，效果更佳，但不宜久煎。

此方是催吐峻剂，对诸亡血家和诸脉沉细迟，病弱气衰，自利不止，亡阳血虚列为禁忌。唐祖宣曾向笔者讲起在初学时见先生治一气喘痰盛患者，喘息欲死，实属危候，但其体壮年轻，服之即愈。一老太太年过八旬，久病体弱，某医投之，吐后即亡，所以仲景的告诫实为经验之谈。

张从正说"必标本相得，彼此相信，真知此理，不听浮言，审明某经某络，某脏某腑，某气某血，某邪某病，决可吐者，然后吐之。是予之所望于后君子也，庶几不使此道理湮微"。他之所以如此语重心长，唯恐后人不敢用吐法而已。由于其药物性味峻烈致使对此方剂的运用望而生畏，其实只要辨证确切，治投病机，多取卓效。

第三十六节　风　湿　热

一、概　述

风湿热（rheumatic fever）是 A 组乙型溶血性链球菌感染后发生的一种全身结缔组织病。其病变多侵犯关节、心脏、皮肤，偶可累及神经系统及其他脏器。临床上表现以多关节炎、心脏炎、皮下结节、皮肤环形红斑、舞蹈病等为主要特点。急性期尤以多关节及心脏侵害最为显著，并伴有发热、毒血症等表现；急性期常遗留轻重不等心脏或心瓣膜损害，形成慢性风湿性心脏病。该病多发于青少年，男女机会大致相等。中医认为该病属"风湿热痹"、"风寒湿痹"、"心痹"等范畴。

二、病因病理

A 组乙型溶血性链球菌感染是诱发风湿热的病因。风湿热的发病，并不在链球菌感染的当时，而是在感染后，经过 2～3 周才起病。一般认为是 A 组乙型溶血性链球菌或其产物的作用，影响人体的自身免疫机制，在细胞免疫和体液免疫的综合作用下，使结缔组织中的胶原纤维分裂、肿胀、形成玻璃样和纤维素样变性，继而出现风湿性肉芽组织或风湿小体。小体中央有纤维样坏死，其边缘有淋巴细胞和浆细胞浸润并有风湿细胞；逐渐浸润细胞减少，纤维组织增生，在肉芽肿部位形成瘢痕组织。其浸润病变的结缔组织，分别可见于关节、皮下或心脏而出现相应的临床表现。

中医认为该病多因居处潮湿，风寒湿热杂至，侵入肌肤，流注关节，阻滞经络，内舍于心，而发病见于多处关节肿胀疼痛或心悸心慌。若肢体酸痛，而痛处流走不固定，为风邪偏重称"行痹"；若痛甚而得热则舒，受寒则剧，为寒邪偏重称"寒痹"；若肢体麻木重滞，酸楚难忍，痛处固定，为湿邪偏重称"着痹"；若关节红肿热痛，不可触摸，为风热偏重称"热痹"。机体正虚邪陷，侵犯心络，心脏受累，可出现心悸心慌、气短怔忡等。

三、临 床 表 现

1. 前驱症状期

在典型临床症状出现之前 2 ~ 5 周，常有咽喉炎或扁桃体炎等上呼吸道链球菌感染的临床表现，如发热、咽喉痛、颌下淋巴结肿大、咳嗽等症状，经治疗症状消失后，可无任何不适。轻度感染者可无明显临床症状，故不少轻症患者有时会完全遗忘此病史。临床上仅 1/3 ~ 1/2 风湿热患者能诉出近期的上呼吸道链球菌感染的病史。此期多为风湿热邪或风寒湿邪侵袭肺卫，出现发热、恶寒、咽痛、咳嗽等卫表症状，或风热乳蛾的症状表现。

2. 典型症状期

50% ~ 70% 患者有发热，热型不规则，高热多见于少年儿童患者，成人多呈中等度发热，轻症及不典型患者仅有低热，甚至无发热；多发性、游走性关节炎，以膝、踝、肘、腕等大关节为常见，急性发作时受累关节呈红肿、灼热、疼痛和压痛，活动受限，急性期过后不遗留关节变形；心脏炎可出现心悸、气喘、心前区不适，听诊可闻及收缩期或舒张期杂音，病情严重者可出现心动过速、呼吸困难、咳喘、端坐呼吸、浮肿等心力衰竭表现；有些也见有皮肤环形红斑、皮下结节，或见有舞蹈病表现。此期多为风湿热邪或风寒湿邪滞留经脉及筋肉，波及骨关节或心脏，或出现发热、关节红肿热痛或游走不定、或重着痹痛麻木、活动不利、心悸心慌、气促气喘等症状表现。

3. 慢性活动期

病程日久，时好时差，或遇天气变化时关节肿痛反复发作，甚至历经数年，心脏炎反复病情加重，呈现慢性充血性心力衰竭，如心悸、动则气喘、面目浮肿、或下肢乃至全身浮肿。此期为风湿热邪或风寒湿邪久不祛除，伤及阳气，心、脾、肾阳虚衰，寒湿凝滞关节筋骨，水气泛滥凌心，出现形寒肢冷、关节肿痛或重着痹痛、面色㿠白或晦暗、浮肿、小便不利等。

四、诊 断 要 点

1. 病史

关节炎或心脏炎出现之前，多有上呼吸道链球菌感染史，如咽峡炎、扁桃体炎、或感冒咳嗽等病史。

2. 证候特点

发热；多关节红肿热痛，以大关节为主，关节周围皮肤出现环形红斑，或皮下结节；心脏炎的心悸及听诊杂音；舞蹈病等。

3. 实验室检查

白细胞计数轻度至中度增高，中性粒细胞稍增多；咽拭子培养链球菌阳性；红细胞沉降率加快；C 反应蛋白阳性；抗链球菌溶血素 "O" 高于 500U；糖蛋白或黏蛋白增高；心电图有异常改变。

五、一 般 处 理

患者在急性典型症状期和活动期，应卧床休息，有心功能不全者，须绝对卧床休息，直至风湿热活动期症状控制和心功能改善以后。恢复后应限制体力劳动及活动，给予高热量饮食，补充足够的维生素，注意保暖，居处通风干燥，防止寒湿和湿热。治疗中注意观察体温、脉搏、心率、呼吸及皮肤关节症状等变化。积极消除链球菌感染和适当的抗风湿治疗，可选择青霉素、阿司匹林、泼尼松等，但须注意这些药物的过敏反应、消化道出血等不良反应，以及疗程不足、反跳现象而造成的病情复发。

六、病案举例

　　王某，男，46岁，农民，于1989年10月26日就诊。四肢关节疼痛5年，加重1个月。患者于1985年夏天因贪凉露宿后出现四肢关节疼痛症，当初因年轻未引起注意；于1991年患者自觉疼痛难忍，到某医院检查，诊断为风湿性关节炎，给予西药（具体用药、用量、用法不详）治疗，患者疼痛症状缓解；后四肢关节疼痛时常服吲哚美辛、吡罗昔康、布洛芬、APC等药物治疗，以缓解痛苦。近1个月来患者四肢关节疼痛加重，服用中西药（具体用药、用量、用法不详）治疗，病情不能有效控制，随来我院求治，伴见精神不振、神疲乏力、头晕、面色㿠白、食欲不振、多梦、便溏2次/日，四肢关节疼有定处，活动受限，得热痛缓，遇寒疼痛加重，小便自调。患者否认有结核病病史，无外伤手术、中毒、输血史、患者否认有药物过敏史。

　　检查：体温36.5℃，脉搏86次/分，呼吸18次/分，血压120/70mmHg，舌质淡、苔白、脉弦细，神清，精神差，痛苦面容。双肺呼吸音清晰，未闻及干湿啰音；心率：86次/分，节律规则，各瓣膜听诊区未闻及明显病理性杂音；腹软、肝脾不肿大。四肢关节无畸形，活动受限。血沉：43mm/h，抗"O"726单位。

　　中医诊断：痹证，痛痹（寒凝阻络，气血亏虚）。西医诊断：风湿性关节炎。治则散寒通络，佐以益气健脾。处方：制川乌、制草乌各9g，白芍、丹参、黄芪、鸡血藤、秦艽各30g，当归、川芎各12g，路参、云苓、白术各18g，桂枝10g，木瓜15g。6剂。医嘱：①应注意季节变化，注意保暖，切勿当风贪凉。②注意生活调摄，加强锻炼，增强抗病能力，中药每日1剂，分2次水煎服。

　　二诊　1989年11月1日，患者服药6剂后，患者四肢关节疼痛症状减轻，仍四肢关节活动受限，余症同前，在上方白芍缓急止痛，川草乌温经散寒止痛的基础上，再加全蝎3g、蜈蚣2条、水蛭15g，以搜风通络止痛，增强药物功效，10剂。

　　三诊　1989年11月11日，患者服药10日后，神疲乏力、头晕、纳差、睡眠、便溏等症状明显好转，上方10剂。

　　四诊　1989年11月22日服上方10剂后，除四肢关节疼痛轻微外，其他诸症基本消失，继服10剂，1个月后追访，已能从事一般体力劳动。

　　按　该病以"四肢关节疼痛，痛有定处，遇寒加重，得热痛缓"为临床特点，因患者调护失宜，贪凉露宿，感受风寒湿邪，三气杂至，乘虚侵袭，流走脉络，导致气血运行不畅，发为痹证。寒为阴邪，其性凝滞，寒邪偏盛，则表现四肢关节疼痛、痛有定处；气血受凝滞之邪，阻抑更甚，运行更为不畅，故疼痛更加剧烈；寒主收引，故见关节活动受限；得热则血行较为通畅，故其痛减；遇寒则益凝涩，故痛更加剧；病程日久，正气亏损，气血不足，故见神疲乏力、头晕、面色㿠白、多梦；患者长期服用解热镇痛抗风湿类西药，损伤脾胃功能，运化失职，清阳不升，故见便溏，舌脉为寒盛兼气血亏虚的表现。故方选制川乌、制草乌以温经散寒、通络止痛；白芍以缓急止痛；桂枝以温经散寒、通脉止痛；丹参、当归、川芎，以养血活血通脉；秦艽、木瓜以舒筋通络；路参、黄芪、云苓、白术以健脾益气祛湿；全蝎、蜈蚣、水蛭、搜风通络止痛，共奏散寒除风止痛、益气健脾之力，从而获得良效。

张某，女，28岁，农民，2004年9月20日初诊。双手小关节麻木，肿痛2年，加重半年。患者于2002年8月足月顺产一男婴。当时因气候炎热，常以凉水擦洗，且久居空调间内避暑。两个月后逐渐出现双手麻木，近端指间关节隐痛，症状轻微，加之年轻身健，当时未引起重视。后每因受寒或触冷，上述症状即出现，并呈进行性加重。近半年来，双手关节肿胀疼痛，遇寒加重，得温稍减，重着不移，关节不利，晨起僵硬，活动不便。前往南阳市中心医院就诊，确诊为类风湿关节炎。服用来氟米特、芍药总苷、雷公藤总苷等药物治疗。用药1个月余症状明显缓解，但因药物不良反应较大，加之药费较贵，患者经济有限，无法持续治疗，自行停药。停药后双手指关节肿胀疼痛加重，屈伸不利，影响劳动及睡眠。前来我院门诊就诊。现症见：双手近端指间关节沉重酸困，绵绵而痛，麻木尤甚，关节肿胀，重着不移，屈伸不利，晨起僵硬，遇寒加重，得温稍减，时见心悸、纳呆、乏力。检查：体温37.1℃，脉搏65次/分，呼吸18次/分，血压120/80mmHg。神志清，精神差，发育正常，营养一般，自动体位，查体合作。头颅无畸形，胸廓对称，双肺呼吸音清。心率65次/分，节律齐，无杂音。腹软平，肝脾不大，双手关节对称性肿胀，手腕、掌指关节、近端指间关节有压痛，受累关节的皮肤出现褐色色素沉着。神经系统生理反射存在，病理反射未引出。舌质淡红，苔白厚而腻，脉沉而缓。

血常规：WBC $5.6×10^9$/L，RBC $4.5×10^{12}$/L，Hb 90g/L，血小板计数 $450×10^9$/L，血沉：30mm/h，ASO（-），RF（+），ANA（+）。X线：见双手掌指、指指关节腔骨质疏松，关节间隙狭窄。

中医诊断：痹症（气虚血亏，寒湿痹阻）。西医诊断：类风湿关节炎（活动期）。治则益气养血、祛湿散寒，佐以除风活络。处方：黄芪45g，白术、肉桂、羌活、菟丝子、木瓜、独活、当归、寄生、鸡血藤、姜黄、桑枝、乌梢蛇各15g，丹参20g，全虫6g（冲服），蜈蚣2条（冲服），甘草12g，7剂。上药加水500ml，煎40分钟，取汁300ml，再加水400ml，煎40分钟，取药汁300ml，两煎相合，分三次温服。日1剂。嘱患者注意患肢保暖，暂时减少患肢活动。进食清淡营养丰富、易消化食物，增强体质，保持心情舒畅。

二诊 2004年9月27日，服用上药7剂后，双手指关节疼痛减轻，仍有肿胀，双手重着酸困，精神稍好，纳呆消失，余症状无改善。上方加附片15g，以加重温阳之功，续服7剂。

三诊 2004年10月4日，服用上处方7剂后，患者精神好，双手指关节疼痛较前又减轻，晨起仍感酸沉麻木僵硬，饮食尚好，睡眠改善，心悸好转，余症状均改善，效不更方，续服上方15剂。

四诊 2004年10月20日，服用上方15剂后，患者感觉关节疼痛僵硬明显减轻，肿胀基本消失，精神好，颜面红润，饮食及睡眠好，唯感口干、口渴，大便稍干，为阳复太过之象。方中附片改为10g加肉苁蓉15g，续服15剂。

五诊 2004年11月5日，服用上药15剂后，患者面色红润有光泽，关节肿胀疼痛完全消失，饮食及睡眠正常，二便自如。症状完全消失。化验RF（-），ANA（-），嘱其加强锻炼，避免受寒，同时以上方加减制成水泛丸，连服1年，以巩固疗效。随访至今，上述症状无复发现象。

按 本案患者因产后百脉空虚，营血不足，腠理不密，卫表不固，又感寒湿，外邪乘虚而侵，留滞于关节经络，使气机郁遏，不得疏泄，影响气血运行，发为该病。寒为阴邪，湿性重浊凝滞，故关节疼痛重着，沉重酸困，痛有定处。凝滞之邪善于闭阻，致气血运行不畅，故遇寒加重、得温稍减。湿邪留滞，闭塞气血，经络失和，故麻木不仁、活动不便。早上阴阳转化过程，阳长阴消，阴气由盛转弱，故晨起关节僵硬明显。舌、脉均为寒湿气虚血亏之象。治宜益气养血、祛湿散寒为主，佐以除风通络之品，方中白术、当归、黄芪益气补血而荣筋；羌活、独活、木瓜散寒祛湿；全虫、蜈蚣、乌梢蛇祛风通络止痛；桑寄生、菟丝子补肝肾、强筋骨、暖腰膝；肉桂补火助阳、散寒止痛、温经通脉；桑枝，利关节，为上肢引经药，载药上行；甘草益脾和中，调和诸药。诸药配伍，益气补血，散寒祛湿，温阳通络。风寒湿之邪祛，经络通利，气血得补。筋荣经通，诸病痛缓解。再以水泛丸连服1年，使该病最终达到痊愈。

宋某，女，47岁，干部，1997年9月20日初诊。四肢小关节疼痛2年，加重伴关节畸形，肌肉萎缩，时有晨僵现象，关节活动受限1年。2年前患者居住地过潮湿，后逐渐出现四肢小关节疼痛，肿胀未做治疗。1年前患者除四肢关节疼痛、肿胀外，且伴有关节畸形、肌肉萎缩、四肢小关节活动受限。在某医院诊断类风湿关节炎。给予激素及其他治疗3个月无明显疗效。且病情逐渐加重，生活自理也受到严重影响。检查：四肢小关节肿胀疼痛，畸形而僵硬，活动受限，肌肉萎缩，关节已变形，舌质淡白，脉沉弱。类风湿因子检查阳性。中医诊断：痹证（肝肾气血亏损型）。西医诊断：类风湿关节炎。治宜补益肝肾、益气养血，兼以活血化瘀。处方：桑寄生20g，杜仲、当归、牛膝各15g，细辛6g，秦艽、茯苓、肉桂、防风、川芎、人参、川连、芍药各12g，甘草9g，干地黄10g。5剂。嘱注意室内经常保持干燥，避免受凉，中药每日1剂，分2次水煎服。

二诊 1997年9月25日，上方服用5剂后，四肢关节疼痛、肿胀减轻。四肢关节活动受限也略有改善，舌质淡白，脉沉弱。守原方不变，继服10剂。

三诊 1997年10月5日，继服10剂后，四肢关节疼痛、肿胀基本消失，但仍有晨僵现象，四肢关节活动受限也略有改善，舌质淡，苔薄白，脉沉细。上方不变。

四诊 1997年10月15日，上方继服10剂后，四肢关节疼痛、肿胀基本消失，晨僵也消失，生活已基本能自理，后壮骨关节丸、海风藤散加减调治，半年恢复正常。

按 该病的发生，主要是由于感受外邪或素体虚弱复感外邪所致，如《素问·痹论》云：风寒湿三气杂至，合而为痹也。又如《金匮要略·中风历节病证并治第五》云：寸口脉沉而弱，沉即主骨，弱即主筋，沉即为肾，弱即为肝，汗出入水中。故曰历节。在急性期，常以热邪偏盛，或湿热蕴蒸为主，是外邪入里化热或热为邪郁所致。若热邪久留不去，损气耗阴，则出现气阴两虚的症候。若病邪郁于肌肤筋脉，则出现皮下结节；侵入营血，侵袭经络关节，则以关节疼痛、不能屈伸；若病邪继续发展，袭于脏腑，则出现心悸、烦躁等症状。痹证日久，肝肾亏损，筋骨失濡养，痰湿凝结以致关节僵硬畸形。本证属于虚性类风湿关节炎，故补肾是极重要一环。方中，杜仲、桑寄生、肉桂、干地黄、牛膝，补益肝肾。人参、当归、芍药益气养血，川芎、细辛、秦艽活血化瘀，更配茯苓、防风散风寒，诸药合用，终获全功。

第三十七节　变应性亚败血症

一、概　　述

变应性亚败血症（wissler's disease）是一种原因未明，可能与感染有关的自身免疫性疾病。多发生于小儿，成人少罹患。临床上以间歇型热，易变性与复发性皮疹，关节疼痛，浅表淋巴结肿大和血常规中性粒细胞增多为主要特点。中医认为该病的发生，多由于素体气阴亏虚，复受湿热邪毒所致，属于"湿温"、"热痹"、"湿痹"等范畴。

二、病 因 病 理

该症具有败血症和变态反应相混合的临床表现，但其病因和发病机理尚不清楚。不论取关节腔的渗出液或血液做培养，均未证实有肯定的致病菌。因此，不能认为该症的病变是细菌或病毒感染所直接引起的，同时，抗菌药物治疗完全无效。鉴于该症的临床表现具有急性炎症过程，多侵犯关节和浆膜组织，累及全身，加上肾上腺皮质激素治疗疗效较佳，因此可能属于变态反应性疾病。

中医认为该症的发生，主要是外感湿热邪毒，而且多为素体气阴亏虚之人。由于素体气阴亏虚，正气不足，抗病能力下降，易导致外邪侵犯人体。湿热邪毒具有湿和热之性，湿为阴邪，其性重浊黏腻，湿与热合，蕴蒸不化，胶着难解，化热缓慢，故该症起病较缓，传变较慢，病势缠绵，病程较长。该症初起，湿中蕴热邪遏卫分、气分，邪正相争，湿热郁抑肌表，则见身热不扬、恶寒、头胀痛等卫分证；湿热阻遏脾胃，运化失常，则见口淡乏味、胸闷脘痞、纳食减少、苔腻等气分证。随着病情发展，气分湿热逐渐加重而卫分证消失，其病理又表现为湿热郁蒸气分，留恋不退。湿热互结于气分，则见发热起伏、缠绵不退、胸闷呕恶等。气分湿热邪毒不解，则可以化燥、化火而内逼营血，可出现气营（血）两燔证候，则可见全身布满红疹，或者烦躁谵语等。湿为重浊的阴邪，其侵犯人体后易困阻清阳，尤其是素体中阳不足者，再受湿邪所伤，则重创其中阳，形成中气虚弱证候，临床上可见气虚发热、面色萎黄、神疲懒言、唇淡无华，舌质淡等。病变后期多表现为阴虚邪恋、余热不清之证，是由于邪热久羁、阴液亏损，或热退阴亏、余热未尽所致。

三、临 床 表 现

1. 初期

发热，畏寒，头痛，骨节烦痛，少数患者高热时伴有寒战，热型变化或者暂时退热与抗生素、退热药无关。为湿热邪毒初犯人体，邪正相争，经络阻滞。痹阻肢节所致。

2. 极期

高热，皮疹可分布于全身各部，其形状不定，不痒不痛，可为大小不等的斑丘疹，亦可为点状、环状或荨麻疹样皮疹，皮疹消退后，可有色素沉着。关节疼痛，多为暂时性疼痛、肿胀，多累及颈、肘、腕、膝、踝等大关节，运动不受限制。少数呈游走性疼痛，关节痛一般与体温有关，高热时疼痛加剧，热退后痛亦缓解。浅表淋巴结肿大，多见于颈、腋下和腹股沟等处，一般无压痛；部分病例可有轻度肝脾肿大，但质软，无压痛；白细胞计数升高，中性粒细胞增高，血沉增快。为湿热邪毒侵犯气分营血，热窜血络，则见皮疹；气血运行不畅，痹阻肢节，则关节疼痛；邪毒久留不去，气机郁滞，血运不畅，痰瘀交阻，故见淋巴结肿大、肝脾肿大等证。

3. 后期

发热不退，多呈低热，神疲懒言，面色无华，纳食减少，肢节酸软。为病变后期正虚邪恋，中气虚弱所致。或见低热稽留，颧红，头晕，口干不欲多饮；或见盗汗，手足心热，夜寐不安，口干纳少，大便干。此为阴虚邪恋，或余热不清所致。

四、诊 断 要 点

1. 流行病学资料

该病一年四季都可发生，以儿童较多见。

2. 证候特点

长期发热，一过性皮疹，关节疼痛及浅表淋巴结肿大。

3. 实验室检查

白细胞计数升高，中性粒细胞亦增多；血沉明显增快；血培养及骨髓培养均阴性；血清黏蛋白、球蛋白均升高，免疫球蛋白 IgG 和 IgM 增高，类风湿因子偶见阳性。

五、一 般 处 理

患者应予易消化、高热量饮食。注意观察体温、皮疹及关节疼痛情况。高热患者可应用物理降温方法，如冰敷、乙醇拭浴等方法，退热针一般无效。为治疗可能存在的链球菌感染病灶和预防感染，可注射青霉素，不需要大剂量和长期治疗，通常用 2 周即可。宜用大量维生素 B_1、维生素 B_{12}、维生素 C；激素治疗疗效佳，一般可用泼尼松 1mg/（kg·d），持续 3 个月后逐渐减量。

六、病 案 举 例

唐祖宣在临床上采用中医分型辨治，配合自制雷甘丸替代激素治疗此病。

（1）热毒炽盛，耗伤气阴型。症见：突然壮热，留恋难平或定时发热，或寒热往来届时自平，反复数月，甚或数年不已；面部潮红，手臂胸腹红隐疹；肌肤灼热，关节酸痛，头痛目赤，口干咽痛，溲赤便干，神疲乏力，精神不振，纳差；舌质红，苔薄白，脉弦滑数。该证多见于急性发作期。治宜清透血热，益气养阴。处方：银柴胡10g，白薇、地骨皮、青蒿、知母、丹皮、生地、太子参、生白芍、炙鳖甲、北沙参、黄芩各15g。

（2）阴虚内热，热毒留恋型。症见：长期低热或低热时起时平，劳累即温度渐升；面颧潮红，皮疹色暗，活动后或激动时疹色增红；精神不振，食纳无味，体乏无力，头晕耳鸣，关节酸楚，腰膝疼痛，小便短少，大便偏干；妇女月经不调或经闭不行；舌质红少津或有裂纹，苔薄少，脉细或细数。该证多见于稳定缓解期。治宜补肝肾之阴，祛风解毒。处方：生地、蒸首乌、石斛各15g，生白芍、杞果各20g，黄精、秦艽各12g，紫草、僵蚕、白薇、凌霄花、功劳叶各10g。

（3）气阴两虚，风毒痹阻型。症见：肌肤瘙痒，周身关节肿痛或痛处游走不定，可伴局部关节红肿热痛，屈伸不利；低热绵绵，口干而渴，心烦易躁，手心灼热，腰胁疼痛，红斑隐隐，尿赤便结；舌质暗，苔薄白或薄黄，脉弦数或弦滑。该证多见于内脏关节损害期。治宜清除湿热，温阳益肾。处方：茯苓、山茱萸、玄参各15g、生薏仁、生山药、黄芪各20g，炒白术、党参各12g，泽泻、柴胡、当归、羌活、独活、川芎、生甘草各10g，川牛膝5g，炮附子6g。

（4）脾肾阳虚，血瘀水停型。症见：面色无华，眼睑及下肢浮肿，面颧红斑色暗或见褐色斑；心悸气短，胸腹胀满，胁下结块，精神委靡，周身乏力，形寒怕冷，小便不利，大便溏薄；舌体胖或边有齿痕，舌质紫暗，舌苔薄或腻，脉细弱。该证多见于晚期或合并肾炎者。治宜补肾健脾，活血行水。处方：党参、黄精、防己、泽兰、泽泻、川芎、商陆根各10g，黄芪、益母草各20g，淫羊藿、露蜂房、生地、猪苓各15g，丹参25g，制附子5g。

按 唐祖宣在临床工作中，根据患者的临床表现，充分发挥中医中药的传统优势，采用上述分型辨证施治，并配合自制雷甘丸（雷公藤2份，炙甘草1份，配成蜜丸，每次9丸，每日2次温开水送服）治疗此病48例，总有效率为93%，其中停用激素或减量者占92%，收到了较为满意的治疗效果。据《中药药理学》记载，雷公藤及甘草能产生似肾上腺皮质素样作用，具有明显的免疫调节功能，影响体内细胞和体液的免疫，从而调节系统性红斑狼疮众多的免疫紊乱，同时能使狼疮细胞及抗核抗体转阴，血沉和免疫球蛋白减少，尿蛋白清除，贫血得到改善。甘草还有对抗地塞米松引起的垂体-肾上腺皮质轴的作用，故疗效满意。

第三十八节　急性血小板减少性紫癜

一、概　述

急性血小板减少性紫癜（acute thrombocy topenic purpura）是与免疫有关的出血性疾病，又称自身免疫性血小板减少性紫癜。临床上以皮肤、黏膜出现瘀点瘀斑，鼻衄，齿衄，呕血，便血，可伴有发热，贫血，血小板减少，肝脾轻度肿大为主要特点。中医认为该病由于热毒内伏营血，或阴液亏耗，虚火内动，扰乱营血，或气虚无力摄血，溢于肌肤而发病，属于中医"血证"、"紫斑"、"肌衄"、"虚劳"等范畴。

二、病因病理

该病属于自身免疫性疾病，患者因自身免疫过程缺陷或外来抗原（如病毒感染，或其他感染，疫苗接种史）的作用，使骨髓巨核细胞成熟障碍，缺乏血小板生成；血小板表面带有免疫抗体，多为IgG，亦可为IgA、IgM或C_3，此种血小板易被单核-巨噬细胞系统阻留并破坏，使血小板寿命缩短。同时由于血小板数量减少和血小板保护血管壁的作用下降，使毛细血管脆性与通透性增高而造成各种出血表现。

中医认为该病的发生，其病因有外感、内伤之分，两者均可导致血不循经，溢于肌肤，出现紫斑。外感者多因感受温热病邪，热毒内蕴，化火动血，迫血妄行，以致血溢于脉外，导致该病发生。素体阴虚，或因热病后失调，致肝肾阴亏，虚火内动，火旺则血随火动，以致离经妄行，形成该病。病久而多致内伤，脏腑气血虚损，气虚固摄功能减退，以致血不循经，溢于脉络之外、渗于肌肤之间，出现紫癜。反复大量出血，离经之血成瘀，瘀血阻滞脉络，血不归经，亦可致该病。

其病机转归主要有虚实两端，外感温热病邪，化火动血，迫血妄行，是为实证；气不摄血是为虚证；而阴虚火旺，瘀血留络为虚实夹杂之证。虚实两证在发生发展过程中，又常由实转虚，或虚实夹杂。如开始热毒内蕴，迫血妄行，但在反复大量出血之后，阴虚耗损，血失气伤，出现阴虚火旺或气虚血脱之虚象。虚证复感外邪，又可出现血热妄行之实象，因此临床上常见虚实错杂之证。

三、临床表现

发病突然，皮肤有散在针尖大皮内或皮下出血点、瘀斑或血肿，以下肢多见，亦可见于全身。黏膜出血多见鼻衄、齿衄，出血量多少不定，多时咽下可致黑便；消化道出血可致呕血及便血；泌尿道出血可致血尿。极少数病例可发生颅内出血，但预后较严重，表现为烦躁、头痛、恶心、呕吐、嗜睡、昏迷等。可伴有发热，出血量多时可伴有贫血，偶有出血性休克，肝脾可轻度肿大。为热毒内蕴，化火动血，迫血妄行；或阴虚火旺，扰乱营血，血不循经而外溢，或气虚无力摄血，溢于肌肤而发病。

四、诊断要点

1. 病史

多发生于冬春季节，以婴幼儿多见，起病前多有病毒感染史，或有疫苗接种史。

2. 证候特点

发病突然，皮肤、黏膜出血明显，可有内脏及颅内出血。

3. 实验室检查

血小板减少为主，常<20×10^9/L，血小板形态异常呈巨大畸形；出血时间延长，血块收缩不良，束臂试验阳性；当出血量多时血红蛋白及红细胞降低，白细胞稍增高，网织红细胞增高；此外，血清血小板抗体阳性；骨髓中巨核细胞一般都明显增高，但体积小，无颗粒，未成熟者多，血小板生成障碍，血小板少。

五、一般处理

急性出血期应卧床休息3~4周，减少活动以免外伤，防止颅内出血及其他部位出血，饮食以易消化软食为主，以免伤及口腔黏膜及消化道。勿挖鼻孔以防鼻衄，并应保持鼻腔黏膜湿润，可用复方薄荷油滴鼻。防止感染，避免应用阿司匹林或双嘧达莫等药物。出血量极大导致贫血，甚至出血性休克，可用新鲜全血或输注血小板悬液，但效果维持短暂，仅起补充血容量及暂时止血作用。激素的应用，可以抑制网状系统对血小板吞噬作用和破坏作用，降低毛细血管脆性，缩短出血时间，抑制血小板抗体形成。用法：泼尼松1~1.5mg/（kg·d），分次口服，一般2~3周显效。也可做脾切除术或使用免疫抑制剂治疗等。

六、病案举例

王某，女，50岁，工人。1996年10月21日初诊。患者自月经初期起，一直量多如崩，重则口鼻俱出。1985年至今查血小板（40×10^9/L~60×10^9/L），下肢瘀斑，目前长期服用泼尼松，每日12片，但仍经期量多，周期尚准，五六日净，口鼻、目睛俱有出血，量不多。遂到我院诊治，现症见：面色萎黄不华，皮肤黏膜有少量出血，口干口臭，饮水不多，身半以上发热，腿足发冷。检查：舌苔薄腻，舌质淡偏暗，脉细弱。双下肢对称性出血点，心肺（-），查血小板 62×10^9/L。中医诊断：血证（崩漏，衄血）。气阴两虚，阴阳俱损，瘀热伤络，冲任不固。西医诊断：原发性血小板减少症。治则益气养阴，固摄冲任。处方：党参、旱莲草各15g，鹿角霜、炙龟板（另煎）、阿胶（冲）、赤芍、丹皮、血余炭各10g，杞果、水牛角片（先煎）、生地各12g。嘱起居有常，节制饮食，忌辛辣香燥、油腻炙煿之品，中药每日1剂，分2次水煎服。

二诊 1996年11月10日，药后三周复诊，月经来潮，血量较多，妇科用激素控制，心慌、恶心，头晕头昏，口干，舌苔黄薄腻，舌质暗，舌苔黄薄腻，脉细数。查血：血红蛋白70g/L，血小板 60×10^9/L。此为血热妄行，冲任失约，血虚阴伤，故治宜清热凉血、止血。处方：水牛角片12g（先煎），赤芍、丹皮、血余炭、黑山栀、阿胶（冲）、茜草炭各10g，生地、旱莲草、龟板（另煎）各15g，大黄炭6g。7剂。

三诊 1996年11月17日，鼻衄1次，血量不多，头昏发胀，手足冰冷，食纳尚可，二便亦调。舌苔黄薄腻，脉细。崩漏久病，络热血瘀，气血耗伤，阴阳并损。治宜阴阳并调，凉血化瘀。处方：党参、炙龟板（另煎）、生地、旱莲草、海螵蛸各15g，水牛角片（先煎）、杞果、赤芍12g，鹿角霜、丹皮、茜草炭、阿胶（冲）各10g，大黄炭6g。

上方连续服用3个月余，月经基本如期来潮，血量中等，精神转佳，面色红润，食纳正常，偶见肢麻，舌苔薄黄，舌质暗红，脉细。复查血常规：白细胞 4.5×10^9/L，血红蛋白85g/L，血小板 171×10^9/L，泼尼松已由每日12片减至半片。病情稳步好转。仍应补益肝肾、凉血化瘀，以求巩固疗效。处方：水牛角片（先煎）、生地、龟板（另煎）、旱莲草各15g，丹皮、茜草炭、阿胶（冲）、女贞子、山萸肉各10g，大黄炭6g，怀山药、赤芍各12g。患者坚持服用上方3个月，病情未见反复，多年病疴告愈。

按 血小板减少症的表现隶属中医"血证"范畴，其治疗或从实证，投以清热泻火、凉血化瘀之药；或从虚证，处以益气摄血、补益肝肾、养阴清热、温阳固涩等方。在长期临床实践中观察到，某些血证病例的病机本质在于"瘀热阻络"，正是由于络中瘀热阻滞，致使血液无法循于常道，溢于脉外而出于九窍，溢于皮下肌肤，停于脏腑，故治疗必当以凉血化瘀为基本大法，同时兼顾本虚及其兼夹证情。就本例患者而言，络中瘀热不清为其病理关键，血证30余年，崩漏下血，目睛出血，鼻衄、齿衄屡伤阴血，本虚标实，虚实夹杂，故治当凉血化瘀以澄其源，补肝肾、益阴血以复其旧，固冲任、摄溢血以澄其流。全方标本兼顾，虚实同治，用药对证，虽服药数月，数十年顽症竟除。